要点与盲点
肝脏外科

第2版

丛书主编　幕内雅敏

主　　编　幕内雅敏　高山忠利

主　　译　董家鸿

副 主 译　项灿宏　丁光辉

译　　者（按姓氏笔画排序）

丁光辉	同济大学附属上海市第十人民医院	余　强	解放军总医院
		张文智	解放军总医院
王文跃	中日友好医院	张亚军	中日友好医院
王成钢	煤炭总医院	陈永亮	解放军总医院
王宏光	解放军总医院	陈明易	解放军总医院
王　君	中国医科大学	罗　英	解放军总医院
王彦斌	解放军总医院	孟翔飞	解放军总医院
王海屹	解放军总医院	项灿宏	中日友好医院　解放军总医院清华大学附属北京清华长庚医院
王　敬	解放军总医院		
叶　晟	解放军总医院	段伟东	解放军总医院
史宪杰	解放军总医院	姜　凯	解放军总医院
吕文平	解放军总医院	姚　力	中日友好医院
刘　哲	解放军总医院	夏红天	解放军总医院
刘　霞	中日友好医院	峰岸宏行	北京大学医学部
纪文斌	解放军总医院	黄正国	中日友好医院
杉崎友美	北京大学医学部	黄晓强	解放军总医院
杨世忠	解放军总医院	董家鸿	解放军总医院清华大学附属北京清华长庚医院
李启东	中日友好医院		
佟　杰	中日友好医院	蔡守旺	解放军总医院

人民卫生出版社

KANZOU GEKA NO YOUTEN TO MOUTEN 2nd edition

© Masatoshi Makuuchi，Tadatoshi Takayama 2006

Originally published in Japan in 2006 by BUNKODO CO.，LTD.

Chinese translation rights arranged through TOHAN CORPORATION，TOKYO.

图书在版编目(CIP)数据

要点与盲点:肝脏外科/董家鸿主译.—北京：

人民卫生出版社，2010.3

ISBN 978-7-117-10617-7

Ⅰ. 要…　Ⅱ. 董…　Ⅲ. 肝疾病-外科学

Ⅳ. R657.3

中国版本图书馆 CIP 数据核字（2008）第 140879 号

| 人卫社官网 | www. pmph. com | 出版物查询、在线购书 |
| 人卫医学网 | www. ipmph. com | 医学考试辅导，医学数据库服务，医学教育资源，大众健康资讯 |

图字：01-2008-5086

要点与盲点：肝脏外科

主　　译：董家鸿

出版发行：人民卫生出版社（中继线 010-59780011）

地　　址：北京市朝阳区潘家园南里 19 号

邮　　编：100021

E - mail：pmph @ pmph.com

购书热线：010-59787592　010-59787584　010-65264830

印　　刷：北京建宏印刷有限公司

经　　销：新华书店

开　　本：787×1092　1/16　　印张：29.25

字　　数：694 千字

版　　次：2010 年 3 月第 1 版　　2025 年 1 月第 1 版第 10 次印刷

标准书号：ISBN 978-7-117-10617-7/R·10618

定　　价：168.00 元

打击盗版举报电话：010-59787491　E-mail：WQ @ pmph.com

（凡属印装质量问题请与本社市场营销中心联系退换）

作者名录

公文正光	野市中央病院	平井隆二	岡山赤十字病院外科
小林道也	高知大学医学部腫瘍局所制御学教室	長島郁雄	帝京大学医学部外科
佐野圭二	東京大学医学部肝胆膵・移植外科	松下通明	北海道大学医学部保健学科
鈴木英明	永井病院院長	藤堂 省	北海道大学大学院医学研究科消化器外科・一般外科学
中村 達	浜松医科大学医学部附属病院 院長	島田和明	国立がんセンター中央病院肝胆膵外科
坂口孝宣	浜松医科大学第2外科	鈴木正徳	博愛会菅間記念病院院長
梛野正人	名古屋大学大学院医学系研究科器官調節外科	松野正紀	東北厚生年金病院院長
二村雄次	名古屋大学大学院医学系研究科器官調節外科	金本 彰	日本大学医学部消化器外科
松下栄紀	河北中央病院	三宅 洋	春日部市立病院外科
金子周一	金沢大学大学院医学系研究科消化器内科	早川直和	国家公務員共済組合連合会東海病院外科
黒川典枝	山口大学医学部消化器病態内科	山田晃正	大阪府立成人病センター消化器外科
沖田 極	社会保険下関厚生病院院長	佐々木 洋	大阪府立成人病センター消化器外科
堀 雅敏	大阪大学大学院医学系研究科放射線医学	豊田宏之	せんぽ東京高輪病院外科
村上卓道	近畿大学医学部放射線医学	青柳信嘉	国立精神・神経センター国府台病院外科
大友 邦	東京大学医学部附属病院放射線科	石山秀一	仙台厚生病院消化器外科
上田和彦	信州大学医学部画像医学講座	宮崎 勝	千葉大学大学院医学研究院臓器制御外科学
角谷眞澄	信州大学医学部画像医学講座	鈴木昌八	浜松医科大学第2外科
藤永康成	信州大学医学部画像医学講座	佐野 力	国立がんセンター中央病院肝胆膵外科
神代正道	久留米大学医学部病理学	脊山泰治	東京大学医学部肝胆膵・移植外科
及川卓一	日本大学医学部消化器外科	猪飼伊和夫	京都大学大学院医学研究科外科
高山忠利	日本大学医学部消化器外科	山中若樹	明和病院外科
幕内雅敏	東京大学医学部肝胆膵・移植外科	三輪史郎	信州大学医学部外科
皆川正己	東京大学医学部肝胆膵・移植外科	宮川眞一	信州大学医学部外科
國土典宏	東京大学医学部肝胆膵・移植外科	永野浩昭	大阪大学大学院医学系研究科外科学講座消化器外科学
熊田 馨	昭和大学保健医療学部	門田守人	大阪大学大学院医学系研究科外科学講座消化器外科学
山本順司	癌研有明病院消化器外科	野家 環	NTT東日本関東病院外科
井上和人	日本大学医学部消化器外科	尾関 豊	静岡医療センター外科
今村 宏	東京大学医学部肝胆膵・移植外科	橋倉泰彦	信州大学医学部外科
川崎誠治	順天堂大学医学部肝胆膵外科	伊藤精彦	東京大学医科学研究所外科
落合登志哉	京都府立医科大学外科学教室消化器外科部門	嘉数 徹	福岡和白病院総合診療科
飯田俊雄	藤田保健衛生大学七栗サナトリウム外科	檜垣時夫	日本大学医学部消化器外科
川原田嘉文	伊賀市立上野総合市民病院外科	今岡真義	大阪府立成人病センター消化器外科
長谷川 潔	東京大学医学部肝胆膵・移植外科	渡邉善広	日本大学医学部消化器外科
斎浦明夫	癌研有明病院消化器外科	今西宏明	横浜船員保険病院外科
加茂知久	日本大学医学部消化器外科	小林 隆	公立昭和病院外科
阪本良弘	国立がんセンター中央病院肝胆膵外科	神谷順一	愛知県厚生連加茂病院外科
渡辺 稔	国立精神・神経センター国府台病院外科	上寺祐之	東京大学附属病院手術部，医療環境管理学
日下浩二	社会保険中央総合病院外科	緑川 泰	東京大学医学部肝胆膵・移植外科
窪田敬一	獨協医科大学第二外科	伊地知正賢	社会保険中央総合病院外科
針原 康	NTT東日本関東病院外科	松倉 聡	おおたかの森病院院長
北 嘉昭	東京慈恵会医科大学外科	大須賀淳一	東京大学医学部糖尿病・代謝内科
折井 亮	東京大学医学部附属病院麻酔科痛みセンター	菅原寧彦	東京大学医学部肝胆膵・移植外科
中島祥介	奈良県立医科大学消化器・総合外科	金子順一	東京大学医学部肝胆膵・移植外科
小菅智男	国立がんセンター中央病院肝胆膵外科	渡邊慶史	日本大学医学部消化器外科
辻 一弥	辻クリニック	松井郁一	東京大学医学部肝胆膵・移植外科
阿部秀樹	東京大学医学部肝胆膵・移植外科	赤松延久	東京大学医学部肝胆膵・移植外科
藤崎 滋	日本大学医学部消化器外科	青木 琢	東京大学医学部肝胆膵・移植外科
高崎 健	東京女子医科大学消化器病センター外科	中塚貴志	埼玉医科大学形成外科
大坪毅人	聖マリアンナ医科大学消化器一般外科	河原崎秀雄	自治医科大学移植外科
中山壽之	日本大学医学部消化器外科	梅下浩司	大阪大学大学院医学系研究科外科学講座消化器外科学
清水周次	九州大学病院光学医療診療部	古川博之	北海道大学大学院医学研究科置換外科・再生医学講座
坂入隆人	北海道大学大学院医学研究科腫瘍外科学	水田耕一	自治医科大学移植外科
近藤 哲	北海道大学大学院医学研究科腫瘍外科学		

致谢

本套书的翻译得到了以下各位的大力协助，在此一并致谢：

幕内雅敏（日本东京大学）

高山忠利（日本东京大学）

二村雄次（日本名古屋大学）

梛野正人（日本名古屋大学）

木村　理（日本山形大学）

朴顺子（日中友好协会）

李　蕾（日中友好协会）

张汉圆（日中友好协会）

张爱群（解放军总医院）

王　岩（中日友好医院）

钱冬梅（北京同仁医院）

杉崎友美（北京大学医学部）

王　炜（中国社会科学院研究生院）

杨静生（阿洛卡公司）

于　鸿（强生公司）

刘　乐（中国医科大学）

赵　现（中国医科大学）

丛书主编简介

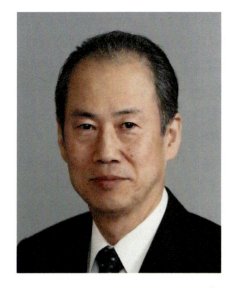

幕内雅敏教授（Prof. Masatoshi Makuuchi）1946年生于东京，1973年毕业于东京大学医学部，1979年任东京国立癌中心医长，1989年任信州大学第一外科教授，1994年回到东京大学任第二外科教授，2007年转任东京红十字病院院长。

幕内教授是国际肝脏外科和肝脏移植领域最负盛名的专家之一，被誉为"肝脏外科的王者"。他对肝胆外科无比热爱，一直潜心学术研究，努力挑战外科极限，取得了一系列举世公认的创新性成就：肝胆外科的术中超声、解剖性肝段切除、保留肝右下静脉的右肝部分切除术、极量肝切除前的选择性门静脉栓塞术及首例成人间的活体肝移植等等。他所领导的东京大学第二外科一直走在世界肝脏外科的最前沿。

幕内教授现任 IASGO（国际外科、消化科、肿瘤科医师协会）主席，是欧洲医学会等多个学会的名誉会员，并曾担任日本外科学会会长，是《Lancet》、《Hepatology》等多个杂志的编委或审稿人。目前为止，发表英文论文 850 余篇，主编英文专著 7 部，参予编写英文专著 66 部。

幕内教授对中国医学同行十分友好，多次应邀来华讲学和手术演示，热心传播最新的肝脏外科理论与技术，他所在的东京大学第二外科接受了一大批中国留学生和研修生。他对中国肝脏外科和肝脏移植事业给予了巨大的帮助，赢得了中国同行的尊敬和爱戴。

主译简介

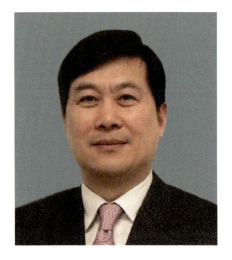

董家鸿教授（Prof. Dong Jiahong）1960年生于江苏省连云港市，师从著名肝胆外科学家黄志强院士，获得医学硕士和博士学位。曾作为访问学者或客座研究员先后访问过巴黎大学 Paul Brousse 肝胆中心、匹兹堡大学移植研究所、加州大学洛杉矶分校外科、名古屋大学肿瘤外科、京都大学肝移植外科、香港大学玛丽医院肝胆胰外科等国际著名肝胆外科和肝移植中心，博采众家之长，形成了自己的学术流派。1998年任西南医院全军肝胆外科中心主任及全军肝胆外科研究所所长，2006年起历任解放军总医院肝胆外科主任、肝胆外科医院院长。

董家鸿教授是中国肝胆外科和肝脏移植领域年轻一代的领军人物，在肝脏移植及肝胆胰肿瘤、胆管结石及狭窄、肝硬化门静脉高压症、急性和慢性肝功能衰竭的外科治疗领域卓有建树。1996年开展了国内首例离体肝切除，2002年在国际上首创了针对复杂肝胆管结石的只保留尾状叶的肝脏次全切除术。

董家鸿教授现任美国外科学院院士、国际消化外科学会执行委员、中华外科学会常委、中华器官移植学会常委、中华外科学会胆道学组组长。担任《中华消化外科杂志》总编辑，同时担任30余种核心期刊的主编或编委。任山东大学、南开大学、厦门大学、昆明医学院和徐州医学院等多所大学的特聘教授或荣誉教授。曾获国家科技进步一等奖等多项奖励，多次代表中国肝胆外科界在国际学术会议上做特邀专题演讲。

副主译简介

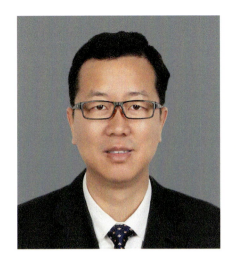

项灿宏，男，1974年1月出生于江苏省靖江市。分别就读于北京医科大学（学士）、中国协和医科大学（硕士）和解放军医学院（博士）。先后工作于中日友好医院、解放军总医院及北京清华长庚医院。曾先后赴东京大学及名古屋大学分别研修肝脏外科及胆道外科。主持翻译《要点与盲点 肝脏外科》《要点与盲点 胆道外科》《要点与盲点 胰脾外科》。主要研究方向包括：肝脏储备功能的评估、肝门部胆管癌的外科治疗、肝癌的解剖性切除和肿瘤标记物的研究。相关研究成果曾获解放军总医院医疗成果奖一等奖和中华外科青年学者奖二等奖。担任中华医学会外科学分会胆道外科学组委员、中国医师协会胆道外科医师委员会青年委员、中国医疗保健国际交流促进会肝脏肿瘤分会青年委员会副主任委员、中华外科杂志审稿专家和中华消化外科杂志通讯编委。

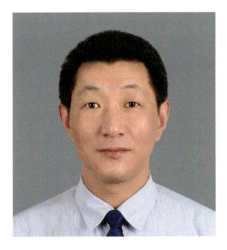

丁光辉，男，中共党员，1968年10月出生，安徽桐城人。1991年毕业于第二军医大学军医系（六年制），获医学学士学位。1996年毕业于第二军医大学附属长征医院普通外科，获医学（普通外科）硕士学位。1999年毕业于第二军医大学附属东方肝胆外科医院，获医学（肝胆外科）博士学位，导师为吴孟超院士、陈汉教授、王红阳院士。掌握英、日、德语。在吴孟超院士的直接指导下完成了肝胆胰疾病基础理论的系统学习和严格的外科训练。跟随吴孟超院士从事肝胆外科临床工作。现任第二军医大学附属东方肝胆外科医院安亭新院肝外6科一病区副主任医师。擅长肝、胆、胰肿瘤的诊断和治疗，推崇以手术切除为主的综合治疗方案，积极倡导精准肝切除术，对胆道肿瘤主张合并肝切除的根治性手术。曾在美国纽约纪念斯隆 - 凯特琳癌症中心（Memorial Sloan Kettering Cancer Center）和西奈山医院（Mount Sinai Hospital）进修肝胆外科和肝移植，学习肝胆胰肿瘤的多学科协作治疗经验。合作翻译《要点与盲点 肝脏外科》《要点与盲点 胆道外科》《要点与盲点 胰腺外科》。研究方向：肝癌的复发和转移。

中文版丛书序

呼唤精准肝胆胰外科时代的到来

近 20 年来，生物医学科学的蓬勃发展以及循证医学和人文医学的兴起，导致外科学理念出现了深刻的变革，这一变革推动着传统经验外科模式向着现代精准外科模式的转变。

精准外科是在新世纪人文医学、微创外科、循证医学和个体化医学兴起的背景下，依托当前高度发达的生物医学和信息科学技术形成的一种全新外科理念和技术体系，旨在追求以最小创伤获取最大脏器保有和最佳康复效果。肝脏、胆道、胰腺的解剖生理复杂、空间位置深在、其内部和周围各种脉管交织，同时肝胆胰疾病的病理和临床表现极为复杂，因而肝胆胰外科手术在现今的消化器外科手术中仍然最具挑战性，尤其需要精准外科的理念和技术。

肝胆胰精准外科的基础是对器官解剖结构、生理功能和病理特征的现代认识。首先，精准外科是依赖于对器官外科解剖精确认识的解剖性外科手术，在彻底切除目标病灶的同时，要充分保证剩余器官脉管结构的完整。再者，器官代偿和再生潜能是精准外科的生理基础，肝切除前要在精确评估肝脏储备功能和再生能力的基础上，准确掌握肝实质安全切除量，避免发生手术后肝功能不全。与此同时，肝胆胰疾病的疾病本质、病变特征、病理分期是决定手术方式、切除范围和辅助疗法的依据。如肝细胞癌呈沿肝段门静脉分支在荷瘤肝段内播散的特征，而肝胆管结石病具有沿着病变胆管树在肝内区段性分布的特征，这就决定了解剖性肝段切除是治疗上述病变的理想术式。

现代影像学技术的不断发展与数字外科平台的建立、脏器储备功能监测方法的应用、外科手术技术的改进等都为实现精准肝胆胰外科手术奠定了坚实的技术基础。医学影像与计算机技术的结合催生了数字外科，使医学影像走向影像融合与三维可视化，数字外科平台的建立让术前评估和手术规划告别了既往的经验决策，真正走向精准和客观。对器官储备功能准确评估是保障外科切除安全性的基本要求。近年来，以 ICG 试验为代表的肝脏储备功能动态监测技术已成功应用于临床，同时结合动态 SPECT 扫描的 GSA 检查技术作为肝脏功能的区域性评估方法也逐渐在临床得到应用，为术前准确判断病人肝脏的功能状态和所能耐受的肝切除量提供了可靠依据。术中超声引导、肝脏血流阻断技术、活体肝移植技术、胆管和胰管精确重建技术、机器人辅助的腹腔镜手术等大大推动了外科技术向精准化方向的发展。

当前，肝胆胰外科正在告别曾经的"浴血奋战"、盲目大块结扎和一味追求手术速度的粗旷手术年代。越来越多的外科医生认识到：精准外科能减少术后并发症并改善病人的预后,实现手术安全性、治疗有效性和操作微创化的统一。精准肝胆胰外科的时代已经来临。

在精准肝胆胰外科领域,以一代巨匠幕内雅敏、二村雄次、田中紘一为代表的日本外科专家作出了卓越的贡献,使得日本的肝胆胰外科水平位居世界前列,本套丛书即是日本学者精深理论和精湛技艺的集中体现。希望本套丛书的翻译和出版有助于我国同行吸取和借鉴国外专家的先进技术和经验,从而促进精准肝胆胰外科理念和技术能早日在国内推广和普及。

中国人民解放军总医院肝胆外科医院院长

中国人民解放军军医进修学院教授

董家鸿

2009 年 12 月于北京五棵松

中文版序

この度、中華人民共和国の People's National Health Publisher Companyni により『要点と盲点』シリーズの『肝臓外科』、『胆道外科』、『膵臓・脾臓外科』が中国語に翻訳、出版されることになることに際し、本シリーズの監修・編集者として誠に嬉しい限りである。

中国は巨大な国土と人口を有する国である。ところが、肝細胞癌は、日本ではC型肝炎による発癌が多く、中国ではB型肝炎による発癌する場合が多いという違いがあるものの、ともに多発癌であり、特に中国で発病比率が高いほうである。それ故に、『肝臓外科』巻は中国医界で注目を集めるのだろうと考えられている。

中国語訳は、北京 301 医院に所属する董家鴻教授と弟子の項燦宏先生により担当されてきたのである。董家鴻教授はもちろん中国この分野において権威的な存在といわざるを得ない。弟子の項先生は 2004 年 4 月から 12 ヶ月間わたり、私の勤め先であった東京大学第二外科で肝切除術や生体肝移植について熱心に勉強され、それに胆道や膵の手術も経験されたことがあり、この分野における日本最先端の技術に詳しく研究をなされている上で訳文が正確になされているに信じられる。それに上海の丁光輝先生も翻訳にご協力をなさったということである。

手術というのは科学に裏打ちされた芸術であると言われているが、この芸術の伝承は今まで「口伝」や「秘伝」などを原則にしているようだ。でも、手術はなんと言っても患者のために為されるものであるから、手術法の中により合理的、科学的なのがもっと多くの外科医に従事する方々の間に伝えられたらと願っている。そのために、手術法にかかわる「要点」と「盲点」を本シリーズの形にまとめ、外科医の方々の臨床に役に立てばと望んでおる。

微力でありながら中国の肝胆膵外科の発展に本シリーズを利用していただければ、幸いである。

2009 年 12 月 13 日
日本赤十字社医療センター院長

幕内雅敏

这次，中华人民共和国的人民卫生出版社将"要点与盲点"丛书中的肝脏外科、胆道外科和胰脾外科翻译成中文。作为监修者和作者的我感到十分高兴。

对肝细胞癌而言，尽管日本多是在丙型肝炎的基础上发生的，中国多是在乙型肝炎的基础上发生的，但在两国都是发病率较高的肿瘤，在中国这样一个大国更是如此。因此，中国的外科医生很可能会对肝脏外科卷感兴趣。

中文的翻译是由北京301医院的董家鸿教授和他的学生项灿宏医生负责的。董教授是中国肝胆胰外科的权威。项医生曾在我所在的东京大学第二外科学习过，对肝脏切除、活体肝移植、胆道和胰腺的手术都很熟悉。同时，上海的丁光辉博士也为翻译工作做出了巨大的贡献。

手术是包含着科学的艺术。艺术的传承不能靠"口授"和"秘授"。为了使更多的患者从手术中获益，必须要使更多的外科医生掌握相应的技术。有鉴于此，本套丛书汇集了日常工作中经常遇到的"要点"和"盲点"，以方便外科医生在临床工作中使用。

如果本套丛书对中国的肝胆胰外科有所帮助的话，本人则深感荣幸。

日本红十字医疗中心院长

东京大学名誉教授

幕内雅敏

中文版前言

由前东京大学幕内雅敏教授主编的"要点与盲点"丛书自出版以来好评如潮，在日本的外科医生中几乎人手一册，在日留学的外科医生也有爱不释手之感。受二村雄次教授所托，我们有幸将其翻译介绍给国内同行。

该丛书中的"要点与盲点：肝脏外科"由前东京大学教授、东京红十字医疗中心院长幕内雅敏主编，反映了当代肝脏外科的最高水平。本书主要介绍了东京大学第二外科的基本理念和做法，即所谓的"东大流派"。幕内雅敏教授是世界上第一个将术中超声成功用于肝胆外科临床实践的学者，首次提出了解剖性肝段（亚区域）切除的方法并创立了很多新的术式。同时，在活体肝移植方面也有着世界一流的成绩。

在本书内容的选择上，作者依照临床的诊疗流程选择了对实际工作有指导意义的项目，不仅介绍了手术方法，而且有影像诊断、介入操作和围手术期管理的相关知识。在内容的编排上，各方面的内容分为专题加以阐述，与之相关的小知识或方法以"一点建议"、"咖啡时间"的形式穿插其中。从年轻医生到资深专家的各层次读者都可以根据自己的兴趣和水平从中得到自己想要的信息。对于初学者，本书可作为进入手术室前翻阅的书刊；对于专家，本书可以帮助回顾和总结一下自己的操作方法。

书中没有大段的理论阐述，主要介绍了在肝脏外科日常诊疗常规中的一些特别要注意的、可操作性强的"要点"及容易失误的"盲点"，即所谓的临床工作的"秘诀"。而且，全书多用彩色印刷，配以真实清晰的术中照片和精美的彩色插图，在视觉上给人以美好的享受。

熟读本书，可领略到肝脏外科诊断和治疗各个领域的精华所在，更可欣赏到日本学者多年来不懈努力和实践所创造的外科艺术体系。诚如二村雄次教授所言，肿瘤外科医生要有"斗魂"，为了病人的健康孜孜以求和精益求精，通过各种手段对病人进行精确诊断和精准手术。

由于肝胆胰外科的用词在世界范围内尚未统一，同时中日两国的医疗制度也存在差异，故本丛书尽量按照国内医生的用语习惯进行翻译，个别无法统一的地方以"译者注"的形式在文中标出。

感谢国内外的专家们的通力合作，使得本书的翻译能够顺利完成。但由于本书的内容博大精深，涉及临床的方方面面。译者们虽尽力而为，疏漏之处在所难免，恳请斧正。

中国人民解放军总医院肝胆外科医院院长
中国人民解放军军医进修学院教授

董家鸿

2009 年 12 月于北京五棵松

目录

Ⅷ 肝脏术后管理的要点与盲点　　319

Ⅸ 肝脏术后并发症处理的要点与盲点　　345

X 活体肝移植的要点与盲点   361

I 肝脏解剖把握的要点与盲点

1. 肝脏的分区及其染色

公文正光·小林道也*

[野市中央病院·*高知大学医学部肿瘤局所制御学教室]

◆ 引言

肝区域在肝表面的分布尚未有文献报告[1]，为此作者利用刚刚注入树脂的硬化后的"生标本"与完成分色铸型的立体标本进行对比的方法加以描述。立体照片按用肉眼直接观察的方式排列；用立体镜观察的话，要左右方向调换一下。

◆ 1. 染色分区铸型标本

门静脉右前支用绿色树脂，门静脉左支和右后支用蓝色树脂注入。肝中静脉用黑色树脂，肝左、肝右静脉用白色树脂注入。如此门静脉系统各区域（左半肝、右前叶、右后叶）和肝静脉（肝左、肝中、肝右静脉）的各个灌流区域可用不同的颜色区分开。最终表现为这些灌流区域的组合。

◆ 2. 标本展示

（1）从腹侧观察（图1，图2）

显示绿色的是右前叶，蓝色和白色的是左半肝。胆囊床和下腔静脉连接而成的Rex-Cantlie线不是一条直线。正如此后所述，Cantlie线并不是"线"，应该考虑为一个有着复杂组成的"面"。

（2）从右侧观察（图3，图4）

绿色部分是右前叶。照片下方的蓝色区域是右后叶。虽然一直以来右前叶和右后叶

的分界用直线表示[2, 3]，但也应理解为一个复杂的面。

（3）从肝下面观察（图5，图6）

这个标本中，左右半肝的边界位于胆囊左缘。从肝下面观察，右前叶（绿色部分）范围很小，大部分被右后叶所占据。

（4）从肝上面观察（图7，图8）

能看到的绿色区域是右前叶。该例标本中的裸区位于右后叶。

（5）Rex-Cantlie面和右前/后叶之界面（图9）

这是另一个标本，将右前叶的门静脉支的末梢剪除后从右侧观察。据此可以理解区域界面的复杂组成[2, 3]。

◆ 3. 如何在术中正确把握区域间界面

术中超声尽管能扫描出肝中静脉、肝右静脉，但还不能作为区域间的界面。根据肝中、肝右静脉和门静脉的走行，可以对这些区域的形态有大致的了解。严格的区域划分只有用"染色法"[4]。

◆ 小结

将"生标本"和分色铸型标本立体照片对比后，可以看出区域间的分界线是如何投影到肝表面上的。另外，剪除右前叶的末梢支后利用立体照片可发现：区域间界面有着复杂的组成，且这个界面是"倾斜"的。

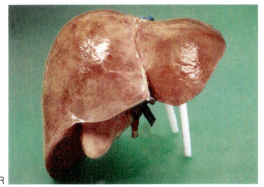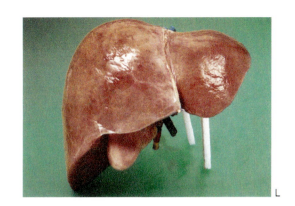

R L

图 1 注入树脂硬化后的立体照片，保留肝实质

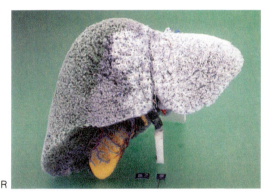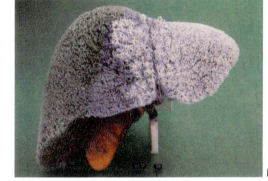

R L

图 2 肝实质溶解后，从与图 1 同样的角度观察。绿色的是右前叶；白色的是肝左静脉的灌流区

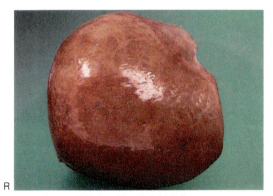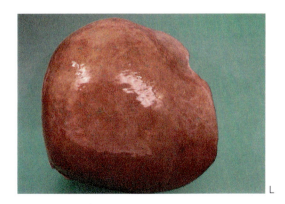

R L

图 3 与图 1 的状态一样，从右侧观察

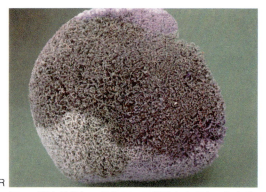
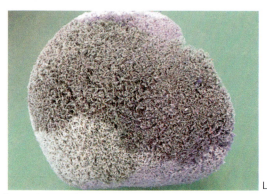

图4 肝实质溶解，从与图3同样的角度观察，绿色的是右前叶，几乎看不到右后叶

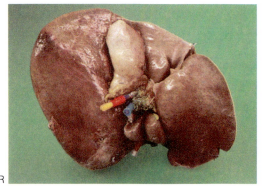
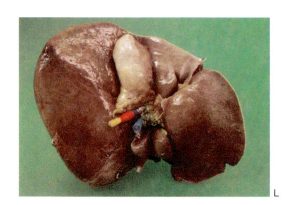

图5 与图1的状态一样，从下面观察

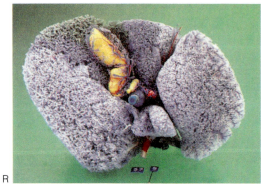
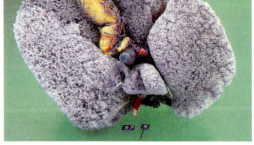

图6 从与图5同样的角度，从肝下面观察。看到的绿色区域是右前叶，从肝下面观察时右前叶显得比较小

参考文献
1）公文正光：肝鋳型標本とその臨床適応—尾状葉の門脈枝と胆道枝．肝臓 26（9）：1193-1199，1985
2）公文正光ほか：肝鋳型標本とその臨床応用—右前区域の門脈分岐型と肝区域切除に関する考察．肝胆膵 8（12）：265-270，1984
3）公文正光ほか：肝鋳型標本からみた肝区域．消化器病学の進歩 '85，太田康幸編，医学書院，28-30，1985
4）Makuuchi, M et al：Ultrasonically guided subsegmentectomy. Surg, Gynecol & Obstet 161：346-350, 1985

肝脏的分区及其染色

◎肝区域间的边界不是"线"，而是形态复杂的"面"。
◎通过超声波扫描出的肝静脉并不代表肝叶间的界面。
◎为了正确地描绘按门静脉划定的肝区域，注入色素是最好的方法。

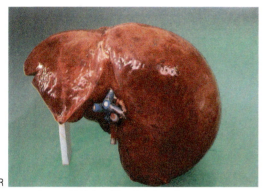
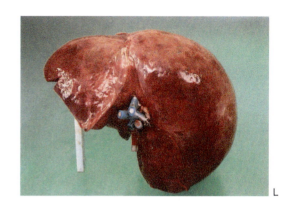

图7 与图1的状态一样，从上方观察

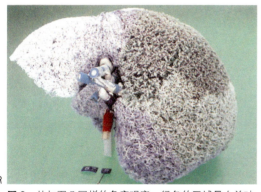
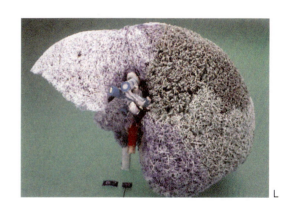

图8 从与图7同样的角度观察，绿色的区域是右前叶

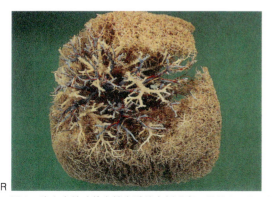
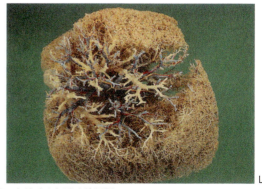

图9 除去右前叶的末梢支后从右侧观察，显示 Rex-Cantlie 面及右前叶 / 右后叶的界面

2. 肝区域的外科划分

佐野圭二

[東京大学医学部肝胆膵・移植外科]

引言

　　肝区域的外科划分可以根据肝的主门静脉裂（main portal fissure）与脐静脉裂（umbilical fissure）将其大致分为左半肝、右半肝和左叶、右叶。在此基础上，如阻断肝门或门静脉左支的供应血管，也可以根据各区域的变色情况将左半肝的各肝段（S_2、S_3、S_4）与右半肝的各肝叶（右前叶、右后叶）正确地划分出来。此外，在超声引导下将门静脉分支染色，可进一步划分出右半肝各肝段及更小的区域。

1. 用阻断血流的方法划分

　　开腹后观察肝表面，首先可以根据脐静脉裂（umbilical fissure）与镰状韧带将肝脏分为左叶（left lobe）（译者注：即国内分类的左外叶）和右叶（right lobe）（译者注：即国内分类的右三叶）。然后根据主门静脉裂（从胆囊到下腔静脉的平面）将肝脏分为左半肝（left hemiliver）和右半肝（right hemiliver），但这并不十分准确。

　　剥离肝门部的血管，分别阻断肝右动脉与门静脉右支、肝左动脉与门静脉左支，相对应的右半肝和左半肝颜色就会发生变化，这样可以从表面上将它们区分开（图1）。进一步向末梢侧剥离，分别将进入右前叶和右后叶的肝动脉与门静脉阻断，相应区域就会变色，这样又能将这两叶正确区分出来（图2）。至于左半肝的进一步划分，由于进入各段的Glisson鞘在门

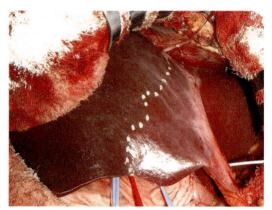

图1　活体肝移植供体的右半肝切取术中照片
将肝右动脉和门静脉右支阻断，使右半肝变色

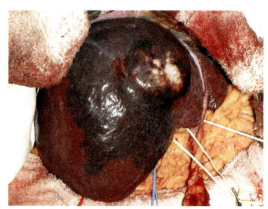

图2　右前叶切除术中照片
结扎、切断右前叶的肝动脉、门静脉后，相应区域变色

静脉左支矢状部分叉，故只要把相应的Glisson鞘阻断，就能将 S_2、S_3、S_4 正确区分出来。

2. 用染色法划分 [1]

术中超声检查对肝脏区域的划分非常有用。左外叶与 S_4 之间有门静脉左支矢状部和裂静脉（umbilical fissural vein）走行，S_4 和右前叶、右前叶和右后叶之间分别有肝中静脉和肝右静脉走行，这些区域基本能正确区分。特殊的术中用探头（可以自由选择超声的入射部位和角度）能够更详细地观察肝静脉支和门静脉支，对区域的划分比体表超声更准确。

另外，在术中超声引导下穿刺待定区域的门静脉分支并注入色素后，可以在肝表面正确划分出右半肝的各个肝段及分支血管的支配范围。

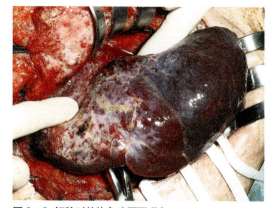

图 3　S_2 切除时的染色（膈面观）

3. 各肝段的划分与切除

(1) S_2

在 S_2 与 $S_3 + S_4$ 的分界面有肝左静脉走行，S_2 位于肝左静脉的后上方，是向左三角韧带方向延伸的部分。实际切除的时候，在门静脉左支矢状部的左侧结扎 S_2 的 Glisson 鞘或向 S_2 的门静脉支内注入色素来划分并切除 S_2。在离断面可见到肝左静脉（图 3）。

(2) S_3

S_3 是左外叶除 S_2 之外的部分，位于肝左静脉前下方。与 S_2 相似，可以在门静脉左支矢状部的左侧结扎 S_3 的 Glisson 鞘，或向 S_3 的门静脉支内注入色素来划分并切除 S_3。在离断面可见到肝左静脉（图 4）。

(3) S_4

作为脐静脉裂与肝中静脉之间的区域，S_4 可用结扎门静脉左支矢状部右侧的 Glisson 鞘的方法来划分。染色时要将供应 S_4 上部和下部的门静脉都注入色素。在离断面可见到裂静脉和肝中静脉（图 5）。

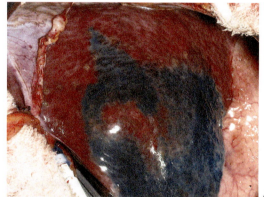

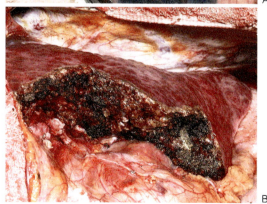

图 4　S_3 切除
A. 染色后的膈面
B. 肝离断面

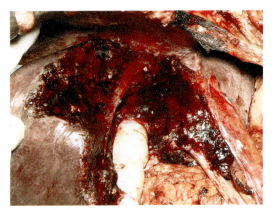

图 5　S₄ 切除
在离断面可见到肝中静脉

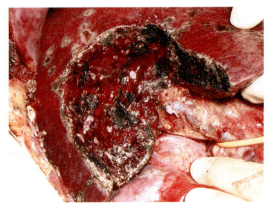

图 6　S₅ 切除
在离断面可见到肝右静脉末梢

（4）S₅

　　S₅ 由数支细的门静脉支所支配，故很难将 S₅ 全部染色。这时可以将相邻的 S₈、S₆ 的门静脉支染色，从而划分出 S₅[反向染色（counterstaining）法][2]。切除后在 S₄ 侧的离断面可见到肝中静脉，在 S₆ 侧的离断面可见到肝右静脉（**图 6**）。

（5）S₈

　　S₈ 的门静脉分支主要分为腹侧支和背侧支。S₈ 背侧支大多在门静脉右前支（anterior trunk）的根部附近分叉，S₅ 的门静脉支在其末梢侧分叉，所以要将腹侧支和背侧支分别进行穿刺染色。S₈ 的背侧支与门静脉右前支之间有肝中静脉的粗大分支（V₈）走行，负责 S₈ 的静脉回流[3]。S₈ 全切后，在离断面可见到肝中静脉、肝右静脉和肝上下腔静脉（**图 7**）。

（6）S₆

　　S₆ 的门静脉分支有 1 或 2 支，分叉部位在右后叶支主干的根部附近[4]。可用染色法将 S₆ 划分出并正确切除，在离断面可见到肝右静脉的末梢（**图 8**）。

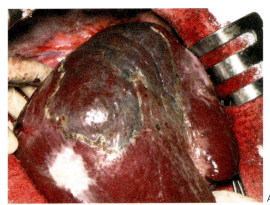

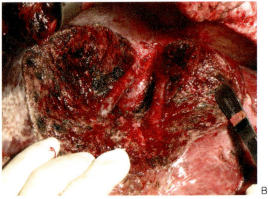

图 7　S₈ 切除
A. 染色后；B. 离断后
在离断面可见到肝中静脉、肝右静脉、下腔静脉

◎用阻断血流的方法区分肝脏的肝叶和肝段时，要对肝门部、门静脉左支矢状部附近的 Glisson 鞘进行处理。

◎术中超声引导下门静脉支穿刺染色对各肝段的划分有帮助。

◎肝段切除后，离断面可见到主要肝静脉。

（7）S_7

S_7 是由分出 S_6 门静脉支后的右后支的末梢支供应的，右后支很多呈弓形等特殊形状[4]，用对染法将邻近的 S_6 和 S_8 染色后很容易区分出来。利用超声从分支形态上区分 S_7 时，有时会发现 S_7 占据了右后叶的大部分。在离断面可见到肝右静脉根部（图9）。

（8）S_1

S_1 的划分要利用主要脉管。左尾状叶（Spiegel 叶）呈分叶状外观，区分很容易；而右尾状叶［腔静脉旁部（paracaval portion）和尾状突（caudate process）］的边界则不那么容易区分。右尾状叶位于肝中静脉、肝右静脉、肝门板的背侧，故可将三者作为区分的标志。用对染法可从肝表面将 S_1 与右后叶区分开。S_1 单独全切的方法有高位背侧切除[5]和经肝开放切除[6]两种，两者切除的区域相同。在离断面可见到肝右静脉、肝中静脉、肝门板和下腔静脉（图10）。

参考文献
1）Makuuchi, M et al：Ultrasonically guided sub-segmentectomy. Surg Gynecol Obstet 161：346, 1985
2）Takayama, T et al：A new method for mapping hepatic subsegment：counterstaining identification technique. Surgery 109：226, 1991
3）幕内雅敏：超音波からみた肝右葉前区域の血管構築．肝臓27：391，1986
4）幕内雅敏：超音波からみた肝右葉後区域の血管構築．肝臓27：526，1986
5）Takayama, T et al：High dorsal resection of the liver. J Am Coll Surg 179：73, 1994
6）Yamamoto, J et al：An isolated caudate lobectomy by the transhepatic approach for hepatocellular carcinoma in cirrhotic liver. Surgery 111：699, 1992

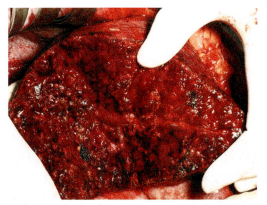

图8　S_6 切除
在离断面可见到肝右静脉的末梢

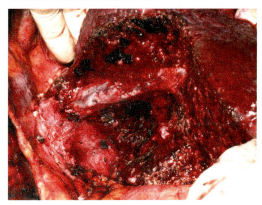

图9　S_7 切除
在离断面可见到肝右静脉、下腔静脉

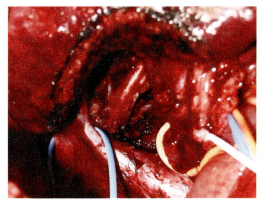

图10　S_1 单独全切除
在肝门部头侧可见到肝右静脉、肝中静脉、肝左静脉汇入下腔静脉

3. Glisson 系统的脉管解剖

鈴木英明

[永井病院院長]

 引言

　　肝脏手术时有必要了解 Glisson 系统的脉管解剖关系。随着影像诊疗技术的进步，大多数病例在术前就可以做出正确的判断。但与被 Glisson 鞘包裹着的分叉较规则的肝叶、肝段的 Glisson 脉管相比，位于肝门附近的脉管变异比较多，因此理解该部位的各个脉管分叉形态和相互关系就显得特别重要[1]（**图1**）。

1. 门静脉分叉形态

（1）肝门部门静脉

　　门静脉在肝门部比较规则地分为左、右支，然后与作为流出道的肝静脉边交叉边进行分叉[2]（**图2**）。肝脏区域的设定依据的是肝内 Glisson 系统中肝内门静脉的分叉，但从门静脉主干到左右支的分叉也有若干的变异[3]（**图3**）。

（2）肝圆韧带的门静脉附着部

　　脐静脉在胎儿期与肝内门静脉支汇合，出生后闭锁形成肝圆韧带。它是左外叶切除和右三叶切除的重要标志。肝圆韧带的门静脉移行部与门静脉矢状部相连，但也可与门静脉右支相连接（此种情况极少见）[1]（**图4**）。

2. 肝动脉分叉形态

（1）肝外动脉的走行

　　在肝外，肝动脉的走行异常多见。据作者

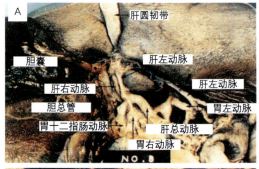

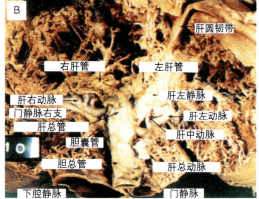

图1　肝门 Glisson 系统脉管群
A. 肝外；B. 肝内

统计，100 例中典型的走行（由肝固有动脉发出左右肝动脉）占 67%，其余的 33% 存在各种各样的走行异常[1]（**图5**）。

（2）肝内肝动脉的走行异常

　　在肝外走行异常最多的肝动脉在肝内却沿门静脉比较规律地走行。以门静脉的矢状部为界，在左外叶除了有原先的肝左动脉的外侧支以外，还存在与矢状部交叉的、来自肝中动脉

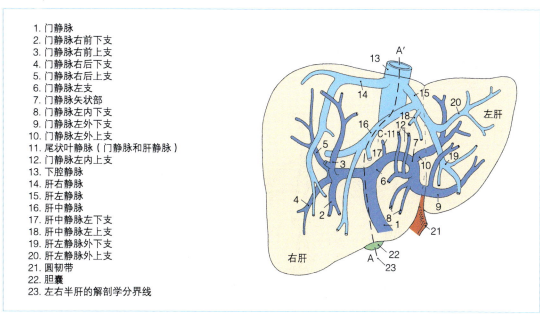

1. 门静脉
2. 门静脉右前下支
3. 门静脉右前上支
4. 门静脉右后下支
5. 门静脉右后上支
6. 门静脉左支
7. 门静脉矢状部
8. 门静脉左内下支
9. 门静脉左外下支
10. 门静脉左外上支
11. 尾状叶静脉（门静脉和肝静脉）
12. 门静脉左内上支
13. 下腔静脉
14. 肝右静脉
15. 肝左静脉
16. 肝中静脉
17. 肝中静脉左下支
18. 肝中静脉左上支
19. 肝左静脉外下支
20. 肝左静脉外上支
21. 圆韧带
22. 胆囊
23. 左右半肝的解剖学分界线

图 2　肝内门静脉和肝静脉

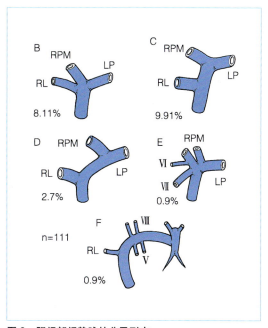

图 3　肝门部门静脉的分叉形态
A. 典型的门静脉分支占 77.48%（图中未示）；B. 门静脉 3 分叉；
C. RL 从门静脉主干分叉；D. 门静脉左支发出的 RPMv；
E. 多支 RPMv 和 RLv；F. 未形成门静脉左右分叉
RPM：右前支；RL：右后支；LP：门静脉左支

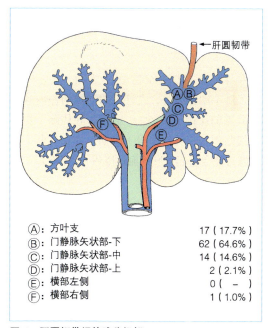

图 4　肝圆韧带门静脉移行部

Ⓐ：方叶支		17（17.7%）
Ⓑ：门静脉矢状部-下		62（64.6%）
Ⓒ：门静脉矢状部-中		14（14.6%）
Ⓓ：门静脉矢状部-上		2（2.1%）
Ⓔ：横部左侧		0（ － ）
Ⓕ：横部右侧		1（1.0%）

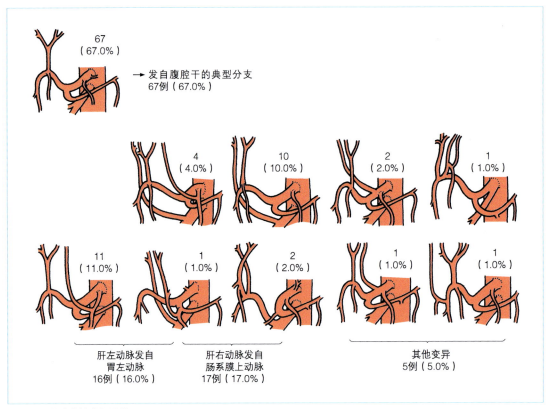

発自腹腔干的典型分支
67例（67.0%）

67
（67.0%）

4
（4.0%）

10
（10.0%）

2
（2.0%）

1
（1.0%）

11
（11.0%）

1
（1.0%）

2
（2.0%）

1
（1.0%）

1
（1.0%）

肝左动脉发自
胃左动脉
16例（16.0%）

肝右动脉发自
肠系膜上动脉
17例（17.0%）

其他变异
5例（5.0%）

图5　肝外动脉的走行异常

的左外叶支（占9.4%）；另一方面，在左内叶除了肝中动脉以外，左外叶的动脉向左内叶发出分支的比例为12.5%。定型的肝切除（左外叶切除和右三叶切除等）时如果加以切断，要注意可能会引起残肝的血运障碍[1]（**图6**）。

3. 胆管分叉形态

（1）肝门部胆管分叉形态

　　肝门部胆管在Glisson脉管群中位置最高，大致成"T"字形从门静脉前向左、右主支的上后方向走行。从左、右肝管汇合处到各自2级分叉的主干的长度分别是：右侧为0.7±0.4cm，左侧为1.3±0.5cm。另外，汇合的方式多种多样。根据Healey的研究[4]，右后叶下段胆管大部分汇入右后叶支，少部分汇入右前下支、右肝管、肝总管。右前叶上段胆管80%汇入右前

支，20%汇入右后支。右前叶下段胆管大部分汇入右前支，汇入右肝管、右后支的分别占几个百分点。另外，右前支/右后支汇入右肝管的比例为72%，右后支汇入左肝管的比例为22%，右前支汇入左肝管的比例为6%。另一方面，在左半肝，左内支和左外支汇合形成左肝管的基本型的比例为67%，左内支汇入左外支的分支的比例为27%，左内支汇入肝总管的比例为2%（**图7**）。

（2）副肝管（accessory bile duct）

　　除左右肝管外，其他的从肝内发出的直接汇入肝总管、胆总管或胆囊管的肝管称为副肝管。文献记载，副肝管出现的频率为10%~20%，多数从右侧汇入肝总管。有相应引流区域的肝管与其称作副肝管，不如称为变异肝管（aberrant hepatic duct）。没有相应的引流区域的副肝管仅仅是一个旁路（bypass），也就

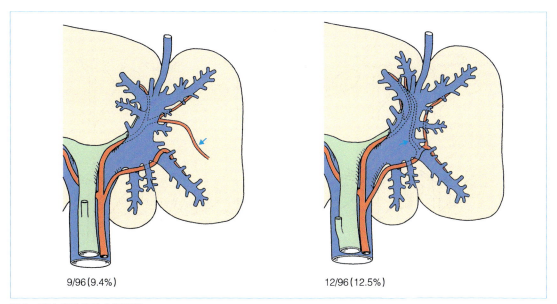

9/96(9.4%)   12/96(12.5%)

图6 肝内肝动脉的走行异常

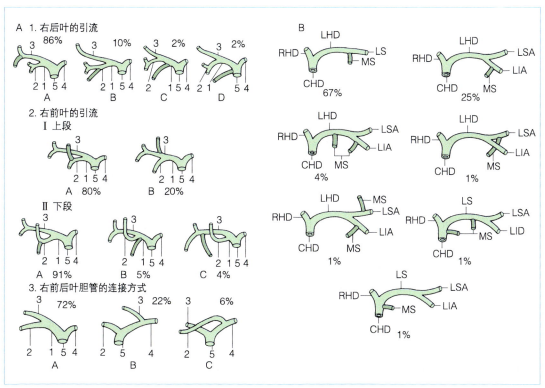

图7 肝门部胆管的分叉形态

A. 右前支、右后支

1. 右肝管；2. 右前支；3. 右后支；4. 左肝管；5. 肝总管

B. 左内叶支

CHD：总胆管；RHD：右肝管；LHD：左肝管；LS：左外支；MS：左内支；LSA：左外上支；LIA：左外下支

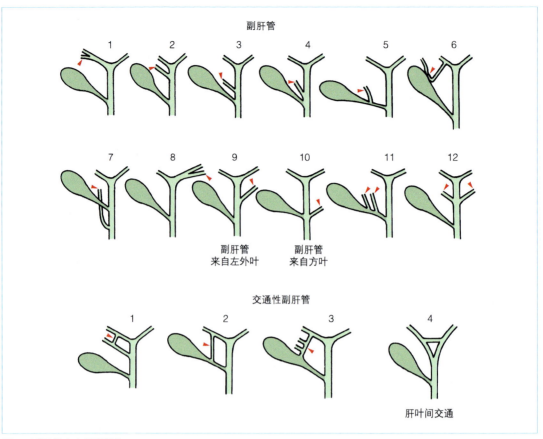

副肝管

交通性副肝管

副肝管
来自左外叶

副肝管
来自方叶

肝叶间交通

图 8　副肝管（变异肝管）

是 Goor 等[5]所说的"交通性副肝管(communicating accessory bile duct)"（**图 8**）。

4. 肝门部动脉和胆管的关系

沿门静脉向肝内分叉的肝动脉和胆管的相互关系[2]如图 9 所示。在左侧，从门静脉横部到矢状部后方的是胆管回转部，在此位置肝中动脉横跨胆管的占 13.5%，在胆管前向左内叶走行的占 52.0%，其走行和胆管没有关系的较少（34.5%），所以胆管手术时操作困难的情况也不少。同样在右侧，近半数的肝右动脉（或已分叉为前后支）走行于胆管前面，这是肝切

除后胆道重建术很复杂的原因[1]（**图 10**）。

5. 规则性肝切除断面的 Glisson 系统脉管分支间的相互关系

在左右半肝切除的离断面（Rex-Cantlie），沿 1 支门静脉右主支各 2 支有胆管、动脉伴行的达 39.6% 之多。右三叶切除的离断面如在肝圆韧带右侧，沿 1 支门静脉左主支有"2 支动脉 +1 支左主肝管"伴行或与"2 支动脉 +3 支胆管"伴行的情形多见。了解规则性肝切面的 Glisson 脉管不同分支的出现频率对肝切除有帮助[1]（**图 11**）。

◎肝外肝动脉走行常常存在变异，术前一定要对这些变异有充分的认识。

◎肝内胆管有各种各样的汇合方式，术中应注意避免损伤胆道。

◎确认肝中静脉或肝右下静脉的走行对安全地进行肝切除手术很有帮助。

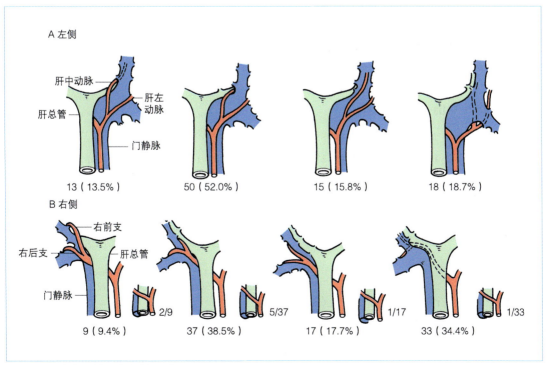

1. 肝总管（Common hepatic duct）
2. 右肝管（Right hepatic duct）
3. 右后支（Posterior segmental duct）
4. 右前支（Anterior segmental duct）
5. 前上支（Anterior superior duct）
6. 前下支（Anterior inferior duct）
7. 后上支（Posterior superior duct）
8. 后下支（Posterior inferior duct）
9. 尾状突支（Caudate process duct）
10. 尾状叶支（右和左）（Coudate lobe duct（right and left））
11. 左肝管（Left hepatic duct）
12. 内上支（Medial superior ducts）
13. 内下支（Medial inferior ducts）
14. 左外支（Lateral segmental duct）
15. 左内支（Medial segmental duct）
16. 外下支（Lateral inferior duct）
17. 外上支（Lateral superior duct）
18. 胆囊（Gallbladder）
19. 肝动脉（Hepatic artery）
20. 肝左动脉（Left hepatic artery）
21. 肝右动脉（Right hepatic artery）
22. 胆囊动脉（Cystic artery）

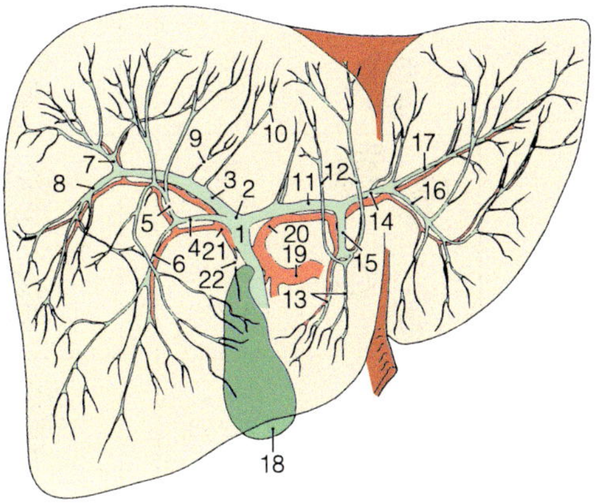

图9 肝内胆管和肝动脉

A 左侧

肝中动脉
肝总管
肝左动脉
门静脉

13（13.5%） 50（52.0%） 15（15.8%） 18（18.7%）

B 右侧

右前支
右后支
肝总管
门静脉

9（9.4%） 2/9 37（38.5%） 5/37 17（17.7%） 1/17 33（34.4%） 1/33

图10 肝门部的胆管和动脉的相互关系

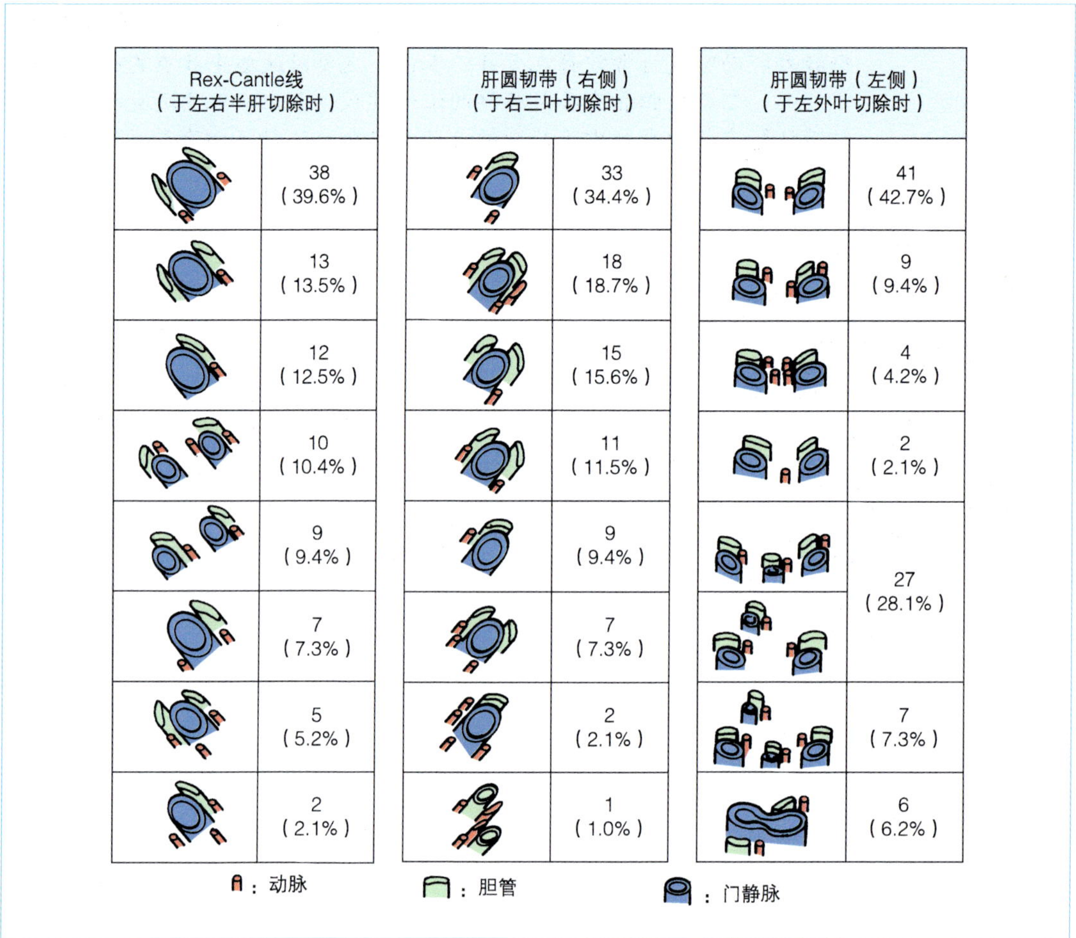

Rex-Cantle线 （于左右半肝切除时）		肝圆韧带（右侧） （于右三叶切除时）		肝圆韧带（左侧） （于左外叶切除时）	
	38 （39.6%）		33 （34.4%）		41 （42.7%）
	13 （13.5%）		18 （18.7%）		9 （9.4%）
	12 （12.5%）		15 （15.6%）		4 （4.2%）
	10 （10.4%）		11 （11.5%）		2 （2.1%）
	9 （9.4%）		9 （9.4%）		27 （28.1%）
	7 （7.3%）		7 （7.3%）		
	5 （5.2%）		2 （2.1%）		7 （7.3%）
	2 （2.1%）		1 （1.0%）		6 （6.2%）

：动脉　　　：胆管　　　：门静脉

图 11　定型的肝离断面中 Glisson 脉管分支间的相互关系

6. 尾状叶 Glisson 脉管支配

尾状叶由来自左右 Glisson 的脉管群支配，静脉回流汇入下腔静脉的方式也多种多样，区域的界限不甚明了，这里是解剖学问题较多的区域。特别是很有必要研究其与肝中静脉、Arantius 管的关系及与腔静脉旁部（Couinaud 的Ⅸ段）的边界。

小结

要想安全地进行肝切除，有必要充分了解肝内外 Glisson 脉管的走行和相互关系。

参考文献

1）鈴木英明：肝門部近傍におけるグリソン系脈管群の相関と異常—肝胆道外科の立場から．日外宝函 51：713-731，1982

2）Zollinger, RM et al：Atlas of surgical operations. 4th ed, Macmillan Publishing Co. Inc., New York, 164-165, 1975

3）Couinaud, C：Surgical anatomy of the liver revisited. 1st ed, Couinaud, C, Paris, 109-110, 1989

4）Healey, JE et al：Anatomy of the biliary ducts within the human liver. Arch Surg 66：599-616, 1953

5）Goor, DA et al：Anomalies of the biliary tree. Arch Surg 104：302-309, 1972

4. 静脉系统的解剖

中村 達・坂口孝宣*

[浜松医科大学医学部附属病院院長・*浜松医科大学第2外科]

◆ 引言

当考虑肝内肿瘤的部位、与脉管等的位置关系或是有无可能切除时，不仅需要弄清楚在Glisson鞘内走行的动脉、门静脉和胆管的解剖，而且需要掌握肝静脉的解剖。在影像诊断、决定肝切除范围、确定离断肝实质的平面时，肝静脉作为解剖标志有着重要的意义。而且，为了预防因肝静脉淤血造成的肝功能低下，在准备重建肝静脉时有必要了解它的分叉类型、与其他静脉的交通以及引流的范围。作者从外科角度研究了83具尸体的肝静脉解剖，下面就以该结果为基础加以介绍[1]。

◆ 1. 肝静脉的解剖

（1）肝右静脉

肝右静脉在膈下1~1.5cm处汇入下腔静脉的右壁。根部主干（1cm内）由引流S_7的肝右上静脉和引流S_8的静脉组成，其主要类型如**图1**所示。1cm以内没有分支的占61%，1cm以内有分支的占33%，肝右上静脉单独汇入下腔静脉的占6%。

（2）肝左、肝中静脉

在这83例中，肝中静脉和肝左静脉形成一支共干汇入下腔静脉的占70例（即84%），分别汇入的有13例（即16%）。其中共干长约0.2~1.7cm（1.0 ± 0.5cm）。共干的右壁有S_8的

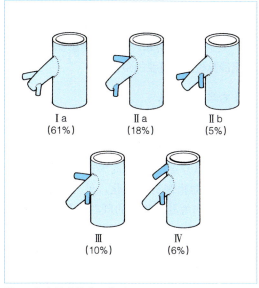

图1 肝右静脉的分叉类型
根据从下根部开始1cm内有无肝右上静脉和引流S_8的静脉进行分类

静脉汇入、左壁有肝左上静脉汇入，故形成了各种复杂的分叉类型（**图2**）。肝中静脉一般引流右叶S_5、S_8和左内叶的静脉血，但是沿着肝中静脉切开肝实质时却会发现它有时能延至S_6。另外，如果从肝中静脉分支逆行注入造影剂，尾状叶的门静脉分支也能显影，因此认为一部分尾状叶静脉汇入肝中静脉[2]。肝左静脉引流$S_{2,3}$。肝左上静脉大多汇入肝左静脉，但作者也看到有4例（4.8%）（Ⅱd和Ⅲd）是单独汇入下腔静脉的，因此从肝左外叶向下腔静脉方向游离时需要加以注意。

（3）肝短静脉

除肝左、肝中、肝右静脉外，直接从肝脏汇入到下腔静脉的静脉称肝短静脉。代表性的肝短静脉为引流肝右后叶的肝右下静脉、肝右中静脉。尾状叶包裹着下腔静脉，由 Spiegel 叶、腔静脉旁部和尾状突三部分构成[3]。切除尾状叶时能看到 2~3 支尾状叶静脉，但将下腔静脉从内面切开观察还能发现 4~5 个细小的静脉开口。包括尾状叶静脉在内的肝短静脉最多有 50 支，平均为 7±3 支。

在 Budd-Chiari 综合征中，肝左、肝中、肝右三支主要静脉闭塞，尾状叶静脉作为惟一的引流静脉扮演着重要的角色[3]。

（4）右半肝的静脉

引流右半肝的静脉有肝右静脉、肝中静脉和肝短静脉。根据它们的不同组合可分为三种类型（**图3**）。肝短静脉的大小、数目伴随着肝右静脉的粗细有所变化。另外在**图3**的 Ⅲ 型中，因作为肝短静脉的肝右中静脉（middle right hepatic vein）和肝右下静脉（inferior right hepatic vein）比较粗大，所以它们负责大部分肝右后叶的静脉回流。

（5）肝镰状韧带深面的肝中、肝左静脉的分布

在肝镰状韧带深面，肝左静脉和肝中静脉的各自引流的区域并没有严格的分界。在 62% 的病例中，来自肝左静脉的裂静脉（intersegment vein）走行于肝左内叶并引流该处的静脉血。肝中静脉的分支引流肝左外叶的静脉血的比例为 9.5%。在左外叶作为供肝的活体肝脏移植中，有重建 2 支肝左静脉的报告。

（6）肝内静脉的交通

肝静脉在肝内的交通被认为位于肝被膜下[4]。关于肝静脉的交通没有详细的记载。在主要肝静脉因结扎或肿瘤压迫而闭塞的病例，可

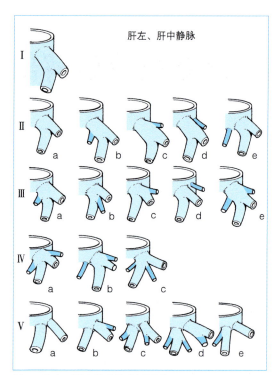

图2　肝左、肝中静脉的分叉类型
根据肝左与肝中静脉的主干、肝左上静脉、引流 S_8 段的静脉、肝左内叶上部的各个静脉的汇合方式的不同分为 5 种类型

在肝实质内见到以前没有的、新形成的交通支[5]。

（7）右前叶的静脉

右半肝供肝时，为避免右前叶的淤血，根据引流 S_5、S_8 的静脉（V_5、V_8）的情况，有时要重建这些静脉和肝中静脉。

利用多排 CT 对 100 例的候选供体的肝静脉进行分析，将引流肝段的惟一静脉或直径在 3mm 以上的定义为"主要的"静脉。"主要的" V_8 仅汇入肝中静脉的有 67 例。反之，"主要的" V_5 仅汇入肝中静脉的不超过 10 例，仅汇入肝右静脉的为 70 例。另外，直径 7mm 以上的 V_5 有 75 例，而直径 7mm 以上的 V_8 仅有 23 例。即，常汇入肝右静脉的 V_5 一般较粗，而常汇入肝中静脉的 V_8 一般较细[6]。

◎在 84% 的病例中，肝中静脉与肝左静脉形成共干。

◎引流右半肝的静脉分 3 型，其中没有肝右下静脉的占 38%。

◎在 24% 的病例中，肝短静脉和右肾上腺静脉形成共干后汇入下腔静脉。

❖ 2. 肝后下腔静脉

肝后下腔静脉长约 69 ± 11mm。右肾上腺静脉在肝右下静脉汇入口头侧 14 ± 11mm 处汇入下腔静脉右侧壁。有 24.4% 的右肾上腺静脉汇入肝短静脉之后再汇入下腔静脉[1]。对于这样的病例，游离右半肝的时候会造成静脉分叉部的裂伤，应予以注意。汇入肝后下腔静脉的静脉间的距离如**图 4** 所示。在进行全肝血流阻断时，这些数值对于阻断从膈静脉、右肾上腺静脉来的血流有很大的意义[7]。

参考文献

1）Nakamura, S et al：Surgical anatomy of the hepatic veins and inferior vena cava. Surg Gynecol Obstet 152：43-50, 1981

2）神谷順一ほか：肝門部胆管癌の新しい診断法，特に尾状葉に関する診断法について。外科 55：1597, 1993

3）中村　達ほか：尾状葉の解剖と診断—尾状葉肝静脈とその臨床的意義—。外科 58(4)：416-420, 1996

4）Elias, H et al：Gross anatomy of the blood vessels and ducts within the human liver. Am J Anat 90：59-111, 1952

5）Nakamura, S et al：Hepatic vein reconstruction for preserving remnant liver function. Arch Surg 122：1198-1200, 1990

6）Guiney, M-J et al：Multi-detector row CT of relevant vascular anatomy of the surgical plane in split-liver transplantation. Radiology 229 (2)：401-407, 2003

7）Chevallier, J-M：Anatomic basis of vascular exclusion of the liver. Surg Radiol Anat 10：187-194, 1988

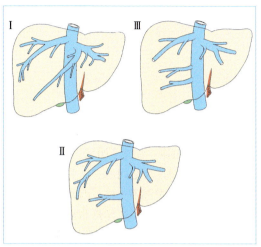

图 3　右半肝的静脉

根据肝右静脉、肝右下静脉或肝右中静脉以及肝中静脉的不同组合分型

Ⅰ型：38.6%; Ⅱ型：37.3%; Ⅲ型：24.1%

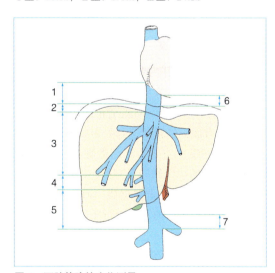

图 4　下腔静脉的生物测量

1. 2.5±0.5cm; 2. 0.7±0.3cm; 3. 5.2±1.1cm; 4. 1.0±0.8cm; 5. 3.7±1.4cm; 6. 0.9±0.2cm; 7. 0.6±0.6cm

5. 应该知道的解剖变异

梛野正人・二村雄次

［名古屋大学大学院医学系研究科器官調節外科］

引言

就肝脏 Glisson 系统（胆管、动脉、门静脉）的走行以及三者之间的三维关系而言，可以说在每一病例中都不一样。因此，精确地定义到底哪个地方出现了变异是非常困难的，所以偏离于所谓的"教科书描述"的程度比较大的、比较稀少的例子就被作为"变异"报告出来。本篇从外科的观点出发，就作者认为很重要的 Glisson 系统的变异做一解读。有关肝脏解剖的详细内容请参照 Couinaud 的原著[1]。

1. 胆管的变异

比较熟悉的肝内胆管的汇合方式的变异有：①右后支汇入左肝管；②S_8 背侧支汇入右后支；③S_6 或其他的肝内胆管汇入胆囊管等。

另一方面，经常所遇到的走行方式的变异是指右后支或 S_7 支走行于门静脉右支的下方，也就是所谓的"南回转"。这种变异在决定肝门部胆管癌术式时非常重要。其他的变异比较少见，如：①S_3 的胆管走行于门静脉左支矢状部的下方[2]；②尾状叶左胆管支走行于门静脉左支横部的腹侧等。在胆管癌病例，决定从右侧切除肝脏前，应注意到这些变异（**图 1**）。

2. 肝动脉的变异

肝动脉分叉的类型相当多，我们经常遇到这样一些变异，如：①肝左动脉发自胃左动脉；②肝总动脉、肝右动脉或是其右后支发自肠系膜上动脉等。这些变异从外科的角度来看

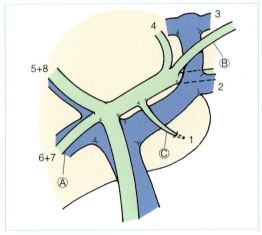

图 1　胆管的走行异常
Ⓐ 走行于门静脉右支下方的右后支（即所谓的"南回转"）
Ⓑ 走行于门静脉左支矢状部下方的 S_3 支
Ⓒ 走行于门静脉左支横部前下方的 S_1 支

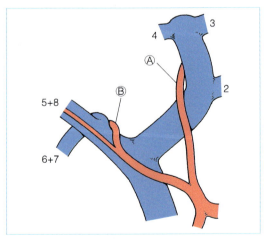

图 2　肝动脉的走行异常
Ⓐ 走行于门静脉左支矢状部右上方的肝左动脉
Ⓑ 走行于门静脉右支头侧的右后支

◎每个病例 Glisson 系统的分叉、汇合方式或走行方式都不同。
◎肝切除时，了解门静脉、动脉、胆管之间的位置关系及立体结构非常重要。
◎涉及肝切除的外科医生应该熟悉各种解剖学上的变异。

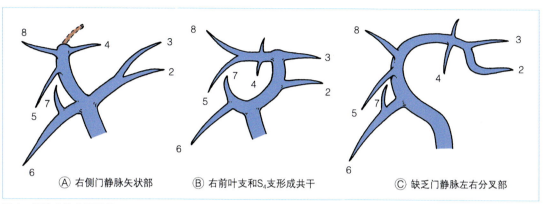

Ⓐ 右侧门静脉矢状部　　　　Ⓑ 右前叶支和S₄支形成共干　　　　Ⓒ 缺乏门静脉左右分叉部

图3　门静脉的分叉异常

也是非常重要的。另外，也有仅仅是右前支发自肠系膜上动脉的情况（当然这种情况极少见）[3]。

肝动脉走行方式的变异主要有：①肝左动脉走行于门静脉左支矢状部的右侧；②右后支走行于门静脉右支的头侧。在决定胆管癌的肝切除手术方式时，这些变异是十分重要的（**图2**）。

3. 门静脉的变异

肝脏的分段以门静脉分叉方式为基础[1]，因此门静脉是肝切除时最重要的标志。另外，与胆管和肝动脉相比，它的变异较少。

右侧门静脉矢状部是常见的门静脉变异。在该变异中，从矢状部分叉出来的右前叶支的分叉方式各种各样，而且此时 S₄ 支也来自矢状部[4]（**图3**）。其他的变异主要是从门静脉左支的矢状部发出右前叶支和 S₄ 支的共干，这时需要注意右前叶支走行在肝中静脉的腹侧[5]（**图3**）。十分特殊的变异是门静脉左右分叉部

的缺如（**图3**）。这种变异在 Couinaud 的著作[1]里有记载，最近作者在肝门部胆管癌的病例中也遇到过，最后是将左半肝连同尾状叶一并切除[6]。

参考文献

1）二村雄次訳：Couinaud 肝臓の外科解剖，医学書院，東京，1996
2）Ozden, I et al：Clinicoanatomical study on the infraportal bile ducts of segment 3. World J Surg 26：1441-1445, 2002
3）Nagino, M et al：Right anterior hepatic artery arising from the superior mesenteric artery. Hepato-Gastroenterology 40：407-409, 1993
4）Uesaka, K et al：Left-sided gallbladder with intrahepatic portal venous anomalies. J Hep Bil Pancr Surg 2：425-430, 1995
5）Hiei, K et al：Resection of metastatic liver cancer in a patient with an anomalous intrahepatic portal system：Report of a case. Hepato-Gastroenterology 42：1002-1007, 1995
6）Yamamoto, H et al：Resection of a hilar cholangiocarcinoma in a patient with absent portal bifurcation. Hepatogastroenterology 47：362-364, 2000

II 肝脏肿瘤诊断的 要点与盲点

1. 临床检查和肿瘤标记物

松下栄紀・金子周一*

[河北中央病院・*金沢大学大学院医学系研究科消化器内科]

引言

尽管有 WHO 对肝肿瘤的分类，但临床常遇到的原发性肿瘤分为肝细胞癌（hepatic cell cancer，HCC）和胆管细胞癌（cholangiocellular carcinoma，CCC），此外还有转移性肝肿瘤。原发性肝癌居癌死亡率前列。第 16 次全日本原发性肝癌追踪调查报告中，HCC 为 18 827 例（94.5%），而 CCC 为 724 例（3.6%），原发性肝癌中大部分是 HCC。HCC 的特征是极少发生于正常肝脏，而多发生于肝硬化等逐步发展的慢性肝病。在肝脏的基础病变病因中，90% 以上是乙型肝炎病毒(HBV)和丙型肝炎病毒(HCV)。HBV 或 HCV 的持续感染与肝癌的发生有着密切的关系，高危群组的设定便很容易。

本章节以临床常遇到的、占原发肝癌 90% 以上的 HCC 的临床检查值和肿瘤标记物为中心进行叙述。

1. 临床检查值

在直径为 2~3cm 的 HCC 的早期病例中，实验室检查反映的是背景肝的肝硬化或慢性肝炎的病变。随着肿瘤的增大，背景肝病变加重，血清胆红素浓度、ALP 值、LDH 值会有所增加。肿瘤进展伴有脉管浸润、腹水潴留、胆管侵犯时，也会有胆道系的酶的上升和梗阻性黄疸，与肝功能不全导致的腹水、黄疸的鉴别有一定困难。另外，HCC 在其进展过程中可能会有低血糖发作、高胆固醇血症等副癌综合征（paraneoplastic

syndrome）出现，此外还可能会有高钙血症和红细胞、血小板数的增加。

2. 肿瘤标记物

（1）甲胎蛋白（α-fetoprotein，AFP）

作为特异的肿瘤标记物，AFP 和 PIVKA-Ⅱ很有价值，但它们对早期诊断的意义不大。如果 AFP 值超过 400ng/ml，可考虑为肝癌；在 100~200ng/ml 时，与由"肝炎"引起的 AFP 升高相鉴别就很重要。图 1 显示的是将作者所在科室的 HCC 按原发性肝癌处理规约进行分期后，各期的 AFP 值与肝硬化病例的 AFP 值所作的比较。在 Ⅰ 期中，AFP 值的阳性率分别为 53.7%（>20ng/ml）和 19.5%（>200ng/ml）；而肝硬化组中相应的阳性率分别为 37.1% 和 5.7%，两者 AFP 分布类似，不能说其对早期诊断有较高的价值。为了鉴别肝癌由来的 AFP 和肝炎由来的 AFP，可利用植物凝集素结合试验来显示两者糖链结构的差异，研究结果如图 2 所示 [1, 2]。AFP 值在 50ng/ml 以上的肝癌和肝硬化病例中，LCA 的 L3 亚型及 PHA-E 的 P4 亚型中的任何一个超过正常值（20%）者定为肝细胞癌型；两者都在正常值以下则认为是肝硬化型。50 例肝癌患者中有 27 例（54%）为肝细胞癌型，36 例肝硬化中只有 2 例是肝细胞癌型，所以通过凝集素亲和性分析能提高 AFP 对于肝癌的特异性。在日本，AFP-L3 亚型检查现已纳入医疗保险。

◎HCC 多数是在 B 型或 C 型慢性肝炎的基础上发生的。
◎AFP、PIVKA-Ⅱ和 AFP-L3 分型是 HCC 的特异性肿瘤标记物。
◎AFP 的凝集素亲和性分析能提高其对 HCC 的特异性。

（2）维生素 K 缺乏诱发的蛋白质（protein induced vitamin K absence，PIVKA-Ⅱ）

PIVKA-Ⅱ在不同病期 HCC 中的分布如**图 3** 所示。正常值在 0.1AU/ml 时，肝硬化病例中阳性率较低，仅为 3%。而且在其他的疾病中 PIVKA-Ⅱ的上升也很少见。另一方面，在全部的肝细胞癌中阳性率为 38.8%，可以说是特异性很高的肿瘤标记物。但Ⅰ期肝细胞癌的阳性率只有 7.7%，对早期诊断用处不大。近年来开发了用电化学发光免疫测定法（eletrochemic luminescence immunoassay，ECLIA 法）的 PIVKA-Ⅱ测定系统，比以往的方法敏感度上升了约 25 倍，提高了早期诊断的敏感性。

小结

肿瘤标记物对于肝癌的治疗效果的判定和肿瘤复发的诊断有一定的价值。像 HCC 这样能够设定高危患者群的疾病，定期筛查很重要。

参考文献

1）Taketa, K et al：Lectin affinity electrophoresis of α-fetoprotein in cancer diagnosis. Electrophoresis 10：562, 1989
2）Taketa, K et al：Lectin-reactive profiles of alpha-fetoprotein characterizing hepatocellular carcinoma and related conditions. Gastroenterology 99：508-518, 1990

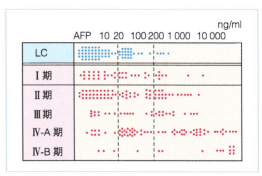

图 1　肝硬化及不同分期的肝细胞癌 AFP 的分布

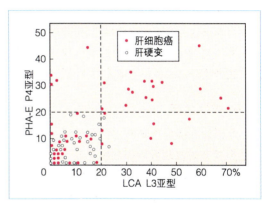

图 2　有关肝细胞癌和肝硬化的凝集素分析

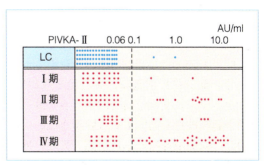

图 3　肝硬化及不同分期的肝细胞癌病例 PIVKA-Ⅱ分布

2. 影像诊断的程序

黑川典枝・沖田　極*

[山口大学医学部消化器病態内科・*社会保険下関厚生病院院長]

◈ 引言

随着影像诊断方法的发展，各种肝肿瘤的诊断及性质的判别渐渐变得容易了。另一方面，理解各种影像诊断方法的特征和进行有效的选择是很重要的。下面将以肝细胞癌的诊断流程为中心介绍各种诊断方法的特征。

图1显示了肝细胞癌的诊断流程，以下将按照这个流程介绍各种影像诊断方法的特点。

◈ 1. 超声检查

对慢性肝病的患者而言，在每隔3~6个月的超声检查时发现肝肿瘤的情况较多。B超见到的边缘低回声带、马赛克样改变、外侧声影和后方声影增强是肝细胞癌的特征性改变，可以进行定性诊断。但是，在肿瘤直径在2cm以下的肝细胞癌中，约50%无上述典型改变。显示高回声时，要与血管瘤、脂肪浸润相鉴别；显示低回声时，有必要与结节增生相鉴别。

能量（power）多普勒超声检查对于2cm以上的中、低分化肝细胞癌的血流检出很敏感，对和结节增生及交界性病变的鉴别有帮助。静脉给予超声波造影剂能提高对肿瘤血流的检出能力，但对深部肿瘤则不甚敏感。另外，近年开发出了造影谐波超声检查，伴随着其装置、造影法和造影剂的进步，对肿瘤的恶性程度的判定、与其他良性肿瘤和转移性肝肿瘤的鉴别有帮助[1]。但是多普勒超声检查、造影超声检查所得到的信息并未超过CT、MRI和血管造影所得，考虑到其客观性差的缺点，将其放在辅助

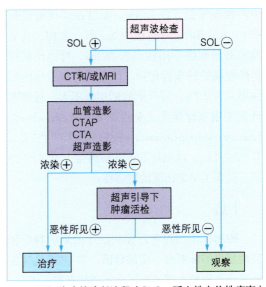

图1　肝细胞癌的诊断流程（SLO：孤立性占位性病变）

诊断的位置比较妥当。

◈ 2. CT

只用超声检查很难对肿瘤进行定性诊断，CT使包含血流动态在内的检查变为可能。而且，由于肥胖、肝脏萎缩及消化道内气体的影响，超声检查有时扫描不良，但CT能够进行有效的筛查。平扫CT与增强CT（包括早期相和晚期相的动态CT）对诊断肝内肿瘤很有价值。近年来用于临床的多排CT（multidetector-row CT，MDCT）在很短的时间便可以对全肝进行精细的扫描，其诊断性能又提高了一个层次。典型肝细胞癌在平扫CT为低密度，在增强CT早期为高密度，晚期为低密度（包膜高密度）；小的高

分化肝细胞癌多仅在增强晚期观察到低密度区域。

3. MRI

T1、T2 像和 CT 一样都能进行动态研究。典型的肝细胞癌 T1 像有高～低信号等多种表现，但 T2 像为高信号。在动态研究中，MRI 能和 CT 一样显示血流的变化。高分化型肝细胞癌多是 T1 像高信号到等信号，T2 像等信号。一般情况下，分化程度越低越可能在 T2 像呈高信号。另外，海绵状血管瘤在 T2 像呈明显高信号，这是特征性 MRI 表现，故与肝细胞癌相鉴别时 MRI 很有用。

4. 血管造影

作为有创的诊断方法，血管造影适用于那些在超声检查、CT、MRI 中怀疑有肝脏恶性肿瘤的患者，是肝切除前检查及确定门静脉有无肿瘤浸润不可欠缺的方法。典型肝细胞癌表现为不规则的肿瘤血管增生及肿瘤浓染像。DSA（数字减影血管造影）浓度分辨力高，轻微的浓染像即能显现，故能较好地对小肝细胞癌进行诊断。但仅仅约 60% 的 20mm 以下的肝细胞癌能为 DSA 所发现，为弥补这一点可行二氧化碳动脉灌注超声检查（血管超声）[2]：从插入肝动脉的导管中注入二氧化碳对肿瘤进行增强以了解其血流动态。

肝动脉造影 CT（CT arteriography，CTA）和经动脉门静脉造影 CT（CT arterial portography，CTAP）对诊断小肝癌有优势[3]。特别是 CTAP能够发现肝细胞癌中特有的门静脉血流缺如或相对减少，能正确地反映包括高分化型在内的肿瘤的数目，是决定治疗方针前的重要检查。同时进行血管造影和 CT 检查的技术较为复杂，开发了 DSA 和 CT 一体的装置之后就有可能快速普及。

5. 超声引导下肿瘤活检

尽管有上述的多种影像诊断方法，但对于 15mm 以下的肝内肿瘤多不能确定诊断，用细针在超声引导下进行肿瘤活检便不可缺少。其合并严重并发症的几率很低，安全性很高。当然，考虑到可能有出血、肿瘤细胞散播等危险性，不要进行不必要的穿刺。

小结

为详细了解肿瘤的情况，诊断方法的种类势必增加，患者的负担也随之增加了。但若以肝切除为前提，则必须充分进行影像检查，如能正确把握肿瘤数目和生长部位，治疗的效果也会随之提高。

参考文献
1）工藤正俊：肝腫瘍の造影ハーモニックイメージング，医学書院，東京，133-165，2001
2）Matsuda, Y et al：Hepatic tumors：US contrast enhancement with CO_2 microbubbles. Radiology 161：701-705, 1986
3）Matsui, O et al：Work in progress：Dynamic sequential computed tomography during portography in the detection of hepatic neoplasms. Radiology 146：721-727, 1982

3. 以手术为前提的综合影像诊断

堀 雅敏・村上卓道*

[大阪大学大学院医学系研究科放射線医学・*近畿大学医学部放射線医学]

◆ 引言

以手术为前提时，肝脏影像学诊断的主要目的是明确肿瘤的位置及有无脉管的浸润，并进一步对其进行分期。不能进行正确的判断则无法选择合适的术式。

◆ 1. 超声检查

检查者的技术决定超声的诊断能力。

经腹超声检查多用于筛查，其受操作者的技术所左右，且操作技术存在死角，鉴别诊断能力不如 CT 和 MRI。但是可以使用超声引导下的经皮肿瘤活检进行肿瘤的最后诊断，还可以较容易地进行血管侵犯的评价，故有较高的术前检查价值。血管内腔通常描述为"无回声（echo free space）"；存在癌栓时血管内腔为"有回声（echo genic）"，也可看到管腔扩张。对有时很难鉴别的癌栓与血栓，彩色多普勒或能量多普勒如能发现栓塞内的血流信号，则能够判定是癌栓。近年来经静脉的造影剂用于临床，提高了超声检查的能力并扩大了其用途。

◆ 2. 增强 CT/MRI——客观性高

（1）CT

1）动态检查能提高诊断能力

利用螺旋 CT 的高速扫描法，快速注入造影剂后能够进行全肝的动态 CT 检查（**图 1**）。其可分为：造影剂流入肝动脉、富血管肿瘤强化的动脉期（静脉注射造影剂后 25~30 秒）；分布于肠管内的造影剂从门静脉流入肝脏，肝实质显影的门静脉期（开始后 60~90 秒）；肝的血管内外造影剂达到平衡时称为平衡期（开始后 180~300 秒）。肝的间质内造影剂贮留为延迟期。

近年来能比先前的螺旋 CT 的扫描速度快 10 倍以上的多排 CT（MDCT）用于临床，可进行时间分辨力、空间分辨力更高的动态检查，诊断能力也相应地提高。MDCT 能分别扫描出动脉系统强化明显的动脉早期（静注后 15~20 秒）和富血供肿瘤浓染的动脉晚期（静注后 30~35 秒）。利用动脉早期的影像为基础做成立体图像，可对动脉的解剖和狭窄进行评价。

2）根据肿瘤的血管密度（vascularity）的不同，各时相扫描出肿瘤的能力不同

对低分化或中分化肝细胞癌等富血供肝肿瘤而言，动脉晚期的检出能力较高；对乏血供的高分化肝细胞癌及转移癌而言，门静脉期、平衡期更具有优势。门静脉或肝静脉栓子在门静脉相和平衡期上的密度比正常门静脉要低，另外还可根据是否强化来鉴别血栓和癌栓。

（2）MRI

1）动态 MRI 与动态 CT 有相同程度的诊断能力

与动态 CT 一样，MRI 在进行 T1、T2 像扫描的同时，可使用梯度回波法通过快速静注造

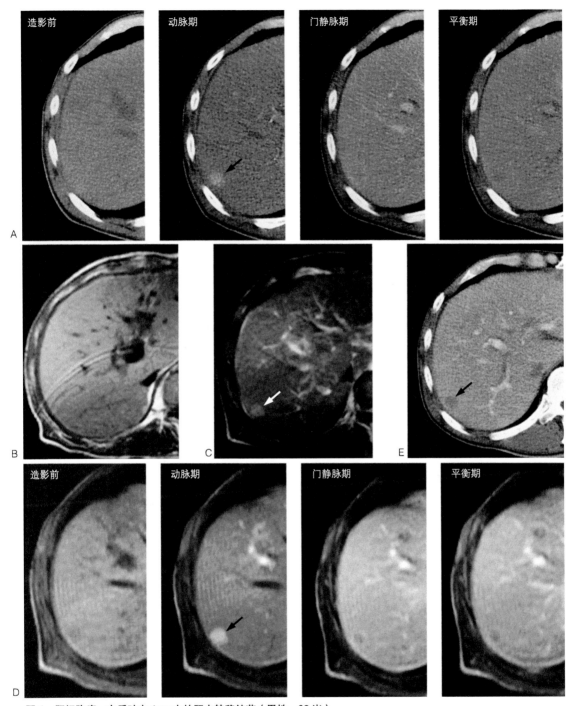

图 1 肝细胞癌。右后叶内 1cm 大的肝内转移结节（男性，62 岁）

A. 动态 CT。增强前未发现结节，在动脉期结节强化（箭头），在门静脉期 ~ 平衡期与周围相比呈低密度

B. MRI 的 T1 像。未发现结节

C. MRI 的 T2 像。结节表现为高信号

D. 动态 MRI。在动脉期强化（箭头），在门静脉期 ~ 平衡期与周围相比呈稍低信号

E. 经动脉门静脉造影 CT（CTAP）。结节表现为血流缺损（箭头）

影剂进行全肝动态 MRI 检查（**图1**）。与 CT 相比，其具有对比分辨能力更好、无放射线损害、造影剂副作用少等优点。在富血供肝细胞癌检出能力方面，动态 CT 与动态 MRI 无明显差异[1]。

2）MRI 的肝特异性造影剂实用价值高

从前的 MRI 用造影剂（Gd-DTPA 等）与 CT 用碘系造影剂一样，在体内动态分布于血管内及细胞间质。近年来，开发了由网状内皮系统中摄取的超顺磁性氧化铁（superparamagnetic iron oxide，SPIO）粒子和从肝细胞向胆汁排泄的 Gd-EOB-DTPA、Gd-BOTPA、Mn-DPDP 等具有肝脏特异性的造影剂[2]。它们分别由 Kupffer 细胞或肝细胞摄取，而没有相应功能的肿瘤性病变却不能摄取，因此肿瘤和正常肝组织之间有明显的对比（**图2**）。现在在日本，SPIO 已应用于临床。与动脉造影 CT 相比，其优点是减少了由于血流异常产生的假阳性（**图3**）。也有报告称其具有与动脉造影 CT 相匹敌的肿瘤检出能力[3]，被认为是非常有用的术前检查。

3. 血管造影和经动脉造影 CT（CTAP/CTHA）

（1）通过 DSA 去除与骨的重叠获得血管造影像

数字减影血管造影（DSA）是在数字 X 线成像基础上进行数字化处理，造影剂注入后的图像"减去"注入前的图像，消除骨与软组织像后获得血管成像。DSA 优势在于显示富血供的肿瘤，但是对于解剖学上位置关系重叠的病变诊断有困难，这一点便不如 CT 和 MRI。

（2）动脉造影 CT 能扫描出小的肿瘤

动脉造影 CT 是一边经过留置在动脉的导管注入造影剂、一边进行扫描的技术。分为造影剂流入门静脉时进行扫描的经动脉门静脉造影 CT（CT arterial portography，CTAP）和选择性注入肝动脉时进行扫描的肝动脉造影 CT（CT hepatic arteriography，CTHA/CTA）。螺旋 CT 在

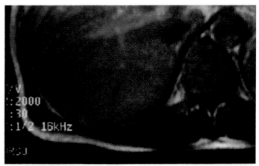
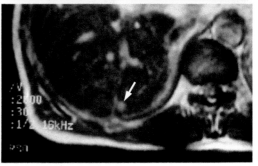

图2 肝细胞癌。右后叶内 5mm 大的肝内转移结节的 MRI 像

A. 增强之前未发现结节
B. 使用 SPIO 后 30 分钟，清楚地显示微小结节（箭头）

1 次呼吸暂停的时间内能够连续进行肝脏全体扫描。动脉造影 CT 对直径 1~2cm 以下的小肿瘤的检出能力比增强 CT/MRI 更高（**图4**）。另外，在肝动脉中注入油性造影剂碘化油后，过一段时间还可以进行 CT 扫描（碘油 CT，lipiodol CT）。富血供的肝细胞癌即便很小也能检出，但对乏血供的肿瘤检出率低。

（3）通过门静脉血流的方法——CTAP

CTAP 是将导管插入肠系膜上动脉或脾动脉，造影剂注入约 30~60 秒后扫描。没有门静脉血流的肿瘤全部表现为充盈缺损，在检出此类肿瘤方面有优势。门静脉内的癌栓、血栓也表现为充盈缺损。

（4）通过动脉血流的方法——CTHA

CTHA 是将导管插入肝动脉，造影剂注入

◎ CTAP 和 CTHA 能检出微小的肝肿瘤。

◎ CTAP 和 CTHA 的假阳性多见，特别在评价小的病变时要注意。

◎使用肝特异性造影剂的 MRI 创伤小、诊断能力强。

5秒左右开始扫描，像典型的肝细胞癌那样动脉血流丰富的肿瘤会有很强的浓染。肝右动脉来自肠系膜上动脉或左右肝动脉来自不同动脉支时，必要时需要更换导管位置分开进行造影。CTHA 的目的是检出富血供的肿瘤并进行定性诊断。脉管内存在栓子时，用 CTHA 检查能够判定是血栓还是癌栓。

结合使用 CTAP 和 CTHA，能对肝肿瘤从门静脉血流、动脉血流两个方面进行评价，有报告称这样能提高对微小肝细胞癌的检出能力[4]。

（5）动脉造影 CT 的缺点：假阳性多、创伤大、检查费用高

因多种原因，CTAP 的假阳性较多，在影像评估时需要注意。假阳性的原因包括：动脉-门静脉分流、流入门静脉中的造影剂呈层流使得肝的强化不均一或者门静脉血流异常等（**图3**）。CTHA 中也会有假阳性，特别是在小的病变中，有时很难鉴别真伪。另外，创伤大、检查费用高等也是动脉造影 CT 的缺点。

4. 正电子发射体层摄影术（positron emission tomography，PET）

[18]氟脱氧葡萄糖（FDG）能在恶性肿瘤等葡萄糖代谢亢进的组织中集聚。对于小的肝肿瘤的诊断，CT 和 MRI 还是比 FDG-PET 有优势[5]；但后者对肝外病变的评价有优势。

小结

动脉造影 CT 对小病变的检出很敏感，但

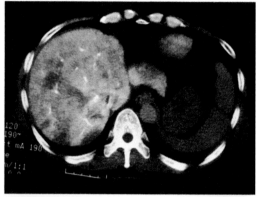

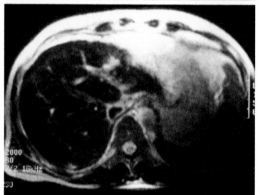

图3 CTAP 的假阳性（51 岁，男性）

A. CTAP 时，肝脏呈斑片状低密度。该影像看起来像存在多个肿瘤（假阳性）

B. 使用 SPIO 后 30 分钟的 T2 像，该部位未发现肿瘤

假阳性较多、创伤大、费用高等是其缺点。将创伤更小、费用更低的检查组合起来进行术前诊断很重要。

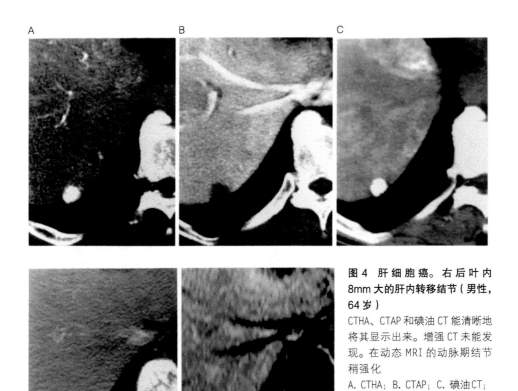

图4 肝细胞癌。右后叶内 8mm 大的肝内转移结节（男性，64岁）

CTHA、CTAP 和碘油 CT 能清晰地将其显示出来。增强 CT 未能发现。在动态 MRI 的动脉期结节稍强化

A. CTHA；B. CTAP；C. 碘油CT；
D. 动态 CT 动脉期
E. 动态 MRI 的动脉期

参考文献

1）Noguchi, Y et al：Detection of hepatocellular carcinoma：comparison of dynamic MR imaging with dynamic double arterial phase helical CT. AJR 180：455-460, 2003

2）谷本伸弘：肝臓特異性 MRI 造影剤. 日磁医誌 17：184-198, 1997

3）Choi, D et al：Preoperative detection of hepatocellular carcinoma：ferumoxides-enhanced MR imaging versus combined helical CT during arterial portography and CT hepatic arteriography. AJR 176：475-482, 2001

4）Murakami, T et al：Hepatic CT during arterial portography and hepatic arteriography for detecting hypervascular hepatocellular carcinoma. AJR 169：131-135, 1997

5）中井勝彦ほか：癌検診における FDG-PET. 臨床放射線 47：1137-1148, 2002

以手术为前提的综合影像诊断

4. 影像学鉴别诊断的要点

大友 邦

［東京大学医学部附属病院放射線科］

◆ 引言

上腹部影像诊断的主要对象之一便是肝脏肿瘤性病变。对于该类疾病，多数认为存在高度特异性的或对鉴别诊断有用的表现。本章就这些表现中，选择对临床很有帮助的 CT 和 MRI 相关表现加以说明。影像学上的灰阶在 CT 用密度表示（如：低密度、水密度等），在 MRI 用信号表示（如：等信号、高信号、脂肪信号等）。较难判断是低密度或是高信号时，用相对于周围肝实质的密度或信号强度来表示。另外，与肝肿瘤性病变相关联的脉管系统的详细变化（特别是肿瘤在静脉内进展情况）请参照本部分第 5 章 "脉管内肿瘤进展的诊断"。

1. 增强前密度及信号强度

（1）CT 显示的密度

1）非特异的肝肿瘤影像

大多数的肝脏肿瘤性病变在增强前的 CT 上呈现为低密度区域（与肝实质相比）。

评价肝肿瘤的低密度程度有以下简便指标：腹主动脉、下腔静脉内的血液、胆囊内的胆汁、胃内容液等。密度介于血液和肝实质间的多是实质性肿瘤；与胆汁、胃内容液相同程度的多数内部有浆液性液体，对应的是囊性肿瘤。故实质性肿瘤与囊性肿瘤大多都能鉴别开。

2）脂肪密度

病灶 CT 值在 –20~–30 H.U. 以下，意味着存在脂肪成分。但病灶较小、脂肪量少的话，

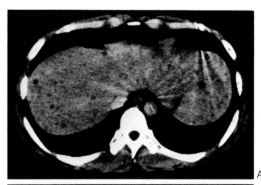
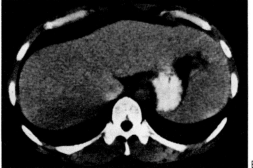

图 1 圆形脂肪浸润
A. 增强 CT
B. 平扫 CT。B 检查在 A 检查 3 周后进行
见于大量饮酒者的圆形脂肪浸润（A），戒酒 3 周后消失（B）

CT 值降低得较少。

含有脂肪成分的肝肿瘤样病变包括：非肿瘤性病变中的圆形脂肪浸润；良性肿瘤中的脂肪瘤、血管平滑肌脂肪瘤和骨髓脂肪瘤；恶性肿瘤中的伴有脂肪间变的肝细胞癌和脂肪肉瘤。

圆形的脂肪浸润（round fatty infiltration）通常表现为肝内散在的直径在 10mm 左右的小病

灶。乙醇、类固醇、中心静脉营养等危险因子的存在是很重要的原因。去除这些因子（如：戒酒后），经过几周病灶便多会消失（**图1**）。

脂肪瘤是均一的脂肪密度肿瘤，在结节性硬化症中为多发病灶。

血管平滑肌脂肪瘤中多数含有脂肪成分，但是与肾脏相比较脂肪较少，在影像学上不能确定脂肪成分便较难诊断。

如果有后述的肝细胞癌的特征性表现，伴有脂肪间变的肝细胞癌诊断也较容易。腺瘤样增生（adenomatous hyperplasia）和高分化型肝细胞癌尽管在病理组织学上多伴有脂肪间变，但在CT上明确表现为脂肪密度的比较罕见。

肝脏原发的脂肪肉瘤是极少见的恶性肿瘤。表现为脂肪密度的在病理组织学上是亚型中的高分化脂肪肉瘤。

3）水样密度

肝囊肿在CT上表现为边界明显、内部均一的水样密度，壁薄。不完全符合标准时，与伴有出血、感染等的非典型囊肿（complicated cyst）、脓肿、囊腺瘤及伴液化坏死的实性肿瘤相鉴别很有必要。

海绵状血管瘤内产生的玻璃样变性和囊性变性的部分都表现为水样密度（**图2**）。

4）略高密度

与肝实质相比呈现略高密度的多数是较新鲜的出血（浓缩的血红蛋白），但是，囊性肿瘤中的非典型囊肿、脓肿、囊腺瘤、伴有液化坏死的实性肿瘤和其他多种实性肿瘤都可有该表现，不是疾病特征性的表现。

伴有铁沉积的再生结节和结节增生中一部分呈现高密度。肝细胞癌有时比周围肝实质密度高，据认为这与铜及铜结合蛋白的高度沉着有关。

5）钙化

肝脏内的小钙化灶多是肝内结石或陈旧性炎性瘢痕（如：结核）。

囊性肿瘤囊壁的钙化（多数呈卵壳状）表明过去有出血、炎症等的存在。

海绵状血管瘤的钙化有时会表现为静脉石

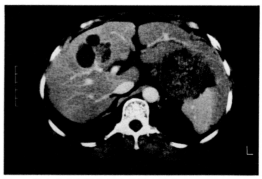

图2　伴有高度囊性变的海绵状血管瘤
增强CT。位于S₄和右半肝交界部的肿瘤性病变，呈多房性囊性病变，大部分呈水样密度

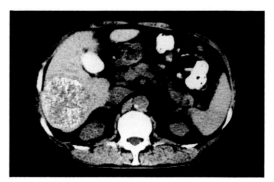

图3　伴有钙化的海绵状血管瘤
平扫CT。肿瘤性病变位于右后叶。肿瘤性病变内可见多数的小的结节状钙化（静脉石样）

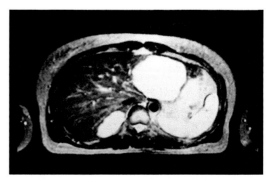

图4　典型的海绵状血管瘤
T2像（自旋回波像TR/TE：2 000ms/90ms）。左外叶和右后叶的肿瘤呈显著的均匀的高信号影，边缘可见平缓的凹凸不平。以上所见均为海绵状血管瘤的特征

样小结节状或呈沿着玻璃样变性部位的线/圆弧状，但两者出现几率都很低（**图3**）。

在肝细胞癌中，有钙化的比例通常仅有1%。

如果 CT 发现高密度区域，有必要确定既往有无使用注入油性造影剂（lipiodol）进行过经导管动脉栓塞术（transcatheter arterial embolization，TAE）或经导管动脉灌注化疗（transcatheter arterial infusion，TAI）。

在消化道原发粘液性腺癌的肝转移灶中，钙化的几率较高（20%）。

（2）MRI 中的信号强度

1）非特异性肝肿瘤像

肝脏的肿瘤性病变与周围肝实质相比较，在增强前的 MRI 中大多数呈 T1 像低信号，T2 像高信号。

T2 像中高信号的程度依成像方法而异，与在自旋回波成像中相比，在快速自旋回波成像中病变与周围肝实质的对比度较低。

2）T1 像高信号

多反映脂肪成分及比较新鲜的出血（红细胞内血红蛋白）。

3）T2 像明显高信号

反映有液体（囊性肿瘤）以及大量血液成分（如：海绵状血管瘤，富血供转移灶）（**图 4**）。

4）T2 像低信号

在因为有铁沉积而导致局部磁场不均一时，表现为接近无信号程度的低信号，在梯度回波成像上有所强化，其大小、数目有所增加。

腺瘤样增生、结节增生和高分化型肝细胞癌中的一部分有时呈现低信号（**图 5**）。可能是与周围的纤维性分隔相比较，该部分细胞成分致密、含水量很少。

高度凝固坏死（如 TAE、PEIT 后）及纤维化（如：腺癌转移的中心部分、纤维肉瘤）也表现为低信号。

◆ **2. 增强效果**

（1）增强早期（造影剂注射后 30 秒 ~1 分钟）

1）均一强化

和肝动脉造影一样，反映存在肝动脉由来

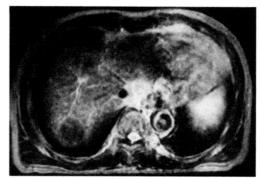

图 5　腺瘤样增生
T2 像（自旋回波像 TR/TE：2 000ms/90ms）。右肝后上部的肿瘤性病变的信号强度比周围组织稍低。除了结节增生之外，还应考虑到高分化型肝癌和伴有凝固坏死的肝细胞肝癌的可能性

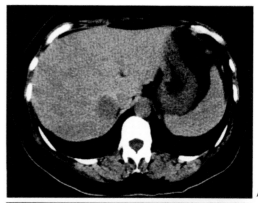

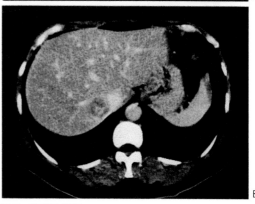

图 6　转移性肝癌
A. CT 平扫；B. 增强 CT（注射造影剂 7 分钟后）
位于右后叶的肿瘤在增强前呈较均匀的低密度影（A），增强后期中心部出现强化

的丰富血流。

在高危病人中，肝细胞癌的可能性极高。

直径在 3cm 以下的小海绵状血管瘤并不少

见。伴有动脉 - 门静脉分流时，周围肝实质呈特异性的楔形强化。

局灶性结节增生（focal nodular hyperplasia，FNH）呈现均一的、比肝细胞癌更明显的强化。

此外，也可见于血管平滑肌脂肪瘤、腺瘤和富血供的转移瘤。

2）边缘部的强化

可以见于伴有中心部坏死等继发变化的肿瘤（非特异性）。

海绵状血管瘤的典型表现是沿边缘的、非连续的结节状的强化。

（2）后期（造影剂注入开始后 1 分 30 秒 ~3 分钟）

1）填充效应（fill-in）

是海绵状血管瘤的特征，各时相强化程度多与肝内脉管内腔相同。

但是其他多种肿瘤中，强化部分也呈扩展倾向。

2）延迟增强效应（delayed enhancement）

与边缘部相比，中心部分的强化更能反映纤维化（中心高或者边缘部低），这是腺癌的转移灶及胆管细胞癌的特征（**图 6**）。

 3. 有特征的内部结构

（1）边缘的环状结构、分隔

纤维性被膜在平扫 CT 上呈低密度、增强后早期不强化而后期强化的、位于肿瘤边缘的环状结构，几乎是肝细胞癌的特征性表现。

肿瘤内部的纤维性分隔的增强表现与纤维性被膜一样。

（2）同心圆结构

增强前后中心部密度比边缘部密度低的同心圆状结构反映了中心部的坏死、纤维化等的继发变化，是非特异性表现。多见于转移性肿瘤。

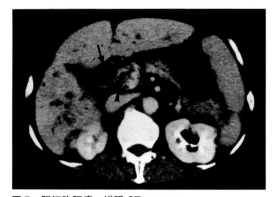

图 7 肝细胞肝癌，增强 CT
可见肝门部胆管（→）和门静脉（短箭头）内充满癌栓，同时伴有肝内胆管扩张

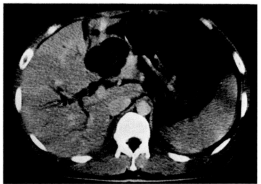

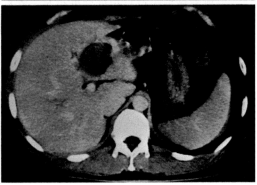

图 8 胆管囊腺癌
A. 增强 CT；B. A 检查 1.5 个月后
可见 S_4 内存在伴有分隔的多房性囊性肿瘤。一部分分隔肥厚、强化，伴有肝内胆管扩张（A）。1.5 个月后的 CT 图像可见肿瘤缩小，肝内胆管扩张消失。考虑是因为肿瘤与胆道相交通，粘稠的粘液块导致胆道闭塞，肿瘤内容物排泄到胆道中，所以才有以上的改变

◎注意是否存在特定的成分（液体、脂肪、钙化、铁）。
◎分析增强效果在时间（早期、后期）和空间上（整体、中心、边缘）的分布。
◎对肝内脉管异常（癌栓、与肿瘤贯通）和胆管扩张的原因进行鉴别。

4. 非肿瘤部分的变化

（1）变形

肿瘤远端肝实质的萎缩是由于门静脉血流中断造成的（在肝动脉血流减少的时候萎缩更严重），这是胆管细胞癌的较为特征性的表现。

（2）密度、信号强度与增强效果的变化

肿瘤远端肝实质的低密度（T1 低信号、T2 高信号）反映了因门静脉血流中断造成的肝实质萎缩，见于伴有门静脉浸润的肝细胞癌和胆管细胞癌。

主要接受肝动脉血流的肝实质在增强早期强化、后期与其周围肝实质呈等密度或高密度改变则提示高度萎缩和纤维化。

（3）肝内胆管的变化

肝肿瘤时肝内胆管扩张的主要原因包括：原发灶或淋巴结转移等压迫肝门部及肝外胆管导致的梗阻（非特异性）；原发灶浸润导致的梗阻（胆管细胞癌）和胆管内癌栓产生的梗阻（肝细胞癌）（图 7）。

在胆管囊腺瘤（囊腺癌），肿瘤内腔与胆管相交通，可看到粘液块产生的反复性、间歇性的梗阻性黄疸（胆管扩张）（图 8）。

（4）肝内脉管的变化

肿瘤内脉管的贯通像是胆管细胞癌、腺癌

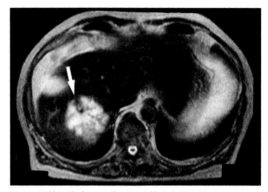

图 9　胆管细胞癌，T2 像 MRI（快速自旋回波 3 200/128）
可见右前叶内有与肿瘤贯通的 Glisson 鞘（其内走行的是 P_8）（→）。肿瘤的边缘凹凸不平，呈现胆管细胞癌或腺癌肝转移的特征性表现

转移灶较为特征性的表现（图 9）。

虽然门静脉及肝静脉内癌栓是肝细胞癌较为特征性的表现，但有时（尽管很少）也可在其他的恶性肿瘤中见到（图 7）。

参考文献
1）森山紀之：肝 CT 読影の实际，金原出版，東京，1986
2）高安賢一：肝臓の画像診断，文光堂，東京，1991
3）板井悠二編著：腹部 MRI 診断，秀潤社，東京，1993
4）松井　修編著：肝の画像診断，医学書院，東京，1995
5）大友　邦：肝画像診断テキスト，中外医学社，東京，1996

5. 当肿瘤性质难以诊断时

上田和彦・角谷眞澄

［信州大学医学部画像医学講座］

引言

　　如果病变在影像学上表现很典型，则不太难诊断，反之则很难判定病变的性质。此时进行活检从组织学上判断病变的性质就变成了不错的选择。但是有时即使取材正确，也难以判断其性质。本章列举了组织学性质难以判断的情况和在通常情况下诊断比较困难的情况，并提出了相应的处理方法。

1. 组织学性质难以判断的病例

（1）在影像学上看似病变的部分是正常的，看似正常的背景肝却是异常的

　　这包括：①脂肪肝的局部未累及区域（focal spared area，FSA）；②因肝硬化所造成的异常静脉回流区域；③因急性重症肝炎或肝功能损害（Alagille 综合征等）所形成的代偿性增生部分等。以上几种情况有一个共同的特点，即在影像学上看似病变的部分实际上是正常的或接近于正常的。诊断时最简便的方法是通过观察该部分能否正常摄取网状内皮系统的造影剂（SPIO），来验证该部分是否真的存在病变。该部分在 SPIO 增强的 MRI 上表现正常的话，要进一步研究为何会出现异常的表现。在脂肪肝的 FSA 和因肝硬化所造成的异常静脉回流区域都可找到异常的静脉回流血管（**图 1**），超声、CT、MRI、血管造影等均可显示出不经过门静脉主干直接流入肝脏的静脉。在急性重症肝炎、肝功能衰竭或血流异常的病例中，首先要注意

代偿性增生部分的背景肝脏是否正常。

（2）在活检时难以确切取材的病例

　　如果在影像学上怀疑是海绵状血管瘤、肝紫癜病等病变时，即使取材不充分也能诊断，因此向病理医生准确全面地提供其他辅助检查的结果是十分关键的。

（3）肝细胞性结节

　　在肝硬化基础上出现的结节性病变、酒精性肝损害中的结节增生、局灶性结节增生、肝细胞腺瘤、血流异常的增生结节时，也需要向病理医生提供影像检查的结果。不是肝细胞性结节的血管平滑肌脂肪瘤在组织学上酷似肝细胞癌，如果不行免疫染色（HMB45）的话就容易误诊，所以当有可能是血管平滑肌脂肪瘤的时候，有必要向病理医生通报此情况。

2. 在通常情况下诊断比较困难的病例

（1）在肝硬化基础上出现的肝细胞结节（dysplastic nodule-HCC），恶性度不明

　　现在诊断结节性病变恶性程度最有效的方法是血管造影 CT（**图 2**）。利用血管造影 CT 可研究结节进展为典型肝细胞癌的过程（**图 3**），在 CTAP 上门静脉血流正常时，若在 CTHA 上结节表现为与周围等密度时，2 年后变成肝细胞癌的比例为 0；低密度时，这一比例 1 年后为 4%，2 年后为 20%。在 CTAP 上门静脉血流低下时，若在 CTHA 上为低密度，1 年后癌变

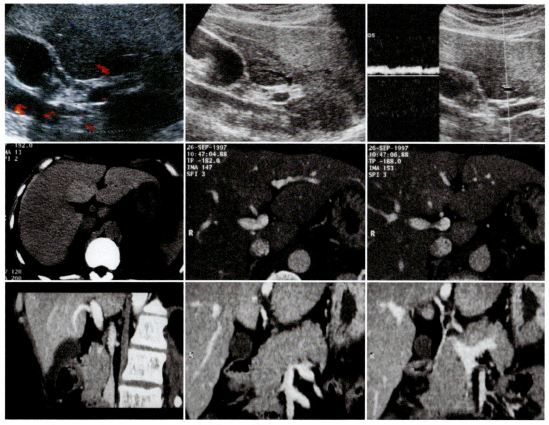

图1　脂肪肝的局部未累及区域（FSA）（幽门胰十二指肠静脉直接向肝内回流）

在超声（上排中）上以高回声的肝脏为背景，显示出多边形的相对低回声区域。在肝门部确认出不同于门静脉的血管。在彩色多普勒超声（上排左）上，血流表现为入肝性，根据脉冲多普勒超声（上排右）上血流波形分析确认为静脉。在平扫CT（中排左）上，背景肝呈低密度状态，因此假病变部便呈现出相对的高密度状态。在增强CT上，可见到超声已确认的静脉。该图像的MPR像在下排。可清晰地显示该静脉从胰头部、胃回流入肝脏（不同于门静脉的血管）。本例显示的是以脂肪肝为背景、门静脉主干以外的静脉直接回流入肝脏的情况（呈现出FSA），此时若用任何一种方法分辨出该静脉的话便可以确定诊断

率为0，2年后为17%；呈等密度时，1年后癌变率为11%，2年后为100%。一部分结节呈现门静脉血流缺损或动脉性强化，2年后100%都会演变成原发肝癌。即门静脉血供减少、动脉血供与周围相同的结节，经过2年变成典型肝癌的可能性极高。这样的结节，即使在CTHA上也不能显示出比周围组织强化，所以经静脉的动态CT/MRI也很有可能显示不出早期强化，不少这样的病变靠CTAP才检查出来。这些结节多是外科切除的对象，术前行血管造影CT检查，不但可以排除肝脏其他区域的癌结节，还可以发现2年后会进展成为肝癌的结节性病变。

（2）因动脉血供丰富、故难与肝细胞癌鉴别

下列动脉性血供丰富的病变要与肝细胞癌进行鉴别。

a. 动脉 - 门静脉分流（AP分流）

这是最常见的病变之一。通过血管造影发现门静脉支早期显影时便可确定诊断，但如果未见门静脉支则难以诊断。A-P分流通过临床长期观察是不会增大的，但若怀疑恶性病变欲行外科手术时，因为没有时间充分观察，可行CTHA检查。在CTHA的后期相或单层动态CTHA上，在造影剂注射后20~30秒的时相内

A-P 分流显示不出日全食样浓染（**图 4**）。或在摄取了网状内皮系统的造影剂（SPIO）后，可在楔形强化的内部显示出门静脉支的构造。这些特点可用来与肝癌鉴别。通常在 CTHA 的后期相（即注入造影剂 30 秒后）扫描较好。得到良好的 CTHA 后期相的要点是不要将造影剂稀释。

b. 局灶性结节增生（FNH）

通过超声检查、动态 CT/MRI、血管造影（血管造影 CT）可显示出轮辐样血管（**图 5~图 7**）。摄取了 SPIO 后见到的清晰的中心瘢痕（星芒状瘢痕）对诊断很有益处。FNH 的流出血管不是门静脉而是肝静脉，所以显示不出日全食样强化。注入造影剂后病变的大小不随时相变化，具有一定的特征性。

c. 血管平滑肌脂肪瘤（AML）

首先证明有脂肪的存在。最敏感的方法是 MRI 的化学位移成像，与在同相位比较，在反相位呈低信号的区域含有脂肪。在脂肪抑制下 T2 像信号强度低是本病的特征。使用单层动态 CTHA 也能扫描出本病的特征：在显示出静脉性血窦的后期相可见肿瘤内点状强化。如果条件合适，在 CT/MRI 的动脉期上也能扫描出来。

d. 肝细胞腺瘤（LCA）

本病是最难以与肝癌鉴别的疾病之一。肿瘤内有出血和变性是其特征，但是在超声检查、CT 和 MRI 上缺乏与肝癌的鉴别诊断有特征性的表现。血管造影所见与肝癌类似，而且也不一定有摄取 SPIO 的能力。病理学上也难以与肝癌鉴别。无使用类固醇和避孕药史及无门静脉血流异常等背景时，难以与肝癌鉴别。

（3）平扫影像（超声 /CT/MRI）检查尽管首先诊断是肝癌，但是在动态 CT/MRI 上并不一定是富血供肿瘤

在动态 CT/MRI 上见到病变不是富血供肿瘤时，首先要分析一下是否确切地进行了动态扫描。在确切扫描的 CT 动脉期，造影剂已到达门静脉但还未到达肝静脉时，肝实质的密度与平衡期的 CT 片相比更接近平扫 CT 的密度。造影剂未到达门静脉时扫描，则会先于最佳扫

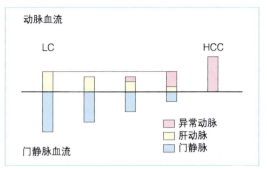

图 2 显示肝癌血供变化的概念图
上半部分显示的为动脉血供，下半部分显示的为门静脉血供。直方块的高度显示的为大概供血量。从左向右，结节的分化程度逐渐降低。黄色代表肝硬化时肝动脉供血，蓝色代表门静脉供血，比值大约为 1∶2。如果异型程度增加，该比例仍保持在 1∶2，Glisson 鞘全体的血供逐渐降低。另一方面，从开始出现异型时，便会出现用粉红色表示的异常动脉的供血

CTHA / CTAP	I	II	III
A	8 0% 0%	46 4% 20%	5 20% 80%
B	9 11% 100%	6 0% 17%	5 20% 100%
C	1 0% 100%	2 0% 100%	17 53% 100%

图 3 动脉造影 CT 所见与经过的关系
纵列显示的 CTAP 所见，从上到下：A. 与背景相同的门静脉供血；B. 与背景相比门静脉供血低下；C. 与背景相比门静脉供血低下，其中一部分还缺少门静脉血供。横排显示的 CTHA 所见，从左到右：I. 与背景相同的动脉供血；II. 与背景相比动脉供血低下；III. 结节的一部分动脉供血增加。各个小框里的数字从上到下分别为结节数、1 年后会变成原发性肝癌的结节的百分数（overt HCC）及 2 年后的百分数。蓝色框中的结节在 2 年后会变成原发性肝癌的比例在 20% 以下，在绿色框中的结节在 1 年后会变成原发性肝癌的比例在 20% 以下，在 2 年后在 80% 以上，在红色框中的结节在 1 年后会变成原发性肝癌的比例在 50% 以上，在 2 年后的比例为 100%

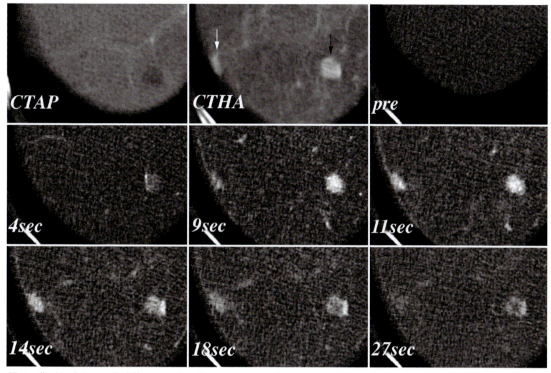

图4　典型肝癌和 AP 分流的 CTAP（上排左）、CTHA 的肝血窦相（上排中）及同一层面连续扫描所得的 CTHA 的影像

将白箭头表示的 AP 分流与黑箭头表示的肝癌相比较，发现前者就呈延迟性强化。20 秒后便显示不出能够确诊肝癌的轮状强化。注入造影剂 20 秒后再次扫描，便可据此鉴别 AP 分流与肝癌

描时机；肝实质的浓度高或造影剂到达肝静脉时扫描，则会落在最佳扫描时机之后。

尽管进行了确切的动态扫描，CT 的动脉相上未发现富血供肿瘤时：

● 背景肝的门静脉血流为离肝性血流，肝脏的供血依靠肝动脉。即便肝癌是富血供的，在动脉期的 CT 上肿瘤与背景肝对比也不明显。

● 与背景肝相比，血运不是很丰富的肝癌在平扫 CT/MRI 上的信号密度相当低，在 CT/MRI 动脉期上也未能呈现出高密度信号（**图8~图11**）。此时，可在平扫 CT 和 CT 动脉相上比较病变与背景肝的对比度。在 CT 动脉相对比度较小时，可以判断其是富血供病变。

（4）难以鉴别是肿瘤还是炎症

a. 脓肿

多需与转移性肝癌与胆管细胞癌相鉴别。

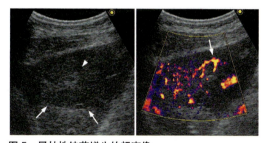

图5　局灶性结节增生的超声像

左图长箭头所指为肿瘤的轮廓，短箭头所指为星芒状中心瘢痕。如果行彩色多普勒超声，则明确可见轮辐样供血血管（右图箭头）

因为每天的影像学变化都有不同，所以应反复行同一检查，观察短期内有无变化。

b. 炎性假瘤

与转移性肝癌与胆管细胞癌类似。与肿瘤相比，其"呆板"的轮廓更为明显。摄取 SPIO 后，在 T2 像上的高信号部分有缩小一圈的倾向。

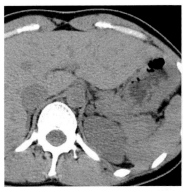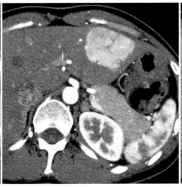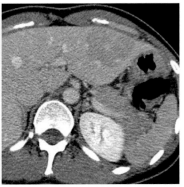

图6 与图5同一病例的动态CT（左，平扫；中，增强早期；右，增强晚期）

在增强早期显示出与脾同等程度的浓染，提示血运丰富。呈多角形，可见与轮廓相接的流出静脉的肝静脉分支。在平扫与增强的各期形状都不改变是其特征。与肝癌不同的是肝静脉作为流出静脉，因此呈现不出日全食样强化，在增强早期轮廓鲜明也是其特征。在平扫与增强早期，星芒状中心瘢痕的密度比肿瘤其他部分要低；在增强晚期显示延迟性强化

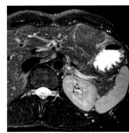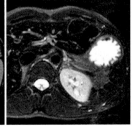

图7 与图5同一病例的SPIO使用前后脂肪抑制下的T2像（左，使用造影剂前；右，使用造影剂后）

使用造影剂前呈现出与背景肝等信号的状态，使用造影剂后便呈现出比背景肝低信号的状态，因此通过与背景肝的对比便可判断肿瘤的网状内皮系统功能较强。星芒状中心瘢痕在使用造影剂后要比使用造影剂前显示得更清楚。因此在怀疑FNH时，不仅要注意其摄入SPIO的功能，还要注意到使用SPIO后，星芒状中心瘢痕会显现得更清楚

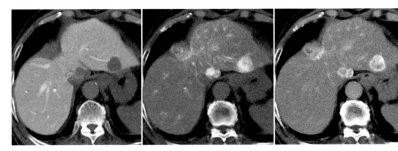

图8 肝癌的动脉造影CT像（左，CTAP；中，CTHA；右，CTHA晚期相）

S_1及S_2的肿瘤呈现出门静脉血流缺损，在动脉期比周围强化，在增强晚期呈现出日全食样强化，为典型肝癌的表现（3个结节）

当肿瘤性质难以诊断时

要点与盲点

◎全面的诊断首先依赖于高质量的图像。

◎阅片时首先应检查背景肝的状态及扫描是否确切。

◎活检诊断不明确时，应将影像学的资料提供给病理医生。

图9　与图8采自于同一病例的MRI（左，T1像；右，T2像）
与周围肝脏相比，肝癌在T1像上都呈低信号，在T2像上都呈高信号，与典型肝癌不存在矛盾

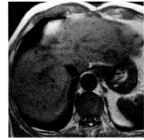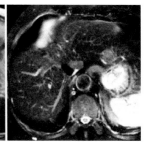

图10　与图8取自于同一病例的动态CT（左，平扫；中，增强早期；右，增强晚期）
在平扫与增强晚期，与周围肝脏相比，肝癌都呈稍低密度；在增强早期，与周围肝脏相比，肝癌都呈等密度或稍低密度，并不能一眼就能看出血供丰富。此时，将病变与背景肝的对比度在平扫和动脉期上进行比较，在动脉期上对比度较小时可判断病变的血供丰富

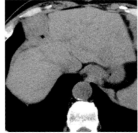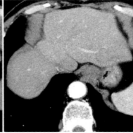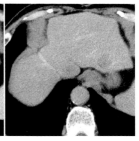

图11　与图8取自于同一病例
动态MRI（左，平扫；中，增强早期；右，增强晚期）
与动态CT一样，动脉期上病变与周围呈等信号，并不能一眼就能看出其血供丰富

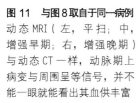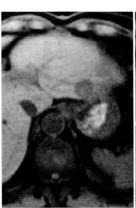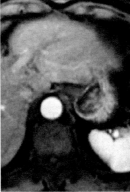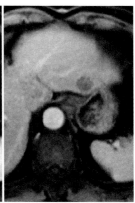

6. 脉管内肿瘤进展的诊断

上田和彦

[信州大学医学部画像医学讲座]

引言

随着各种诊断方法的发展，脉管内肿瘤进展的诊断的准确程度也在不断提高。超声检查时，采用组织谐波检查（harmonic 法）能使血管腔内腔的"漏空感"更为明显，因此能够检测出更细的脉管腔。在 CT 方面，由于 MDCT 和观察设备的不断开发，体轴方向的分辨能力也不断提高，能捕捉到确切的动脉优势相。在 MRI 方面，随着线圈的多通道化，精确度也在不断增加。这些诊断技术推动了脉管内肿瘤进展的诊断：首先检测出脉管的病变，而后再确定是何种形式的脉管病变。

1. 胆管病变

对胆管病变的精确评价时，应设法显示病灶远端胆管的扩张情况并进行细致的观察。具体方法包括：①超声波；②MRCP（图 1）；③增强 CT（图 2）；④直接造影（PTC、ERC）。其中②和③的创伤比较小，且也能够很容易看到病变的全貌且重复性好。首先，用 MRCP 确定梗阻的位置。不仅要观察立体像，还要仔细地观察横断面图像。然后行 CT 或者 MRI 造影，对梗阻部位进行观察。为了得到清晰的 CT 造影成像，需要使用大量的造影剂以提高 Z 轴（头尾）方向的分辨能力，最好通过显示器运用翻页功能观察各个层面。带有多排检测器的 CT（MDCT）在一次暂停呼吸的情况下可行层厚为 1mm 全肝扫描。即便是在单排检测器的 CT（SDCT），在吸氧的情况下，扫描 20cm 的长度（层

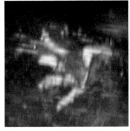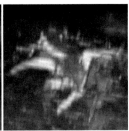

图 1　肝癌胆管内癌栓的 MRCP 像（录像）

厚为 3mm，速度为 4mm/s）也只需要 50 秒的时间，对数据行图像重构也可与 MDCT 成像相匹敌。头尾方向的分辨力高的话，可以重构出精确度较高的冠状断面以及矢状断面，更容易获得完整的立体图像（图 3）。

通过这样清晰度非常高的图像可以确定病灶位置、胆管病变是管腔闭塞型还是浸润型或是两者兼而有之。

另外，胆汁的长期淤积会导致胆管扩张或者胆管炎，与之并行的门静脉分支也受到损害。与这些门静脉分支同区域的肝动脉会出现代偿性供血，导致动脉期强化，有时出现与肿瘤类似的表现，应注意加以鉴别。

2. 门静脉病变

门静脉病变的诊断包括两个方面：①血管腔的评价；②闭塞部位远端的肝实质的变化（铁、脂肪等的沉积、淤血、肝细胞的脱落）和血流变化。常用的方法有：①超声；②动态 CT；③MRI；④血管造影 CT。

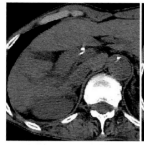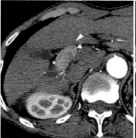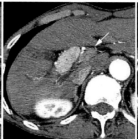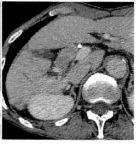

图2　图1病例的动态CT
从左往右为平扫和造影剂静脉注射后的29、36、210秒后的影像。本例为静脉注射29秒后,造影剂在肝动脉以及胆管（短箭头）内的灌注过程,但此时还未到达门静脉（长箭头）。在210秒后胆管内癌栓尽管与肝脏相比呈低密度状态,但与液体（脑脊液、胆囊内腔）相比为高密度,故明确提示存在癌栓

（1）超声

其空间分辨力高、创伤小、简便,是最常用的检查方法。与以前相比,组织谐波等方法的开发使门静脉内腔在超声下更为鲜明。因此如果仅限观察血管腔,超声比静脉增强动态CT和MRI的精确度都要高。如果不受患者体格限制,现在市场上销售的超声可以看到5~6级的门静脉分支的管腔。但是与其他的检查方法相比较,除脂肪沉积外,超声对梗阻部远端的肝实质病变或细小血管病变的评价的精确度还是有一定的局限性。而且,超声检查中不可避免的干扰因素（如检查者的水平以及被检者的状态等）对检查的结果有所影响。

（2）静脉注射动态CT

评价门静脉病变需要使用增强CT。CT平扫后,以2~3ml/s的速度静脉注射造影剂,在注射后的35~55秒的期间扫描（动脉优势相）后,尽快再次扫描。根据动脉期的扫描可观察到门静脉血流障碍→代偿性的动脉血流增加。当造影剂充满门静脉时可观察门静脉管腔（**图4**）。在使用大量造影剂的情况下,增强CT可以很容易对门静脉管腔进行评价。在增强晚期若显影不全,应考虑为癌栓（**图5**）或者血栓（**图6**）。CT原本就有很好的重复性,随着MDCT的开发研制,在体轴方向的分辨能力又大大的提高,

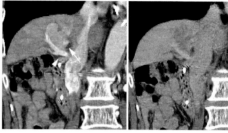

图3　以图1中的动态CT为基础,制作的三维图像
可以辨清癌栓（长箭头）和门静脉（短箭头）的关系。在静脉注射造影剂210秒后的重建图像中,癌栓与肝实质相比呈低密度

现已成为评价门静脉功能不可缺少的辅助检查。

（3）MRI

MRI对于评价等物质沉积（脂肪沉积、铁沉积）和组织学变化（淤血和肝细胞脱落等）的敏感性是所有检查方法中最高的,并且MRI不需要造影剂等也可以得到清晰的图像,具有很大的优势。动态MRI也可用于评价血流状况,但是空间分辨力不如其他检查方法。

（4）血管造影CT（图8,图9）

是评价门静脉病变最敏感的检查方法。CTAP可以发现门静脉内的血流中断以及血流低下,CTHA可以发现由于门静脉血流障碍而导致的代偿性的动脉血流增加。尽管由于对血流敏感会导致出现假病灶,但是通过实践和学习

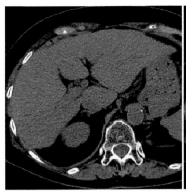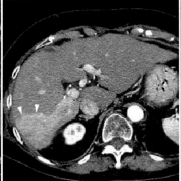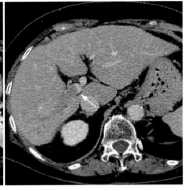

图 4 已经形成门静脉癌栓的肝细胞癌的动态 CT
从左向右显示平扫、增强早期和晚期。癌栓的头端（长箭头）在增强晚期最容易识别。由癌栓引起的门静脉的血流障碍会引起代偿性的动脉供血增加，增强早期表现为区域性的早期强化，与肝实质相比呈高密度（短箭头）

比较容易识别，因此很少会造成困扰。虽然具有创伤性以及花费较高，但仍是术前评价不可或缺的检查手段。另外，扫描前通过动脉导管灌注血管扩张剂可以减少 CTAP 检查时的层流，避免假病灶的出现。

a. 门静脉内腔的评价

超声是最简便的方法。血管腔产生回声或"漏空感"变差、考虑腔内有癌栓或者血栓时，多使用多普勒来确定有无血流。如果是血栓可能出现血流缺如，若为癌栓则可能出现搏动性血流。还应注意周围是否有其他侧支（迂曲的血管）。

在肾功能正常时，使用大量造影剂（150ml）可使门静脉内造影剂浓度增高，提高与病灶的对比度。动脉优势相扫描时应掌握好时机（应在 20 秒内完成）。由于可扫描出门静脉的时间比较长，因此为了提高体轴方向的分辨力，应慢速扫描。在吸氧的情况下，单排检测器 CT（SDCT）扫描 20cm 的长度（层厚为 3mm，床移动速度为 4mm/s）需要 50 秒的时间。根据这个数据重构的图像可与 MDCT 的成像相匹敌。使用 MDCT 时，层厚为 1mm 也需要 5~20 秒的时间屏住呼吸进行扫描。在显示器上用翻页功能可以对门静脉行连续观察，且以此为基础便可以合成出冠状面和矢状面的图像（图 3，图 5）。CT 本身重复性就比较好，MDCT 的开发更加增加了 CT 在体轴方向的分辨力，现已成为

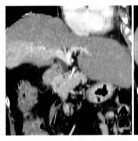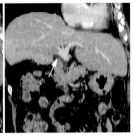

图 5 以图 4 为基础制作的 MPR 图像
左图、右图分别是以增强早期、晚期的图像为基础重建的。在增强晚期，癌栓表现为显影不良的区域。长箭头显示位置为癌栓的头端

评价门静脉内腔的主要手段。

MRI 与其他现行的辅助检查相比较，空间分辨能力较低，且由于血流导致的伪像影响了重复性，多不用于门静脉血管内腔的评价。

用血管造影 CT 评价门静脉内腔时需要用 CTAP。与静注 CT 一样，应尽量提高体轴方向的分辨力以确保图像重建后的精确度。用显示器观察结果时，图像具有连续性。进行 CTAP 时，若门静脉腔内存在血栓或者癌栓，则会以血栓或者癌栓为顶点，呈现楔形、扇形或区域性的充盈缺损。因此首先寻找充盈缺损区域，再确认该区域支配血管并进行观察就能发现病灶。如果 CTAP 观察到门静脉内腔的充盈缺损，则行 CTHA 进行观察有无强化。如有强化，则存在癌栓的可能性较大（图 8，图 9）。如没有强化，则血栓的可能性较大。

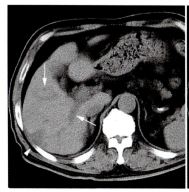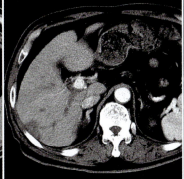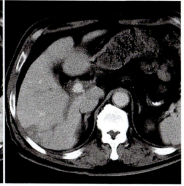

图 6　门静脉血栓的动态 CT

由左向右显示平扫、增强早期和晚期。门静脉右支的前支和后支均有血栓闭塞（长箭头），右后叶肝表面下形成所谓的 Zahn 梗死（短箭头）。血栓与癌栓不同（图 4，图 5），增强后任何时相都没有强化

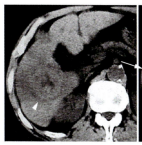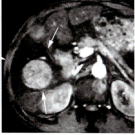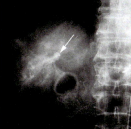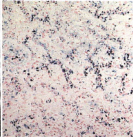

图 7　门静脉右前支出现癌栓的肝细胞癌的病例

从左至右为平扫 CT、脂肪抑制成像下的 T2 像、腹腔干造影毛细血管相、在脂肪抑制成像下的 T2 像呈低信号的肝组织的铁染色。短箭头（平扫 CT 中）所示为肝细胞癌所在的右前叶，在脂肪抑制成像下的 T2 像上与其他区域的肝实质相比呈低信号（长箭头）。腹腔干造影时可见门静脉右前支有癌栓形成（长箭头）。在脂肪抑制成像下的 T2 像中呈低信号的肝组织中可见高度铁沉积。这样的肝实质由于门静脉血流障碍会导致过剩的铁沉积，用 MRI（T2*，脂肪抑制成像下的 T2 像）可以非常容易地发现。反过来，当在 T2* 或者 T2 像表现出低信号时，应怀疑该区域存在门静脉血流障碍

　　b. 梗阻部位末梢肝实质的变化 [物质（铁、脂肪）沉着、淤血、肝细胞脱落] 和血流变化的评价

　　超声多根据脂肪沉着的多少来评价肝实质的变化，但观察不到肝窦水平的血流变化。

　　肝实质的变化在平扫 CT 上多表现为楔形或者扇形的密度异常的区域，但是 MRI 对这种变化更敏感。另一方面，CT 动脉优势相的影像对于血流变化的评价有很大价值。当门静脉出现血流障碍时，动脉代偿地出现血流增加。在动脉优势相的影像中可以发现病变处出现早期的楔形、扇形强化（早期增强），病变处密度明显高于正常组织。因此用 CT 评价血流时，主要看动脉优势相的影像中是否有楔形或扇形的

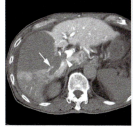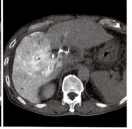

图 8　癌栓累及门静脉主干的肝细胞癌的动脉造影 CT

左图为 CTAP，右图为 CTHA。短箭头所指为癌栓的头，长箭头所指为门静脉右后支癌栓。由于癌栓导致右前叶的门静脉血流中断，仅右后叶残存微弱的门静脉血流。通过 CTAP 可以知道左半肝的门静脉血流正常。CTHA 可见血流正常的左半肝、少量血流的右后叶、门静脉血流中断的右前叶的染色程度呈逐渐增强，显示出代偿性的动脉供血的差别。对于评价门静脉栓塞的范围和门静脉血流的评估最有效的手段为 CTAP

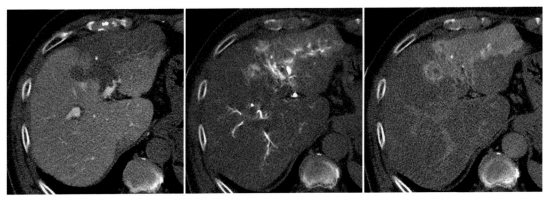

图9 累及门静脉矢状部的肝细胞癌的动脉造影 CT

由左向右为 CTAP、CTHA、CTHA 的后期相。门静脉栓子表现为充盈缺损，可以用 CTAP 清晰地显现出来。同时可观察到 S_3 区域性的门静脉血流障碍。CTHA 观察到栓子中存在动脉血流，故判断为癌栓。用 CTAP 可以很容易对门静脉栓子的形态（进展度、形状）进行评价

早期强化区域。当出现这种早期增强时，要在与门静脉充分显影时的同一层面上详细观察以评估门静脉内腔。评估时动脉相的扫描时机是最重要的。确切的动脉优势相是造影剂到达门静脉但是未到达肝静脉。与平衡期相比，此时肝实质的密度更接近平扫 CT 的密度。若造影剂还没有到达门静脉则表示扫描为时过早，若肝实质密度变高或者造影剂已到达肝静脉则表示扫描为时过晚。因为可能有不确切的动脉优势相，在观察图像时要注意（参照本部分第 5 章 "当肿瘤性质难以诊断时" 的内容）。

MRI 是发现肝实质变化最敏感的检查方法。脂肪沉着的多少用化学位移相位差影像评价最敏感。在脂肪沉着明显的区域中，同相位为高信号，在反相位为低信号。脂肪沉着与其他区域相比稍明显的区域在同相位像中看不出来（也可能是等信号），在反相位多呈低信号。T2 像或者 T2* 像对铁沉积比较敏感，铁沉积明显的区域与其他区域相比呈现低信号（**图7**）。有淤血和肝细胞脱落的区域在 T2 像中呈高信号。与 CT 的血流动力学一样，对血流变化进行评价时应注意动脉优势相中的早期强化区域。

血管造影 CT 虽然对于除纤维化外的肝实质变化评价能力较弱，但却是评价血流变化最敏感的检查方法（**图8，图9**）。门静脉血流障碍区域在 CTAP 中呈现楔形或扇形的低密度区。

当呈现楔形低密度区时，其原因有：①血栓导致的栓塞；②癌栓导致的血管闭塞；③从肿瘤处有血流向近心端逆流引起的闭塞（肝细胞癌多见）；④肿瘤附近形成动脉 - 门静脉分流导致门静脉血液逆流所致的闭塞（海绵状血管瘤多见）；⑤肝静脉功能障碍导致动脉 – 门静脉分流，门静脉中血液逆行所致的闭塞。①~⑤中，只有②的楔形成像的顶点存在肿瘤。行 CTHA 时，除①以外全部楔形的顶点呈现强化。因此，③~⑤中尽管不存在肿瘤，CTHA 也会出现强化，也就是即使不存在肿瘤，但由于接受了肿瘤内或者肿瘤附近的血液回流，最好将 CTHA 上的强化区以及 CTAP 上的低密度区包含在切除范围之内。③~⑤中所谓的近心端指的是粗的门静脉支一侧。根据部位的不同，血流有时会朝向偏离肝门的方向。另一方面，当出现扇形影像时，通常表示肿瘤压迫门静脉或者肿瘤已经直接浸润门静脉而导致其狭窄。肿瘤大多存在于扇轴所在位置。

3. 肝静脉病变

肝静脉病变的评价就是对肝静脉内腔的评价。与胆管和门静脉一样，超声检查肝静脉时应注意管腔是否通畅。CT 检查时使用大量造影剂提高其在血管内腔的浓度，使病灶与正常组织充分对比，然后运用薄层 CT 扫描，在显示

◎发现有血流障碍时，应密切注意 CT/MRI 的动脉优势相中是否出现的
楔形和扇形的强化区。
◎其次，要注意楔形的顶点和扇形的扇轴。

器上通过翻页功能连续观察肝静脉则较易确定浸润范围。进行 MRI 检查时，淤血明显的区域在 T2 像为高信号。血管造影 CT 时的 CTAP 不仅适用于门静脉，对肝静脉也能够清晰地显示，最适于显示肿瘤和邻近肝静脉的位置关系。另外要知道的是：当肝静脉出现损害时，该区域会转为动脉供血而出现动脉性强化。

小结

血管内肿瘤进展的诊断要点就是取得清晰的图像。如若图像清晰，则可以提高以其为基础制作出的三维图像的质量。尽管各种检查方法在不断的改进，血管造影 CT 仍然是目前最准确的方法，是外科手术前必需的检查手段。

参考文献
1) Itai, Y et al：Blood flow and liver imaging. Radiology 202：301-306, 1997
2) Okuda, K et al：Primary malignant tumors of the liver. In Hepatobiliary Diseases edited by Okuda K. Blackwell Science, 343-389, 2001
3) Kanazawa, S et al：Preliminary experimental evaluation of temporary segmental hepatic venous occlusion：angiographic, pathologic, and scintigraphic findings. J Vasc Interv Radiol 4：759-766, 1993
4) Murata, S et al：Effect of temporary occlusion of the hepatic vein on dual blood in the liver：evaluation with spiral CT. Radiology 197：351-356, 1995

7. 新的影像学诊断技术

上田和彦 · 藤永康成

[信州大学医学部画像医学講座]

引言

影像诊断技术的发展日新月异，对肝肿瘤诊断影响较大的是 CT 和 MRI。本章对这方面的内容加以介绍。

1. 多排 CT（multi detector-row CT，MDCT）

MDCT 之前的 CT 全部为单排探头（single detector-row CT，SDCT）。MDCT 是沿体轴方向呈多排排列的 CT。编撰本书时，16 排 MDCT 在市场已有销售（译者注：目前，探测器在 64 排左右的品种已经上市）。运用螺旋扫描法的 CT 在体轴（头脚，Z 轴）方向的空间分辨率和时间分辨率比非螺旋扫描法高很多。从 SDCT 向 MDCT 的过渡产生了能与之相匹敌的进步，尤其扫描层更薄、速度更快。特别是当探测器为 16 排时、体轴方向同横断面方向的空间分辨率几乎一致，在 20 秒钟（相当于患者的一次屏气时间或相当于静脉造影扫描肝动脉优势相所需的时间）内就能将整个躯干扫描一遍。"CT = 横断面图像"的时代已成为过去。

MDCT 的优势在于：①因能多次扫描，使得我们能获得可靠的动脉优势相（**图 1**）；②可以扫描出肝动脉的 3 级分支（肝段支）（**图 2**）；③可以在与横断层图像相媲美的空间分辨率下从任意断面观察肝脏等（**图 3**）。MDCT 给肝脏影像学诊断所带来的影响非同小可。

MDCT 的问题在于：①当成像的图像质量与 SDCT 相同时，所受的照射量有所减少，但如果要求同 MDCT 一样的图像质量，照射量将会增加；②每当应大范围扫描或拍摄高精细图像的要求研制出新装置的时候，图像的数据会呈指数级增加，所以用胶片阅读或数据的保存会变得很难。

首先介绍受照射的程度。根据从作者的实验设备所测得的放射线量的结果，用相同的球管电流、球管电压及扫描速度进行扫描时，MDCT 的皮肤受量是 SDCT 的 1.2 倍之多。所有的探头均发射一定量的 X 线，所以电子束的总量无法减少，这是受照射量增大的主要原因。虽然受照射量为 1.2 倍，但是 16 排的 MDCT 能对全肝进行厚度为 1mm 的薄层扫描，也就是说能够得到高质量的三维立体图像，且具有很好的重复性。这是 MDCT 很大的优势。

再者就是关于图像数据量增大的问题，要从数据保存装置和图像观察装置入手。虽然 CT 扫描装置质量上乘是我们所希望的，但没有配套的数据保存以及图像观察装置（医疗图像情报系统；Picture Archiving and Communication System，PACS）的话，高质量、高价格的 CT 扫描装置也无法在临床充分发挥作用，这同 MRI 的图像保存、管理、观察是一样的。今后在购置 CT/MRI 的时候，要知道也尽早购置与扫描装置同样高质量的 PACS，以便充分发挥 MDCT 或 MRI 的威力。

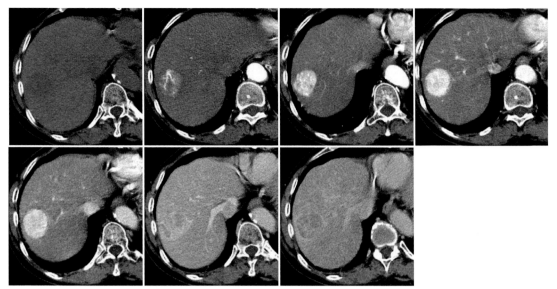

图 1　典型的肝细胞癌（肝癌）的动态 CT

图上排从左至右分别为：平扫，造影剂静脉注射后 22 秒、29 秒、36 秒。下排从左至右分别为：注射后 43 秒、50 秒、210 秒。本病例在静脉注射后 22 秒时，造影剂已进入到肝动脉和肝癌中，但还没到达门静脉。29、36 秒后造影剂正进入门静脉，而还没到达肝静脉。当一过 43 秒，造影剂开始到达肝静脉，在这个时期，可以看到肝脏中造影剂的浓度较之前呈急剧上升。50 秒后，造影剂完全到达肝静脉。在这次扫描的 22 到 43 秒这 4 个时相上，肝癌与背景相比呈高密度状态。50 秒时，肝癌的一部分已与背景肝呈等密度状态，210 秒后与背景肝相比呈低密度状态。也就是说在本病例中，如果从 22 到 43 秒扫描，就能判断出是比背景肝呈高密度状态的富血供肿瘤。若在 50 秒后扫描，因其一部分与背景肝呈等密度状态所以不易辨认。循环动态在被检查者之间可因被检者的状态不一样而变化，因此若与循环动态不相一致，也有可能没在最佳时刻扫描。若使用本方法，通常有 3 次（至少也有 2 次）扫描时相富血供癌会比其他肝组织密度高。虽然它有照射量多的缺点，但它能准确地捕捉到病变的血流状态。应避免尽管使用了造影剂但扫描不出富血供肝癌的高密度状态（与周围组织相比）的情况。如果适应证无误，是一种很有用的方法

◆ 2. 肝特异性的 MRI 造影剂

（1）网状内皮系统的造影剂（SPIO）

作为 MRI 造影剂，能被 Kupffer 细胞摄取是其特点。SPIO 在 T2 像上呈低信号。与正常区域相比较，没有 Kupffer 细胞或者 Kupffer 细胞功能障碍的区域因为 SPIO 摄取少的缘故，在 T2 像上呈相对高信号。当正常区域同病变区域的 Kupffer 细胞的状态非常不一致时（如在正常肝出现转移性肝癌），SPIO 的作用就体现出来了。但是在 Kupffer 细胞功能已有障碍的前提下（如肝硬化等病变），如果新出现的病变残留部分功能正常的 Kupffer 细胞（如硬化肝中出现肝细胞癌的病变），其病变部 - 非病变部则不能

用 SPIO 进行比较。即使是典型的肝细胞癌，有时候也不能显示出相对高信号（图 4）。因此，SPIO 虽有价值但其也有局限性，明白这一点很重要，特别是在肝硬化 - 肝细胞癌时。

（2）肝细胞造影剂

肝细胞造影剂是在顺磁性金属螯合物的侧链上附上疏水基团，提高其脂溶性。肝细胞摄取后能从胆汁中排泄出来的造影剂（如 Gd-EOB-DTPA），目前已通过了临床试验。在静脉注射不久就从血管流向细胞外液，因此它同细胞外液造影剂（如 Gd-DTPA）一样有可能运用于动态研究。静脉注射数十分钟后，摄取造影剂的肝细胞呈高信号，与之相反，不能摄取造影剂的癌细胞同最初的病变一样呈明显的低信

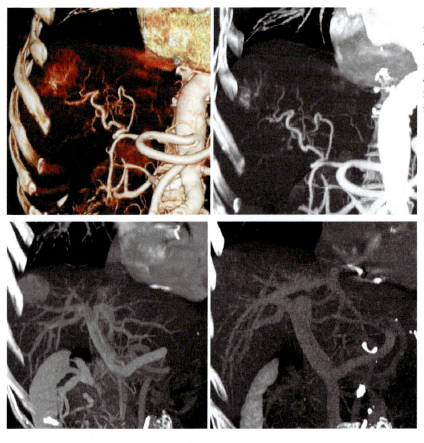

图2 此为将图1所示的动态CT重建成的三维立体图像

至少能清楚地显示到肝动脉的3级分支。还比较清楚地显示了门静脉和肝静脉

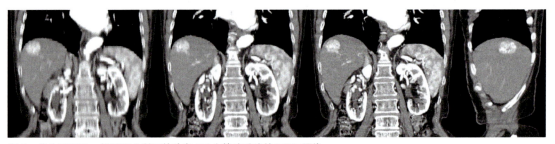

图3 此为同图2一样以图1所示的动态CT为基础重建的MPR图像

左起依次为以层厚5mm、间隔5mm的图像为基础重建的冠状断层图像，以层厚为2.5mm、间隔2.5mm的图像为基础重建成的冠状断层图像，以层厚为1.25mm、间隔1.25mm的图像为基础重建成的冠状断层图像和矢状断层图像。从中可以看出当层厚变薄及间隔变短时，图像质量就会变高。由1.25mm的图像重建而来的图像的分辨率跟横断面的图像差不多

号。也就是说，这种造影剂使用一次就有可能同时进行血流诊断和功能诊断，它很有可能成为今后肝脏MRI造影剂的主流。

（3）运用高速MRI或MDCT的多相动态研究

动态研究以前是指在快速静注造影剂后不移动检查床的条件下，对同一断层多次或连续扫描来观察造影剂（血流）动态的方法，此方法现也用在肝脏疾病的诊断。众所周知，在快速静注造影剂后一定的时限里，肝癌会出现比周围密度高的现象。在这之后，螺旋CT或高速MRI的问世使得对全肝进行平扫以及增强扫

◎ 除了扫描装置外，图像观察系统（PACS）的
质量直接影响着诊断的质量。
◎ 最好选择操作容易、速度和稳定性都很优良的系统。

描（动脉期、平衡期）成为可能，富血供的
肝细胞癌的检出率大大提高。然而另一方面，
以动脉-门静脉分流为代表的富血供伪病变
的检出率也有所增加，这就需要与肝癌鉴别。
它们之间的鉴别以 CTHA 为最好。但是此方
法不仅有创，且费用高、只能从单一断面进
行评价。

最近，Ito 等报告了利用高速 MRI 进行多相
动态研究的作用[1]，此法是在快速静注造影剂后
进行的 MRI 动态研究，即包括动脉优势相在内
的 32 秒时间内连续扫描 6 次。用此法可以准确
地对全肝动脉优势相进行扫描，同时还可以用
来鉴别前面提到的富血供伪病变，而且准确率
相当高。虽然现在并不是所有上市的 MRI 装置
都能实施本法，但是它对临床十分有用，今后
会广泛普及。

如本文前述，不光是高速 MRI，MDCT 同
样也可以进行动态研究。与高速 MRI 相比，
MDCT 的优点在于空间分辨率高，可以进行以
冠状面、矢状面为主的多断面观察。除此之外，
它的肝动脉期还可能准确地显示出肝段的动脉
支，显示门静脉的效果可能优于血管造影并
能进行三维观察等（**图2,图3**）。但另一方面，
与肝的平扫、动脉优势相、平衡期的 3 次扫
描相比，其缺点是皮肤受照射量升高到 1.5 倍

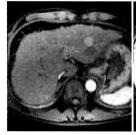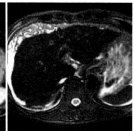

图4　中分化型肝细胞癌的 MRI
左，动态 MRI 的动脉相。右，使用 SPIO 后在脂肪抑制下
的 T2 像。图中所示的结节在组织学上属于中分化型肝
细胞癌，可以看出其摄取了 SPIO。有像这样的中分化
型的富血供肝癌且摄取了 SPIO（但未表现出高信号）的
例子，所以在利用使用 SPIO 的 MRI 对肝癌进行筛查时要
注意

（根据作者的测定结果）。此法作为检查的一
项手段，可以说是介于从前的 CT 与血管造影
之间的方法。实施这种方法一方面是想避免
血管造影的创伤（导管插管、照射、造影剂
的大量使用），一方面是想获得充分完整的数
据资料。

参考文献
1）Ito, K et al：Multiarterial phase dynamic MRI of small early enhancing hepatic lesions in cirrhosis or chronic hepatitis：Differentiating between hypervascular hepatocellular carcinomas and pseudolesions. AJR 183：699-705, 2004

8. 外科医生应掌握的肝脏肿瘤病理知识

神代正道

[久留米大学医学部病理学]

引言

随着影像诊断的显著发展及普及，以早期肝细胞癌为首的肝肿瘤的临床诊断已成为可能。同时，随着外科切除量的增加，外科医生除了对接触最多的肝细胞癌以外，对少见的肿瘤也积累了不少经验。

本篇以外科医生为对象，主要讲述早期的高分化型肝癌和其他应掌握的肝肿瘤病理学知识。

1. 来源于上皮组织的肿瘤大部分是恶性的

来源于上皮组织的原发性肝脏肿瘤大部分是恶性的。也就是说，上皮细胞性的良性肿瘤（以胆管囊腺瘤为主，还包括肝细胞腺瘤和胆管细胞腺瘤）比较少见，多数为肝细胞癌和胆管细胞癌。

(1) 肝细胞腺瘤 (liver cell adenoma)

肝细胞腺瘤是日本较罕见的肿瘤，只有几例散发的报告。在欧美国家不时能见到，大多为正在服用口服避孕药或曾使用过该药的女性。目前日本已经对低剂量的口服避孕药解禁，今后肝细胞腺瘤是否会有所增加令人关注。

a. 大体观

多数表现为正常肝脏内发生的境界不清的单发结节性实性病变。发生于Ⅰa型糖原累积病的肝细胞腺瘤常为多发性。多数无包膜，但

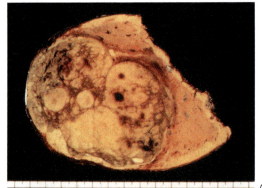
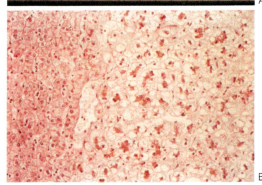

图 1 肝细胞腺瘤
A. 大体：肿瘤呈膨胀性生长，可见出血、坏死、分隔，很难与肝癌鉴别
B. 镜下：肿瘤细胞有呈水样透明状的胞体，无异型性，呈片状排列

有的部分可有包膜，也有的完全被包膜覆盖。多数较小，直径在3cm左右，为黄色的实质性肿瘤。但是，增大后可成为有纤维分隔的结节，每个分区都有各种程度的出血和坏死，与肝细胞癌酷似（**图 1A**）。

b. 组织像

肿瘤组织的内部的纤维性结构中找不到汇管区，无异型的肿瘤细胞的胞体含有丰富的糖原或脂肪，因而变得肿大而呈水样透明。实质或者呈片状排列，或者是1~2层细胞呈索状排列（胞体呈嗜酸性）（**图1B**）[1]。其间有很多动脉性肿瘤血管。

鉴别诊断： 肝细胞癌。未及2cm的小腺瘤与在非硬化肝脏中发生的高分化型肝细胞癌在组织学上不可能区分。

（2）早期的高分化型肝癌

早期的肝癌从形态学上大致分为两大类。一种是肿瘤直径在1.5~2cm以上，呈边界清晰的结节状，多数有纤维包膜或有间隔，称作单纯结节型，通常小肝癌大多数为此型；另外一种称做边界不清型。肿瘤直径在1~1.5cm之间的微小肝癌尽管在超声下可见到明显的结节性病变，但在切除标本上肉眼观察时癌结节并不明显，或者是癌巢不那么容易认出。因为高分化的癌细胞还没有膨胀性增殖，癌组织对硬化的背景肝的基本结构没有造成很大的破坏[2, 3]（**图2**）。

同样是小肝癌，单纯结节型的门静脉浸润率为27%，肝内转移率为10%；边界不清型的高分化癌却没有上述表现。在生物学上，后者的恶性程度较低。在伴有轻度纤维化的慢性肝炎的基础上，出现同时性的多中心小肝癌的情况非常罕见；与合并肝硬化的病例相比，异时性的多中心的小肝癌也比较少，所以在慢性肝炎基础上出现的小肝癌以外科切除作为首选。

（3）与肝细胞癌类似的转移性肝癌

有些转移性肝癌在细胞学及组织学上与肝癌相类似[4]。这其中常见的是肾细胞癌，其次是类癌、伴有肝细胞样分化的肝样腺癌（hepatoid adenocarcinoma）、女性生殖器的透明细胞癌及肾上腺皮质癌等肿瘤。特别是肾细胞癌，肿瘤

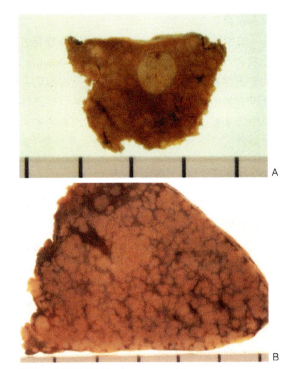

图2 小肝癌大体像

A. 单纯结节型小肝癌，肿瘤直径为1cm，结节明显有薄的包膜及分隔形成

B. 边界不清型的小肝癌。病灶直径为1cm，界限不清，周围的肝脏组织没有破坏。无论哪一种都伴有丙型肝炎后特征性小结节型肝硬化的特征

间质由血管等类似肝癌的结构构成，这种肝转移灶或骨转移灶很难与肝细胞癌相鉴别。消化道（特别是胃）的肝样腺癌伴有大量AFP分泌，这种肝转移灶仅靠组织学检查很难同肝细胞癌相鉴别[5]。

（4）胆管周围腺体的错构瘤（peribiliary gland hamartoma）/ 胆管细胞腺瘤（bile duct adenoma）

与肝细胞腺瘤一样都比较罕见，大多数在开腹手术或尸检中偶然发现。原先的胆管细胞腺瘤现在认为是胆管周围腺体的错构瘤[6]。其多位于肝被膜下，表现为5~10mm大小的、单发的、白色的小结节。在组织学上是与正常相近的、增生的小胆管与作为间质的纤维性组织的结合，

没有包膜。

鉴别诊断：与微小的胆管细胞癌、腺癌转移灶或者肝脏微错构瘤（von Meyenburg complex）的鉴别存在问题。根据增殖的胆管上皮细胞完全没有异型性这点和癌相鉴别。但是，如果是术中冷冻标本中，与高分化胆管细胞癌的鉴别很困难。

（5）胆管囊腺瘤、胆管囊腺癌

中年女性居多，可见大小不一的多房性囊肿，囊肿内部是浆液性液体或黏液样内容物。囊肿内壁由单层柱状上皮组成，部分为复层，呈乳头状增生，核位于基底侧，没有明显的异型性。胆管囊腺癌与胆管囊腺瘤一样，中年女性好发，呈多房性囊肿。与腺瘤相比，囊肿壁呈不规则肥厚，肉眼可见实性增生。组织学上，在腔内或者壁外肝实质内可见有异型性的上皮增生[7]（**图3**）。因为通常由囊腺瘤转变而来，故可以看到较多的腺瘤向腺癌发展的移行像。

鉴别诊断：胆管囊腺瘤为单房性囊肿时，要和孤立性肝囊肿相鉴别。胆管囊腺癌不能与伴有囊性变的胆管细胞癌相混同。

（6）胆管细胞癌

随着影像诊断和病理活检的普及，微小胆管细胞癌手术切除的病例数在增加，与切除肝细胞癌的方法不同的根治手术的例数今后也会有所增加。胆管细胞癌起源于肝内胆管上皮细胞，按发生部位分为肝门型和末梢型两种，其中，多数肝门型病变与肝外胆管癌的肝管癌的鉴别很困难，特别是在尸检中更无法区分。按肉眼所见分为有明显结节生成的肿瘤形成型、在胆管周围浸润性生长的胆管周围增殖型和主要在胆管内增殖的胆管增殖型[7]（**图4**）。但是，也存在不少混合型。在组织学上，含有较多间质结缔组织的管状腺癌占大多数，也可见到乳头状腺癌、黏液癌、无腺管形成的低分化腺癌。其与肝内结石的关系至今无一致的见解。

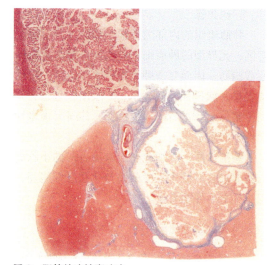

图3　胆管粘液性囊腺癌
切片中多房性囊泡的上皮呈乳头状向腔内生长。这个断面中没有向肝组织的增殖浸润。呈乳头状增殖的上皮有高度的异型性及有黏液产生，是乳头状粘液腺癌的表现

鉴别诊断：伴有腺管囊状扩张的肝管细胞癌应与胆管囊腺癌相鉴别。

◆ **2. 来源于非上皮细胞的肿瘤大部分是良性的**

肝脏的非上皮细胞源性的肿瘤多数是良性的，其中发生率最高的是肝海绵状血管瘤，最近，血管平滑肌脂肪瘤切除的例数也在增加。恶性肿瘤是以血管肉瘤为代表的各种肉瘤，但均少见。作为胶质二氧化钍的迟发损害，血管肉瘤和胆管细胞癌发病率相等。而且，最近上皮样血管内皮瘤的切除例数也在增加。

（1）肝海绵状血管瘤（cavernous hemangioma）

其在肝脏的非上皮细胞源性肿瘤中发生率最高，通过影像学检查可明确诊断。肿瘤被纤维间隔分割成许多大小不规则的血管腔，多数单发的直径在2~4cm以下，占据整个肝叶的巨大肿块较少见。另外，在此肿瘤的中心存在各种分化程度的纤维化使血管腔减小，因此会出现非典型图像，要注意与肝细胞癌相鉴别。其

◎小肝癌分为边界不清型和单纯结节型，前者相当于原位癌。

◎有的转移性肝癌与肝细胞癌类似，活检时要注意。

◎肝脏的非上皮性肿瘤多数是良性的，但不少表现不典型。

中，高度纤维化的称作硬化型血管瘤（sclerosed hemangioma）[8]。

鉴别诊断：硬化型血管瘤应与瘢痕组织或者是陈旧性的炎性假瘤相鉴别。

（2）血管平滑肌脂肪瘤（angiomyolipoma）

血管平滑肌脂肪瘤通常好发于肾脏，在肝脏属较罕见的肿瘤，过去只在尸检或开腹手术时偶然发现。但是，现在超声诊断如此普及，作为高回声结节也较容易发现，手术切除的病例在增加。此肿瘤中由脂肪细胞、血管和平滑肌3种成分按不同比例构成，为黄褐色实质性的界限清晰的良性肿瘤（**图5**）。确诊有赖于有黑色素瘤特异抗原HMB45的免疫染色[9]。类似的肿瘤有：有明显髓外造血的血管平滑肌髓样脂肪瘤（angiomyomyelolipoma），仅由脂肪细胞和血管构成的称为血管脂肪瘤（angiolipoma），有髓外造血现象的称为血管髓样脂肪瘤（angiomyelolipoma），脂肪细胞具有髓外造血功能的称做髓样脂肪瘤（myelolipoma）等。

鉴别诊断：当此肿瘤在2cm左右时，活检或切除后组织学诊断时经常发生与伴有脂肪变性的高分化型肝细胞癌或局灶性脂肪浸润的误诊。重要的是，不要将散在的脂肪细胞混同为肝细胞或高分化癌细胞的脂肪变性。

（3）上皮样血管内皮瘤（epithelioid hemangioendothelioma）

此种肿瘤来源于血管内皮细胞，恶性程度较低，除了肝脏以外，肺或软组织也有发生。近年来随着超声检查的普及，此病临床诊断的病例数也在增加。多数患者可生存数年甚至20年以上，但肿瘤逐渐增大，最后蔓延至全肝

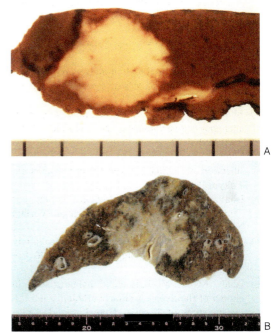

A

B

图4 胆管细胞癌

A. 肿瘤形成型：肝被膜下形成边界不规则的肿瘤

B. 胆管周围浸润型：沿肝内胆管呈浸润性生长。因为胆管细胞癌富含间质结缔组织，两型都表现为白色坚硬的肿瘤

而致患者死亡。肿瘤呈白色，界限不清，多发。组织学上乍看类似肉芽组织，肿瘤由空泡细胞和类圆形上皮样细胞构成。前者与印戒细胞类似，有特征性的胞浆内空泡（胞浆内的血管腔）；后者的胞浆嗜酸性强。随着时间推移，多数有高度的纤维化和玻璃样变[10]。

鉴别诊断：活检标本要与炎性肉芽肿，低分化胆管细胞癌和肝转移癌中的印戒细胞癌相鉴别。可通过免疫组化检查肿瘤细胞胞浆内第8因子相关抗原或CD34来确诊。

参考文献

1) Goodman, ZD：Benign tumor of the liver. In Neoplasms of the Liver, Okuda, K et al eds, New York, Springer-Verlag, 107-110, 1987

2) 日本肝癌研究会：臨床・病理，原発性肝癌取扱い規約，第4版，金原出版，東京，2000

3) Nakashima, O et al：Pathomorphologic chracteristics of small hepatocellular carcinoma：A special reference to small hepatocellular carcinoma with indistinct margins. Hepatology 22：101-105, 1995

4) 神代正道：早期肝癌と類似病変の病理．医学書院，東京，1996

5) Ishikura, H et al：Hepatoid adenocarcinomas of the stomach. An analysis of seven cases. Cancer 58：119-126, 1986

6) Bhathal, PS et al：The so-called bile duct adenoma is a peribiliary gland hamatoma. Am J Surg Pathol 20：858-864, 1996

7) Liver Cancer Study Group of Japan：Classification of Primary Liver Cancer, Kanehara, Tokyo, 1997

8) Ishak, KG et al：Histological Typing of Tumours of the Liver. 2 nd ed, Springer-Verlag, New York, 1994

9) Nonomura, A et al：Immunohistochemical study of hepatic angiomyolipoma. Pathol Intern 46：24-32, 1996

10) Ishak, KG et al：Epithelioid hemangioendothelioma of the liver：A clinicopathologic and follow-up study of 32 cases. Hum Pathol 15：839-852, 1984

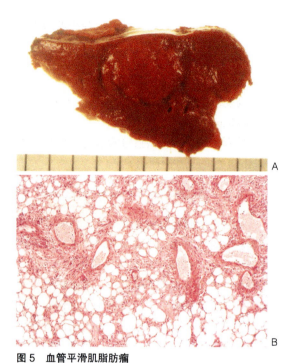

图5　血管平滑肌脂肪瘤
A. 大体：可见正常肝内的黄色的实质性肿瘤
B. 镜下：肿瘤由脂肪细胞、血管和平滑肌细胞构成。本例以脂肪细胞为主体，平滑肌细胞不明显

活检诊断的关键
神代正道［久留米大学医学部病理学］

■ 引言

超声引导下的穿刺活检术在肝脏结节性病变的诊断中占有很重要的地位。诊断时要注意以下几点。本部分主要对日常工作中经常遇到的肝脏结节性病变的活检加以叙述。

■ 结节组织与非结节组织的比较

在肝脏结节性病变的诊断中，结节和周围组织的比较研究是最重要的。特别是在早期高分化肝癌的诊断中，尤为要强调这一点。众所周知，直径未满1cm的小肝癌大部分是高分化癌，结构和细胞都只存在微小的变化，不少在跟非肿瘤部分对比才能诊断出来。因此，在采集标本进行活检时很有必要在同一标本内包括肿瘤部与非肿瘤部同时取材（图1）。

■ 必须参考临床所见，特别是影像所见

活检的位置是否准确须参考临床所见，特别是影像学检查。例如：有时尽管是从高回声结节上取下的组织，但在组织学上反映的不是以脂肪变性为首的高回声结节，此时很可能是取材错误。另外，在局灶性结节增生（focal nodular hyperplasia，FNH）中，也会有肝细胞高度增生而出现假腺管样的构造，与高分化型肝癌非常相似，仅凭活检标本很容易造成误诊。在这种情况下，我们如果考虑结节所在的位置、影像所见、是否存在肝硬化等临床信息，就能防止误诊的发生。肝海绵状血管瘤有时即使取材部位正确，但很多取到的实体组织发生虚脱，在标本上找不到病变。在日本，肝脏活检的操作多是由临床医生完成的。肿瘤活检时要面对各种各样的结节性病变：不仅有多见的上皮性的或是非上皮性的良性或恶性肿瘤，还有像炎性假瘤等非肿瘤性病变。因此，临床医生需要具备广博的病理学知识，特别是要掌握关于肿瘤的基本知识。

■ 硬化肝中发现伴脂肪变性的小结节病变时首先考虑为肝癌

业已明确，约40%的直径在2cm以下的肝癌

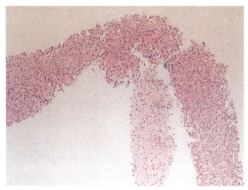

图1 高分化型肝癌的病理像
标本取自C型肝硬化背景上的1cm的低回声结节。癌部与非癌部见于同一切片上。可见：癌部的细胞密度为非癌部的3倍以上，呈不规则的细条索状排列，且呈明显的嗜酸性染色。此种情况便可诊断为高分化型肝癌

都伴有不同程度的脂肪变性[1]。所以在对合并肝硬化的结节性病变活检诊断时，对伴有脂肪变性的病例要常常想到肝癌的可能性。

■ 其他脏器的肿瘤有时也会呈现类似肝癌的组织像

呈现类似肝癌的组织像的其他脏器的肿瘤包括：肾细胞癌、类癌、肾上腺癌、一部分卵巢癌、肝样腺癌等。要注意当这些癌转移到肝脏时，转移灶的病理检查与肝细胞癌有不同程度的类似。特别是消化道的类癌最初转移到肝脏是不为人所注意的，所形成的微小转移灶容易与早期高分化型肝癌混淆，因此要加以小心[2]。

参考文献
1）Kutami, R et al：Pathomorphologic study on the mechanism of fatty change in small hepatocellular carcinoma. J Hepatol 33：282-289, 2000
2）神代正道ほか編：肝生検診断の実際，中外医学社，東京，1995

早期肝癌和癌前病变

神代正道［久留米大学医学部病理学］

■ 何为早期肝癌

现在日本把直径在 2~3cm 以下的单发小肝癌分成两类。一类是有明显结节形成、大多有纤维被膜包绕或有纤维间隔形成的单纯结节型；另一类结节界限不清、残存的肝组织结构尚未被大量破坏，称为边界不清型[1]（参见55页图2）。在组织学上，前者由呈扩张性增生的高分化或中等分化的癌组织构成，癌结节内部无汇管区。与此相反，后者在与非癌部交界处呈置换性增生，高分化癌组织呈均一分布，癌结节内部存在多个汇管区，是早期肝细胞癌的表现。边界不清型的肿瘤直径相对较小，大部分合并肝硬化，特别值得注意的是单纯结节型肝癌的门静脉浸润率为27%，肝内转移率为10%，而这些在边界不清型中却都没有发现[2]。

由此可以看出，边界不清型的小肝癌相当于其他脏器的原位癌（carcinoma in situ），可以理解为广义的早期肝癌。另外一个众所周知的问题是，肝癌常有同时性或异时性的多中心发生。因此，即使在边界不清型小肝癌阶段进行了有效的治疗，也避免不了复发。

■ 肝癌的癌前病变

随着肝硬化的进展，肝硬化患者的肝癌发生率增加，并且约80%的肝癌合并肝硬化。由此可以看出，肝硬化本身即为癌前病变，但一般将肝硬化中的不典型结节性增生性病变视为癌前病变的情况更为多见。现在日本比较重视其中的腺瘤样增生和不典型腺瘤样增生。理由是肝癌常并存腺瘤样增生、多数腺瘤样增生会发展成为癌、腺瘤样增生内含有高分化癌及不典型腺瘤样增生与癌不易鉴别等[3]。多数腺瘤样增生（adenomatous hyperplasia）结节的直径不到1cm，与周围的肝硬化再生结节相比，肝细胞明显增生，细胞密度增大 1.5~2 倍左右，呈索状排列，胞浆嗜酸性增强，并且结节内存在汇管区。其在欧美被称为低度不典型增生结节（low-

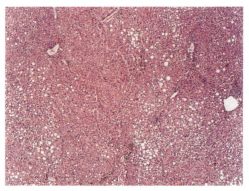

图 1 不典型腺瘤样增生
丙型肝炎性肝硬化基础上发生的直径约 1cm 的高回声结节，作为高分化型肝癌伴脂肪变性而已切除。标本显示细胞密度增大，部分呈不规则细条状排列。尚不能诊断为肝癌，诊断为不典型腺瘤样增生或交界性病变

grade dysplastic nodule）[4]。不典型腺瘤样增生（atypical adenomatous hyperplasia）（高度不典型增生结节）的细胞密度增大，索状排列不规则，也不能完全否定其为高分化癌的可能性，与其说是癌前病变，不如称之为交界性病变。由于不典型腺瘤样增生的诊断标准在各医院各不相同，造成了诊断的混乱。笔者这里诊断的不典型腺瘤样增生病例多是同时伴有肝细胞的脂肪变性，但又不能划归到极高分化肝细胞癌中去的结节性病变（**图 1**）。

参考文献
1) 日本肝癌研究会：臨床・病理：原発性肝癌取扱い規約，第 4 版，金原出版，東京，2000
2) Nakashima, O et al：Pathomorphologic characteristics of small hepatocellular carcinoma：A special reference to small hepatocellular carcinoma with indistinct margins. Hepatology 22：101-105, 1995
3) Takayama, T et al：Malignant transformation of adenomatous hyperplasia to hepatocellular carcinoma. Lancet 336：1150-1153, 1990
4) International Working Party. Terminology of nodular lesions of the liver：Recommendations of the world congress of Gastroenterology Warking Group Hapatology 22：983-993, 1995

肝癌的多中心发生

及川卓一 [日本大学医学部消化器外科]

■ 引言

肝细胞癌通常会在肝脏内形成多个癌结节。这时有必要区分是经肝内转移形成的转移结节，还是同时性多中心性的独立发生的癌结节。本文阐述有关肝癌的多中心发生的问题。

慢性丙型肝炎相关性肝癌约占日本肝癌的70%，而与肿瘤高发有关的肝癌多中心发生也令人关注。在慢性乙型肝炎相关性肝癌中，用HBV-DNA的基因整合来鉴别肝癌的转移复发与多中心发生将会成为可能[1]。但是，用分子生物学方法对慢性丙型肝炎相关性肝癌多中心发生的解释尚不完整。

■ 肝癌的多中心发生？

当用肝内转移的定义不能明确定义为转移性癌时，多中心发生的癌的可能性大，每个病灶应分别作为原发病灶而采取相应的处理措施。在腺瘤样增生中、在保留有原肝组织结构的早期肝细胞癌中，甚至是中分化或低分化癌组织边缘发现有高分化癌组织，推定其中有持续增生的结节存在，因而是多中心发生的。或者各结节的组织学所见完全不同，这时可以充分推测这些肝癌是同时性或异时性多中心发生的[2]（**图1**）。

■ 肝癌的多阶段发生？

日本肝癌研究会规定的癌前病变和类似病变有大结节增生、腺瘤样增生、不典型腺瘤样增生和早期高分化肝细胞癌。使用该定义后，临床上小肝癌随之增加，肝癌的发生、发展过程逐渐明了。一般来说，多数肝癌发生时呈相当程度的高分化状态。随后，高分化癌组织中出现分化度低的癌组织，后者占据高分化癌组织的位置而增殖，即所谓的多阶段发生（**图2**）。按照这样的发展过程，因为组织学上的高分化肝细胞癌基本上不伴有肝内转移，所以边缘有高分化组织型癌组织的癌为原发性癌的可能性大[3]。也就是说，现阶段在组织学上要诊

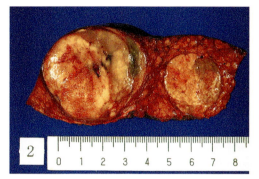

图1 肝癌的多中心发生
左右两结节都存在早期肝细胞癌的区域，二者为肝癌多中心发生的例证

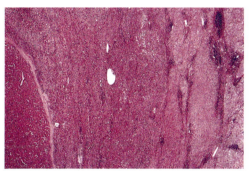

图2 肝癌的多阶段发生
进行性癌（左侧）与非癌部分（右侧）间为残留有汇管区的高分化肝细胞癌

断为多中心性肝细胞癌时，结节内要有腺瘤样增生或高分化型肝细胞癌存在。

参考文献

1) Sakamoto, M et al：Multicentric independent development of hepatocellular carcinoma revealed by analysis of hepatitis B virus integration pattern. Am J Surg Pathol 13：1064-1067, 1989

2) Oikawa, T et al：Multistep and multicentric development of hepatocellular carcinoma：histological analysis of 980 resected nodules. J Hepatol 42：225-229, 2005

3) Takayama, T et al：Early hepatocellular carcinoma as an entity with a high rate of surgical cure. Hepatology 28：1241-1246, 1998

Ⅲ 判断肝脏手术适应证的要点与盲点

1. 肝细胞癌

高山忠利・幕内雅敏*

[日本大学医学部消化器外科・*東京大学医学部肝胆膵・移植外科]

引言

考虑肝细胞癌肝切除适应证时，需要在肿瘤条件与肝脏功能条件之间取得平衡。若过分追求肿瘤的根治性切除而切肝范围过大，超过肝储备功能，会使肝脏陷入功能不全的状态；若出于安全性的考虑，低估肿瘤的进展程度而切除范围过小，则会使早期复发的危险率提高。因此，在肝功能允许范围之内选择适合肿瘤进展程度的术式至关重要。

1. 肝脏功能条件

在日本的原发性肝癌的处理规约（第4版）中，肝功能分为A、B、C三级，其指标包括腹水、血清胆红素值、血清白蛋白值、ICG-R$_{15}$值、活性凝血酶原这5项。一般来说，肝功能A级（和B级的一部分）的患者可进行肝切除，C级的患者为手术的禁忌证。

作者对于慢性肝炎、肝硬化患者的肝切除适应证的标准如**图1**所示[1]。评价指标只有腹水、血清总胆红素、ICG-R$_{15}$值这3项。第1项为腹水的有无，使用利尿剂后腹水仍旧存在的则不是手术的适应证；第2项为血清总胆红素值，通常以不超过2.0mg/dl为手术的适应证；第3项为ICG-R$_{15}$值，胆红素在1.0mg/dl以下的病例可根据ICG-R$_{15}$值来决定切除范围，即ICG-R$_{15}$值未及正常值10%的可做肝脏体积2/3的切除（右半肝切除等）；10%~19%的可做1/3切除（左半肝切除等）；20%~29%可选择做1/6切除（Couinaud肝段的切除）。若超过30%，就只能局部切除或剜除肿瘤。作者一直在遵守这个幕内标准，最近8年的1 056例肝切除的手术死亡率为0[2]。

2. 肿瘤条件

考虑到肝细胞癌可经门静脉扩散，应该在肝脏功能允许范围内，以切除肿瘤所在的门静脉支所支配的区域为目标[3]。

例如，设想在S$_8$有一个直径为3cm的肝细胞癌。作为规则切除的术式，切除肝段的

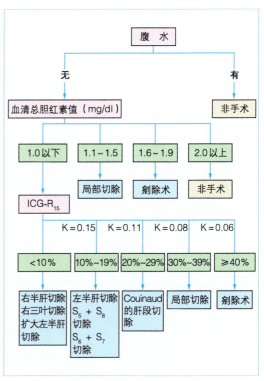

图1 根据肝脏功能来选择肝切除的适应证

◎腹水、血清总胆红素、ICG-R$_{15}$值是判定肝脏功能的3大要素。
◎在肝脏功能允许的范围内选择解剖性的肝脏切除术式。
◎预先控制食管静脉曲张、糖尿病和活动性肝炎。

Glisson支则做S$_8$段切除，切除右前叶支则做右前叶切除，切除右支则做右半肝切除。实际上，无论选择哪种术式都要依据肝脏功能。假如ICG-R$_{15}$值在20%以上，可选择做肝段的切除。一方面，只要这个值正常，无论哪种术式都可以选择。这么大的单发肿瘤，通常做肝段的切除较妥当，若考虑其他的因素（肿瘤直径超过5cm，位置在S$_5$附近，在S$_5$有肝内转移，S$_8$的Glisson中有癌栓的存在），则推荐行右前叶切除，而右半肝切除是过宽的适应证。当然，即使同样大的肿瘤，若肿瘤位于深部、接近主要的Glisson管道，切除范围就不得不扩大。

3. 合并症的条件

术前合并症中最成为问题的是食管静脉曲张。术前通过内镜检查若发现静脉瘤为F1，可以无需任何处置即行肝切除。另一方面，F2以上但R-C征阴性的时候，可以在肝切除术后再追加针对静脉曲张的硬化疗法。R-C征阳性的病例，在施行硬化疗法或Hassab手术（有脾大、胃静脉曲张时候）之后可行肝切除（**图2**）[1]。合并糖尿病的病例，以尿酮体阴性、空腹血糖100 mg/dl左右、一日尿糖量5g以下为术前的管理目标。GOT/GPT值超过100IU/ml的病例，要静脉给予美能®（复方甘草甜素），努力降低转氨酶。

小结

肝细胞癌的手术适应证由肝脏功能、肿瘤、

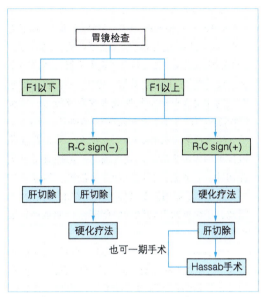

图2 食管静脉曲张合并肝癌的治疗方案

合并症三大条件共同决定的，尽可能选择规则性切除的术式[4,5]。

参考文献
1）幕内雅敏ほか：肝硬変合併肝癌治療のStrategy. 外科診療 29：1530-1536, 1987
2）Imamura, H et al：One thousand fifty-six hepatectomies without mortality in 8 years. Arch Surg 138：1198-1206, 2003
3）Makuuchi, M et al：Ultrasonically guided subsegmentectomy. Surg Gynecol Obstet 161：346-350, 1985
4）Takayama, T et al：Hepatocellular carcinoma. Management of Gastrointestinal Cancer, McCulloch, P et al eds, Greenwich Medical Media, London, 283-299, 1996
5）Takayama, T et al：Adoptive immunotherapy to lower postsurgical recurrence rates of hepatocellular carcinoma：a randomised trial. Lancet 356：802-807, 2000

复发的肝细胞癌适宜切除吗

皆川正己［東京大学医学部肝胆膵・移植外科］

肝癌行根治性切除后的 5 年累计复发率为 77%~100%，其中 80%~95% 是残肝复发[1]。对于复发肝癌的治疗可选择移植、再次肝切除、射频消融、TACE 等。日本肝癌大多是伴发丙型肝炎的高龄患者，仅一部分病例适合移植。另外，目前没有射频消融对于复发肝癌的长期效果的研究报告。再次肝切除病例的 5 年生存率是 37%~70%[2-4]，但 TACE 的 5 年生存率只有 0~27%[2, 5]。综上，除去符合移植标准的年轻患者，复发肝癌第一选择就是再次肝切除。有的通过再次肝切除后治愈，但也有的再次肝切除后短期复发，之后要用 TACE 反复治疗。因此，了解再次肝切除的病例能否长期生存是很重要的。

从 1994 到 2000 年，有 334 名肝癌患者在东京大学肝胆胰外科接受了根治性的肝切除。以同期的根治性切除后残肝复发接受第二次根治性切除的 67 名患者为对象，分析影响再次肝切除后生存率的临床病理学因素[6]。再次肝切除时仍然采用幕内标准[7]。

1.初次肝切除是大范围切除（major hepatectomy）的话，第二次切除困难吗？

初次肝切除可能是局部切除或是 Couinaud 肝段以上的规则切除，两者再次肝切除的出血量和手术时间的比较如**表 1**所示。手术时间和出血量并没有差别。再次肝切除的难易程度与初次肝切除的范围关系不大。

2.再次肝切除的生存率比初次肝切除的低吗？

初次和二次肝切除后的生存曲线及无复发的生存曲线（从手术日开始）如**图 1A**、**B**所示。

生存曲线大致是重叠的，初次和第二次的生存率没有差别。再切除后的无复发生存曲线有稍低的倾向，但没有显著差异（$P=0.06$）。

3.再次肝切除预后的影响因素？

用单变量分析得到的因素进行多变量分析，影响再次肝切除预后的因素是：再次肝切除时的门静脉浸润（$P=0.01$），初次肝切除时是多发肝癌（$P=0.01$），初次手术后未满一年的复发（$P=0.02$）

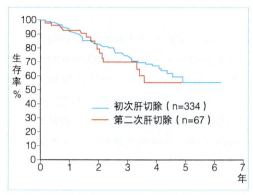

图 1A 以各自的手术时间为起点，初次和第二次肝切除的生存曲线（$P=0.64$）

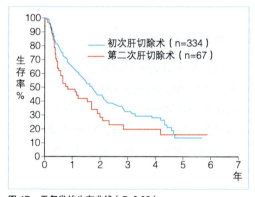

图 1B 无复发的生存曲线（$P=0.06$）

表 1 第二次手术的手术时间和出血量

项目	初次手术		P
	大范围切除 *（N=25）	小范围切除 #（N=42）	
失血量（ml）	543	530	0.71
[中间值（范围）]	（90~3 500）	（50~3 600）	
手术时间	6：35	6：03	0.67
[中间值（范围）]	（3；20~13；05）	（2；35~14；30）	

* Couinaud 肝段以上的切除；
# 局部切除。
初次肝切除分为大范围切除和小范围切除，两者第二次的手术时间和出血量并没有明显的差别。

（**表2**）。即初次肝切除是单发、1年以上复发和复发肝癌没有门静脉浸润是预后较好的3个因素。有这3个因素的29名患者的3年生存率为100%，5年生存率是86%，是极好的结果。缺少其中至少1个因素的38名患者的3年生存率为53%，5年生存率是38%（**图2**）。

对于术后复发的肝癌，不仅要关注肿瘤条件和肝脏功能，初次肝切除时的情况也很重要。需综合地加以判断，以决定是否有切除的适应证。

参考文献
1）Makuuchi, M et al：Hepatic resection for hepatocellular carcinoma—Japanese experience. Hepato-Gastroenterol 45：1267-1274, 1998
2）Poon, RT et al：Intrahepatic recurrence after curative resection of hepatocellular carcinoma：long-term results of treatment and prognostic factors. Ann Surg 229：216-222, 1999
3）Kakazu, T et al：Repeat hepatic resection for recurrent hepatocellular carcinoma. Hepato-Gastroenterol 40：337-341, 1993
4）Arii, S et al：Results of surgical treatment for recurrent hepatocellular carcinoma；comparison of outcome among patients with multicentric carcinogenesis, intrahepatic metastasis, and extrahepatic recurrence. J Hepato-Biliary-Pancr Surg 5：86-92, 1998
5）Takayasu, K et al：Postresection recurrence of hepatocellular carcinoma treated by arterial embolization：analysis of prognostic factors. Hepatology 16：906-911, 1992
6）Minagawa, M et al：Selection criteria for repeat hepatectomy in patients with recurrent hepatocellular carcinoma. Ann Surg 238：703-710, 2003
7）Makuuchi, M et al：Surgery for small liver cancers. Semin Surg Oncol 9：298-304, 1993

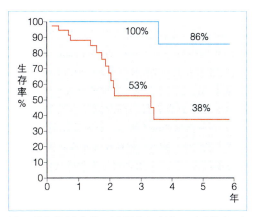

图2　具备预后良好的3个因子的29例（——）和缺少至少1个因子的38例（——）的生存曲线

表2　应用COX比例风险模型分析总的生存时间的危险因素

变　　量	RR	多变量95%的可信区间	P
第二次手术时门静脉浸润			0.01
无	1		
有	5.4	1.4~19.8	
初次手术时肿瘤个数			0.01
单个	1		
多个	5.6	1.4~21.5	
初次手术后无复发的时间			0.02
≥1年	1		
<1年	5.1	1.3~20.0	

RR：危险因素。
应用COX比例风险模型进行多因素分析，危险因素是再切除时的门静脉浸润、初次手术时为多发肝癌、初次手术后复发时间不足1年。

Child 分级和肝功能不全分级

國土典宏・幕内雅敏［東京大学医学部肝胆膵・移植外科］

■ Child-Turcotte 分级

1964 年，美国密西根大学的 Child CG 在他们所著的《*The Liver and Portal Hypertension*》一书中，发表了肝硬化的肝功能损害的评价分级方法，大致分为 A、B、C 三个级别，并称该分级对预测食管静脉曲张出血患者行门静脉减压术后的预后有用[1]。评价指标如**表 1** 所示，有血清总胆红素值、血清白蛋白值、腹水、精神异常和营养状态 5 项，所有项目均判定为 A 者即可定义为肝功能良好的肝硬化组（A 组）。C 组是表 3.1.3 中处于与前者相反位置的肝功能不良组，B 组为 A 组与 C 组之间的中等程度肝功能损害组。但一个项目达到 B 以上时，判定为 B 还是 C 尚无严格的记载，但一般来说，若有一项不良即定为差的分组。Child CG 报道了 128 例食管静脉曲张患者行门静脉下腔静脉吻合术（端侧吻合）的死亡率，A、B、C 组分别为 0、9%、53%，短期预后差别很大。

这种分级法被称为 Child 分级，或者与另一作者 Turcotte JG 的名字共同命名，称为 Child-Turcotte 分级（CTC）[2]，因其方法的简便和评价的有效，而被全世界广泛地采纳使用。这个原本是用来预测门静脉减压术预后的分级法，后来逐渐被用作预测肝硬化的一般预后以及评定是否有肝切除术的适应证等。1983 年日本肝癌研究会出版发行的原发性肝癌处理规约的初版即参考引用了原版的 Child 分级法。

■ Child-Push 分级

1973 年，英国伦敦 King's College Hospital 的 Pugh R.N.H. 等人发表了在 Child 分级的基础上，将肝功能分级量化而分成 A、B、C 三个等级的方法[3]。评价项目中去除了原 Child 分级较难客观评价的"营养状态"而加入"凝血酶原活动度"。各项在三阶段的评分如**表 2** 所示，最好为 1 分，最差为 3 分，计算出 5 项合计的分数。也就是说，肝功能最好

表 1 Child-Turcotte 分级

	A（轻度）	B（中度）	C（重度）
血清胆红素（mg/dl）	<2.0	2.0~3.0	>3.0
血清白蛋白（g/dl）	>3.5	3.0~3.5	<3.0
腹水	（－）	治疗效果（＋）	治疗效果差
肝性脑病	（－）	少见	偶尔昏睡
营养状态	优	良	差

表 2 Child-Pugh 分级

项目 ＼ 分数	1 分	2 分	3 分
肝性脑病	无	轻度	偶尔昏睡
腹水	无	少量	中等量
血清胆红素（mg/dl）	<2.0	2.0~3.0	>3.0
血清白蛋白（g/dl）	>3.5	2.8~3.5	<2.8
凝血酶原活动度（%）	>70	40~70	<40

用各项分值相加所得的总分进行分级

Child-Pugh 分级	A	5~6 分
	B	7~9 分
	C	10~15 分

时为 5 分，最差时为 15 分。总分 5~6 分为 A 级，7~9 分为 B 级，10~15 分为 C 级。Pugh 等报告了行单纯食管静脉离断术（Milnes Walker technique）的食管静脉曲张出血患者的手术死亡率，A、B、C 级分别为 29%、38%、88%，意在表明这种分级法对手术结果预测的有效性。之后，这种肝功能分级方法成为了原 Child 分级的改良方法，作为肝硬化等的肝功能评价法而被广泛的使用[4]。在日本肝癌研究会的原发性肝癌处理规约第 4 版中作为"参考"而发表[5]。

最近见到有论文主张不用 Child-Pugh 分级而重新启用 Child 分级[6]。为了排除前面所述 Child-Turcotte 分级的含混不清，也确有研究者将每个项目量化评为 1~3 分，称为 Child-Turcotte 评分（Child-Turcotte Score，CTS）[7]。

■ 肝功能损害程度分级

在 1987 年出版的日本肝癌研究会发行的原发性肝癌处理规约第 2 版中，采用的评价方法除了 Child 分级中的腹水、血清总胆红素值、血清白蛋白三项指标外，还加入了 ICG 15 分钟滞留率（R_{15}）、凝血酶原活动度（%），以此 5 项指标将肝功能分为 3 级，称之为临床病期（clinical stage）（**表 3**）。这是基于根据肝脏储备功能来决定治疗方案的分类，但此名称易与肝癌的进展程度相混淆，因此最近的处理规约第 4 版中将其改名为肝功能损害（liver damage）分级[5]。此系统同 Child-Pugh 分级一样也采用凝血酶原活动度，并加入 ICG 负荷试验项目。在 20 世纪 80 年代，ICG 负荷试验已在日本肝脏外科常规施行，作为"决策性"（decision making）指标被广泛的使用，而在 Child 分级或 Child-Pugh 分级中却没有此项指标。日本的研究者们深感肝储备功能评价方法尚不完整，故将这个指标加入。但是因为现在欧美的肝脏外科医生几乎不进行 ICG 负荷试验，所以可以说是日本独特的分级法。

■ 总结

本文所述的三种肝功能评价方法，即 Child-Turcotte 分级、Child-Pugh 分级、肝功能损害分级，都是用简单的指标将肝硬化患者的肝储备功能分为三级，临床意义大体上是一致的。比较表 1~表 3 可以看出，评价项目中有若干差异，因此在分析讨论肝功能时，一定要事先认清是在使用哪个分级标准。

表 3　肝功能损害分级

根据临床表现及血液生化学检查结果分为 3 级。每项分别分级，出现 2 项以上者即为该级肝功能损害

	A	B	C
腹水	无	治疗有效	治疗效果差
血清胆红素（mg/dl）	<2.0	2.0~3.0	>3.0
血清白蛋白（g/dl）	>3.5	3.0~3.5	<3.0
ICG-R_{15}（%）	<15	15~40	>40
凝血酶原活动度（%）	>80	50~80	<50

注：当出现两处 2 项以上时取更严重的等级。比如，肝损害 B 有 3 项，C 有 2 项，肝功能损害为 C 级。

参考文献

1) Child, CG et al：Surgery and portal hypertension. In：Child CG, ed. The liver and portal hypertension. Philadelphia, W. B. Saunders Co., 50, 1964

2) Christensen, E et al：Prognostic value of Child-Turcotte Criteria in medically treated cirrhosis. Hepatology 4：430-435, 1984

3) Pugh, RNH et al：Transection of the oesophagus for bleeding oesophageal varices. Br J Surg 60：646-649, 1973

4) Ryder, SD：Guidelines for the diagnosis and treatment of hepatocellular carcinoma （HCC) in adults. Gut 52(suppl. III)：iii 1-8, 2003

5) 日本肝癌研究会編：原発性肝癌取扱い規約，第 4 版，金原出版，東京，2000

6) Bruix, J et al：Clinical managemant of hepatocellular carcinoma. Conclusions of the Barcelona-2000 EASL conference. J Hepatol 35：421-430, 2001

7) Pimstone, NR et al：Evaluation of hepatocellular function by way of receptor-mediated uptake of a technetium-99 m-labeled asialoglycoprotein analog. Hepatology 20：917-923, 1994

门静脉癌栓的手术方针

熊田　馨 ［昭和大学保健医疗学部］

■ 引言

　　肝癌向周围门静脉分支浸润时，根治性切除的可能性便减小了。更何况门静脉癌栓向门静脉主干逆行性生长后，进一步可向对侧顺行性蔓延。这种情况下，很少有内科医生把患者介绍给外科医生。但是最近，通过联合使用外科和其他辅助疗法能除去主干和1级分支的癌栓，不少病例取得了预期效果并延长了生命。

■ 门静脉癌栓的预后

　　在癌栓累及门静脉主干的病例，个别大的肿瘤可破裂，食管静脉曲张破裂也不少见。癌栓充满在肝的门静脉系统会引起肝功能不全。这样的患者平均寿命为2.4个月，但也可以见到超过6个月没有任何变化的病例。

■ 癌栓摘除的意义

　　作者曾经提出过门静脉主干癌栓摘除的定型手术是有价值的：把含有主要病灶的肝脏切除并对残肝的门静脉系统进行重建，这样可以防止食管静脉曲张破裂，同时残留病灶有机会接受辅助疗法。

　　门静脉癌栓有多种多样的表现。有的从1级分支逆行进展到主干并充满对侧1级分支的管腔，有的癌栓的前端呈长蒂的息肉状漂浮在对侧门静脉支的血流中，有的与管壁粘连固定，有的成泥沙状深深地嵌入所在区域的所有门静脉的细小分支中。另外，印象中TAE后癌栓和管壁的粘连会比较明显，但尚未有确切的证据。

　　对这样的癌栓尽管有"非接触（non-touch method）"切除方法，但通常的做法是癌栓摘除术。摘除癌栓时，尽管未使残肝门静脉发生栓塞，癌栓碎片也未播散到术野，但如果认为癌栓已深入残肝门静脉细支、已浸润到门静脉壁或残肝中有并存病变，此时再进行合并门静脉癌栓的肝切除＋残肝门静脉重建便毫无意义了。

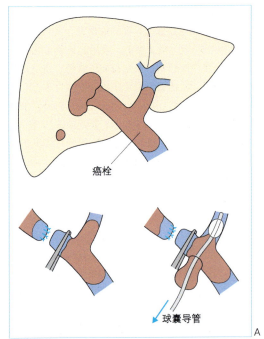

癌栓

球囊导管

A

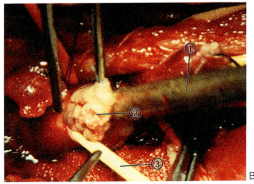

B

图1　用球囊导管摘除门静脉癌栓
A. 手术过程概要；B. 术中照片
①吸引管；②用球囊导管从切口拽出的癌栓的一部分；③导管

■ 方法

以右侧肝癌发展来的、从主干蔓延到左支门静脉的癌栓为例，简单介绍一下手术方法（**图1**）。首先，仔细将门静脉左右分叉部显露出来，要注意的是压迫门静脉可造成残肝门静脉支内形成栓塞。在门静脉右支根部横切开数毫米，插入吸引管，把切口附近的癌栓吸出后，切断右支，肝侧断端缝合，另一端用钳子夹住。用球囊导管进行门静脉左支肿瘤摘除时，导管插入口最好与左支走行成一直线。在摘除的时候，在超声引导下向末梢插入球囊导管将左支末梢阻断后，在膨胀球囊的牵引下，切开口也随之扩大，癌栓搜出后迅速吸净，再将导管插入。为了避免不必要的出血和肿瘤细胞在术野的播散，在反复进行上述操作时不要将球囊向切口外拔出是重要的诀窍。冲洗门静脉左支的效果不确定。

癌栓浸润固定于门静脉壁的时候，用球囊反复操作作用也有限。癌栓没有越过左支水平部时，为了控制出血，应预先将左支游离牵起，使用 Kelly 钳子、动脉血栓内膜剥离子和环形剥离子将癌栓摘除。累及矢状部时，阻断全肝血流，切开矢状部后将癌栓摘除（**图2** 下）。也有部分切除含有癌栓的门静脉并使用移植血管（graft）的方法（**图2** 上）。以上的方法均以重建残肝的门静脉血流为目标。利用影像学检查确认完成上述目标后（**图3**），残余肿瘤用 TAE 等方法作辅助治疗。一味地追求摘除的量会导致创伤过大，应该慎重行事。

参考文献

1）Kumada, K et al：Hepatic resection for advanced hepatocellular carcinoma with removal of portal vein tumor thrombi. Surgery 108：821-827, 1990

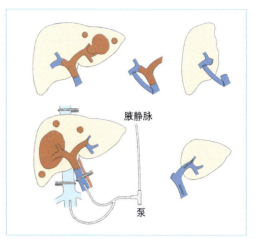

图2　门静脉癌栓的切除
上：设置门静脉转流，将含有癌栓的门静脉切除
下：在全肝血流阻断的情况下，半切开门静脉矢状部摘除癌栓

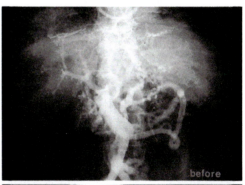

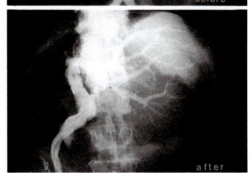

图3　门静脉癌栓摘除前后的门静脉造影像
上：右侧肝癌伴有门静脉癌栓
下：扩大右半肝切除及残肝门静脉血流重建后

2. 胆管细胞癌

山本順司

［癌研有明病院消化器外科］

引言

　　胆管细胞癌（肝内胆管癌）占原发性肝癌的 3%~5%。与肝细胞癌不同，胆管细胞癌很少发生在病毒性肝炎肝损害的基础上，因此在高危人群中筛选以早期发现此病就很困难。而且有报告称，因为胆管细胞癌会发生腹膜播种或直接向多个脏器浸润，故切除率比肝细胞癌要低。因大部分都是在正常肝的基础上发生的，肝切除量的限制较少，但是它的肉眼分型或进展方式比肝细胞癌更多，因此在切除时应把这些都考虑进去。

1. 大体分型

　　胆管细胞癌的肉眼大体分型是根据原发肝癌的处理规约重新制定的。主要分为三型：①肿瘤形成型（肝实质内形成明显的肿瘤）；②胆管浸润型（沿 Glisson 鞘浸润性进展而使胆管狭窄、闭塞）；③胆管内生长型（向胆管腔内呈息肉状、乳头状生长）[1, 2]（图 1）。

2. 进展方式

（1）肝内转移

　　这是像肝细胞癌那样的在肝内非连续性播散的进展方式。多见于肿瘤形成型。在原发灶附近的出现频率最高，也就是所谓的"卫星灶（satellite configuration）"（图 2）。它与组织学中的脉管浸润有关[3]。

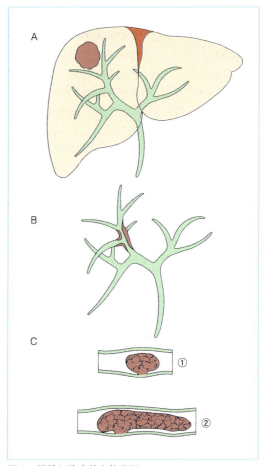

图 1 胆管细胞癌的大体分型
A. 肿瘤形成型
肝实质内形成边界清楚的肿瘤
B. 胆管浸润型
沿胆管长轴生长，经常浸润胆管周围的血管和结缔组织
C. 胆管内生长型
① 突出于胆管腔内呈乳头状生长
② 乳头状生长进一步发展可能形成癌栓状

◎虽然以患侧半肝切除（或扩大半肝切除）为基准，但胆管细胞癌肝内外进展方式很多，所以选择术式时要将这些都考虑进去。

◎当肿瘤主要位于左半肝时，常见淋巴结沿胃小弯转移，因此应将胃小网膜及胃左动脉周围的淋巴结一并廓清。

◎肿瘤不能完全切除、腹主动脉旁淋巴结转移和远处转移时不适合手术。

（2）结缔组织浸润（侵犯 Glisson 鞘并沿其浸润）

癌细胞在胆管粘膜下层呈连续性进展，而在胆管腔内或粘膜面则可能观察不到病变。胆管浸润型是此类病变的主要类型。即便是肿瘤形成型，当靠近中枢侧的 Glisson 时，也经常看到这种浸润方式。

（3）胆管内生长

肿瘤以填充胆管腔的方式生长。在肿瘤形成型或胆管浸润型也可见到这种生长方式（**图 3**）。

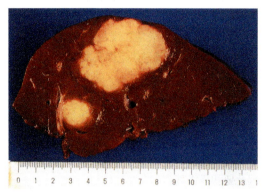

图 2　肿瘤形成型肝内胆管癌

（4）表层扩展

这是肿瘤沿胆管粘膜层进展的方式。经常与胆管内生长的病变相伴。有的病变的粘膜表面呈颗粒状，但有的用肉眼根本观察不到。

每个肿瘤不是只有一种进展方式，而是几种进展方式的结合（**图 4A，B**）。

3. 术式的选择

由于肝切除量限制较少，通常是将患侧的半肝切除并根据病变程度对切除范围进行增减。

（1）肿瘤形成型

考虑到肝内转移性进展，为充分保证断端，故基本上采用大范围的肝切除。当肿瘤长在 Glisson 鞘 2 级或 3 级分支旁并压迫该支时、其末梢端的肝内胆管扩张及患侧肝叶萎缩时，应考虑到可能浸润到了 Glisson 鞘结缔组织，所以要注意切除 Glisson 鞘的断端必须为阴性。Glisson 鞘受侵的话，淋巴结转移率就比较高，

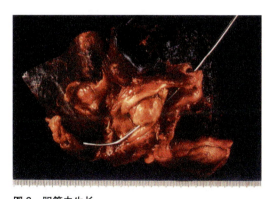

图 3　胆管内生长
切除的左半肝标本，切开胆总管后从右肝管断端插入探针

所以需进行淋巴结廓清术。

（2）胆管浸润型

同肝门部胆管癌一样，除将患侧半肝切除之外，还应进行肝外胆管切除＋淋巴结廓清。用 PTCS（经皮经肝胆道镜）很难判断结缔组

织浸润的范围，应参照相关的辅助检查（如结缔组织在超声上回声低、在 CT 上为低密度等）并在术中作快速病理检查作最后的确诊。

（3）胆管内生长型

胆管内生长型用胆道造影的方法等可很容易确定其范围，但是它常常伴随有表层扩展，因此为了保证断端阴性，应在术中作快速病理检查确诊。对于有表层扩展的肿瘤，在术前进行 PTCS 检查评价其进展范围是非常有用的。

4. 手术适应证

当病变能完整切除时，原则上应手术切除。以结节浸润为主体的肿瘤或肿瘤形成型即使出现胆管内生长，多数生物学上的恶性度也较低，因此要积极将其切除[4]。

以下情况一般不考虑手术：

● 肝脏病灶不能完全切除；

● 主动脉旁的淋巴结或纵隔淋巴结明显肿大；

● 有远处转移。

参考文献
1）日本肝癌研究会规约委员会编：临床・病理原发性肝癌取扱い规约别册 胆管细胞癌（肝内胆管癌）の肉眼分类（案），1994 年 4 月
2）山本顺司ほか：肝内胆管癌切除例の検讨：肉眼病型分类とその临床病理学的特徴．日外会誌 94：1194-1200，1992
3）Nakashima, T et al：A hisopathologic study of 102 cases of intrahepatic cholangiocarcinoma：histologic classification and modes of spreading. Hum Pathol 19：1228-1234, 1988
4）Yamamoto, J et al：Intrahepatic cholangiocarcinoma presenting intrabile duct extension：clinicopathologic study of five resected cases. J Clim Oncol 27：18-21, 1997

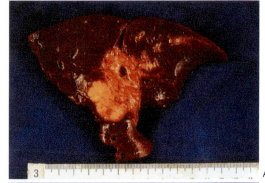
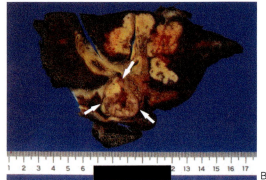

图 4

A. 肿瘤形成型 + 胆管浸润型（左半肝标本，位于左外叶 ~ 尾状叶的肿瘤形成型胆管细胞癌，浸润了左 Glisson 鞘）

B. 肿瘤形成型 + 胆管内生长型（左半肝原发性胆管细胞癌向胆总管内生长，如箭头所示）

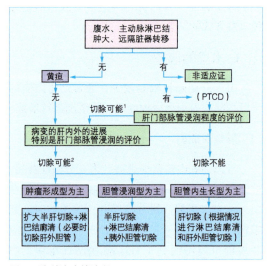

图 5 外科治疗的流程

[1] 肉眼判断胆管断端阴性

[2] 从残肝的肝动脉、门静脉 2 级分支到末梢看不到浸润

胆管细胞癌和淋巴结廓清

井上和人 ［日本大学医学部消化器外科］

■ 淋巴结转移的发生率和部位

多数胆管细胞癌在发现时已经伴有肝内外多发性转移。其中临床病例的淋巴结转移率为37.9%，尸检为73.0%；而肝细胞癌分别是1.7%、30.7%，由此可见差别很大。各医院进行根治性手术的病例很少，而且普遍没有进行系统性廓清，因此转移到别处的频率就不是很清楚。从作者自己的病例和文献报告的病例来看，转移不仅在肝门，还累及三角韧带、镰状韧带及肝静脉周围，而且还可以到达纵隔、腹膜后。特别是，左肝的肿瘤还可经胃小弯转移到胃贲门部。

■ 淋巴结转移和预后

在胆管细胞癌中典型的"肿瘤形成型"中，"淋巴结转移"和"切缘端"是很重要的预后决定因子。作者所经历的术中证实有肉眼的、组织学的淋巴结转移的病例，即使是施行了根治术，在11个月内都会复发，且为全身性、多发性，2年之内都会死亡（表1，图1）。在国内外文献中，生存3年以上的病例极少，也未见到有效的辅助疗法的报告。在施行根治术后，肉眼及组织学未见淋巴结转移的患者的5年生存率能达64.7%，与肝细胞癌相同。长期生存的病例中包括了有肝内转移或胸壁浸润的患者（图2）。

■ 淋巴结廓清的适应证和意义

"胆管浸润型"即使有肉眼淋巴结转移也有长期生存的病例。与肝门部胆管癌相似的"肿瘤形成型 + 胆管浸润型"则有两者的负面的特点，即术前判断肝内肿瘤形成型有淋巴结转移时，肝切除是姑息性的手术，已没有廓清的必要。对于那些术前和术中未发现转移而廓清后的组织检查才发现有转移的患者，系统淋巴结廓清有无效果正在研究中。然而胆管细胞癌有10%的可能合并肝硬化，即使是正常的肝脏，如在大范围肝切除之后再做系统性淋巴结廓清，发生肝功能不全的几率也会大大增

加。没有根据的大范围切除会导致术后出现并发症，故应慎重行事。

表1 淋巴结转移阳性的胆管细胞癌（肿瘤形成型）复发部位

最初确认的复发部位	病 例 数
骨	5
肝	3
腹膜后淋巴结	3
腹膜播种	2
脑	1
肺	1
合 计	15

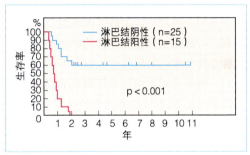

图1 胆管细胞癌（肿瘤形成型）淋巴结转移和预后的关系

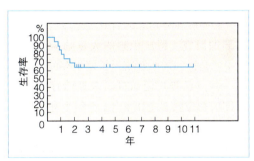

图2 胆管细胞癌（肿瘤形成型）切除后切缘阴性。组织学检查淋巴结转移阴性的患者的预后（5年生存率=64.7%）

参考文献

1）Inoue, K et al：Long-term survival and prognostic factors in the surgical treatment of mass-forming-type cholangiocarcinoma．Surgery 127：498-505, 2000

3. 转移性肝癌

今村　宏・川崎誠治*

[東京大学医学部肝胆膵・移植外科・*順天堂大学医学部肝胆膵外科]

引言

转移性肝癌是癌远处转移的一种方式。消化管原发的恶性肿瘤因为肿瘤细胞经门静脉血流转移，肝脏通常是血行转移的第一站。已有对几种恶性肿瘤的肝转移性灶进行肝切除有效的报告，特别是对大肠癌转移而来的病灶进行肝切除的文献较多，且对其有效性没有异议。本文就以大肠癌肝转移为中心来论述转移性肝癌的手术适应证。

1. 大肠癌肝转移的肝切除

大肠癌肝转移切除的有效性还没有随机双盲对照的研究，但从积累的大量临床病例来看，手术是惟一的能够获得长期生存的根治疗法这一观点已被广泛认同。未经治疗的患者生存期的中位数多为 1~2 年，5 年生存的很少见。另外，全身化学疗法的部分缓解率（partial response rate，PR）为 10%，动脉灌注化疗的 PR 为 40%~60%，完全缓解率（complete response rate，CR）为 5%。普遍认为这些疗法能延长生存率的中位数，但无助于改善 5 年生存率。肝切除后的 5 年生存率为 25%~45%。肝切除安全性的提高对适应证的确立也有一定的贡献，近年的报告中包括扩大肝切除在内的肝切除的死亡率在 5% 以下，散见的"大容量中心（high volume center）"的报告的死亡率为 0。

2. 从肿瘤的进展来看适应证

控制了原发灶后，除了可切除的肺转移以

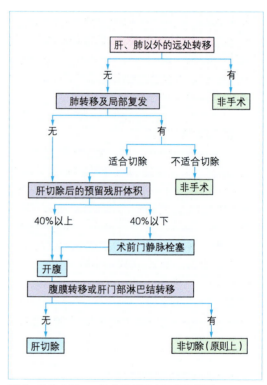

图 1　治疗方针——决定手术适应证的流程图

外没有其他的肝外转移灶是手术治疗的必要条件（**图 1**）。只要肝转移灶有望根治，原则上所有的病例都是肝切除的适应证。这是因为在所有治疗方法中，不管后述的影响因素如何，肝切除被认为是惟一能带来长期存活的治疗方法。伴有肺转移的患者与单独肝转移相比预后差，但有切除适应证的话，即便是肝肺同时转移也是切除的适应证。

相反，如果原发灶根治无望（同时性转移），或原发灶未能进行根治性切除（异时性转移）或有骨或脑或腹膜播种转移时，或肝脏转移灶累及到肝门部甚至腔干的淋巴结有转移时，则不宜进行肝切除（图1）。但有腹腔内种植（P1）切除后长期生存的报告，另外也有报告称将肝门转移的淋巴结廓清能改善预后。实际操作时，要根据具体情况进行处理（case by case）。异时性转移时，原发灶的局部复发一般很少能控制，因此很少有肝切除的适应证。局部复发因为术前诊断困难，所以术中的局部探查很重要。特别是切除原发病灶后经过时间与肿瘤的大小不相称的时候，要高度怀疑是由局部复发而来的肝转移癌。

关于切除转移灶后的预后影响因子有很多报告，对肿瘤直径、同时转移还是异时转移、肿瘤数量、分化程度、单叶还是双叶转移等因素与预后的关系有很多争议，但是无需根据这些因素来排除肝切除的适应证。这其中与肝切除的适应证的关系议论最多的是：多个转移是否进行肝切除？一般认为如果肝脏有4个以上的转移性肿瘤，即使切除也没多少意义。但是根据作者和其他医院的经验，虽然可以看出肿瘤个数增加则生存率有降低的倾向，但是生存率极端变坏的个数的阈值并不存在，也有不少病例有10个以上的转移灶，但做完手术后存活超过5年[1, 2]。不管怎样，在目前没有其他的根治手段且肝切除可以安全进行的情况下，有多个转移灶不是手术的禁忌证。换句话说，还不如这样想：在已经切除的有数个转移灶的病例中，可能会有在术前、术中没有检查到的肿瘤残留下来继续生长，非常有可能是非根治性切除。这就意味着要在术中作视诊、触诊和超声检查加以明确，尽可能找到术前没有发现的肿瘤并进行切除。

3. 从切除方式来看适应证

切除肝脏时，要将非癌部分的切除量控制在最小，故多行局部切除。没有必要进行肿瘤学意义上的规则性肝切除。要保证所有肿瘤切缘均为阴性，同时确保切除后的残肝体积不少

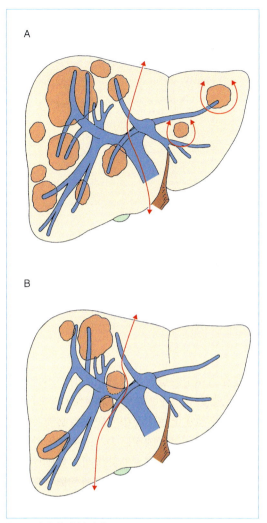

图2　半肝多发性肿瘤

A. 扩大右半肝切除＋左肝局部切除
B. 必须切除右半肝。对这种病例，多数要在施行右门静脉栓塞术后再进行肝切除

于全肝体积的40%（图1）。先前的报告认为切缘至少要10mm，否则预后不良。最近的关于预后因子的研究认为，即便切缘有10mm（或以上），预后也没有改善。所以，现在大都主张只要肝的离断面没有露出肿瘤就行了。现在能用术中超声随时监测离断面和肿瘤的关系，切缘有数毫米即可，但要保证其为阴性。肝切离靠近肿瘤时，使用超声吸引手术刀（cavitron ultrasonic aspiration，CUSA）则非癌部不必要的破碎吸引可导致肿瘤的露出，故不应使用。另外，

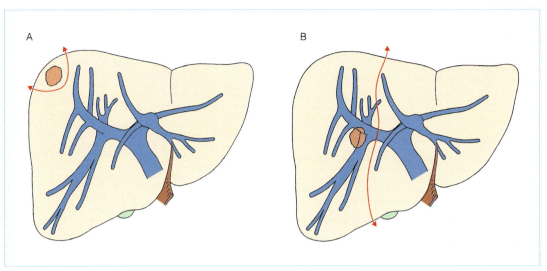

图 3　肝转移癌的部位和切除的术式
A. 肝表面附近的肿瘤可行局部切除
B. 肿瘤虽小但接近门静脉右支时，有必要切除右半肝

现在在对多个肿瘤行扩大肝切除时，不主张保持不必要宽的切缘，避免无谓损伤 Glisson 支和残肝。虽然在上述情况中一般没有必要行规则性的肝切除，但若肿瘤巨大、占据了肝脏的一叶或是有一叶全是多发的肿瘤时，规则性切除的方法容易操作，行半肝或肝段切除（**图 2A**、**B**）。另外，肿瘤所在部位是决定切除术式的重要因素。以大肠癌为首的消化道恶性肿瘤的肝转移灶与肝细胞癌不同，它没有包膜，与脉管相接的肿瘤容易侵犯脉管或是其周围的结缔组织。因此在遇到这样的病例时，为了实施根治切除术，将脉管一并切除是很有必要的。特别是在肿瘤位于肝门部附近与主要的血管相邻近的时候，即使肿瘤很小，但也必须作半肝切除（**图 3B**）。例如，对占据整个右半肝的巨大肿瘤行右半肝切除时，实际切除的肝实质的量成为问题的很少。但对于小的肿瘤，因为它与血管的位置关系或单叶多发等因素，若施行右半肝切除或更大范围的切除术，其结果是因切除了大量功能正常的肝脏，术后发生肝功能不全或各种并发症的危险很大。像这样的病例，作者认为可术前进行右肝门静脉栓塞术，待右肝萎

缩、左肝代偿性肥大之后再进行肝切除术就比较安全（**图 1，图 2A 和 B**）[3, 4]。

4. 肝切除术后残肝转移癌复发的手术适应证

大肠癌肝转移手术切除后，术后复发部位最多的是肝，其次是肺。如果原发灶得到根治，肝切除后的复发应该是由初次切除时没有发现的微小的转移灶发展而来，理论上它的切除的适应证与初次手术时一样。事实上 20 世纪 90 年代以后有多篇关于再次肝切除的报告，对于其适应证和有效性的评价已有定论[5]。再切除后的复发也可以采用同样的方针。应该注意的是，初次肝切除后的肝脏复发的 70% 集中在肝切除术后 2 年内，因此术后早期进行随访是很重要的[2]。

5. 其他脏器原发的转移性肝癌

除大肠癌外还有胃癌、平滑肌肉瘤、类癌等。目前除了胃癌外，相关的肝转移灶切除只有散在的报告。胃癌不仅同大肠癌一样经门静脉转移，此外还有腹膜转移或淋巴结转移，真正能作为肝切除对象的病例很少，这可能是肿

◎对于大肠癌肝转移而言，只有肝切除才能赢得长期的生存。

◎没有肝脏以外的远处转移、局部复发可以控制时才考虑手术。

◎虽以局部切除为原则，但根据肿瘤的条件也可考虑解剖性切除。

瘤生物学恶性程度的不同。然而手术是惟一有望长期生存的治疗方法，这种情况同大肠癌一样。在仔细地检查有无肝外病变后，可以用和大肠癌肝转移几乎相同的标准进行手术。

◆ 小结

转移性肝癌的手术适应证是由原发灶及肝外转移灶的进展程度和肿瘤在肝内的解剖学位置关系等决定的。肝转移灶本身的因素很少能影响手术指征。原则上进行肝局部切除，最大限度保留正常肝组织。

参考文献

1）Weber, SM et al：Survival after resection of multiple hepatic colorectal metastases. Ann Surg Oncol 7：643-650, 2000

2）Imamura, H et al：Single and multiple resections of multiple hepatic metastases of colorectal origin. Surgery 135：508-517, 2004

3）Kawasaki, S et al：Resection for multiple metastatic liver tumors after portal embolization. Surgery 115：674-677, 1994

4）川崎誠治ほか：転移性腫瘍の治療，肝．外科臨床ハンドブック2，癌―現況と最新治療，中山書店，1994

5）Adam, R et al：Repeat hepatectomy for colorectal liver metastases. Ann Surg 225：51-60, 1997

胃癌肝转移适合切除吗

落合登志哉 [京都府立医科大学外科学教室消化器外科部門]

■ **胃癌肝转移应该进行切除吗？**

大肠癌转移到肝脏时应积极切除病灶，但是当胃癌转移到肝脏时或胃切除术后发现有肝脏转移时，到底应不应该切除肝脏的病灶呢？至今还没有定论。

根据作者自己的资料，在过去30年的时间里共有胃癌肝转移284例，手术切除的只有30例。其中，完全切除的（即不管是否同时还是非同时转移，肝脏所有的病灶都被切除）就更少了，只有22例，其中4例在肝转移切除术后存活了5年以上。而且在这4例中有2例存活了18年而没有复发，可以认为是完全治愈。在随访时间足够长的21例分别施行了适当术后化疗，但生存天数和无复发生存天数的中位数分别只有550天和380天。

对于胃癌肝转移，应根据不同的情况选择不同的治疗方法。其中多数病例有无法根治切除的因素，故选择化学疗法。另外有关于从肝动脉进行的动脉灌注化疗的报告，但是能够长期生存的好像很少。这种方法原则上应限于其他脏器没有转移灶，且肝转移灶无法根治性切除的病例。综上，胃癌肝转移切除的前提是能将原发灶和转移灶都完全切除。从术前、术中能判断出切除之后就没有残留癌变则应该予以切除，即使现在已经开发出了有希望的抗癌药（如 S1 和紫杉醇类）。

■ **预后取决于原发灶的进展程度**

分析了上述21例的与预后有关的各种临床病理学因素，得出的结果是：对于生存率，有无浆膜浸润是惟一有意义的因素；对于无复发生存率，有无浆膜浸润、是否在淋巴管浸润（ly）1以下以及有无血管浸润（v）是有意义的因素。以上因素均与腹膜种植、淋巴结转移和肝转移有关。而且将"淋巴管浸润 < ly1 + 无血管浸润"的病例组同"淋巴管浸润 > ly2 + 血管浸润 > v1"的病例组相比较，前

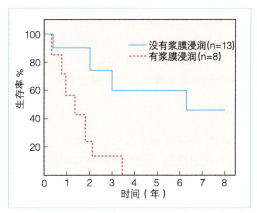

图1 肝转移灶切除术后的生存曲线（胃癌有或无浆膜浸润）（n=21）（$P < 0.05$）

者（浸润少的病例组）的生存率和无复发生存率都比较好，且在统计学上有意义（**图1**）。综上，如果能完全切除，肝脏转移灶的数量与预后无关，预后的好坏取决于原发灶的进展程度。在肝切除的方法（剜除术～肝叶扩大切除）中，11例施行肝局部切除以下的切除方法。胃癌肝转移时，非肿瘤肝为正常肝的情况很多，残肝功能也很少限制肝切除的范围。

在以上列举的预后因子中，判断有无淋巴管、血管浸润必须将切除标本做组织学检查，同时性肝转移的胃癌无法进行这种检查，将原发灶作组织学检查再作二期肝脏切除之类实际上也几乎不可能。也就是说在同时性肝转移时，"胃癌是否露出浆膜层"是一个判断是否行肝切除的很好的指标。异时性转移时，原发灶没浸润到浆膜层、淋巴管浸润 < ly1 以及血管浸润（−）的病例是手术的良好适应证。

参考文献

1）Ochiai, T et al：Hepatic resection for metastatic tumours from gastric cancer：analysis of prognostic factors. Br J Surg 81：1175-1178, 1994

4. 良性肝肿瘤

飯田俊雄・川原田嘉文*

[藤田保健衛生大学七栗サナトリウム外科・*伊賀市立上野総合市民病院外科]

引言

对于肝脏的良性肿瘤，要围绕是否有手术适应证求得正确的诊断。临床实践中，多数鉴别诊断并不容易。即便在影像诊断显著进步的今天，与恶性肿瘤的鉴别诊断依然困难，过度手术的例子也很多。本章以代表性的良性肿瘤的鉴别诊断及手术适应证为中心加以叙述，但同时并非严格限定于良性肿瘤，对那些鉴别诊断时要特别注意的疾患也做一简述。

1. 囊腺瘤

囊腺瘤在日本比较少见（约35例左右）。其中一部分伴有与卵巢类似的间质，这种类型约有20例。与囊腺癌的鉴别很重要。因为担心肿瘤播散，故为了诊断而进行穿刺是禁忌证。另外，即便是囊腺瘤，CA19-9的值也会上升，与腺癌鉴别时要注意。影像学上与肝囊肿的鉴别很容易。当囊泡壁部分肥厚、出现乳头状隆起时，与囊腺癌的鉴别困难。另外囊腺瘤自身有癌变的潜在可能性[1]，原则上应该进行包括囊肿在内的肝切除。

2. 上皮样血管内皮瘤

上皮样血管内皮瘤（epithelioid hemangiomaendothelioma）在日本约有60例左右，是比较少见的疾病。临床上恶性转归多见，应该按照恶性肿瘤处理。肿瘤的恶性程度较低，介于血管瘤和血管肉瘤之间。影像学上，与血管瘤的鉴别比较容易，与其他的转移性肝癌等肝肿瘤

鉴别困难。

治疗首选肝切除，无法切除时，采用动脉灌注疗法等。尽管不赞成经皮肝脏活检，但仅凭影像学所见诊断很困难。进行活检前要充分与患者进行沟通。

3. 腺瘤样增生

在有肝硬化背景时，腺瘤样增生（adenomatous hyperplasia，AH）是与周围肝组织的相比有明显细胞增生的结节性病变。从本病到高分化型肝细胞癌，即从肥大性增生到肿瘤性增生之间的鉴别诊断很困难。并且一直以来即被认为可能是癌前病变，在直径3cm以下的肝细胞癌切除的病例中，20%伴有本病。

怀疑有本病时，应在超声引导下进行肝活检并有必要进行仔细的随访。同时在充分与患者沟通的基础上，可以将其作为癌前病变或交界性病变进行肝切除。另外，作为常见的在肝硬化基础上发生的肝肿瘤，如影像诊断上高度怀疑为肝细胞癌，考虑到活检可能导致的腹壁的种植，直接进行肝切除也可以。

4. 肝细胞不典型增生

肝细胞不典型增生（liver cell dysplasia，LCD）现在分为大细胞性（large cell dysplasia）和小细胞性（small cell dysplasia）两类。一般肝的不典型增生多指的是大细胞性不典型增生。文献报告在合并肝癌的慢性肝病中，有大细胞性不典型增生的比例为48%。另外，其被认为与乙型肝炎病毒感染相关。现在不认为这是一种癌

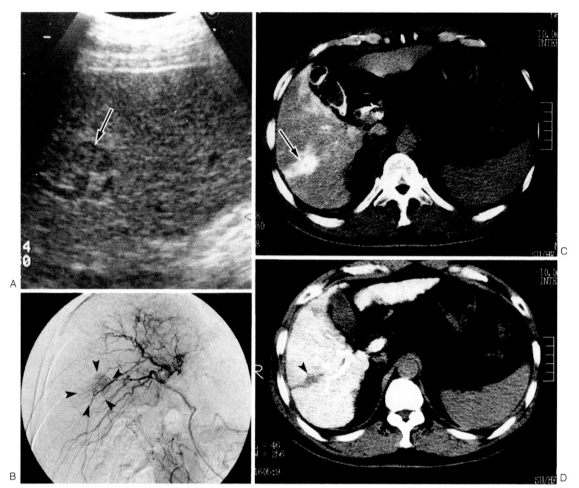

图1　大细胞性不典型增生的病例
A. 超声，S₆直径17mm的低回声肿物（长箭头）
B. AAG，S₆肿瘤染色（短箭头）
C. CTHA可见高密度肿物（长箭头）
D. CTAP可见低密度肿物（短箭头）

前病变，而是一种退行性或反应性病变。但是因为在肝细胞癌中伴发率很高，故肝活检诊断大细胞性不典型增生后，有必要仔细进行随访。另一方面，普遍认为小细胞性不典型增生是癌前状态。仅靠肝活检多较难进行确诊，怀疑时尽管有不同意见，但应积极加以切除。另外，两者多是在肝硬化基础上出现的肝肿瘤，当影像学上高度怀疑为肝细胞癌时，考虑到活检可能导致腹壁的种植，直接进行肝切除为好。作者所在科室的1例大细胞性不典型增生的病例，

超声检查在S₆有直径17mm的肿瘤。动脉造影CT发现CTHA高密度、CTAP低密度的肿物。血管造影S₆能见到肿瘤染色（**图1**）。因不能排除恶性，故手术切除。

5. 肝细胞腺瘤

与上述两种病变是由慢性肝病发展而来不同，一般情况下肝细胞腺瘤（liver cell adenoma, LCA）在正常肝脏发生的较多，被认为与口服避孕药关系密切。一般情况下很少恶变，但术

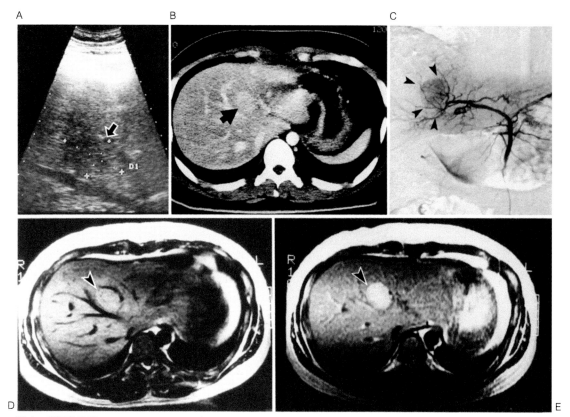

图 2 肝细胞腺瘤
A. 超声，S_4 的直径 46mm 低 - 等回声肿物（长箭头）
B. 增强 CT，3cm 大的高密度肿物（长箭头）
C. AAG，S_4 的肿瘤染色（短箭头）
D. MRI，T1 像等 - 高信号肿物（短箭头）
E. MRI，T2 像高信号肿物（短箭头）

前诊断困难，同高分化肝细胞癌的鉴别诊断尤其困难[2]。因为有过肿瘤内出血和腹腔出血的例子[3]，活检确诊 LCA 后要积极予以切除，确定诊断有赖于对切除标本的检查[4]。作者所在科室的 1 例的 LCA 的病例：睾丸横纹肌肉瘤切除后在化疗过程中发现肝肿瘤。超声上可见左内叶有 46mm×29mm 大小的肿瘤。在增强 CT 可见 3cm 大的高密度区域，MRI 的 T1/T2 像均可见 36mm 大的高信号肿物。血管造影上，在 A4 供血区域可以看见染色（**图 2**）。诊断为睾丸横纹肌肉瘤肝转移，左半肝切除后病理诊断为 LCA。

6. 局灶性结节增生

局灶性结节增生（focal nodular hyperplasia,

FNH）和 LCA 一样都是在正常的肝组织发生的疾病。与口服避孕药有关，在欧美以年轻女性多见，日本患病率较低。多数情况是单发、无包膜境界清楚的肿瘤，常呈分叶状，肿瘤内部有星芒状的瘢痕。与 LCA 不同的是出血等并发症少见，无症状的病例多见，且没有恶变可能。如果有比较特征的影像学所见则诊断比较肯定，如没有症状和并发症，观察病情变化即可。但是病变微小时同恶性疾病难以鉴别[2]，应考虑进行切除。

7. 肝血管平滑肌脂肪瘤

肝血管平滑肌脂肪瘤（angiomyolipoma，AML）是发生于正常组织的良性间叶性肿瘤，脂肪细胞、平滑肌细胞和血管成分的增生是其特征。因脂肪成分的比例不同，肿瘤的影像学表现各异。脂肪成分少的病例诊断困难。大多数单发没有包膜，且没有恶变的报道。脂肪成分多的病例有比较特征性的影像学表现，通过CT、MRI能够诊断[5]。用肝活检确诊的病例以临床观察为好。但是，微小病变与伴有脂肪变性的肝细胞癌常很难鉴别，可以手术治疗。

8. 胆管腺瘤

胆管腺瘤（bile duct adenoma）在日本约有20例左右，属较少见的疾患。其直径为1cm左右，多在因其他原因手术时偶然发现。影像学上本病没有特征性所见，与转移性肝癌、胆管细胞癌不太容易鉴别。活检能确诊时观察即可，鉴别困难时要仔细进行随访。无法确诊时，可以手术切除。

9. 错构瘤

错构瘤（hamartoma）分为间叶性错构瘤（mesenchymal hamartoma）和胆管性错构瘤（von Meyenburg complex）两大类。间叶性错构瘤见于儿童期，占这个年龄段肝肿瘤的1/4，患者大都以腹部膨隆、腹部肿瘤起病。肿瘤多在1kg以上，不会复发和恶性转化。能确诊则可以观察，有症状则可考虑切除。胆管性错构瘤为直径1~5mm大小的颗粒状结节，主要见于成人肝脏，有散发的和多发的。后者多伴有多囊肝、多囊肾。如较大，在影像学上可以分辨。通常肿瘤较小，活检也很困难。原则上胆管性错构瘤是良性肿瘤，极少见恶性转变的报道。有必要与囊泡腺癌、弥漫性的转移型肝肿瘤和肝细胞癌等进行鉴别，同时仔细进行随访。

10. 海绵状血管瘤

海绵状血管瘤（cavernous hemangioma）是发病率最高的肝良性肿瘤，通常无症状。巨大的血管瘤出现血小板减少、纤维蛋白原减少、继发性DIC的称作Kasabach-Merritt综合征。影像诊断有特征的表现，诊断比较容易，但肿瘤

小的时候诊断困难。怀疑本病时禁忌肝活检。尽管直径4cm以上的称为巨大血管瘤，但破裂的危险性极小[6]。确定诊断后，无症状的原则上不需要手术。有压迫症状或者出现Kasabach-Merritt综合征时要手术治疗。

11. 炎性假瘤

炎性假瘤（inflammatory pseudotumor，IPT）是伴有发热、白细胞升高、CRP升高等炎性症状的疾病，特定病原菌还未确定。病变微小时和恶性肿瘤的鉴别诊断很困难，确定诊断需要肝活检。确定诊断时抗生素、类固醇激素等药物疗法是第一选择，但现状是文献中很少有使用激素的报告。保守治疗肿瘤能消失的一般要1.5~15个月（平均6.6个月）。有1例复发的报告[7]。症状无好转或肿瘤无缩小时可手术治疗。

12. 肉芽样肝脓肿

肉芽肿样肝脓肿（granulomatous abscess）的病理组织像与炎性假瘤酷似，不同之处在于前者可在镜下看到微脓肿（microabscess）。有认为其与IPT是截然不同的两种病变，但也有散见的将两者混同的报告，现在倾向于将两者看作是同一病变，而且两者可能是肝脓肿治愈、修复过程中在不同时期发现的病变。其预后良好，可进行观察或保守治疗。因为脓肿有可能复燃，仔细的随访是必要的。

13. 孤立性肝结核瘤

孤立性肝结核瘤（solitary tuberculoma）日本约有50例左右的报告，是较少见的疾患。影像学上没有特异性所见，有的会在比较短的时间内增大。活检能诊断时，第一选择是抗结核药。但现状是活检诊断的正确率较低，且抗结核药多数无法使其明显变小，这时可手术治疗。

小结

本章介绍了诊断明确的肝良性肿瘤的手术适应证。但是无法确定诊断、不能否定恶性肿瘤的情况下，应考虑手术治疗。

◎影像诊断和活检怀疑恶性肿瘤时，如肝功能许可应考虑手术。

◎术后组织学检查可能是不同于术前诊断，术前要与患者进行充分的沟通。

参考文献

1 ）川原田嘉文ほか：囊胞性腺癌—成因と分類. 肝胆膵 24：261-268, 1992

2 ）Belghiti, D et al：Resection of presumed benign liver tumours. Br J Surg 80：380-383, 1993

3 ）Cherqui, D et al：Management of focal nodular hyperplasia and hepatocellular adenoma in young women：A series of 41 patients with clinical, radiological, and pathological correlation. Hepatology 22：1673-1681, 1995

4 ）Lise, M et al：Benign liver tumors in adults： Diagnosis and management. J Hep Bil Pancr Surg 3：89-97, 1996

5 ）Kawarada, Y et al：Angiomyolipoma of the liver. Am J Gastroenterol 78：434-439, 1983

6 ）Yamamoto, T et al：Spontaneous rupture of hemangioma of the liver：treatment with transcatheter hepatic arterial embolism. Am J Gastroenterol 86：1645-1648, 1991

7 ）飯田俊雄ほか：消退，再燃を呈し肝炎症性偽腫瘍と考えられた1例. 日腹救会誌 23：371, 2003

Ⅳ 肝脏术前管理的要点与盲点

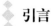
1. 必须检查一览

長谷川　潔

[東京大学医学部肝胆膵・移植外科]

 引言

　　本章将在行肝切除之前所要进行的检查分为三大类进行叙述。在**表1～表3**中，必须要进行的检查用粗体字表示。

1. 肝脏功能的评价

　　决定手术方式时，首先要对肝脏功能进行正确的评价。作者以 ICG 15 滞留率（R_{15} 值）、腹水的有无、血清总胆红素值这三项指标来决定是否进行手术切除（幕内标准）。ICG 检查必须有 5 分、10 分、15 分这三点的测定，并用其半对数值作图。另外，要不止一次反复测定以期望得到正确的评价。除此之外，作为反映肝脏合成能力的指标还有血清总蛋白、白蛋白、总胆固醇、胆碱酯酶、凝血酶原时间、肝促凝血酶原激酶试验等，它们可作为肝脏功能的参考。最近有报告提出，去唾液酸糖蛋白受体显像也能对肝脏储备功能进行较好的评价，特别是对于有黄疸的肝脏[1]。**图 1**所示是作者所使用的肝脏功能分级，据此来决定手术术式。

2. 肿瘤的评价

　　超声波检查因其简便、无创、发现率高，是筛选时最常用的方法。腹部增强 CT（是肝细胞癌时，应进行包括动脉期和门静脉期的动态检查）除了可以定性诊断外，还可以判断肿瘤能否切除和能否得到根治。另外，肝细胞癌行腹部血管造影检查时，碘化油（lipidol）也流入了非切除侧肝脏，2 周后行 lipidol-CT 检查，可

表 1　肝脏功能的评价

ICG 检查：15 分滞留率（ R_{15} 值 ）、血浆清除率（ ICG-K 值 ）
氨基比林呼吸试验、安替比林负荷试验
去唾液酸糖蛋白受体显像（ $^{99m}T_C$-GSA ）：HH15 值、LHL15 值
肝合成能力：血清总蛋白、白蛋白、总胆固醇、胆碱酯酶、凝血酶原时间等
转氨酶：GOT、GPT
腹水的有无：腹部超声、腹部 CT 检查
黄疸的有无：总胆红素、直接胆红素

表 2　肿瘤的评价

各种影像检查：腹部超声、腹部增强 CT 检查、腹部 MRI 检查、腹部血管造影（ 腹腔干 / 肝总动脉 / 肠系膜上动脉，必要时行下腔静脉造影 ）、碘油 CT、CTA（ 肝细胞癌时 ）PTC、ERCP、DIC-CT 检查（ 肝门部胆管癌时 ）
原发灶的评价（ 转移癌的时候 ）：肠镜、钡灌肠
转移灶的评价：胸部 CT、骨扫描、FDG-PET
肿瘤标志物：AFP、AFP 异质体、PIVKA-Ⅱ、CEA、CA19-9

检查肝内有无转移。虽然血管造影 CT 对发现乏血供的小肝癌有价值[2]，但必须慎重选择检查的对象（有的是良性的肝结节性病变，随访观察即可）。转移性肝癌要考虑原发灶的情况及肝外有无转移，必须彻底检查后才能确定有无手术指征。对大肠癌判断有无肝外病变时，FDG-PET 检查有价值。转移性肝癌不必行血管造影检查。预定肝切除体积可从增强 CT 上计算出来，根据患者肝功能，确定可耐受切除量。正常肝脏 $ICG-R_{15}$ 在 9%

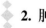

◎ 肝切除的术前检查分为肝脏功能、肿瘤条件、全身状态三部分。

◎肝脏功能的评价以 ICG 检查为基础。

◎合并肝硬化时，必须在术前对食管静脉曲张进行评价和治疗。

表3 全身状态的评价

胸部、腹部平片

心功能：心电图、超声心动、负荷心电图、负荷心肌
核素扫描，Holter 心电图

呼吸功能：动脉血气分析、肺功能

肾功能：肌酐清除率、PSP

糖耐量：空腹血糖、一日尿糖、HbA1c、75g-OGTT、
TAGES

出血时间

尿定量检查

消化道检查：便潜血、上 / 下消化道造影检查、上 / 下
消化道内镜检查

食管静脉曲张的检查（合并肝硬化的时候）：上消化
道内镜检查

血常规：白细胞、红细胞、血红蛋白浓度、Hct、血
小板

血液生化学检查：总蛋白、白蛋白、胆碱酯酶、LDH、
GOT、GPT、γ-GTP、碱性磷酸
酶、肌酐、尿素氮、总胆固醇、C-
反应蛋白、钠、钾、氯、钙

凝血系统：PT、APTT、Fib、TT、HPT

肝炎病毒标志物：HBsAg、HCVAb

细菌培养：胆汁（术前胆汁引流）

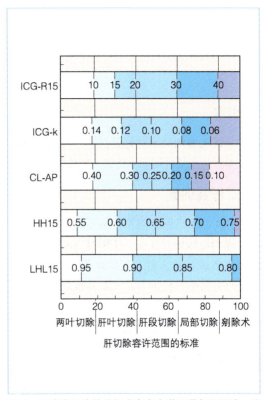

图1　肝功能评价的分级（东京大学医学部肝胆胰·移
植外科）

以下，可切除 60％的肝脏。轻度肝功能损害的 ICG-R_{15} 在 10%~19％之间，可切除 55％的肝脏。预定肝切除体积超过这个范围时，可行门静脉栓塞，残肝肥大后才可安全施行肝切除。

3. 全身状态的评价

除肝功能外，还要评估全身状态和有无合并症。肝细胞癌大部分合并有肝硬化，术前要了解门静脉高压导致的食管胃底静脉曲张的情况。F2 以上而且 R-C 征阳性时，术前可行硬化剂注射、内镜下行套扎术或球囊导管闭塞下逆行性经静脉栓塞术（balloon-occluded retrograde transvenous obliteration，BRTO）等。术前已有胆道引流时（肝门部胆管癌已出现黄疸），应行胆汁细菌培养和药敏试验，为术后选择抗生素提供参考。

参考文献
1）鳥塚莞爾ほか：新しい肝機能イメージング剤 99m Tc-
GSA の第 3 相臨床試験―多施設による検討―. 核
医学 29：159-181, 1992
2）若尾文彦ほか：Early-HCC を含む小型肝細胞癌の
画像診断―経動脈性門脈造影下 CT とリピオドール
CT の比較―. 日本放医会誌 51：883-891, 1991

2. 必须处置一览

斋浦明夫

[癌研有明病院消化器外科]

引言

肝硬化病例的术前处置在下一章再详细说明，本章将介绍肝切除术前的一般处置。

1. 呼吸训练

肝切除术后胸水潴留、肺不张、肺炎等是经常遇到的肺部并发症。特别对有右侧开胸可能的患者或高龄人群，更要预防各种并发症，要进行必要的术前准备。入院后戒烟，鼓励利用工具（Souffle 等主要锻炼呼气功能）进行呼吸练习。术前 3 日行雾化治疗。

2. 营养管理

高龄患者或高危患者，为了维持并改善机体免疫功能,应行免疫营养治疗（immunonutrition）。具体做法是：自住院起给予 Inpact® 每天 2 支。糖耐量异常的患者，可给予中等剂量的静脉营养，从术前 1 周开始，以达到 800~900kcal/d 为目标。无糖耐量异常的患者，手术前在手术室由麻醉医师行深静脉插管。住院后即予口服乳果糖，酸化肠道，使产生的 NH_3 变成 NH_4^+，以患者无便秘或稍腹泻为度。禁食可使肝功能恶化，应尽可能保持经口进食，直到术前第 2 天的晚餐。为了减少肠内容物，手术前 1 天只给 6 支 Inpact® 和水。术前 1 天的 14 时给予硫酸镁粉 1 包（50g），冲水口服。术前 1 天的 21 时给予便立清栓 3 枚（番泻叶，Senna glycoside；Pursennid®），并用甘油 150ml 灌肠，清洁肠道。不必使用卡那霉素等抗生素减少肠道细菌。术

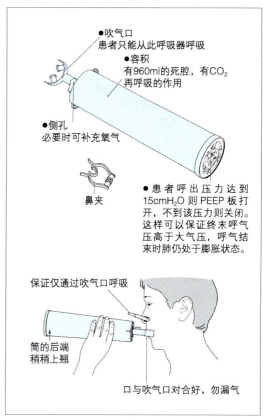

- ●吹气口
  患者只能从此呼吸器呼吸
- ●容积
  有960ml的死腔，有CO_2再呼吸的作用
- ●侧孔
  必要时可补充氧气

鼻夹

●患者呼出压力达到 15cmH₂O 则 PEEP 板打开，不到该压力则关闭。这样可以保证终末呼气压高于大气压，呼气结束时肺仍处于膨胀状态。

保证仅通过吹气口呼吸

筒的后端稍稍上翘

口与吹气口对合好，勿漏气

图 1 利用 Souffle 呼吸器进行呼吸训练

前晚 21 时起禁食。睡前给予镇静药地西泮片。手术当天 6 时开始以 100ml/h 的速度静脉点滴平衡液（Solita-T1®），温盐水灌肠 1 次，给予术前用药。胃管在麻醉后插入。

3. 给予抗溃疡药

所有患者均应进行上消化道检查，肝硬化

◎为预防术后肺部的并发症，要利用 Souffle 呼吸器等进行呼吸训练（尤其是呼气训练）。

◎禁食可导致肝功能恶化，故经口进食要持续到手术前一天。

◎对高风险的患者，入院时给予免疫营养支持。

病例多数会合并门静脉高压性胃炎。考虑到术后会发生上消化道出血，应在入院时以抗溃疡为目的全都给予 H_2 受体拮抗剂，但要注意其有血小板减少等副作用。不能用中和胃酸的碱性制剂以防止削弱乳果糖的酸化作用。对于食管静脉曲张的处置请参见其他章节。

4. 改善肝功能

对于有肝硬化的患者，若 GOT、GPT 超过 100，餐后应卧床休息 1 小时，入院后给予美能® 2A/d，静脉注入。在术前三日根据肝功能应静脉给予坎利酸钾（索体舒通；soldactone）（ICG-R$_{15}$ 值 ×10mg/d）。

5. 备皮

术前从右腋窝到大腿进行备皮。若预想做血管合并切除，为准备从大隐静脉采取移植血管，则备皮范围应延长到膝盖以上。

小结

肝切除术前进行呼吸训练、营养管理、改善肝功能对于预防术后并发症的发生很重要。

参考文献

1）橋本久子：術前呼吸訓練に IDSEP を取り入れて．看護技術 29(4)：100-102, 1983

2）Xiandong Wang et al：Bacterial translocation after major hepatectomy in patients and rats. Arch Surg 127：1101-1106, 1992

3）河野至明：癌の外科—手術手技シリーズ．肝癌，メジカルビュー社，10-13, 1991

4）深柄和彦ほか：Critical Care における Immunonutrition の効果．集中治療 12：327-335, 2000

表 1 肝切除术的术前处置一览

到术前 2 天的处置
（1）戒烟，呼吸训练
（2）营养管理
（3）保肝
（4）控制糖代谢异常
（5）胃肠准备
（6）给予抗溃疡药
（7）输血（FFP、浓缩红细胞）准备
术前 1 天、当天的处置
（1）泻药、灌肠
（2）禁食、水解代谢物
（3）备皮

表 2 ICG-R$_{15}$ 和 KICG 的对照表

ICG-R$_{15}$	KICG	ICG-R$_{15}$	KICG
5	0.1997154	55	0.0398558
10	0.1535056	60	0.0340550
15	0.1264746	65	0.0287188
20	0.1072958	70	0.0237783
25	0.0924196	75	0.0191788
30	0.0802648	80	0.0148762
35	0.0699881	85	0.0108345
40	0.0610860	90	0.0070240
45	0.0532338	95	0.0034195
50	0.0462098	100	0

坎利酸钾（索体舒通；soldactone）给予量的标准

ICG-R$_{15}$	10%→索体舒通	100mg/d
	20%	200mg/d
	30%	300mg/d
	40%	400mg/d

3. 营养管理一览

加茂知久

[日本大学医学部消化器外科]

引言

为保证肝切除手术的成功，要根据肿瘤条件、肝储备功能和全身状态，在围手术期进行严密、细致的管理。术前的营养状态与术后并发症的发生有密切的关系，本章将介绍术前营养管理的内容。

1. 首先介绍全身状态、营养状态的评价方法

作者所在科室的原则是患者在肝切除手术前至少在院 1 周。入院后立刻进行全身状态和营养状态的评价。对继往患有肝病的患者有时评价比较困难，但可以反复测患者的体重、BMI、血清总蛋白、血清白蛋白、凝血酶原时间以及肝储备功能来进行评价。随着肝切除手术安全性的提高，合并其他疾病的手术患者也有所增加。对于合并糖尿病的患者，应停止口服药而改用适量的糖和速效胰岛素（皮下注射、持续静点）。对于慢性阻塞性肺疾病的患者，要给予高蛋白饮食以改善其呼吸肌功能及免疫功能。但是，因为静脉给予脂肪乳剂可能会阻塞网状内皮系统，所以不被采用[1]。

2. 优先考虑经口进食

原则上首选经口进食，不进行全静脉营养。对有肝脏损害但能耐受肝切除术的患者，通常经口进食已经足够，如果经口进食不足，可以

表 1　术前管理的要点

· 对症处理合并症
· 糖耐量异常患者给予糖和速效胰岛素
· 以经口进食为最优先，摄入量为每日 1500~1 800kcal
· 如果经口进食效果不佳应考虑并用经肠营养剂
· 血清 Tp/Alb 值在 6.0/3.0mg/dl 以下时，给予 FFP 和白蛋白
· 努力改善肝功能

考虑联合应用经肠营养。从改善肝功能、预防细菌移位以及术后能够顺利经口进食等方面考虑，也应该尽量避免长时间的禁食。对于血氨有上升的患者，要考虑在口服乳果糖的基础上给予低蛋白饮食或使用支链氨基酸制剂。作者所在科室一般在手术前一天给患者建立中心静脉营养通路，留置时间一般不超过 1 周[2]。

3. 维持、改善胶体渗透压

肝功能差的患者因其蛋白质合成低下，术后难治性胸水、腹水潴留的情况并不少见。为使血清总蛋白、血清白蛋白的值维持在 6.0/3.0 以上，可以输入新鲜冷冻血浆（FFP）或给予白蛋白制剂。此外，手术前 2 日要根据 ICG 的值经静脉给予坎利酸钾（索体舒通）。但是要密切监测患者的体重、尿量，避免脱水和电解质紊乱[3]。

4. 改善患者的肝功能

AST、AST 如果达到 100IU/L 以上，应安静

◎ 应优先考虑经口进食，避免长时间的禁食。

◎ 用 FFP 来维持和改善胶体渗透压。

◎ 对于慢性肝病患者，进行营养管理很重要。

卧床以改善肝血流，或给予美能®以努力改善患者的肝功能。

5. 术前处置

经口饮食可持续至手术前一天晚上，但 9 点之后要禁食并给予泻药。此外，要经留置的中心静脉导管进行输液。

现在作者所在科室不用庆大霉素等进行肠道准备。另外，对术前考虑到有肠管粘连可能的患者要提早禁食、给泻药，按结肠切除手术进行准备。

6. 免疫营养及其他

对于肝切除的患者，在围手术期 14 日内联合应用经口进食与含 35% BCAA 的中心静脉营养可减少感染性并发症和腹水的发生率，这一点已经被 Fan 等所做的随机对照实验所证实[4]。

此外，美国静脉营养学会（ASPEN）也推荐施行围手术期营养管理[5]（**表2**）。

近年，关于免疫营养的研究很多。不管是在减少术后感染性并发症方面，还是在缩短患者的在院时间方面，免疫营养都发挥了一定的作用。但是在肝脏外科领域的免疫营养方面的研究几乎没有，期待今后能有所发展。

小结

应把握和改善患者术前的营养状态并进行细致的术前管理，这样不仅可以提高肝切除术的安全性，还可以预防术后并发症的发生。

表 2　A.S.P.E.N 的指南（摘录）

- 因为肝病患者有营养障碍的危险，为确定缺乏哪种必需营养素应进行营养学的筛查（B）
- 有肝病的患者应进行维生素 A、D、E、K 和锌等微量元素的筛查（B）
- 肝硬化患者应一日 4~6 餐（包括夜间少量进食）(B)
- 明确患有肝性脑病的患者，急性期治疗应限制蛋白的摄入（A）
- 有肝病的患者不应长期限制蛋白的摄入（B）
- 只有经药物治疗无效的患有慢性肝病的患者才是给予富含支链氨基酸饮食的适应证（B）
- 肝硬化合并肝细胞癌的患者应在围手术期施行围手术期营养管理（A）

推荐度 A：基于随机对照试验；

推荐度 B：基于详细计划的研究而不是随机对照试验；

推荐度 C：专家意见及作者的知识和见解。

参考文献

1）宮崎耕治：高度慢性肝炎・肝硬変患者の周術期輸液・栄養管理と注意点. 消化器外科 27：453-457, 2004

2）The veterans affairs total parenteral nutrition cooperative study group：perioperative total parental nutrition in surgical patients. N Engl J Med 325：525-532, 1991

3）菅原寧彦ほか：慢性肝疾患併存患者の周術期管理. 消化器外科 24：947-950, 2001

4）Fan, ST：Perioperative nutritional support in patients undergoing hepatectomy for hepatocellular carcinoma. N Engl J Med 331：1547-1552, 1994

5）A.S.P.E.N. Board of Directors and The Clinical Guidelines Task Force：Guidelines for the use of parenteral and enteral nutrition in adult and pediatric patients. JPEN 26(1)suppl, 2002

4. 肝硬化患者的术前管理

阪本良弘

[国立がんセンター中央病院肝胆膵外科]

引言

对合并肝硬化的肝癌患者，如果没有适当的围手术期管理，即使根据肿瘤的情况和肝储备功能可以判断出患者适合做肝切除术，肝切除术后也会有肝衰竭的危险。术前管理的要点是：在了解肿瘤情况和肝储备功能的基础上，迅速确立手术计划，适当采取各种防止术后肝衰竭的措施[1,2]。

1. 肝硬化患者术前必须做的处理和检查

（1）门静脉栓塞术

KICG-R$_{15}$ 如果在 10%~20%、切除肝脏的 50% 以上则需要在术前进行门静脉栓塞术。栓塞术 2 周后复查 KICG-R$_{15}$ 和 CTLV 值，确定预留肝脏的体积是否满足相应的条件（详细说明见本部分第 7 章 "门静脉栓塞术的适应基准"）。

（2）术前血管造影

术前血管造影可发现肿瘤有浓染。同时行 CT 检查时，在 CTAP 上为低密度，在 CTA 上为高密度的结节都可能是肝细胞癌，应与其他影像结果比较进行确认。碘油 CT 检查也很有帮助。对于有门静脉癌栓的病例，术前做选择性的 TACE 使其缩小再进行肝切除效果较好[3]。

（3）上消化道内镜

必须确定患者是否有食管胃底静脉曲张及其程度，对 F2 以上的静脉瘤，应使用内镜下套扎（EVL）或硬化疗法，等待 2 周后再进行手术。

（4）减黄

对于胆管内癌栓导致梗阻性黄疸的患者，应施行 PTCD 进行减黄处理。减黄后（总胆红素 5mg/dl 以下）再复查 ICG。

（5）切脾

血小板数在 50 000 以下的患者，应在施行肝切除术前切除脾脏，待血小板数恢复正常后再施行肝切除术[4]。

2. 其他的术前处置

（1）治疗慢性活动性肝炎

GOT/GPT 的值如果在 100IU/L 以上时应考虑患者有慢性活动性肝炎。入院静养的同时给予静脉注射美能®，待 GOT/GPT 的值低于 100IU/L 后再进行肝切除手术。

（2）给利尿剂

因为肝硬化患者常合并低蛋白血症和高醛固酮血症，所以很容易出现胸腹水和水肿，术

◎在正确诊断肿瘤及正确评价肝功能储备的基础上确立肝切除计划。
◎必要时进行门静脉栓塞术等术前处置。
◎进行输液和药物治疗以改善肝功能。

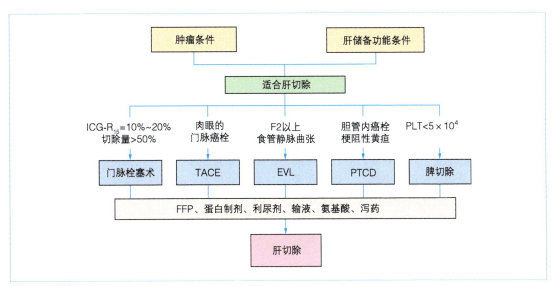

图1　流程图

前要根据患者的肝功能给予保钾利尿剂。具体用法为 ICG-R$_{15}$ 在 10%~19% 的患者应给予坎利酸钾 100mg/d，在 20%~29% 的患者应为 200mg/d，大于 30% 的患者应为 300mg/d。

（3）纠正低蛋白血症

术前的 TP/Alb 的值如果不到 6.0/3.0mg/dl 时，应给予 FFP 或白蛋白制剂进行纠正。

（4）输液和控制血糖

有很多肝硬化患者合并糖耐量异常，应参考 HbA$_{1C}$、一日尿糖值、空腹血糖值来制定输液计划，使尿糖降至 10g/d 以下。术后输液的糖负荷也应该在肝脏能够处理的范围内。

（5）其他

限制盐分摄入，给支链氨基酸、乳果糖、泻药以纠正低钾血症和碱中毒。

❖ 小结

肝硬化患者术前管理的要点有以下 3 点：①在正确诊断肿瘤及正确评价肝储备功能的基础上，制定肝切除计划；②为预防发生肝衰竭，在术前恰当地进行门静脉栓塞等处理；③进行输液和药物治疗改善肝功能。

参考文献
1）幕内雅敏ほか：肝硬変合併症例の Strategy. 外科診療 29：1530-1536, 1987
2）阪本良弘ほか：肝障害合併症例における周術期管理と肝不全対策. 日外会誌 98：663-666, 1997
3）Minagawa, M et al：Selection criteria for hepatectomy in patients with hepatocellular carcinoma and portal vein tumor thrombus. Ann Surg 233：379-3384, 2001
4）高山忠利ほか：脾機能亢進症合併肝細胞癌症例に対する脾臓摘出術の臨床的意義. 日外会誌 90：1043-1047, 1987

5. 有高危因素的患者

渡边　稔

［国立精神・神経センター国府台病院外科］

引言

随着肝切除术安全性的确立，对有各种高危因素患者的适用范围也越来越广。这里作者将简要介绍除了肝硬化以外常见的各种高危因素（高龄、心脏疾病、呼吸系统疾病、肾脏病）以及像精神疾病这样特殊疾病的术前评价及患者的管理方法。

1. 对高龄患者进行适当的术前评价

因为高龄患者容易合并心肺功能障碍，所以治疗终止或得不到合适治疗的情况很多。但是对于能够顺利进行治疗的患者，即使是 70 岁以上的高龄患者，据报道手术后并发症的发生率、死亡率与年轻患者几乎没有差别[1]。

2. 心脏疾患

（1）ACC/AHA 指南[2]

对于心脏病患者的术前评价，可以参考 ACC/AHA（American College of Cardiology/American Heart Association）的指南。要根据患者的病史、身体检查结果和心电图来判断患者是否有导致心功能不全的危险因素，然后算出心功能的许可度（根据患者的日常生活消耗能量为基础），根据术式、手术的创伤范围大小等要素用流程图来进行评价。根据这个评价结果来判断是否需要进行无创的检查（心脏超声等）或者有创的检查（冠状动脉造影），由此来判断

手术是否可行。如果手术不可行，再进一步讨论是否更改术式，或者在手术前先进行冠状动脉重建术。无论是哪种情况，对于患有心脏病的患者，必须与心内科和麻醉科的医生紧密合作。

（2）术前停药?

β 受体阻断剂、硝酸酯类药物、Ca^{2+} 拮抗剂、尼可地尔要使用至手术当日。阿司匹林和噻氯匹定要在术前 7~10 日停药，华法林要在术前 4 日停药，换成肝素继续治疗。肝素要在术前 4 小时停止给药（如果是低分子肝素，要在术前 12 小时停止给药）[3]。

3. 呼吸系统疾病

首先，根据对患者日常生活和运动方面的问诊来判断患者的呼吸储备能力（**表 1**）。然后，检查患者的肺功能和血气以对患者的呼吸功能情况有客观的评价。

一般认为，患者呼吸功能障碍如在 Hugh-Jones Ⅲ度以上，术后发生呼吸系统并发症的几率会增加，对于肝切除手术来说危险性更高。对于有呼吸系统疾病的患者，即使进行适当的术前管理，呼吸功能也很少能够得到很大的改善，进行手术要慎重。可以考虑将术式改成不用开胸的方式。除此之外，术前要彻底戒烟（最好 6~8 周），对于可以用抗支气管哮喘药物改善的疾病，进行肺物理疗法、呼吸训练和充分控制感染，应控制病情至稳定后再进行手术。

◎对患有心脏疾病的患者，应根据指南与心内科、麻醉科密切配合。
◎有呼吸系统疾病及肾功能低下的患者的危险因素会有所增加。
◎如果有精神科医生的支持，有精神系统疾病的患者也可以安全地进行肝切除术。

4. 肾脏疾病

慢性肝损害患者易出现腹水潴留，从预防围手术期体液丧失和肺并发症的观点出发，要以适当的"干燥"（dry side）为原则。此外，还要注意水分摄入、电解质平衡、酸碱平衡等问题，所以对有肾功能障碍的患者的管理非常困难。

对于有轻度肾功能损害的患者，术前通过输液管理纠正患者的电解质紊乱、低蛋白血症，患者的病情可以得到一定程度的改善。如果没有得到改善，应请专门科室的医生会诊，手术前后应保证随时能够进行透析。

（1）对于正在接受血液透析患者的肝切除

透析患者与一般的肝切除比较术中血压的变动会较大，若同时有肝功能严重受损，患者在围手术期循环变动的可能性很大，多数文献认为手术适应证应定为肝损害程度为 A 以上。此外，肾功能不全的患者因细胞免疫功能低下，复发的可能性很大，预后不良[4]。因此，应该更加慎重地判断手术适应证，即使进行手术，也应该进行低创伤的手术。

5. 合并精神疾病的患者

随着近年来人们对于精神疾病的重视，合并精神疾病的患者人数有所增加，相信今后对于合并整合失调和癫病的患者进行手术的机会会越来越多。对于这部分患者，患者可因对疾病缺乏了解而抵抗治疗，同时精神科药物的副作用也会影响治疗。但是文献报告在经过精神科的治疗、患者病情稳定后进行肝切除时，术

表 1　Hugh-Jones 分类

Ⅰ度	正常	劳动、行走、及上下楼梯与同年龄健康者相同
Ⅱ度	轻度气促	平地行走可与同年龄健康者相同，爬坡、上下楼梯较同年龄健康者差
Ⅲ度	中度气促	在平地行走也较同年龄健康者差，但按自己的速度可行走 1.6km 以上
Ⅳ度	重度气促	中间无休息至多可走 50m
Ⅴ度	极重度气促	说话、穿衣也有气促

后发生并发症的几率、术后在院期间的长短与未合并精神疾病的病例没有差别[5]。因此，如果有精神科医生的支持，手术的危险系数不会增加。

对于术前是否停止给予精神科药物，现在说法不一，但根据以上观点来看，精神科药物应一直持续给至手术前 1 日。

参考文献
1）和田康夫ほか：EBM に基づく高齢者肝癌外科治療―ガイドライン作成をめざして．外科 64(13)：1689-1695，2002
2）笠貫　宏ほか（監訳）：ACC/AHA 非心臓手術患者の周術期心血管系評価ガイドライン，メディカル・サイエンス・インターナショナル，東京，2001
3）藤原治子ほか：合併症を有する患者の麻酔管理の基礎知識．外科 65(10)：1213-1218，2003
4）佐々木洋ほか：肝硬変・肝癌のある透析患者の治療―透析患者の肝癌に対する肝切除．臨床透析 18(6)：661-666，2002
5）青柳信嘉ほか：精神疾患患者に対する肝切除術 13 例の検討．日臨外会誌 65(4)：891-895，2004

6. 用 CT 计算肝脏体积

日下浩二

［社会保険中央総合病院外科］

引言

选择适宜的肝切除术式时，正确地计算肝切除率是非常重要的。可在 CT 或 MRI 各断面上测量肝脏各区域的面积，把它们相加后进行体积的计算。

1. 用 CT 计算肝脏体积

用 CT 对肝脏进行薄层扫描，测量各断面的面积，再乘以相应的厚度，相加后便能计算出肝脏体积（cm³）。

根据临床研究，用 CT 所计算出的预定切除肝体积与切除后的实际肝体积之间有着很好的相关性（图 1），平均误差为 9.9%。这表明，用 CT 就可以较小的误差来测定肝体积[1,2]。

2. 肝体积的计算方法

用增强 CT 连续扫描肝脏（层厚 1cm）（图 2）。沿各区域之间的边界在计算机上划出轨迹，围起来的面积用计算机算出。左半肝和右半肝之间用胆囊或用肝中静脉和下腔静脉的连线分开。左内叶和左外叶以镰状韧带分界，或以门静脉左支的矢状部为界。右前叶和右后叶以肝右静脉为界。

在每个层面上进行此操作，把各区域的体积相加，再计算出全部的体积。由此可计算出全肝体积、各区域体积和肿瘤体积。

3. 肝切除率的计算

根据上述方法可算出预切除区域的肝切

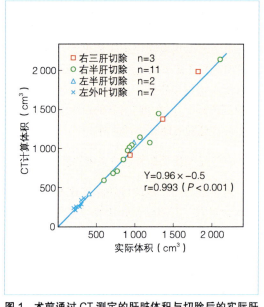

图 1 术前通过 CT 测定的肝脏体积与切除后的实际肝脏体积间的关系

除率。

$$肝切除率 = \frac{肝切除体积 - 肿瘤体积}{全肝体积 - 肿瘤体积}$$

这种肝切除率和肝功能的评价对术式的选择很重要。

小结

应用 CT 计算肝各个区域的体积，相加后可以求出肝切除率。

◎根据 CT 计算的肝脏体积与实际的肝脏体积相差不大。

◎在计算机上画出相应区域的边界后计算出肝脏体积。

◎肝脏切除率与肝脏功能的评价对术式的选择很重要。

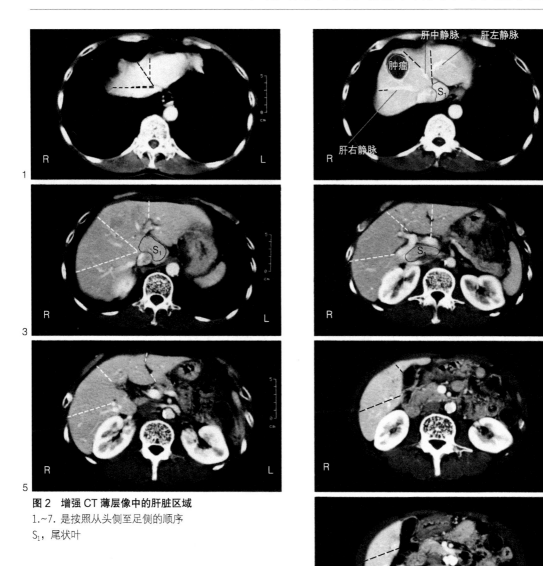

图 2　增强 CT 薄层像中的肝脏区域

1.~7. 是按照从头侧至足侧的顺序

S_1，尾状叶

参考文献

1）Okamoto, E et al：Prediction of the safe limits of hepatectomy by combined volumetric and functional measurements in patients with impaired hepatic function. Surgery 95：586-592, 1984

2）Kawasaki, S et al：Preoperative measurement of segmental liver volume of donors for living related liver transplantation. Hepatology 18：1115-1120, 1993

7. 门静脉栓塞术的适应证

窪田敬一

[獨協医科大学第二外科]

◆ 引言

门静脉栓塞术是栓塞预定切除部位的门静脉支，使栓塞部位的肝脏萎缩、未栓塞部位的肝脏代偿性肥大，从而提高肝切除手术安全性的一种处置。本章将介绍门静脉栓塞术的适应标准。

◆ 1. 适应证和术式

肝门部胆管癌的患者多有黄疸、肝细胞癌的患者多有肝功能损害，在这种情况下右半肝切除术、扩大右半肝切除术、右三肝切除等术式有使患者陷入肝功能不全的危险，应在切除手术前进行门静脉栓塞术。

◆ 2. 术前检查

术前要进行如下检查。

（1）ICG-R$_{15}$

大范围肝切除（major resection）要求ICG-R$_{15}$ 在 20% 以下[1]。有黄疸的患者在总胆红素的值降到 2mg/dl 以下后进行测定。ICG 过敏的患者只能参考 ^{99m}Tc-GSA 的检查结果和血液生化检查值，根据 CT 影像计算出肝体积，然后判断是否进行门静脉栓塞术。

（2）血液生化检查

如果患者的 GOT、GPT 值在 100U/L 以上，应给予美能®等药物，待患者的 GOT、GPT 值降至 100U/L 以下再进行门静脉栓塞术。此外，对梗阻性黄疸的患者应待其总胆红素的值降至

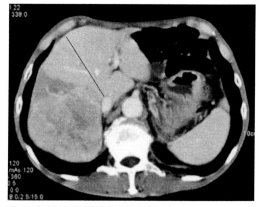

图 1　根据 CT 影像进行肝体积测定
在肝静脉显示清楚的图像上画线进行测定。实线为右半肝切除线所在的肝中静脉

5mg/dl 以下后再进行门静脉栓塞术。因为总胆红素 >5mg/dl 时测得的 ICG-R$_{15}$ 的值不可靠，应由血液生化学的检查值来判断是否可进行手术，并行门静脉栓塞术。

（3）腹部 CT 检查

腹部 CT 是必需的检查，除了要仔细了解肿瘤的具体情况外，还要进行肝体积的测定。测定肿瘤体积及非肿瘤部分肝体积（右后叶、右前叶、S$_4$、左外叶，尾状叶）之后，根据下面的公式算出预定术式的肝切除率（**图 1**）。为此，扫描画面上需要清晰显示肝静脉。如果患者有腹水，应给予利尿剂进行治疗，待腹水消失后再考虑是否可以进行门静脉栓塞术。

非癌部肝切除率（%）=（预定切除的肝体积－肿瘤体积）/（全肝体积－肿瘤体积）×100

◎将肝体积测定值和 ICG-R$_{15}$ 的结果结合起来决定门静脉栓塞术的适应证。

◎对黄疸患者，在其总胆红素降到 5mg/dl 以下后再进行门静脉栓塞术。

◎在门静脉栓塞术的前后要确定是否有食管静脉曲张。

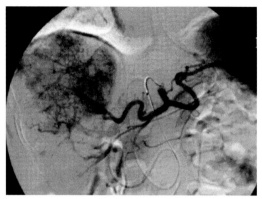 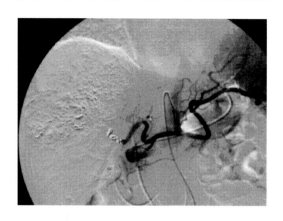

图2　对肝癌进行的肝动脉栓塞术
为处理动脉 - 门静脉分流，将营养动脉栓塞
左：TAE 术前；右：TAE 术后

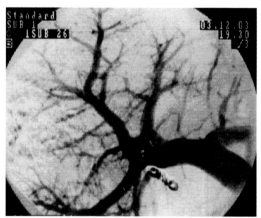 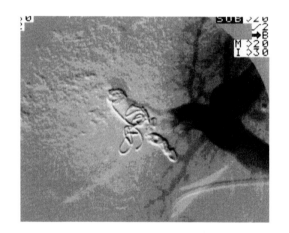

图3　门静脉右支栓塞术
在门静脉右支根部附近进行栓塞
左：术前；右：术后

（4）腹部血管造影检查

对于肿瘤内有动脉 - 门静脉分流的患者，为了能够有效地施行门静脉栓塞术，有必要在术前处理动静脉分流（**图2**）。TAE 施行后，经过 5 天左右待肝功能稳定后，可进行门静脉栓塞术（**图3**）。

（5）上消化道内镜检查

因为门静脉栓塞术后门静脉压通常会上升 3~5cmH$_2$O，所以会发生食管静脉曲张或使原有的静脉曲张加重，也有 R-C 征阴性转阳性的情况，因此术前必须进行上消化道内镜检查。R-C 征阳性的患者要施行 EVL；阴性的患者

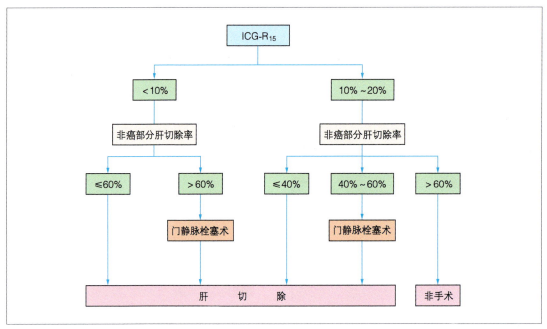

图4 门静脉栓塞术选择的基准条件

在施行门静脉栓塞术后，要检查食管静脉曲张是否有恶化。

3. 门静脉栓塞术选择的基准条件

无论选择哪种肝切除术式，如果前述的检查结果合格，则在满足以下基准的条件下，进行门静脉栓塞术（**图4**）[2]。

● 肝功能正常的情况下，预定非癌部分肝切除量在 60% 以上。

● 肝功能轻度损害的情况下，预定非癌部分肝切除率在 40%~60%。

根据作者自己的经验，按照以上标准选择的 PVE 病例两周后患者预定残肝体积有大约

10% 的增加，无手术死亡病例。

小结

如果遵守以上的基准条件，门静脉栓塞术可提高肝切除术的安全性，减少肝功能不全导致的死亡，是非常有用的技术，期待今后能进一步得到普及。

参考文献
1) 幕内雅敏ほか：肝硬变合併肝癌治療の Strategy. 外科診療 29：1530-1536, 1987
2) Kubota K, et al：Measurement of liver volume and functional reserve as a guide to decision-making in resectional surgery for hepatic tumors. Hepatology 26：1176-1181, 1997

8. 术前的临床路径

針原　康

［NTT 東日本関東病院外科］

1. 临床路径的定义

临床路径是指以临床证据和临床治疗效果为基础，由医疗小组合作制定对于患者"最好的治疗计划"，医疗小组按照此治疗计划对患者进行治疗，随后对其治疗结果进行评价的系统。

虽然一般都认为很难使医疗标准化，每个患者都有其特殊性，但因为患同一种疾病的患者可以被归为一类而进行大致相同的治疗，所以可进行临床路径的总结，获得共识后进行操作，这样可以省却不必要的工作，使医疗的效率获得提高。临床路径通过医疗的标准化，可以改善医疗的质量和效率。与内科疾病不同，外科手术术前和术后的操作较容易被标准化，所以将临床路径导入也比较容易。

本文将对临床路径进行简要说明，也将介绍作者实际应用的肝切除临床路径的术前部分。术后部分请参照术后管理的部分。

2. 以医疗的标准化以及由标准化带来的医疗质量提高为目标的临床路径

临床路径始于 20 世纪 80 年代中期的美国，在 DRG/PPS（疾病诊断定额支付制度；diagnosis related groups/prospective payment systems）的规定下，为缩短患者的住院时间和控制医疗成本发展而来。在日本，临床路径作为通过医疗的标准化为患者提供良好医疗服务的工具被引入并得到普及。最初护士发挥了重要作用，认为

导入临床路径的中心作用是为了解决"对进行同种手术的患同样疾病的患者，由于主治医不同指示内容也不同，很难制定看护计划"这个简单问题的。

以前，外科医生主要关心的问题是手术的术式以及手术的效果，可以说对术前、术后管理的部分不重视。由于毕业学校的不同，外科医生的术前、术后管理方式有所不同也是理所当然的，只要不发生问题，也没有必要更改自己一直用的管理方式，更没有必要要求其他医生采用自己的方式。因此，通过临床路径的实际制定和运用，外科医生应该理解治疗内容标准化的必要性及其作用。

近年来，临床路径导入后得到迅速的普及，这应该归功于社会对高质量安全的医疗的追求、国家政策、医疗人员的期望、医患关系的变化以及医院经营者的目标。

3. 临床路径的作用

临床路径的作用总结在**表 1** 中，这些作用与临床路径的导入目的是一致的。

有人指出有了临床路径以后，医生会变得不会思考，这个问题要通过对每个医生的教育进行解决。也有人担心，有不同之处会使患者的不安感增强，但是经过具体的说明，得到患者的理解后，这种不安感可以得到解除。还有因为住院时间缩短，有人认为患者的满意度会下降，但实际上现在多数患者希望早期出院早期恢复工作。

4. 为什么可以通过临床路径的治疗计划表改善医疗质量呢?

通过详细明了地记载诊疗的内容,我们有可能对其一一进行检查。虽然诊疗内容的制定并不是完全有相应的证据,但可以判断出哪些内容是根据证据制定的,哪些是根据经验制定的(**表2**)。

5. 明确临床路径的适应标准

临床路径的制定和运用必须明确入选对象的标准(患者有大致相同的疾病经过)。

以肝切除手术来说,对于肝功能不良的患者,液体和 Na 的给予、利尿剂的使用方法、腹水的治疗要特别注意。另一方面,对于肝功能比较好的病例,不管是原发性肝癌或转移性肝癌,无论是哪种切除术式,术后管理和术后经过大体相同。

在**表3**中,作者所制定的肝切除临床路径以肝功能较好的病例为对象。

6. 肝切除临床路径的适应证与肝切除术式无关

肝切除包括很多术式(从右半肝切除术到单纯的肿瘤剜除术),但对于肝功能比较好的病例,若以术后不会出现黄疸来选择术式则不会影响手术方式,术后经过大体相同。因此,作者所制定的临床路径没有设术式的限制。

7. 患者用及医护人员用肝切除临床路径

作者所用的患者用肝切除临床路径如**图1**所示,医护人员用临床路径(术前部分)如**图2**所示。术后部分请参照术后管理的相关章节。

8. 术前目标包括:患者的精神和身体都作好准备且完成必要的检查

一边对抱着不安入院的患者进行精神方面

表1　临床路径的效果(与目的一致)

- 使医疗标准化并提高质量(高水平的医疗标准化、EBM、采用指南)
- 开展以患者为中心的医疗服务
- 提高患者的满意度
- 增强患者自我管理的意识
- 充实知情同意(informed consent)(充分向患者展示用临床路径治疗的详细情况)
- 提高医疗程序的效率(使其合理、便捷)
- 术前术后管理的系统化
- 推进团队医疗方式
- 促进医疗人员之间的交流
- 安全管理(避免医疗过程中的失误)
- 缩短患者的住院时间
- 减少医疗投入、节约医疗资源
- 改变医疗人员的以医师为先导的传统观念(发现现有问题,并努力解决)

表2　通过治疗计划表和临床路径,医疗的质量改善了吗?

- 当治疗计划的详细内容被明确列出时,增加了医疗人员对其一一检查的可能性
- 基于诊断依据方面的探讨
- 基于治疗效果方面的探讨
- 包括各个科室人员的探讨
- 小组内的分工
- 整个治疗小组人员对治疗计划的理解

表3　肝切除临床路径的适应标准

- 肝功能较好的病例
- 包括所有的肝切除术式
- 没有年龄限制
- 能独立完成日常活动
- 虽然有并存的疾病,但对术后经过不会造成影响
- 除外心、肺、肾功能低下及需要特别管理的患者

的支持,一边进行术前准备和肝功能、患者全身状态的评价。术前要由外科医生、麻醉科医生、病房护士、手术室护士、ICU 护士和药剂师等进行各方面的说明。

◎临床路径的制定以医疗标准化和提高医疗质量为目标。

◎探讨全部诊疗行为的必要性很重要。

◎术前目标包括患者的精神和身体都做好准备且做完必要的检查。

ID No.	患者名		年龄　男·女	主治医　　责任护士
步骤		术前准备期（步骤1）		
时间		术前2日	术前1日	手术当日
目标		患者精神、身体状态良好，可接受手术；完成病变和肝功能评价		
到达目标		□心功能、呼吸功能能够耐受麻醉　　◇理解关于手术和麻醉的风险		
确认计划		医师签名	医师签名	医师签名
医师记录		模板名	模板名	模板名
日期		月　日	月　日	月　日
时间		来院　　时　　分		
观察	观察项目	□生命体征（白班） □腹部症状 □排便异常 □关于手术的言行、理解度	□生命体征（白班） □腹部症状 □排便异常 □关于手术的言行、理解度	□6点生命体征 □术前用药后生命体征 □观察副作用 □排便（有无） □最后经口进食时间
检查	放射线/内镜			
治疗	处置		□备皮	□插入胃管
	手术			
	处方		□泻药（15时：硫酸镁） □失眠时（麻醉师指示：　　）	
	输血			
	注射			□点滴 □给予抗生素
饮食	饮食要求	□正常饮食	□正常饮食，晚餐改流食	□禁食
活动		□自由	□自由 □备皮后、洗澡、洗头	□自由
教育指导	看护指导	□呼吸训练 □关于临床路径的说明	□呼吸训练 □术前指导 （手术室Ns：　　）	
	医师指导		□外科医师做手术说明 （主治医：　　） □手术申请书 □治疗计划书□手术同意书 □麻醉科医生做手术说明 （麻醉医：　　）	
备注				
护士签名	后夜			
	白班			
	前夜			

图2　医疗人员用肝切除临床路径（术前准备期）

◆ **小结**

现在是积极地在肝切除手术中引入临床路径、将术前术后管理标准化的时代。临床路径是根据各个医院的具体情况制定的，不能原样引入其他医院的临床路径，但如果作者所在医院的临床路径可以成为参考，作者本人将感到很荣幸。

肝切除术		病名					
	步骤1				步骤2		
	入院 ~ 手术前日	手术前日	手术当日 月 日		第1日	第2日	第3日
	月 日~月 日	月 日	术前	术后	月 日	月 日	月 日
	患者精神、身体状态良好,可接受手术 完成病变和肝功能评价			疼痛被控制,没有严重的并发症(出血),术后 经过良好			
1. 治疗(口服)处置	请告知常用药及药物过敏史	备皮 15时 口服泻药 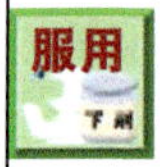 **服用** 必要时给予安眠药	6时/9时左右灌肠 时 分 肌肉注射 术前用药 放置胃管 点滴 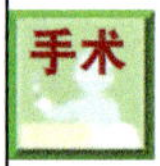 **手术** 时 分 进入手术室 术后用止痛药	换药 硬膜外插管 注射、栓剂纳肛	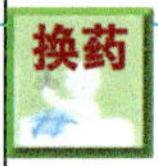 **换药**		
2. 检查	胸腹部平片、尿与血液检查、心电图、肺功能、超声、CT、胃透视、胃镜 (做未完成的检查)			胸腹部平片 (床旁) 采血	胸腹部平片 (床旁) 采血		胸腹部平片 (轮椅上) 采血
3. 呼吸体温循环	量体温 10时、13时 呼吸训练 深呼吸·雾化吸入(也可不必)		量体温 6时	护士会多次测量 鼓励深呼吸和排痰	量体温	6时、上午、13时、18时	量体温
4. 营养饮食	无限制	晚餐为流食 21时前可喝水	禁食				排气后 可饮水
5. 排泄				尿液经尿管流出(自然流出) (记尿量)	拔除尿管 拔除尿管后的首次尿应让护士核视 之后的每次尿都请倒在蓄尿袋里 术后首次排气的时间请告诉护士		
6. 活动	自由	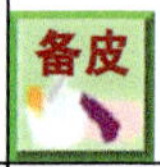 **备皮**		在护士的帮助下, 每2小时翻身1次	在护士的帮助下坐起来或站 在床边	步行到厕所 最开始要在护士的陪伴下	
7. 清洁	隔日洗澡	备皮后洗 澡·洗头	男性请剃须。此外,请将戒指、眼镜、隐形眼镜、假牙取下(如果戒指无法取下,请在手术室取出)		护士擦身(隔日) 请自己擦试能够擦到的部分 如果想洗头请告知护士		
8. 说明指导	○由护士说明手术需要准备的物品及手术前后的处置和经过 ○由主治医对手术进行详细说明(到手术前1日) ○入院诊疗计划书(说明入院后的治疗方针)的受理 ○提交手术、检查、治疗的同意书(接受手术说明后,签名、盖章后提交) ○麻醉医师的访视和手术室护士的说明(如果手术安排在晚上或休息日,可提前1天进行)		手术后如果想入住单间,因为不在健康保险·高额疗养费范围之内,请自己负担。如果有入住单间的愿望,请与护士长联系 手术过程中、手术完成时的通知都在病房,所以请家属在休息室等待	手术后,由医师向家属说明手术情况	**擦洗**		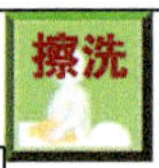
9. 备注	必要物品(不需要是新的,但请在物品上清楚地写上名字) 腹带(13号)ML 2~3个 T字带 1个 浴巾 2条						
				主治医			

图1 患者用肝切除

步骤3			步骤4							步骤5		出院后
4日	5日	6日	7日	8日	9日	10日	11日	12日	13日	14日～出院		2周后
月　日	月　日	月　日	月　日	月　日	月　日	月　日	月　日	月　日	月　日	月　日		月　日
可活动以预防并发症，疼痛可控制			没有腹痛症状、感染症状，可缓慢拔除引流管。可开始经口进食							出院后日常生活可自己（或家人）负责 可洗澡		

可活动以预防并发症，疼痛可控制

拔除引流管

拆线

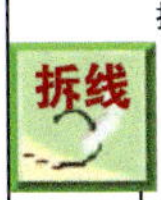

观察引流液的量和性状之后，拔除引流管

拔去

采血

6时、中午、18时　　量体温　中午　　　　　　量体温　中午

流食　3分粥　5分粥　全粥　若个人希望可进普通饮食

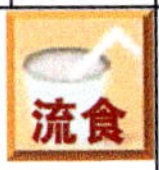

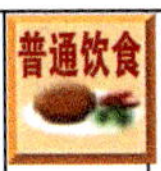

流食

普通饮食

活动范围可由病房楼内扩大至病房楼外

不能太勉强，但尽量多运动，这样有助于恢复　**步行**

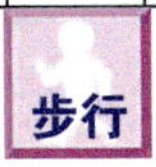

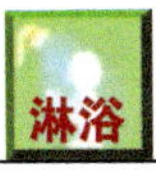

淋浴

腹腔引流管拔除后可以洗澡

生活指导

责任护士

临床路径

V 肝切除一般手术技术的要点与盲点

1. 肝切除的必需工具

北 嘉昭

[東京慈惠会医科大学外科]

引言

为了安全进行肝切除并达到根治肝癌的目的，需注意以下几点：

（1）为能获得良好的术野，切皮、开腹（必要时开胸）后要充分地游离肝脏。

（2）根据术中超声检查和肿瘤所在区域的染色，充分理解血管、肿瘤、预定切除区域之间的解剖关系后进行肝脏的离断[1]。

（3）采用 Pringle 法或半肝血流阻断法，将肝离断时的出血降至最低[2]。

（4）在有些病例，事先在肝外处理肝静脉会减少术中出血[3]。

为了能充分地展现这些技术，下面将介绍作者喜欢用的手术器械和小工具。

1. 充分暴露术野所必需的器械

（1）Kent 式牵开器（Kent retractor set；Takasago TKZ-F10328-1/2）；（日）高砂医科工业（**图 1**†¶#）

作者用得最多的切口方式为"J"字形切口（正中切口＋右侧横切口）。当开腹开胸的操作结束时，用使用钢丝绳的悬吊式牵开器将术野展开（†：钢丝绳的辘轳；¶：牵拉腹壁的挂钩；#：支撑辘轳的支柱）。腹壁切口垫上毛巾，供牵引的支柱分别立于患者右肩上方和左腋窝处。通过此操作便可取得肝切除所需要的视野。

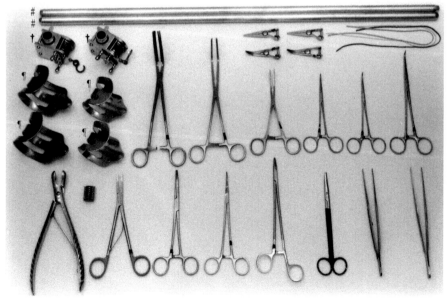

图 1 肝切除所必要的全部工具

◎通过术中超声和肿瘤所在肝段的染色，充分了解肝脏的解剖后切肝。

◎在行肝切除时要阻断入肝的血流，最大限度地控制出血。

◎在肝切除时，用 Pean 钳子压碎肝组织，残留的脉管用钳子掏过后结扎。

◆ 2. 术中超声、肿瘤所在肝段染色（穿刺、染色）所需器械

（2）超声探头［（日）（阿洛卡公司）］（**图2左**）

这个探头是为进行术中超声所特制的。用食指和中指夹持使用。

（3）穿刺针、延长管和注射器（**图2右**）

用此套器械向肿瘤所在肝段的门静脉支注入 5ml 靛卡红。

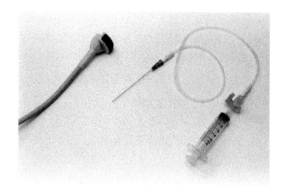

图2 对肿瘤所在肝段的门静脉支进行染色所需的器具

◆ 3. 阻断肝门所必需的器械

（4）Fogarty 钳［型号：CV5040 22.5cm；（美）（Baxter 公司）］（**图3①**）

用钳子将肝门的 Glisson 鞘一并钳夹（Pringle 法），以减少肝离断时的出血。阻断15分钟，开放5分钟：如此反复进行。

（5）哈巴狗钳［（美）（Pilling 公司）］

直哈巴狗（型号：35-3100；全长 5cm，嘴长 1.8cm）（**图3②**）。弯哈巴狗（型号：35-3110；全长 5cm，嘴长 1.8cm）（**图3③**）。

在半肝血流阻断时，用哈巴狗阻断一侧的肝动脉及门静脉。阻断30分钟，开放5分钟：如此反复进行。

◆ 4. 离断肝实质时所必需的器械

（6）Pean 钳［Rochester Pean 18cm；型号 32-01125；（德）Leibinger 公司］（**图3④**）

作者在肝离断时喜欢用该型号的 Pean 钳进行钳压，这是一种简便而安全的离断法。利用术中超声看清血管的走行，仅压碎肝实质，留下条索状 Glisson 支。钳夹时钳子不要张得过大。

长谷川式分离钳（大·中·小）

（7）大：21cm 纵沟（**图3⑤**）

（8）中：16cm 纵沟（**图3⑥**）

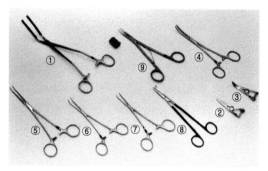

图3 切离肝脏所需器具

（9）小：16cm 横沟（**图3⑦**）

对于 Pean 钳压碎的肝组织中留下的脉管，此器械是从其后方掏过、结扎的必不可少的工具。其前端很短并且几乎弯曲成直角。（7）本来是一个血管钳，在下腔静脉撕裂时可用于阻断下腔静脉。

（10）Metzenbaum 剪刀［型号：101-8175-18（18cm）；（瑞典）Stille 公司］（**图3⑧**）

在肝离断时，用长谷川式分离钳从血管后方掏过，结扎后用该剪刀进行切断，它还可用于多种分离操作及肝静脉的显露。

（11）旋夹器（**图3⑨**）

大　黄色

中　绿色

小　白色

最小　蓝色

在肝切除时，用于钳夹标本侧血管以代替结扎。

◆ 5. 处理肝静脉所必需的器械

（12）多功能血管钳［DeBakey Multipurpose Angled Clamps；型号：35-3680 60° 角（23.5cm），（美）Pilling 公司］（**图 4**①）

（13）小儿用血管钳［DeBakey Pediatric Multipurpose Clamps］；型号：35-4737 60 度角（16.5cm）；（美）Pilling 公司］（**图 4**②）

左弯 60° 角的血管外科用的钳子对于处理肝右静脉很有用。

此操作用 Satinsky 钳处理则很危险。

（14）DeBakey 持针器（20cm）［型号：36-07000，（德）Leibinger 公司］（**图 4**③）

（15）DeBakey 持针器（18cm）［型号：36-07000，（德）Leibinger 公司］（**图 4**④）

现已停止制造，便于夹持泰科等血管缝针。

（16）DeBakey 镊子（19.5cm），型号：31-08302，（德）Leibinger 公司（**图 4**⑤）

（17）DeBakey 镊子（24cm）［型号：31-08304，

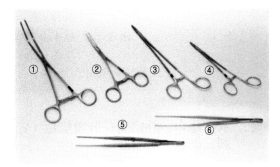

图 4　处理肝静脉所需器具

（德）Leibinger 公司］（**图 4**⑥）

此为很精细的镊子。当门静脉、肝静脉等血管壁有小漏孔时可将小孔收拢提起。

参考文献
1）Makuuchi, M et al：Ultrasonically guided sub-segmentectomy. Surg Gynecol Obstet 161：346-350, 1985
2）Makuuchi, M et al：Safety of hemihepatic vascular occlusion during resection of the liver. Surg Gynecol Obstet 164：155-158, 1987
3）Makuuchi, M et al：Extrahepatic division of the right hepatic vein in hepatectomy. Hepato-Gastroenterology 38：176-179, 1991

2. 肝切除的麻醉和管理

折井 亮

[東京大学医学部附属病院麻醉科痛みセンター]

◈ 引言

肝切除术的术中管理因基础疾病、合并症、术式、手术完成情况等的不同而不同。近年来，因 Pringle 法的广泛应用，出血的控制变得比较容易，但肝功能低下的患者安全域较窄，所以有必要根据病情的不同进行严密的麻醉管理。以下以麻醉方法、循环呼吸管理、体液管理为中心加以概述。

◈ 1. 麻醉方法

肝功能低下的患者不仅存在低蛋白血症和凝血功能障碍，还会有各种各样的合并症。其中主要的有：因肺内分流或腹水使功能残气量减少，继而发生低氧血症、肾功能障碍、因使用利尿剂而引起的电解质紊乱及因脾功能亢进和骨髓功能低下而引起的血小板减少和贫血等。尽可能地对这些合并症进行评估并予以纠正。对此类肝功能损害的患者麻醉时，要避免使用能使肝功能恶化的药物，并且要保证肝脏血流来防止肝脏的低氧状态。

吸入性麻醉药比静脉麻醉药的可调节性要高。特别是异氟烷（异氟醚）可保持肝血流良好，在体内代谢率低，肝毒性也小，故成为首选麻醉药（**表 1**）[1-3]。也可选用七氟醚，也可与对肝无直接毒性的氧化亚氮（笑气）合用。肌松药则选用非去极化肌松药。一般的情况下，对肝功能损害的患者，初次给药时作用较弱，加量后作用时间则会延长。其原因是分布容积增加和肝肾排泄低下。当使用非去极化肌松药泮库溴铵时，必须在神经刺激装置监控下给药。

在确认出凝血时间正常的情况下，尽可能在麻醉诱导前留置硬膜外导管。手术开始时，从硬膜外导管注入 2~3mg 吗啡，而后以 2~3ml/h 的速度经 PCA 持续给予 0.25% 的布比卡因或以 3~5ml/h 的速度给予 0.2% 的罗比卡因。肝切除很少采用以硬膜外为主的麻醉。当有高血压时单次可用少量局麻药控制，切勿过量。其原因是硬膜外麻醉对循环影响较大，可调节性较吸入性麻醉差，难以应对出血和施行 Pringle 法时的循环变化。

表 1 吸入麻醉药的理化特点

	体内分解率（%）	MAC（%）	血液 / 气体分配系数	脂肪 / 气体溶解度
氟烷	20	0.75	2.36	185
恩氟烷（安氟醚）	2.4	0.68	0.9	105
异氟烷（异氟醚）	0.2	1.15	1.4	94.5
七氟烷（七氟醚）	3.3	0.71	0.63	48.7
氧化亚氮（笑气）	极微量	105	0.47	1.4

2. 循环管理

心电图、血压、尿量是肝切除时必须监测的循环指标。在血压方面，需监测动脉压波形和中心静脉压波形。术中需开胸的情况很多，开胸前后中心静脉压有很大变化，同时其还受体位的影响，故中心静脉压只能作为参考。尿量要以 0.5~1ml/（kg·h）为目标。循环血量低的情况下，若已给 FFP 仍然少尿，则应给予小剂量多巴胺。

当施行 Pringle 法时，由于同时阻断了肝动脉和门静脉，同时解除阻断时多会发生低血压。阻断时体循环血压和血管阻力增加，心排量降低；阻断解除时，体循环血压和血管阻力降低，心排量增加。阻断解除时的体循环低血压是一过性的，应注意避免过度的容量负荷，此时应给予少量的去氧肾上腺素、麻黄碱。另外，在施行 Pringle 法前，静脉注入 100mg 氢化可的松以保护肝脏。

3. 呼吸管理

术中以气管插管来调节呼吸，必须要监测血氧饱和度（SpO_2）、呼气末二氧化碳（$EtCO_2$）、气道内压（Paw）。呼吸模式应为容量控制通气，潮气量 10ml/kg，呼吸次数 8~10 次/分。维持 PaO_2 在 100~150mmHg，$PaCO_2$ 在 35~40mmHg。尤其在施行 Pringle 法时，更需注意呼吸管理。当肝动脉、门静脉同时阻断时，肝离断面的出血量取决于肝静脉压。而肝静脉压的变化又取决于下腔静脉压，故在开胸时要注意控制下腔静脉压的升高。在肝切除术中，要努力控制肝静脉压，将潮气量设定为 5ml/kg，呼气终末零压（zero end-expiratory pressure，ZEEP），换气次数 14~16 次/分，最高气道内压小于 $10cmH_2O$。因阻断肝血流而出现 $PaCO_2$ 上升时，有可能导致麻醉过浅，此时可给予少量芬太尼。当肝静脉压下降时则需防止气体栓塞。重症患者易出现呼气末 CO_2 浓度急剧下降、血氧饱和度下降、循环衰竭等，应提早采取对策。

因术中需开胸的情况很多，所以术后要行

肝切除的麻醉和管理

表 2　麻醉管理的指标

PH	7.3~7.4
PaO_2	100mmHg 以上（原则 FiO_2 0.5 以下）
$PaCO_2$	30~40mmHg
MAP	70mmHg 以上（应用于高龄患者）
Hct	低于 25% 时应考虑输全血
FFP	1.2~1.5 倍出血量
输液	T1 3~5ml/（kg·h）
尿量	0.5ml/（kg·h）以上

胸部拍片和监测自主呼吸下的动脉血气。

4. 输液

肝硬化患者会有继发性的醛固酮和抗利尿激素的增高，有导致钠潴留的倾向。因为在新鲜冷冻血浆中含有相当数量的钠离子，故以 4~5ml/（kg·h）的速度输入 1 号液（Na^+ 90mEq/L，Cl^- 70mEq/L，乳酸 90mEq/L）。术中应根据肝功能来调整输液量。肝功能明显低下的肝硬化患者的输液速度为 3~4ml/（kg·h）。过量的液体血管内无法保留，只会以腹水的形式漏出血管。这时候，蛋白也会从血管内渗出，可加重低蛋白血症。

输液 1 000ml 后，因输入液体中含碱性离子，所以无论是醋酸根离子还是乳酸根离子都不会影响酸碱平衡。

5. 输血

参考术前是否有贫血等因素，1 000g 左右的出血可仅用 FFP 来补充。开始进行肝门部操作时就应给予 FFP，并根据出血量来调整用量，持续给予。当发生血容量不足时，应调整输入量至出血量的 120%~150%。如果这样，即使失血量达到 1 000g 时也可保证循环稳定。特别是肝硬化患者，术中出血量中含有相当量的腹水和淋巴液，仅补充全血则会造成血细胞比容增加。若输浓缩红细胞，应考虑到会增加肝脏负担，导致胆红素上升使得术后管理的难度加大。当失血量达到 1 000g 以上且血细胞压积低于 25% 时，应输入浓缩红细胞使血细胞压积达到 25%。

◎选择不会加重肝功能损害的麻醉药，要注意肝血流的维持。

◎施行 Pringle 法时，为避免肝静脉压上升，重新设定换气方式。

◎出血时，当 Hct 降至 25% 之前仅给予新鲜冷冻血浆（FFP）。

6. 代谢的管理

肝功能损害的患者肝糖原储存量减少，术前禁食可造成低血糖和酮症酸中毒。患者糖耐量异常时，术中高血糖多见。当血糖超过 300mg/dl 时，应给予适量的普通胰岛素。1 号液中不含钾离子，所以使用时应注意防止低钾血症。

在施行 Pringle 法时，反复阻断易发生代谢性酸中毒。剩余碱在 −10 左右时，若其他生命指标平稳，也可不给予处理。要注意的是，用碳酸氢钠纠正时也会带来相当量的钠离子。

7. 术中肝功能评价

术前肝功能评价以 ICG 清除率为代表，术中应用则很困难。术中应用脉冲染料激光密度测定法（pulsed dye laser densitometry，PDD）在 Pringle 肝门阻断前后测定 ICG 清除率，证明 ICG 清除率和血清乳酸的变化正相关。血清乳酸浓度可反映缺血肝脏肝功能的变化。因此，在血气分析的同时测定血乳酸浓度可评价术中肝功能。

8. 体温管理

长时间的手术时，从体表和术野散失了大量的热量，以致体温降低。为了防止体温降低，可应用加温毯、加温垫、加温圈等。应将患者从低体温状态恢复后再苏醒。复温时的寒颤导致机体耗氧增加，此时给予哌替啶（度冷丁）多可以改善此状态。

9. 术后疼痛管理

术后疼痛处理方法是：回病房时，每天配制吗啡 3mg+0.25% 布比卡因 50ml 或 0.2% 罗哌卡因 72ml，经留置的硬膜外导管持续给药，此法值得推荐。

参考文献

1）Frink, EJ et al：The effects of sevoflurane, halothane, enflurane, and isoflurane on hepatic blood flow and oxygenation in chronically instrumented greyhound dogs. Anesthesiology 76：85-90, 1992
2）Bernard, JM et al：Effects of sevoflurane and isoflurane on hepatic circulation in the chronically instrumented dogs. Anesthesiology 77：541-545, 1992
3）松本延幸：肝循環と麻酔. 臨床麻酔 17, 1993
4）幕内雅敏ほか：肝硬変合併肝癌における無輸血肝切除例の検討. 日臨外会誌 47：997-1002, 1986
5）Orii, R et al：Lactate is correlated with the indocyanine green elimination rate in liver resection for cirrhotic patients. Anesth Analg 92(4)：1064-1070, 2001

3. 常用的开腹、开胸法

中岛祥介

［奈良県立医科大学消化器・総合外科］

引言

作者所在的教研室所用的切口通常是横切口再加上正中切口的"T"字形切口。但是对于右膈下病变和右半肝巨大占位性病变而言，由于术野显露困难，最近经常采用"J"字形开腹开胸法。在行左侧肝切除时，采用正中切口、"L"字形切口、"T"字形切口都可以，在行右侧肝切除时首选"J"字形切口。

1. "J"字形切口

此法为教研室的标准切口。为了使肝门部的术野暴露良好，常加作开胸操作，此时即便是巨大肿瘤，右肝膈顶下的术野也会显露得很清楚。助手将右肝上抬后可安全地显露出下腔静脉和肝右静脉；术者将手插入胸腔内将肝脏托起，此时即使不游离右半肝也可进行肝脏切除。如果切除 $S_{5,6}$ 段，只用开腹操作便足够了。

从乳头连线中点至脐上 3~4cm 作正中切口，在此切口下端偏向第 9 肋间做"J"字形切口（**图 1**）。此时，从体表触知游离肋为第 10 肋，以此为标记辨别出第 9 肋间。

首先从正中切口进入腹腔。在脐部附近结扎并切断肝圆韧带，在根部切除剑突。将左手插入腹腔，抬起腹直肌、腹内外斜肌、腹横肌并将它们绷紧，一边用电刀仔细止血，一边切断至肋弓。

将此处的肋软骨切除 2cm 左右，最初只切

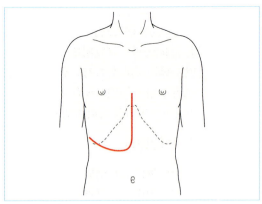

图 1 "J"字形切口
在第 9 肋间开胸

除肋软骨，再顺次结扎并切断骨膜、胸膜。这样可防止走行于其下缘的肋间动静脉出血。为了防止在开胸时损伤肺，从肋弓切除部用电刀顺次将肋间肌及膈肌向头侧进行切断。切断肋间肌时，为了防止出血，要一边显露肋骨上缘一边切开。如果将肋间肌切断至皮肤切口边缘处，此时就要一边用牵引器将肋弓上抬，一边将胸腔侧的胸膜、肋间肌切断至背侧，这样可使术野暴露良好，牵引时也能避免撕裂胸膜和肋间肌而出血。

在肋弓右侧与正中切口左侧使用 Kent 式牵开器将术野暴露清楚。牵引方向不同，术野暴露程度也各异。将支柱固定在右肩上方与左腋窝处，顶端距体表要有 5cm 高（**图 2**）。关胸时要注意肋间肌切断部位的出血。为了防止膈肌出血且不使胸腔与腹腔相交通，膈肌要紧密缝合，直至肋弓切断部位。

2."T"字形切口

适合于病变位于左半肝、要行肝门部操作的左半肝切除术。切除左外叶时，有时只采用正中切口也是可以的。

左侧要切开至腹直肌外缘，右侧要切开腹直肌外数厘米，上方切开到剑突根部。切除剑突后便可以将膈面暴露良好。结扎并切断肝圆韧带，用钳子夹住肝侧断端的结扎线。开腹后，用 Kent 式牵引器将两侧肋弓展开以显露术野。

3. 右侧开胸开腹连续斜切口

当肿瘤位于右膈下，特别是接近肝右静脉和下腔静脉时，此方法很有用。胸部取左侧半卧位，腰部近于仰卧位。固定右手腕，注意肩关节与肘关节不能受压（**图3**）。

切口从第7肋间上的腋中线切开至脐上。切断皮下脂肪及肌层后，开胸、开腹。最初在肋弓附近开胸，这样可以避免肺损伤。切断肋间肌，用开胸钩扩开。切断肋弓后，切开膈肌，此处有肋间动静脉走行，故必须结扎后切断。为了确保头侧术野，在头侧将膈肌切缘和皮肤缝合固定，然后用牵引器向头侧进行牵引。

此切口可清楚显露下腔静脉与肝右静脉根部。特别是当病变位于膈顶时，采用此法即使不游离肝脏也可进行肝切除。但是进行左半肝操作时，此法则不可取。当取左侧半卧位时，上半身的解剖关系与仰卧位时不同，在肝门操

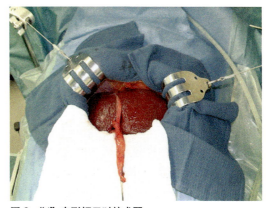

图2 "J"字形切口时的术野
在右肋弓与正中切口左侧使用 Kent 式牵引器

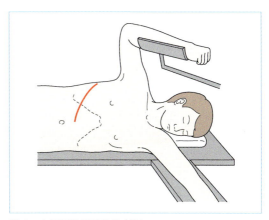

图3 右侧开胸开腹连续斜切口

作时要多加注意。

因为采用"J"字形切口可清楚显露右膈顶下的区域，所以现在很少用到右侧开胸开腹连续斜切口。

4. 根据术中超声理解解剖结构

小菅智男

[国立がんセンター中央病院肝胆膵外科]

引言

术中超声是肝脏切除技术发展过程中重大的技术进步。它使得术者可以边观察肝脏内部的结构边进行手术，使肝切除沿着正确的方向进行。现在术中超声已成为肝脏切除的基本技术。毋庸讳言，术中超声使用的熟练与否决定了手术质量的高低。

1. 超声断层法的原理

一般将超声断层法简称为超声。原理是：检测出由晶片发射的超声波的反射波，而后以时间为纵轴，将超声波被反射的位置表示出来。以辉度来表示反射超声波的强度。移动晶片或并列多个晶片时，便会得到二维超声断层图像（**图1**），现在以后者为主要形式。最近，应用多普勒法可以将血流信息一并表示出来，也出现了具备彩色多普勒和能量多普勒功能的机器。

2. 术中为什么选择"超声波"

超声波断层法在获得实质脏器的断层图像这一点上，和CT/MRI有着共同的特点。但是术中使用则必须满足以下几个条件：

- 能够实时显示。
- 装置体积要小还要便于移动。
- 无须具备特殊的环境和设备条件便可以使用。

具备以上几个特征的，便只有超声断层图像检查了。

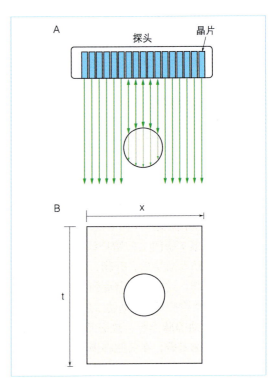

图1
A. 超声断层法的原理（B型）
超声探头内并列的晶片可发射和检测超声波
B. 显示出的超声断层图像
t：将从发射出超声波到检测出反射波的时间换算成相应的距离

3. 超声断层检查的图像特征

因为超声波在气体中的穿透性较低，所以容易受到消化道及空腔脏器内气体的影响。但在术中能够避开障碍物，因此克服该缺点不成问题。另外的问题在于：利用反射波成像容易得到伪像。为了克服这个缺点，需要不时地变换超声探头的位置和入射角度，进行动态观察，大部分场合都能鉴别。与 CT 和 MRI 比较，超声对断面的选择具有更大的自由度，因此可以有效地避免部分容积效应的影响，进而分辨出较细微的构造。但是，正因为其自由度较高，所以在确定描绘出的图像时，较容易产生混乱是其缺点。超声检查需要检查者将各种各样的断面（二维）在头脑中进行重建（三维），若是经验不足，就会造成诊断的准确性显著下降。在时间紧迫的手术中，使用术中超声能够迅速定位则显得尤为重要。术中操作时，因为身体与对象脏器的位置关系产生了变化，故特别容易发生混乱。为避免这点，则必须充分把握好典型图像。首先，确定基本的画面，而后一点点地移动探头去了解其他断面，如此便能掌握正确的立体结构关系。下面所显示的就是典型的肝脏断层像。

（1）沿着肝门的断层像（图2）

这相当于体外的从正中线向右肋弓下进行超声探查。以从门静脉左右支到门静脉矢状部的特征性形态为目标。

（2）肝静脉汇入部的断层像（图3）

这是图2的头侧所得到的图像。肝右静脉的汇入部多数在肝左、肝中静脉共干的稍稍偏下。当见到像肝右静脉的血管和右后叶的门静脉一起扫描出来的时候，实际上多是肝右下静脉。这时一定要仔细地扫描探查，以确认另外是否存在相当于肝右静脉的血管。

（3）以右前叶门静脉支为中心的断层像（图4）

这相当于从体外沿右肋间进行扫描所得到的断面。虽然是最典型的画面，但要注意其分

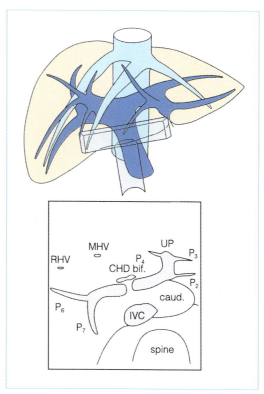

图2　沿肝门扫描所得的超声影像
UP：门静脉脐部（矢状部）；MHV：肝中静脉；RHV：肝右静脉；CHD bif.：左右胆管分叉处；P_2：左外叶上段门静脉支；P_3：左外叶下段门静脉支；P_4：左内叶门静脉支；P_6：右后叶下段门静脉支；P_7：右后叶上段门静脉支；caud.：尾状叶；IVC：下腔静脉；spine：脊椎

叉形态存在很多变异。右前支分叉为上、下2个分支的形态几乎没有，存在很多变异，可以将所示图像理解为分支形态的亚型。沿此断面稍稍向右扫描，便可见到右后叶支的横断像，进而可观察到其分成右后下支与右后上支。

4. 为术中超声检查所做的准备

超声探头放置在不习惯的位置时，很容易失去对方向的把握。如果没有特别的理由，事先应该充分游离。特别是为了能从正面扫

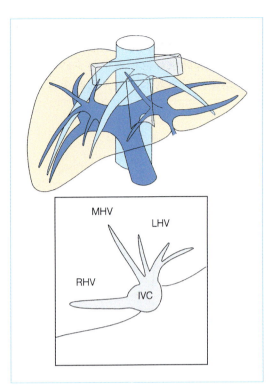

图3 肝静脉汇入部的超声影像
LHV: 肝左静脉；MHV: 肝中静脉；RHV: 肝右静脉；IVC: 下腔静脉

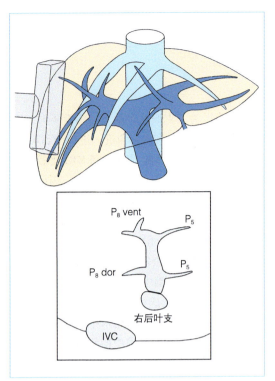

图4 以右前叶门静脉支为中心的超声影像
P_8 vent: P_8腹侧支；P_8 dor: P_8背侧支；IVC: 下腔静脉

描，要充分游离肝镰状韧带及冠状韧带。将肝右叶游离到一定程度后，就能很容易观察到右前叶和右后叶的上部。接近超声探头的部分因多重反射而多呈伪像，因此在观察肝脏表面的时候多以水囊等相隔，或从对侧进行观察。

◆ 小结

　　术中超声是肝脏切除术中的关键步骤，但若想娴熟使用则需要下一番功夫。因为术中训练的机会几乎没有，因此在日常的诊疗中努力进行超声诊断的练习、熟悉超声的特征是掌握的捷径。

参考文献
1）Makuuchi, M et al：The value of ultrasonography for hepatic surgery. Hepatogastroenterol 38：64-70, 1991
2）Kosuge, T et al：Clinical application of intraoperative ultrasound. Lygidakis, NJ et al ed, Pitfalls and Complications in the Diagnosis and Management of Hepatobiliary and Pancreatic Disease, Georg Thieme Verlag, Stuttgart, 199-202, 1993
3）Makuuchi, M ed：Abdominal Intraoperative Ultrasonography, Igaku-Shoin, Tokyo, 1987

5. 肿瘤的术中超声诊断

國土典宏

[東京大学医学部肝胆膵・移植外科]

◆ 引言

术中超声的探头能够直接从肝表面进行扫描，能得到比从体外扫描更清晰的肝内图像。另外，扫描时没有所谓的死角，即能从膈下或肝脏脏面等方向进行扫描（体外则不可能）。因为有这些特点，术中超声对肝脏肿瘤的检出率是各种影像诊断法中最高的。根据术中超声得到的信息很多，的确可以说是最终的"术前"影像诊断。

◆ 1. 肝脏病灶和主要血管之间关系的把握

在决定手术方案（肝切除范围）时，有必要正确把握应该切除的肝脏病灶和主要血管之间的距离、有无浸润和浸润的程度，但是要想通过一般的术前检查完全明确这些还有很多的困难。

在体外的超声检查中，肝静脉根部扫描受到限制，另外因为位于深部，也容易受到体型等的影响，详细的检查是很困难的。即使进行CT检查，也只集中在肝静脉根部 1~2cm 的薄层

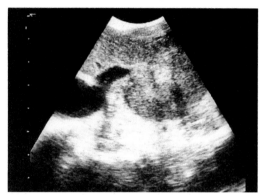

图1　术中超声可见位于肝 $S_{2,3}$ 中的直径为 52mm 的胆管细胞癌

可清楚地显示肿瘤浸润导致肝左静脉变形

范围内，扫描方向也是被固定的，详细的观察同样是很困难的。肝静脉的直接造影可显现出明显的变化，但是对于判断有无压迫等也有很多的困难。但术中超声因为可以从各个方向对肝静脉根部进行扫描，很容易便得到清晰的图像（图1）。当该部位存在病变时，在很多情况下使用术中超声才首次明确是否有肝静脉壁的浸润[1]。

表1　每个病例的"新结节"的个数和超声所见

超声类型	每个病例的"新结节"的个数					合计
	1个	2个	3个	4个	5个以上	
低回声型	8（2）*	3（2）	3	4（3）	11	29（7）
高回声型	5	3	9	0	2	19（0）
马赛克型	0	0	0	0	3（3）	3（3）
合计	13（2）	6（2）	12（0）	4（3）	16（3）	51（10）

* 括号内表示恶性的个数。

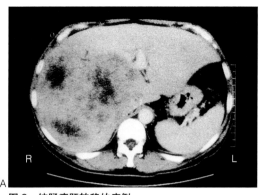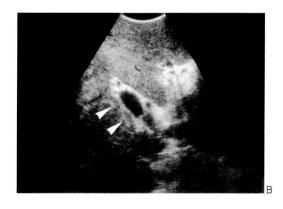

图2　结肠癌肝转移的病例

能够看见从右半肝进展到S_4的巨大转移灶。在CT（A）和体外超声中，门静脉左支和肿瘤的边界不明了。术中超声可明确显示肿瘤和包括门静脉左支在内的Glisson鞘的边界（B），最终判断有切除的可能

除此之外，术中超声可以清晰地显示主要的Glisson鞘、门静脉支等和肿瘤之间的关系（**图2**）。

◆ 2. 检出在术前检查中没有被发现的肝脏病变

在肝癌手术中，很多时候术中超声可检出那些在术前的影像检查中没有被发现的肝内的微小结节性病变（new nodule）。新发现病变的良恶性对手术方案有着很大的影响，所以要求在进行正确的定性诊断后予以合理的处置。

作者研究发现，在针对肝细胞癌的肝脏切除中，"新结节"的发现率为29.3%[2]。一般情况下，"新结节"病变很小，很多情况下没有特异的超声所见，所以定性诊断很难。在超声图像中，结节被分为低回声型、高回声型和马赛克型。在"新结节"中，17.9%为肝细胞癌，上述各型中肝细胞癌的比例分别为24.1%、0、100%（**表1**）。除了部分结节表现为肝细胞癌所特有的马赛克型结节以外，因为低回声型结节恶性的危险性比较高（24.1%），有必要加以注意（**图3**）。当判明"新结节"是肝癌时，最好考虑扩大切除范围或者改为其他的规则性切除的术式。

另外，与体外超声检查及血管造影相比，术中超声对常和肝细胞癌伴随的癌栓的检出率也明显要高[3]（**图4**，**图5**）。

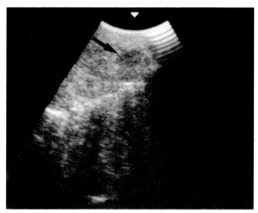

图3　在肝细胞癌手术中发现的低回声型"新结节"（如箭头所示）

组织学诊断为恶性，予以切除

在转移性肝癌中，一开始是通过视诊、触诊在术中发现肝脏表面微小转移灶的并不少见。另外，即使位于深部，因为隔着柔软的正常肝脏可以触知硬的转移灶，所以对于发现"新结节"而言，术中的触诊、视诊也非常重要（**图6**）。当根据术中超声回波充分显示出深部存在的微小结节性病变时，不论是低回声型还是高回声型，都有必要使用术中细针活检等方法进行组织学上的诊断（**图7**）。

◆ 小结

本章对最新的有关术中超声在肝脏肿瘤诊断中的作用进行了概述。术中超声可确认病变

◎ 在约 30% 的肝细胞癌病例中，利用术中超声能发现新的微小病变。

◎ 其中低回声的微小病变是恶性的可能性比较大，需要注意。

◎ 为了不漏掉肝表面的小病变，不能忽视术中的触诊和视诊。

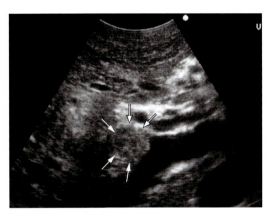

图 4　肝细胞癌术中明确扫描出的门静脉癌栓
右前叶门静脉支内充满癌栓（箭头）

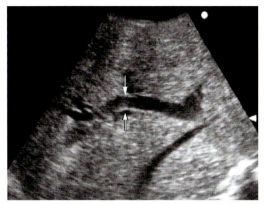

图 5　肝细胞癌术中明确扫描出的胆管癌栓
在右前叶胆管内可见癌栓（箭头）

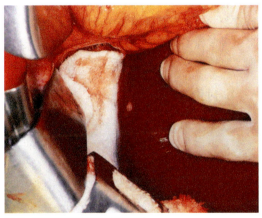

图 6　直肠癌肝转移的术中照片
术中的触诊、视诊对于发现肝表面的小的转移灶最为有用

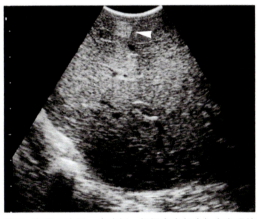

图 7　和图 6 为同一个病例，根据术中超声初次发现的直径为 6mm 的高回声"新结节"（箭头）
切除该病变，组织学诊断为恶性

和主要血管之间的关系及有无"新结节"，最终决定肝切除的术式。

参考文献

1）Parker, G et al：Intraoperative ultrasound of the liver affects operative decision making. Ann Surg 209：569-577, 1989

2）Kokudo, N et al：Management of new hepatic nodules detected by intraoperative ultrasonography during hepatic resection for hepatocellular carcinoma. Surgery 119：634-640, 1996

3）Makuuchi, M：Ultrasonic anatomy of the liver. Abdominal intraoperative ultrasonography, Igaku-Shoin, Tokyo, 3-36, 1987

6. 术中活检的意义

辻 一弥

[辻クリニック]

◆ 引言

近年来影像诊断（特别是超声）的进步很显著，肝癌（HCC）的诊断率有所提高。发现的肝脏肿瘤性病变很多直径小于1cm[1]。同时，引入术中超声检查后，术前没有发现的微小病变也逐渐被发现。此时性质的诊断很困难，必须进行术中肝活检等待病理组织诊断。但是，对于在术前影像诊断中没有发现的小结节，穿刺抽吸法的正确诊断率仅为44%[2]，很难说是临床上值得信赖的检查。在合并肝硬化肝癌的手术中，对于术前或者术中发现的主瘤以外的病变，使用粗针进行活组织检查是必须的，作者使用14G的Tru-Cut针进行术中活检（**图1**）。

◆ 1. 方法

使用3.5MHz或者5MHz的"L"型或"T"型术中用探头。在肝表面附近检查时，用装满生理盐水的避孕套隔开探头和肝组织。

（1）系统检查

按Couinaud分类，肝脏分成8个肝段，以肝静脉、门静脉为中心逐个扫查。

（2）定性诊断

根据超声进行病变的性质诊断（参见"**肿瘤的术中超声诊断**"部分）。但是，对于2cm以下的肿瘤多以"低回声肿物"为表现，定性诊断有时很困难[3]。因此，病理诊断变得很

必要。

（3）术中活检

在超声引导下进行小结节的穿刺时，首先的问题是穿刺针是否到达小肿瘤内。超声穿刺熟练的术者能够从体表穿刺进6mm的肝内胆管[4]，在术中甚至能够正确穿刺更小的目标。决定了穿刺部位后，请麻醉师暂时停止呼吸后进行穿刺并确认穿刺针确实在目标内。因此，如果术者掌握了超声引导下的穿刺技术就不会出现"取样错误"之类的问题。

◆ 2. 讨论

近年来图像诊断，特别是超声的进步很显著，提高了肝癌的诊断率。与之伴随的是，直径1cm以下的小的肝脏肿瘤性病变被发现的频率显著提高，但是定性诊断很困难。肝硬化的再生结节（regenerative nodule）、增生性结节等良性病变和局灶性结节增生（focal nodular hyperplasia）、腺瘤样增生（adenomatous hyperplasia）、肝细胞腺瘤（liver cell adenoma）、肝细胞不典型增生（liver cell dysplasia，LCD）等所谓类肝癌病变和HCC的鉴别逐渐成为问题。对于类肝癌病变，即使是切除材料的石蜡组织标本诊断也很难。因此，对在活检冰冻诊断方面经验丰富的病理学家而言，术中迅速诊断也一定不容易。另外在日本，关于分化良好的HCC和类肝癌病变的病理学上的鉴别至今没有得到统一的意见。作者将以前的标本重新检查，在术中活检的冰冻诊断中，

◎1cm 以下的肿瘤的良恶性在影像上很难区分。

◎粗针活检组织标本对于正确的诊断是很必要的。

◎如果术中冰冻诊断为类肝癌病变，只要肝功能允许就予以切除。

所谓类肝癌病变的确诊率为 50%，50% 误诊为 HCC[1]。同时，有的经术前 CT、血管造影、超声等所有检查没有发现的病变在术中才首次被发现，故术中活检、术中超声检查是很重要的。因此，如果根据术中的冰冻诊断考虑为类肝癌病变时，只要肝功能允许，应予以切除。另外，即使没有明确的恶性所见也应充分注意，术后应仔细随访，当确认肿瘤增大时，有必要按 HCC 来处置。

◆ 小结

术中的超声检查虽然以确认主病灶的解剖学位置为主要目的，但是当背景肝有肝硬化时，要注意是否存在其他的肿瘤性病变。

参考文献

1）辻 一弥ほか：術中超音波ガイド下生検による肝癌に伴った肝内小結節性病変の迅速診断能. 肝臓 30：754-760, 1989

2）幕内雅敏ほか：肝癌の診断に対して超音波はどこまで切り込めるか? 超音波医学 11：95-101, 1984

3）高山忠利ほか：限局性肝疾患の超音波診断. 消化器外科 10：1685-1694, 1987

4）Makuuchi, M et al：Ultrasonically guided cholangiography and bile drainage. Ultrasound Med Biol 5：617-623, 1984

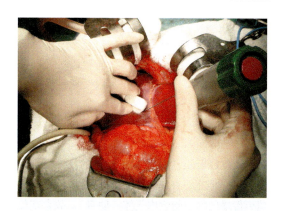

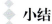

图1　使用 14 号 Tru-Cut 针在术中超声引导下行肝脏活检

表1　肝细胞癌相关性小结节的术中活检的正确诊断率

		冷冻切片							
		恶性组		交界组		良性组		合计	
		恶性	良性	恶性	良性	恶性	良性	恶性	良性
最终诊断*	恶性	7	0	0	2	0	6	7	8
	良性	0	0	0	2	0	18	0	20
敏感性		100		—		—		46.7	
特异性		—		100		100		100	
PVP		100		—		—		100	
PVN		—		50		75.0		71.4	
OAA		100		50		75.0		77.1	

PVP：阳性预测值；PVN：阴性预测值；OAA：总的正确率。

＊切除标本 / 尸检 / 超过 1 年的临床随访的诊断。

7. 术中的胆道引流法

阿部秀樹

[東京大学医学部肝胆膵·移植外科]

引言

经皮经肝胆道引流（PTBD）的技术目前已经定型。但是，在人体内的肝脏周围存在妨碍超声传播的肺、肠管内气体、肋骨[1]，故存在死角。另外，当胆管的扩张不充分、胆管呈多支缠在一起呈"洒泪而别"状的病例、存在胆管炎等原因有必要多支引流时，经皮的操作很容易变得不那么可靠[1-3]。

另一方面，在术中的超声图像中，扩张的肝内胆管更为清晰。另外，由于探头可自由移动，能对更细的胆管支进行详细的扫查。

1. 适应证

对即使开腹也不能切除的肝门部胆管癌病例，对肿瘤复发、转移等导致胆管炎或梗阻性黄疸的病例，肝内胆管外引流是必要的。另外，当手术中拔除内镜下的经鼻胆道引流（endoscopic nasobiliary drainage，ENBD）管后，到达梗阻部位上游胆管的操作需要很长时间时（肝门部胆管癌等病例）采用该操作。

2. 与经皮穿刺的不同点

根据超声探头的特性，从探头向深部1~1.5cm这一段干扰很多，图像也不一定清晰。在正常的肝脏中，由于用力压迫会导致胆管受压而分辨不清。

术中的穿刺和从体表的不同点是：①到目标的距离很短（目标浅）；②不通过皮肤、筋膜等质地较硬的组织即能穿刺（不需要外套管

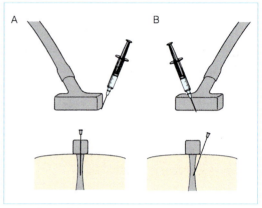

图1 徒手下穿刺针的进针
A. 从探头的长轴方向穿刺
B. 从探头的短轴方向进针。在 A 中，沿着超声断层面进行穿刺，因为在超声断层面常常有针影存在，能够在超声下观察穿刺的全过程；在 B 中，因为超声断层面和穿刺针的刺入线可能不在同一层面，如不在目标附近则见不到针尖的回声

针）；③由于处于全身麻醉状态下，穿刺时呼吸能够完全停止（穿刺时针影很清晰）。

3. 穿刺方法

全身麻醉下，以作为目标的胆管为中心作切口开腹。当引流右叶时，B_6 腹侧支的末梢成为穿刺部位的第一选择。在右侧肋缘下作一10~20cm 左右切口。当右肝较小时，在膈下置入大纱垫，游离肝脏直至肝边缘位于直视下。穿刺部位在距肝边缘 2cm 左右的膈面较好。另外，右前、右后叶支如果"洒泪而别"，则在 B_5 处进行穿刺也比较容易。

首先，利用术中超声沿长轴方向扫描出扩

◎ 术中超声因为探头方向自由，能扫描出很细的胆管支。

◎ 首选 S_6 胆管腹侧支的末梢。

张胆管。接着在短轴方向上扫描出同一胆管，在肝表面和探头之间插入外科用探针。它在超声下有鲜明的影像，移动其和胆管影重叠。在该部位的正下方存在目标胆管，用电刀做标记。徒手进行穿刺时，如果从探头的长轴方向进针，由于在超声断面上常常存在针影，故很少失败（**图 1A**）。当目标胆管在很浅的地方走行时，使用 18 号针穿刺。穿刺时为了避开穿刺路径上的腹壁、膈肌等障碍物，可从探头的短轴方向进行穿刺（**图 1B**）。将穿刺针弯曲后穿刺也是一种方法。满足以下条件，即可顺利进行超声引导下的引流：①探头和胆管、探头和穿刺针的方向要保持一致；②在超声的实时监测下插入导丝（**图 2**）。

参考文献

1）Makuuchi, M：Application of intraoperative ultrasonography to intrahepatic bile duct surgery. Abdominal Intraoperative Ultrasonography, Makuuchi, M ed, Igaku-shoin, Tokyo, 124-139, 1987

2）幕内雅敏：図解腹部超音波穿刺術—適応と手技のknou how—IX. 術中超音波穿刺術，文光堂，東京，165-189，1984

3）幕内雅敏ほか：術中超音波検査による胆管内外瘻術 1，1557-1565，1980

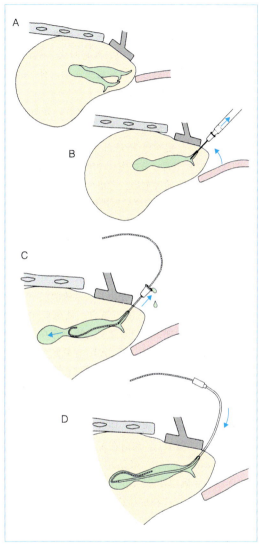

图 2　以 B_6 为目标的外引流法

A. 超声引导下以 B_6 的腹侧支的末梢为目标

B. 在肝膈面下缘 2~3cm 的部位用 18G 的穿刺针进行穿刺，内筒有胆汁流出的话，将外套管内推并拔去针芯

C. 插入头端柔软的 0.035 的导丝，拔去穿刺针

D. 沿着导丝插入 6.5F 的 PTBD 管。拔去导丝，用超声确定管头的位置

对于胆管癌栓的术中胆道引流

阿部秀樹 [東京大学医学部肝胆膵 · 移植外科]

肝细胞肝癌的病例较少出现梗阻性黄疸，出现胆管癌栓时，与肿瘤一同坏死、脱落的组织和凝血块可导致梗阻性黄疸，其有时会自然消退。随着黄疸的自然消退，胆管直径变细，有的病例只有通过术中穿刺才能够减黄。

61 岁男性，HBV 无症状携带者，在肝功能受损的同时逐渐出现了黄染。来院时，总胆红素 13.4mg/dl，直接胆红素 11.2mg/dl，无出血倾向。CT 显示左肝胆管显著扩张，动脉期在 S_4 可见界限不清伴有强化的肿瘤影。考虑可以切除，但先要对右半肝进行穿刺引流后再进行肝动脉栓塞疗法。从腹壁进行的超声检查可见右前叶及右后叶胆管末梢支的直径是 1~3mm，动态观察发现胆管扩张自然缓解。认为从此处腹壁进行穿刺存在困难，所以施行了开腹下的术中胆道穿刺。

采用右肋缘下切口开腹，在右侧膈肌下塞入纱垫，使 S_6 位于切口的正下方。从膈面进行术中超声检查发现，S_6 门静脉支的腹侧存在直径为 1mm 的 S_6 胆管末梢支（**图 1A**）。在确定穿刺路径上无肝内转移后，使用 18G 的针进行穿刺。第一次穿刺可见胆汁逆流（**图 1B**）。试着插入 0.89mm 导丝，此病例插入导丝有困难，而且无法在超声图像中对导丝进行观察，所以先从针中注入了少量造影剂（**图 1C**），然后在 X 线透视图像下，插入了 0.64mm 的导丝，留置 7F 的 PTBD 用导管（**图 1D**）。为了确定导管尖端的位置而进行了造影，结果显示肝总管存在癌栓或血栓，左肝管未显影，十二指肠有造影剂流入（**图 1E**）。将导管固定在肝脏表面（用 3-0 不可吸收线。如果将来要从皮肤外更换导管，那么就使用可吸收线，但是因为窦道很长，所以从体外更换导管的操作很困难）（**图 1F**）。另开口将导管处引出体外（**图 1G**）。手

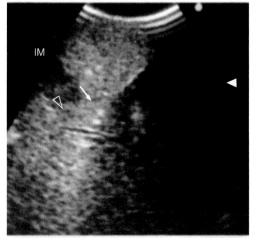

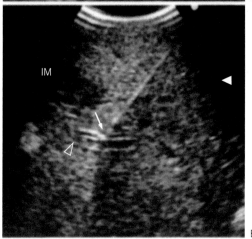

图 1 病例图片

术 1 周后患者总胆红素降至 8mg/dl，直接胆红素降至 4.4mg/dl，黄疸逐渐消退。

必要时可以通过术中胆道穿刺进行早期的减黄治疗，从而能尽早进行手术和肝动脉栓塞疗法等针对肿瘤的治疗。

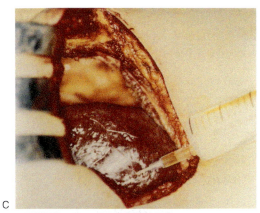

C

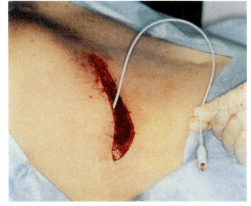

D

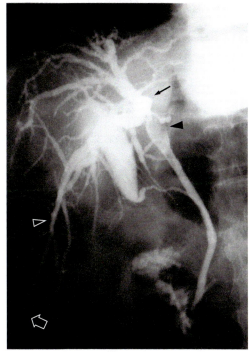

E

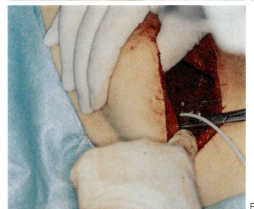

F

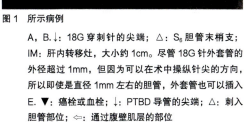

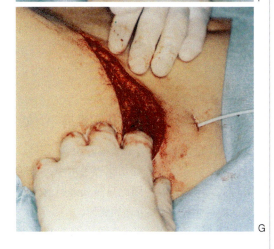

G

图 1 所示病例

A，B.↓：18G 穿刺针的尖端；△：S₈ 胆管末梢支；
IM：肝内转移灶，大小约 1cm。尽管 18G 针外套管的
外径超过 1mm，但因为可以在术中操纵针尖的方向，
所以即使是直径 1mm 左右的胆管，外套管也可以插入

E. ▼：癌栓或血栓；↓：PTBD 导管的尖端；△：刺入
胆管部位；⇦：通过腹壁肌层的部位

129

8. 肝门部分别处理的操作技术

針原 康

［NTT 東日本関東病院外科］

◆ 引言

肝门部脉管的处理方法有两种，一种是以 Glisson 鞘为单位，将动脉、门静脉和胆管一并悬吊或结扎、切断；另一种方法是将各脉管逐一分离后分别处理。本章介绍后者的操作方法。

◆ 1. 肝门部脉管的走行常有变异

肝叶切除时，首先要分离显露并结扎、切断肝门部的脉管。另外，在规则的肝段切除等手术中，即使不用在肝门部切断脉管，但有时也需要将其分离显露行半肝阻断以控制出血[1]。所以，肝门部脉管的分离是肝切除重要的基本技术。

肝门部附近脉管的走行常有变异，因此有必要在术前根据影像学诊断全面地分析每个病例肝门部脉管的走行。另外，术中边用超声检查确定脉管走行边进行手术操作也很重要。

◆ 2. 肝门部的分离操作从胆囊摘除开始

肝门部的分离操作首先要摘除胆囊。但是，在扩大半肝切除及中肝叶切除等手术中，需同时切除胆囊床和胆囊，因此只需处理胆囊管及胆囊颈部，而不一定要分离胆囊床。

首先，纵行切开 Calot 三角右缘浆膜，然后逐一分离胆囊动脉及胆囊管，在胆囊侧结扎、切断胆囊动脉。向胆总管侧分离出胆囊管，保

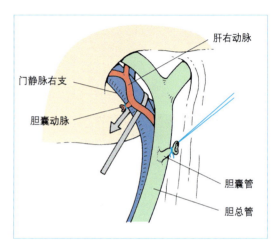

图1　剥离肝右动脉及门静脉右支

留一定长度的断端以备插管行胆漏试验。

在胆囊管的位置分离并牵起胆总管，以便于后面分离操作时展开术野。连带着胆总管周围的结缔组织一并牵起，以预防胆管的血流障碍并减少出血。小范围分离肝十二指肠韧带，并在结扎、切断时仔细操作，以减少淋巴液的漏出（对伴有肝损害的患者）。

◆ 3. 触诊肝动脉的搏动以确定其位置

将胆总管向左侧牵引，向肝脏侧分离胆管右壁，可触及肝总管背侧的肝右动脉的搏动，其表面为神经丛所包绕。沿肝右动脉走行切断神经丛，显露牵起肝右动脉（图1）。胆囊动脉多是肝右动脉从水平方向转向头侧时发出的分支，常在此寻找胆囊动脉。

◎肝门部脉管的走行变异较多，每个病例都要注意分析。
◎沿着肝动脉和门静脉的壁进行剥离则容易理解剥离的层次。
◎在肝切除的最终阶段切断胆管比较安全。

4. 分离门静脉时切忌用暴力

在将肝总管和肝右动脉向左上牵引的同时，分离肝右动脉背侧即显露出门静脉右侧壁。沿着其继续分离，可显露门静脉左右分叉的前壁。此过程需要术者和助手配合，边展开视野，边沿着门静脉壁进行操作。门静脉周围的分离需要使用钳子或剪刀时，须垂直于门静脉进行操作，这样可减少门静脉细支的损伤。

显露出门静脉左右支的前壁之后，转向门静脉背侧的剥离。门静脉后壁通常有数支尾状叶支，须谨慎分离以避免损伤，必要时可将其结扎、切断。用无创镊的尖端直接提起门静脉有利于视野的展开。在确定门静脉壁的分离操作中，Kelly 钳的使用是很重要的。用其绕过门静脉右支后用硅胶带牵起（**图2**）。之后，根据不同的情况，向肝侧分离显露肝动脉和门静脉的右前支、右后支（**图3**）。

5. 在肝切除的最后阶段进行胆管切断是安全的

由于胆管的走行变异非常多，因此比较安全的方法是在肝切除的最后阶段进行胆管的处理。分离出 Glisson 鞘后，紧贴肝脏侧将其完全切断[2]。在肝离断前结扎胆管时，有必要在术中行胆道造影再次确定胆管走行以决定结扎位置。

6. 左半肝脉管的分离

左半肝切除要解剖肝门时，首先于肝十二指肠韧带左侧分离显露肝固有动脉，继续向头侧分离，将肝左动脉及肝中动脉游离牵起（**图4**）。

接着将胆总管牵向右侧，纵行分离肝动脉背侧的结缔组织，显露门静脉前壁。按先前所

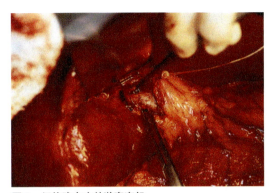

图2 门静脉右支的游离牵起

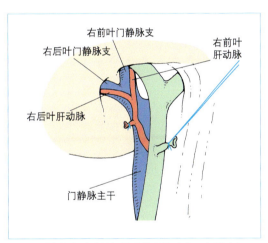

图3 剥离肝右动脉及门静脉的右前叶支、右后叶支

述的要点分离门静脉周围组织，将门静脉左支游离牵起（**图5**）。

另外，肝左动脉发自胃左动脉的变异较多见。仔细探察小网膜，如果发现该变异动脉则将其游离牵起。

7. 切断门静脉、动脉时，要确保结扎线与断端间的距离

切断门静脉支时要确保结扎线间有一定的

距离。近端结扎后必须追加缝扎。若门静脉右支较短，则可分别结扎右前支和右后支，以保证切断右支时结扎线间有一定的距离。

同样，动脉支也要在确保结扎线的线间距离的基础上结扎、切断，并在近端追加缝扎。

◆ 8. 尾状叶支的合理处理方法

切断门静脉时，为了确保结扎线间有一定距离，有时需要结扎、切断尾状叶支。若先结扎、切断尾状叶支，因视野不良，操作很困难。此时也可先结扎门静脉支，显露视野，再试图安全地结扎、切断尾状叶支。

参考文献

1）Makuuchi, M et al：Safety of hemihepatic vascular occlusion during liver resection. Surg Gynecol Obstet 164：155-158, 1987
2）幕内雅敏ほか：肝門部脈管剝離. 臨外 43：835-837, 1988

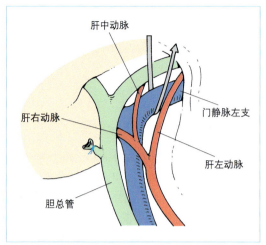

图 4　剥离肝左动脉、肝中动脉和门静脉左支

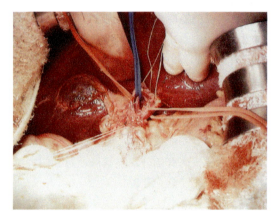

图 5　剥离肝左动脉、肝中动脉和门静脉右支

肝脏的游离及其范围

藤﨑　滋 [日本大学医学部消化器外科]

■ 显露肝上下腔静脉

根据不同的术式，肝脏游离的范围有所不同（图1）。首先，用电刀沿肝脏表面切断镰状韧带。镰状韧带在下腔静脉附近分成左右两层结构，沿左右膜样结构切至下腔静脉。行定型的肝切除术时，必须充分显露出肝静脉的根部（图2）。

■ 右半肝的游离

切断右肝下缘的肝肾韧带，将右肝向头侧翻转（图3），切断右三角韧带及右冠状韧带，剥离裸区（bare area）。当肿瘤位于下腔静脉附近或切除范围包括右后叶时，有必要追加剥离右肾上腺。

多数病例的右肾上腺与右肝有粘连，分离时需注意。从肾上腺的上极将左手食指插入下腔静脉右壁与肾上腺之间，引导Kelly钳从下极沿下腔静脉右壁插入至上极后穿过丝线备用。用电刀切断肾上腺与肝右叶的粘连部，如有出血则靠近肾上腺侧结扎此线。需游离牵起肝右静脉时（右三叶切除、右半肝切除、右后叶切除、$S_7 + S_8$切除），还需切断下腔静脉韧带。

■ 左半肝的游离

当病变或肝断面位于左半肝及有必要切除左尾状叶时，需行左半肝的游离。继续向头侧切断肝镰状韧带至左冠状韧带，向足侧牵引左外叶以充分展开韧带，同时贴近肝实质用电刀切断左冠状韧带。结扎、切断左三角韧带。

■ 左尾状叶的游离

行左尾状叶切除时须游离左尾状叶。完全切开小网膜，显露左尾状叶的前面。切开尾状叶左缘与下腔静脉间的浆膜，向腹侧翻转尾状叶并将其从下腔静脉处分离开来。继续向头侧进行，结扎、切断下腔静脉韧带。完全游离左尾状叶需结扎、切断其与下腔静脉间所有的肝短静脉分支。

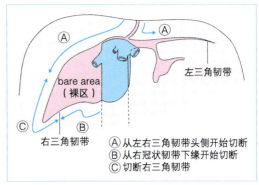

图1　肝脏的游离（切断肝脏周围韧带）

左三角韧带
bare area（裸区）
右三角韧带
Ⓐ 从左右三角韧带头侧开始切断
Ⓑ 从右冠状韧带下缘开始切断
Ⓒ 切断右三角韧带

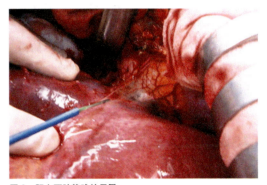

图2　肝上下腔静脉的显露

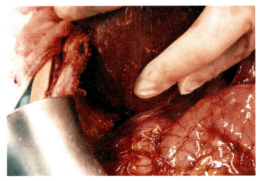

图3　切断肝肾韧带

9. 肝门部一并处理的操作技术

高崎 健・大坪毅人*

[東京女子医科大学消化器病センター外科・*聖マリアンナ医科大学消化器一般外科]

引言

　　肝切除术的手术操作大致分为 Glisson 系统的脉管的处理、肝静脉的处理、肝实质的切断这三个步骤。对本操作而言，无论进行何种形式的肝切除，处理预定切除区域的血管时，均在肝门部以 Glisson 鞘为单位一并切断，即是规则性肝切除。这种操作不但可以减少术中出血量，对肝癌患者还可防止术中的由门静脉介导的癌细胞肝内播散。另外，癌灶所在区域的肝内转移发生率较高，通过该操作可将其完全切除。

1. 按 Glisson 系统分区域

　　被称作"门静脉三联（portal triad）"的肝动脉、门静脉、胆管在肝内被称之为 Glisson 鞘的一束致密的结缔组织所包绕。从发生学上讲，肝外不存在 Glisson 鞘样的结构，但是肝十二指肠韧带内的肝动脉、门静脉、胆管被疏松的结缔组织所包围，周围被有腹膜。因此，肝内、肝外门静脉系统可作为"Glisson 鞘树"进行处理[1]。若以 Glisson 鞘为单位来划分肝脏，从肝外来的"门静脉三联"在肝门部向尾状叶分叉出细的 Glisson 支外，还形成了 3 支粗大的 Glisson 鞘进入肝内，即左区域支（左支）、中区域支（右前叶支）、右区域支（右后叶支）。即依照 Glisson 鞘树的分叉划分，在肝外尾状叶支分叉位置发出的为 1 级分支，在入肝处发出的为 2 级分支，

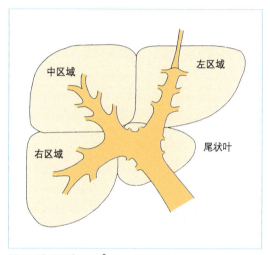

图 1　分为三个区域[2]

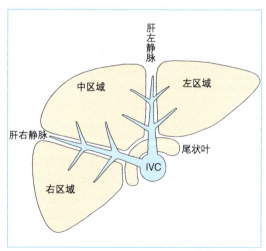

图 2　分为三个区域时的肝静脉

在肝内发出的为 3 级分支。另外，肝动脉、门静脉、胆管的分叉的形态与位置有着各种各样的变异，从在 Glisson 鞘树中的分布来看：在肝外的 1 级分支中，三者的分叉形态未看出规律性；在入肝处 2 级分支的位置，三者只在所属区域走行，在末梢也没有向其他区域分布。由此，在 2 级分支以后一并处理 Glisson 鞘既简便又安全。这样，肝脏分成 3 个区域（右区域、中区域、左区域）和 1 个叶（尾状叶），各区域的大小大致相等，脉管的解剖学构造类似，各区域的界线在外科手术时也可以明确的把握（图 1）。肝静脉通常分为左、中、右 3 支，但大多数的情况下肝左静脉与肝中静脉共干，可认为肝左静脉为肝中静脉的分支。这种情况下，对于走行于肝脏 3 个区域间的肝静脉，可以把它当成两支（肝右静脉、肝左静脉）来处理（图 2）。

◆◆ 2. 肝门处理的实际操作

（1）切口

原则是逆 "T" 字形皮肤切口，横切口的右缘为第 9 肋间。右半肝切除、术野显露较差时，可向肋间切开以保证良好的术野。右后叶切除时需在右肩、右腰下放入枕头，左侧 30 度卧位。

（2）术野的显露（助手的工作）

显露术野时，二助垂直向上牵起肝圆韧带，将窄拉钩置于肝实质与 Glisson 鞘交界上方约 1cm 的肝侧，向头侧轻轻牵引，以保证可以从正面观察肝门部。一助左手的食指与中指夹住肝十二指肠韧带，向足侧轻轻牵引。这个操作可以增加肝包膜向 Glisson 鞘的腹膜移行处的紧张度，有助于处理 Glisson 系统。进行分离操作时，一助右手持吸引器，随时吸引，以保证术者看清 Glisson 鞘与肝实质间的狭小间隙。

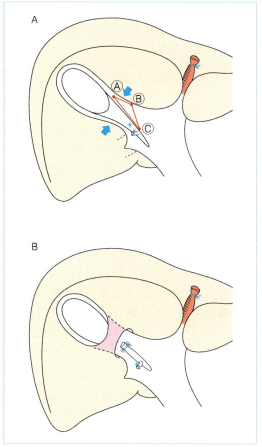

图 3　胆囊板的处理
A. 结扎、切断 Calot 三角 ABC 的 AB 边的结缔组织
B. 处理胆囊板的结缔组织后，粉红色部分没有肝被膜的肝实质便显露出来

（3）胆囊摘除和胆囊板的切断

胆囊摘除后从肝门部观察，右前叶的 Glisson 鞘被 Calot 三角（即胆囊板）的结缔组织所被覆，自肝门部向右肩胛骨下缘方向走行（图 3A）。因此在处理右前叶的 Glisson 鞘前，要先将胆囊板的结缔组织切除。在构成 Calot 三角的一个边的胆囊床位置，从左右钝性分离肝被膜与胆囊板交界的腹膜，注意穿过钳子时不要用力过度。结扎近端，远端可用电刀切断（图 3B）。此时在极少数病例，右前叶与右后叶的

交界区有 3 级分支在此发出，结扎胆囊板组织时，需要注意有无条索状结构（参见锥形肝区域切除的相关内容）。

（4）中区域（右前叶）支的一并处理[3]

切除胆囊板后，可见中区域支仍被覆结缔组织。此时可将此处的 Glisson 鞘当作一条由结缔组织组成的条索状物，用尖端细锐的 Cooper 剪刀进行剥离，肝侧完全不留任何纤维成分，感到仅剩一层肝被膜样，小心分离。如一开始剪刀即进入正确的层次，分离 Glisson 鞘与肝实质会非常容易。在右前叶支的左缘及右缘完成此操作后，使用肝门阻断钳将 6 号 Nelton 导管穿过后牵起 Glisson 鞘。肝门阻断钳通过受阻时，如用蛮力会损伤门静脉或胆管，因此遇到阻力时要重新进行分离。在背面的分离不易进行时，用肝门阻断钳将 Glisson 鞘向腹侧牵引再进行分离。结扎中区域 Glisson 鞘时，为了确保在 2 级分支处结扎，在向跟前牵引 Nelton 导管的状态下尽可能地靠近 Glisson 鞘末梢侧结扎。结扎采用单纯结扎加上缝扎（**图 4**）。

（5）右区域（右后叶）支的一并处理[4]

右区域支与中区域支成直角向后下方分叉，右区域支与肝实质的下缘的分离必须在尾状叶支的末梢侧进行，因此一助要将肝门部向腹侧牵引，以便绷紧肝外 Glisson 鞘向肝被膜的移行部位。采用与中区域支相同的要领在肝实质和 Glisson 鞘之间仔细剥离，直至将右区域支分离后牵起。在肝门部观察到右区域的 Glisson 鞘露出较长时，所见到的多为 S_6 支。这时要记住 S_7 支可能单独分叉（**图 5**）。另外，直接游离右区域支不易操作时，可首先自中区域支右缘已分离出的空隙至右区域支下缘将 Glisson 鞘 1 级分支游离牵起后再绕过中区域支，右区域支的分离就容易进行了：作者称这种操作为"减法"（**图**

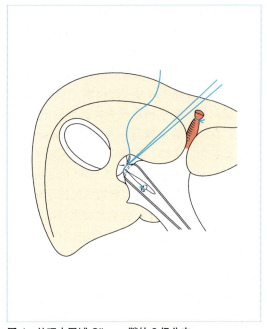

图 4　处理中区域 Glisson 鞘的 2 级分支
用血管带将其向肝门侧牵引，在末梢侧结扎并缝扎断端

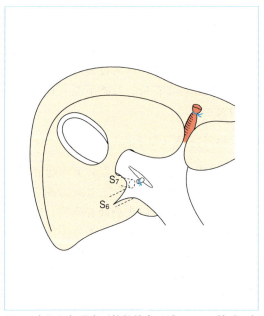

图 5　在肝门部观察到较长的右区域 Glisson 鞘时，多数情况下 $S_{6,7}$ 的 Glisson 鞘是单独分叉的

◎在处理肝门部时，将 Glisson 鞘一并处理是否顺利取决于 Glisson 鞘和肝实质的最初
　分离位置。如太靠近 Glisson 鞘侧进行分离，就如同进入了没有出口的迷宫；
　　　　　　　如果太靠近肝实质侧进行分离，出血会导致术野模糊。

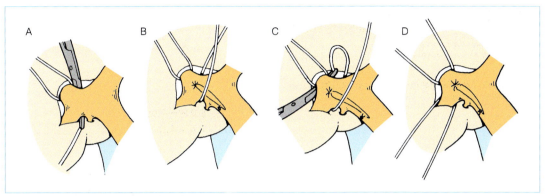

图 6　处理右区域 Glisson 鞘的 2 级分支
A，B. 将右 Glisson 鞘 1 级分支游离牵起
C，D. 中区域的 Glisson 鞘用 "减法" 处理后，将右区域 2 级分支游离牵起

6，图 7）。

（6）左区域（左半肝）支的一并处理

　　处理左区域支的 Glisson 之前，要先切断左
三角韧带，并把左外叶向腹侧翻转。分离切断
小网膜与肝被膜移行处，确认 Arantius 管的位置。

　　向腹侧牵引肝圆韧带，使左区域支有一定
张力。如果在左区域支的腹侧有左内叶和左外
叶的肝实质融合，将后者切断则操作可变得容
易。在尾状叶（Spiegel 叶和腔静脉旁部）的
Glisson 鞘小支发出后的末梢侧剥离左区域支。
用尖端细锐的 Cooper 剪刀于肝门板末梢侧的左
区域支根部右缘分离 Glisson 鞘与肝实质，在肝
脏侧不要留有结缔组织。左区域支与中、右区
域支相比呈扁平形。剥离的方向以已经分离出
来的 Arantius 管中点为目标。在悬吊左区域支时，
术者将右手食指置于已经分离的 Arantius 管上
方，左手持前端稍弯的钳子，钳尖顶住右手食
指穿过。当然，若有明显抵抗，应适当调整分

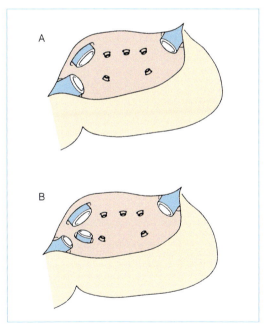

图 7　在肝门部 Glisson 鞘进入肝实质的部位将其切断
A. 1 支右区域支时
B. 右区域上支在肝外从右区域支分叉时，不易直接游离
牵起右区域支

离的方向。这样可以在不损伤尾状叶 Glisson 支的情况下，在小网膜和 Arantius 管上方一并处理左区域支（**图8，图9**）。

参考文献

1）高崎　健ほか：グリソン鞘処理による新しい系統的肝切除術．手術 40：7-14，1986
2）高崎　健：外科の立場から観た肝区域．胆と膵 15：57-60，1994
3）高崎　健：グリソン鞘一括処理法による肝門血管処理（肝中区域切除）．手術 51：9-13，1997
4）高崎　健：肝右区域切除（右葉後区域切除）．手術 47：465-471，1993

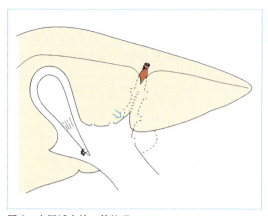

图 8　左区域支的一并处理
沿箭头部位剥离 Glisson 鞘和肝实质

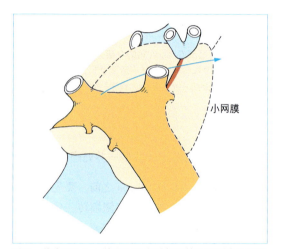

图 9　将左 Glisson 鞘进入肝实质部位的肝实质去除后的示意图
从左 Glisson 的 2 级分支的右侧向 Arantius 管的腹侧进行剥离，将前者游离牵起

肾上腺静脉的处理方法

中山壽之 ［日本大学医学部消化器外科］

■ 肾上腺的外侧 1/3 和肝脏粘连

在定型的右半肝切除或是右三叶切除的手术中，游离肝右叶时必须剥离肾上腺。首先，游离右三角韧带和冠状韧带，显露肝脏裸区。助手将右肝上抬，术者用电刀游离裸区。从背侧向着下腔静脉方向分离膈肌，显露出右肾上腺的外侧。在约 20% 的病例中，肾上腺和肝脏被共同的包膜所包裹，肾上腺和肝脏成粘连的状态，其间无法剥离。由于粘连的部位在肾上腺外侧的 1/3，为了避免出血的发生，应从粘连较少的内侧开始剥离[1]。从肾上腺的下极开始，游离下腔静脉右侧和右肝间的间隙，显露右肾上腺的内侧面。游离时将直接汇入下腔静脉的肾上腺静脉置于后腹膜一侧。术者左手拇指（从下极）和食指（从上极）在右肾上腺的内侧相接，以食指为导引插入 Kelly 钳（图 1），穿过 1-0 号丝线备用。用电刀紧贴肾上腺的边缘部位进行切离，如切入肝脏被膜的话，出血就难以控制，因此在肾上腺侧处理是非常重要的。倘若在术中肾上腺撕裂或是创面有搏动性的出血，则应剥离完成后用无创伤针进行缝合止血。

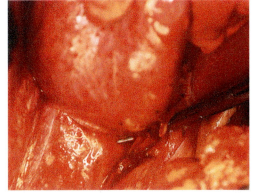

图 1　右肾上腺的处理

■ 肝短静脉汇入肾上腺静脉时

肾上腺静脉由下腔静脉走向肾上腺门，如前所述插入左手拇指和食指，在拇指和食指的对接处将其推向背侧则可避免损伤。但是偶尔会有肝短静脉流入肾上腺静脉[2]，必须要在确定汇合部位后结扎、切断（图 2）。

■ 损伤肾上腺静脉时

肾上腺静脉撕裂时，在损伤部位的附近用 5-0 Prolene 线先缝一针后提起，然后进行连续缝合止血。再者，就像下腔静脉出血一样，肾上腺静脉损伤后想要止血是很困难的。因此，游离肝脏时注意避免其损伤是很重要的。在切入肝被膜时，

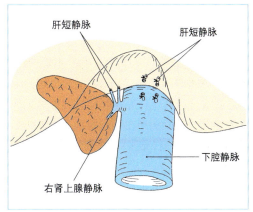

图 2　汇入肾上腺静脉的肝短静脉

肝短静脉　　肝短静脉

下腔静脉

右肾上腺静脉

即使是一点点出血也是很难控制的，有时为了止血反而将裂口逐渐扩大。此时，最好用氧化纤维棉来压迫止血。

参考文献

1）幕内雅敏ほか：肝切除のための開腹法と肝遊離．臨床外科 43：832-834，1988
2）吉田　修ほか：副腎の手術．消化器外科 20：1177-1183，1997

10. 处理肝静脉的操作技术

高山忠利

[日本大学医学部消化器外科]

引言

肝静脉比 Glisson 系统的脉管脆弱，手术时如不仔细操作则损伤的可能性很大。特别是肝静脉根部受损的话，会引起致命性大出血。因此，在肝脏外科中，安全可靠地处理肝静脉的技术是非常重要的[1, 2]。

1. 肝右静脉

有些肝切除术必须将肝右静脉在根部切断，这些手术包括右半肝切除、肝右三叶切除和 $S_7 + S_8$ 切除。这可以分为在肝实质离断之前先行切断的肝外切断法和在肝离断最后阶段进行的肝内切断法。中村通过对 83 例的肝右静脉根部形态的研究[3]，发现肝右静脉根部 1cm 以内无分支者占 61%，1cm 以内有 1~2 支分支者占 33%，有 2 支肝右静脉分别汇入下腔静脉者占 6%（图 1）。

（1）右半肝的游离及肾上腺的分离

首先，切断右冠状韧带和三角韧带，游离右半肝直至可显露下腔静脉右侧壁。多数病例的右肾上腺紧密粘连于肝脏，所以这个阶段暂时不要沿肝脏分离。正确的方法是：向头侧剥离下腔静脉前壁，使得术者的拇指和食指在肾上腺左侧对合，穿过一条结扎线备用。之后，用电刀切断肝与肾上腺的粘连，这样可以避免损伤肾上腺静脉和附近的肝短静脉。即便静脉有损伤，将穿过的丝线靠近肾上腺侧结扎即可迅速止血。

[**要点**] 完全游离右半肝后，肝右静脉的处理是相当容易的。

（2）右下腔静脉韧带的切断

将肾上腺从肝脏剥离后，便可充分将右半肝向左侧翻转，然后将下腔静脉前面的肝短静

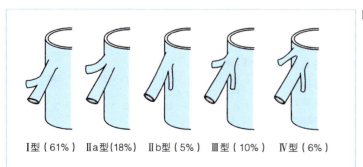

图 1　肝右静脉根部的分支形态

Ⅰ型（61%）　Ⅱa型（18%）　Ⅱb型（5%）　Ⅲ型（10%）　Ⅳ型（6%）

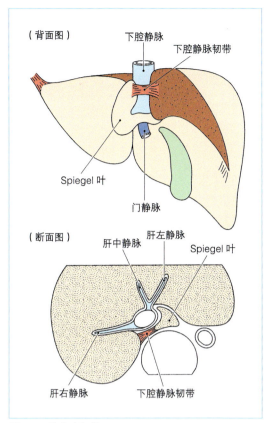

（背面图）

下腔静脉
下腔静脉韧带

Spiegel 叶

门静脉

（断面图）

肝中静脉　肝左静脉
Spiegel 叶

肝右静脉　下腔静脉韧带

图 2　下腔静脉韧带

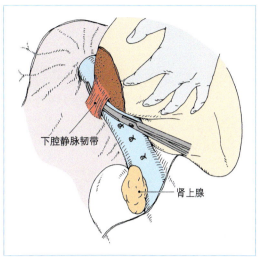

下腔静脉韧带

肾上腺

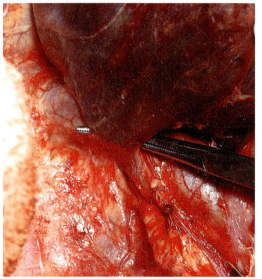

图 3　处理右侧的下腔静脉韧带

脉自足侧向头侧结扎、切断。在下腔静脉右缘的肝右静脉汇合处有右下腔静脉韧带，是保护肝右静脉根部的纤维性结缔组织[1]（图 2）。此处的要点是将该韧带从下腔静脉剥离后，从其后方掏过钳子，行结扎、切断。韧带较宽时，应分次处理，操作完毕后，便可在直视下显露肝右静脉根部（图 3）。

[要点] 切断下腔静脉韧带后，肝右静脉便自然显露出来。

（3）肝右静脉的切断、闭锁

尽可能从上下两个方向充分剥离肝右静脉根部，尽可能显露出足够长的肝右静脉干。该步骤的要点是尽量沿静脉壁分离而不留多余组织。以插入肝右静脉与肝中静脉之间的食指作为

导引，沿下腔静脉前壁从下方插入钳子，当可从上方看到钳子尖端时才能将钳子穿过（图 4）。

切断肝右静脉时，肝脏侧行缝扎，下腔静脉侧用血管钳子钳夹，用无损伤缝针连续双重缝合将断端闭锁（图 5）。

[要点] 将肝右静脉充分分离后切断，连续双重缝合闭合断端。

2. 肝中、肝左静脉

肝中静脉和肝左静脉在汇入下腔静脉处形

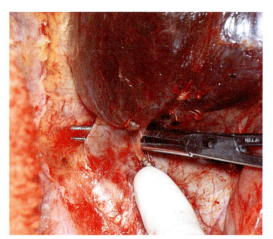

图 4 处理肝右静脉

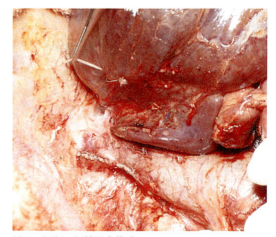

图 5 切断、闭锁肝右静脉

图 6 肝左、肝中静脉汇合的形态

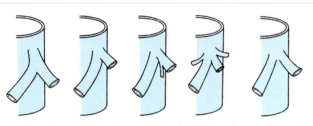

Ⅰ型（11%） Ⅱ型（42%） Ⅲ型（26%） Ⅳ型（5%） Ⅴ型（16%）

在Ⅱ~Ⅴ型中，仅列出了最具代表性的模式图

成合干，多数的汇合部位于肝内。汇合部的形态是：下腔静脉汇入部 1cm 以内只有共干而无分支者占 11%，1cm 以内存在 2~4 支分支者占 73%，肝中、左静脉分别汇入下腔静脉者占 16%[3]（图 6）。因此，行左半肝切除或左外叶切除时，多在肝离断的最后阶段切断肝左静脉。但是作为特例，作者在活体肝移植的左半肝切取时，肝中、肝左静脉的处理采用肝外切断法，这是供肝安全切取之后的肝静脉重建的重要技术[4,5]。

（1）常规的左半肝切除术

切断左冠状韧带、左三角韧带，向右侧翻转左外叶。一边由足侧向头侧结扎、切断肝后下腔静脉前面的肝短静脉，一边游离尾状叶（Spiegel 部）。结扎、切断左下腔静脉韧带后，

尾状叶便可进一步游离。多数病例在该韧带附近存在最粗的肝短静脉，也予以结扎、切断（图 7）。继续向上方分离尾状叶，显露肝左、肝中静脉的背面，将食指插入其间作为导引，将钳子穿过。肝中、左静脉的切断法同肝右静脉，不过因为静脉口径较粗，切断闭合时须谨慎操作。

[要点] 完全游离尾状叶后，便可显露肝中、肝左静脉。

（2）保留尾状叶的左半肝切除术

翻转左外叶，充分分离肝静脉汇合部。于 Spiegel 部腹侧确认 Arantius 管，在头端将其结扎、切断。由此便可将 Spiegel 部向足侧牵开。因为与前述不保留尾状叶时的操作相比，此处操作的视野较为狭小，故 Spiegel 部腹侧和左

◎处理肝右静脉的要点分别是分离肾上腺、切断下腔静脉韧带和剥离肝静脉。

◎处理肝左静脉的要点是游离尾状叶、切断 Arantius 管和展开术野。

◎处理静脉最根本的原则是绝不能进行盲目的操作。

肝静脉背侧之间的分离要谨慎进行。分离进行至肝中静脉右缘时，将食指插入至肝右、肝中静脉间作为导引穿过钳子，将肝右、肝中（左）静脉用牵引带牵起（**图8**）。

[**要点**] Arantius 管的切断和将尾状叶向足侧牵开都是重要的步骤。

◆ 小结

肝静脉的处理要在保持良好视野的条件下谨慎操作。所有的操作均须直视下进行，即使细小分支也要细致小心地结扎、切断。

参考文献

1）Makuuchi, M et al：Extrahepatic division of the right hepatic vein in hepatectomy. Hepato-Gastroenterol 38：176-179, 1991

2）Blumgart, LH et al：Hepatic resection for trauma, tumour and biliary obstruction. Br J Surg 66：762-769, 1979

3）中村 達：肝静脈および下大静脈の外科的解剖に基づいた肝切除の検討. 日外会誌 83：384-395, 1982

4）Makuuchi, M et al：Donor hepatectomy for living related partial liver transplantation. Surgery 113：395-402, 1993

5）Takayama, T et al：Outflow Y-reconstruction for living related partial hepatic transplantation. J Am Coll Surg 179：226-229, 1994

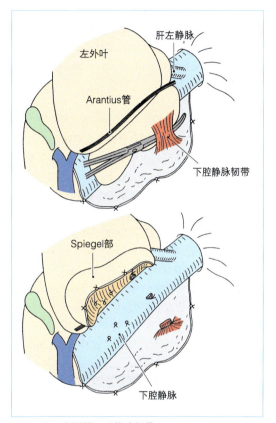

图7 处理左侧的下腔静脉韧带

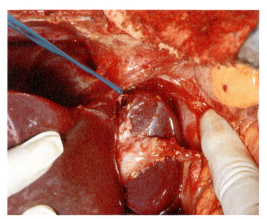

图8 将肝左、肝中静脉游离牵起

Arantius 管

清水周次[九州大学病院光学医療診療部]

■ Arantius 是外科学教授

Arantius（Giulio Cesare Aranzio，1530~1589）是意大利博洛尼亚大学外科学教授，后来兼任解剖学教授。关于 Arantius 管［Ducts venosus（Arantii），静脉管］的记载见于其著作《关于人的胎儿》（1564）一书中[1]。

■ 胎儿期的 Arantius 管是肝血流的旁路

胎儿与母亲间的血液交换是通过脐动静脉进行的。在胎盘充分氧合的血液从胎儿脐部经脐静脉流入胎儿体内。此血流沿着肝镰状韧带下缘走行，在到达肝脏处与门静脉左支汇合。在此处，脐静脉的部分血液与门静脉血流混合，流经肝脏后通过肝静脉注入下腔静脉。但是，因为胎儿期的门静脉比脐静脉细小，门静脉血流较少，大部分的脐静脉血自门静脉矢状部通过 Arantius 管不流经肝内而直接分流至下腔静脉（图 1A）。

由于其管壁中层的平滑肌的作用，Arantius 管在出生后 2~3 个月内闭锁，被称为 Arantius 管索［Arantius's ligament；Ligamentum venosum（Arantii）；静脉管索］，随后逐渐变为纤维性结缔组织而丧失了功能。同样，脐静脉转变为肝圆韧带。成人门静脉的走行与 Arantius 管及肝圆韧带的关系如图 1B 所示：肝圆韧带与门静脉矢状部末梢相连续，Arantius 管索自矢状部中枢侧走向肝左静脉的下腔静脉汇入部（或者直接注入下腔静脉）。三者位于一条直线，利用胎儿期的命名则容易理解[2]。

■ Arantius 管的解剖

成人 Arantius 管已退缩，如不清楚正确的位置很难理解其解剖关系。如肝脏面模式图（图 2A、B）及其中心部明细图（图 2C）所示：胆囊、下腔静脉、门静脉左支、肝圆韧带及 Arantius 管各居其位，包围着 S₄ 和左尾状叶。左尾状叶与左外叶间的沟裂称为静脉韧带裂。Arantius 管恰好位于此裂中，看起来像是附着在肝脏上。

■ 寻找 Arantius 管

肝脏手术时，首先将左外叶完全从膈肌分离并向腹侧托起，可见小网膜深入在左外叶与尾状叶之间。小网膜附着部覆盖着静脉韧带裂并伸向该裂两侧。将此部切断后，可见其内存在一条与下腔静脉大致平行的索状物，即 Arantius 管（图 3）。

■ 何种肝脏手术需处理 Arantius 管？

Arantius 管位于尾状叶前面，且头侧端与后者结合紧密。若将其切断，尾状叶便可从下腔静脉处向上抬起。Arantius 管与下腔静脉左壁相连，如不切断则无法进行尾状叶的游离，因此须先行 Arantius 管的显露、切断才能进行要将左尾状叶从下腔静脉游离出来的如下手术[3]：①左半肝切除术；②肝左尾状叶和右半肝联合切除术；③扩大左半肝切除术；④肝右三叶切除术；⑤左尾状叶切除术；⑥尾状叶全切除术等。

参考文献
1）藤田尚男：ジュリオ・アランチオ. 人体解剖ルネッサンス，平凡社，東京，191-192，1989
2）Williams, PL eds：Changes in the vascular system at birth. Gray's Anatomy, 38th ed, Churchill Livingstone, London, 1502, 1999
3）松田政徳ほか：Arantius 管索の解剖と臨床的意義. 臨外 57(5)：631-633，2002

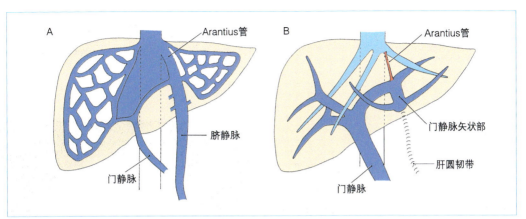

图1　A. 胎儿肝血流；B. 成人肝血流

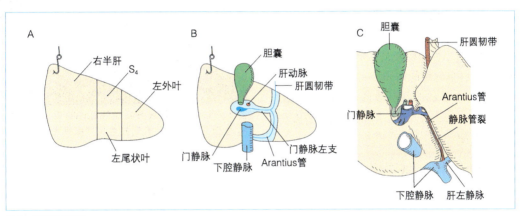

图2　肝脏脏面解剖
　　　A，B. 模式图；C. 中央部明细图

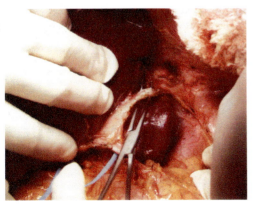

图3　Arantius 管的术中照片

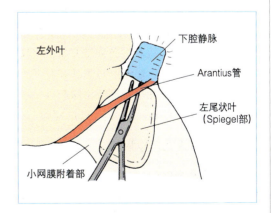

11. 染色法确定肝脏分区

坂入隆人・近藤 哲

[北海道大学大学院医学研究科肿瘤瘤外科学]

 引言

为完成作为肝细胞癌的标准术式的规则性肝切除术[1]，必须要正确地区分肝叶和肝段。S_2、S_3、S_4 和左外叶的脐板（umbilical plate）内有相应的门静脉支 P_2、P_3、P_4；右前叶和右后叶在肝门部也有相应的门静脉支。将各自的门静脉支根部显露出来并阻断，进一步阻断相应的肝动脉血流，血流阻断的区域可以很清楚地显现出来，各自区域的划分不一定要用染色法。因此，需要染色法的是肝段的 Glisson 支在肝内分叉的 S_5、S_6、S_7 和 S_8。下面对其染色方法进行具体介绍。

1. 染色技术的实际操作

按以下顺序进行。

（1）充分游离肝脏

为取得良好的术野，使用 "J" 字形切口开胸、开腹[2]。术者将左手伸入胸腔内，隔着膈肌将肝脏翻转，进一步从右三角韧带开始，将裸区和右肾上腺剥离后，切断肝短静脉和右下腔静脉韧带，将右半肝几乎全部托出腹腔外。这样能从各个方向进行 P_5、P_6、P_7、P_8 的穿刺。

（2）超声确定穿刺的门静脉支

术中使用凸型探头（阿洛卡 UST-975-7.5 或 UST-MC11-8731）显示出肿瘤所在肝段的门静脉支。这时可在肝表面喷洒生理盐水，以获得良好的画面。

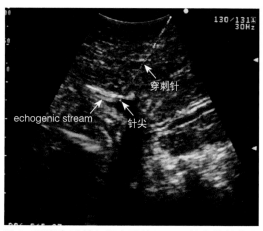

图1 可观察到刺入肝实质的 Cathlin 针和从针尖向 P_8 腹侧支内注入色素时产生的 "回声流（echogenic stream）"

（3）暂时阻断肝动脉的血流

用哈巴狗钳在肝门部将肝动脉血流阻断以后，从门静脉注入的色素能保持得更长一些且染色的效果更为鲜明[3]。另外，在 A-P 分流时可防止肝动脉血分流到门静脉内，也能防止门静脉内的色素逆流。

（4）暂时停止呼吸

为使显示出的门静脉支不随患者的呼吸而移动，请麻醉医生在门静脉穿刺时暂时将患者的呼吸停止。

（5）门静脉支的穿刺

用 23G 穿刺针在超声画面的实时监测下进行穿刺，从超声画面和注射器内门静脉血的逆流可确认针的前端已到达门静脉内腔。

（6）染料注入（图1）

边用超声观察染料流入时产生的微泡（echogenic microbubble），边以不向中枢侧出现逆流的速度注入约5ml的靛卡红（Indigocarmine®）。

（7）染色区域的标记（图2）

注入染料的门静脉灌流区域被染成蓝色，在色素消退前，沿肝表面染色区域的边界用电刀进行标记，染色就完成了。

◆◆ 2. 染色的要点、难点及对策

● 有必要进行多个门静脉支穿刺时，如果先穿刺浅部门静脉支，因为有空气的混入，超声画面上脉管的扫描变得困难，故应先穿刺深部的门静脉支。

● 在超声画面上尽可能将门静脉支的全长显示出来。另外，若目标门静脉支较细，将画面放大则穿刺较容易。

● 术中用左手把持探头，固定于有门静脉支的画面，靠右手调整穿刺针的角度和方向。另外有肋弓等妨碍穿刺时，可将穿刺针弯曲后使用。

● 为了防止染料逆流，应从中枢侧朝向末梢侧穿刺。如果相反，应避免"微泡"逆流，边观察超声画面，边调节染料注入的速度。

● 不习惯自由式穿刺时，将延长管与穿刺针相连，术者专注于画面进行穿刺，助手帮助进行门静脉血的回抽和色素的注入。

● 术中探头重重地压在肝表面的时候，该部分染色不良。探头只需与肝表面轻轻接触，染料注入时从超声图像中能观察到微泡流动（echogenic stream）即可。

● 存在 Rouviere 沟时，可在直视下分辨出

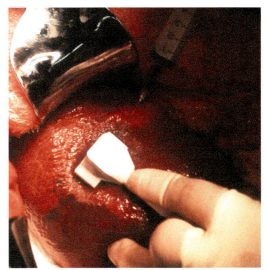

图2 使用术中探头（阿洛卡 UST-MC11-8731）对 P_8 腹侧支进行的穿刺及相应的染色区域

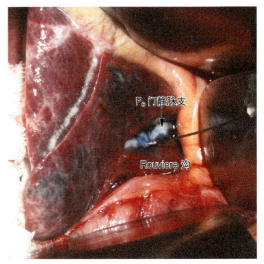

图3 于直视下穿刺位于 Rouviere 沟的 P_6 和相应的 S_6 染色区域

P_6，直接穿刺的话 S_6 即可染色（**图3**）。

● 癌所在肝段有多个门静脉支时，为避免分别穿刺时的繁琐的操作，通过穿刺相邻肝段来显示该肝段的反向穿刺法较为实用[4]。这种方

法还可用于目标门静脉支内存在癌栓使得染色不良或门静脉腔无法辨认的病例。

● 在门静脉支和肝动脉血流阻断（**图 4**）的基础上追加染色法后，相应区域的染色更为鲜明（**图 5**）。

◆ 小结

要完成肿瘤所在区域的门静脉支的穿刺染色，术前术者必须从体外对门静脉支的穿刺部位进行确认，并掌握肝内脉管间的空间关系。重要的是熟练掌握超声检查的方法。

参考文献

1）Makuuchi, M et al：Hepatocellular carcinoma. Maingot's Abdominal Operations, 10th ed, vol II, Zinner, MJ et al eds, Appelton & Lange, Stanford, 1561-1590,1997
2）國土典宏ほか：J 型切開方法の具体的開胸開腹法と視野の展開図. 臨外 57：601-604, 2002
3）Sakairi, T et al：Identification of the intersegmental or subsegmental plane in the liver with a surgical clip. Surgery 110：903-904, 1991
4）Takayama, T et al：A new method for mapping hepatic subsegment：Counterstaining identification technique. Surgery 109：226-229, 1991

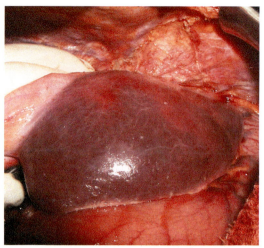

图 4　S₃ 的缺血区域（阻断 P₃ 的门静脉和肝动脉）

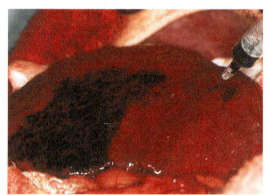

图 5　S₅ 的染色区域（在肝内阻断 P₅ 门静脉支和 A₅ 动脉支的根部后，³ 将染料从 P₅ 门静脉支的末梢侧注入）

安全显露下腔静脉的方法

平井隆二 ［冈山赤十字病院外科］

■ 创造好的视野

要想安全地显露下腔静脉，很重要的是有足够的视野能在直视下操作。正确的方法是：逆"L"字形或者逆"T"字形切开的方法开腹，向右在第9肋间或第10肋间开胸，膈肌同方向切开后用Kent式悬吊拉钩将肋弓向右上方充分牵开。这样一来右半肝就可以自由地把持并有足够的空间向左翻转，尾状叶和下腔静脉的反向牵开（counter action）也变得容易。第7肋间的连续开腹开胸法只有使用开胸器才能获得良好的视野。

■ 与视线的高度相一致（平视目标）

处理肝短静脉时，弯腰低头从侧面窥视的姿势不仅不稳定且容易疲劳。升高手术台并坐在能调节高度的椅子上，保持视线高度正好与下腔静脉一致，术者能安全愉快地进行精细的操作。

■ 一助适当地把持肝脏（图1）

剥离下腔静脉时，操作的难易程度与一助把持肝脏的方法有很大的关系。这时一助无法看到术野，仅术者和二助能看到术野。一助要对应术野的展开慢慢地增大肝叶翻转的程度，宁可力量稍弱而使术野显示不清，也不能力量太大而损伤肝短静脉。术者必须随时指示一助微微调整肝脏翻转的程度以保持最佳视野。一助一定不要做肝短静脉的切断、结扎等操作，配合不佳则操作的连续性就被中断。即使有出血，确保良好的视野也很重要。

■ 肝短静脉的显露方法

从肝脏的下方开始用电刀切开肝肾韧带、右冠状韧带和右三角韧带并从肝脏分离右侧肾上腺。关于右侧肾上腺的分离见其他章节。从最先看到的最下方的肝短静脉开始，用剪刀一边分离周围的结缔组织，一边分离出肝短静脉，用长谷川式的Kelly钳子从后方掏过，用3-0的线分别结扎肝脏侧和下腔静脉侧后切断（下腔静脉侧断端留得长一些）。然后，边仔细观察是否有肝短静脉，边

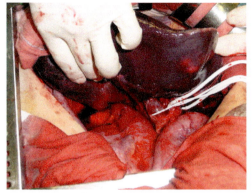

图1　将右半肝翻转，其与下腔静脉间的剥离接近完成（右第7肋间连续开胸开腹法，右半肝切除）

锐性分离周围的结缔组织。

■ 粗的肝短静脉的处理方法

肝短静脉直径在1cm以下时，最好使用包括缝扎的双重结扎。切断后，肝脏侧断端比较短的时候最好进行缝扎。对更粗的肝短静脉或是肝右下静脉，仅仅结扎是很危险的，需用Satinsky钳从侧方夹住下腔静脉壁，用4-0的不可吸收线二重连续缝合将其闭锁。

■ 肝短静脉、下腔静脉出血时的处理

在处理肝短静脉的过程中，将肝短静脉"拔断"时不要慌乱，先用手指压迫、确认出血部位，再缝合闭锁。暂时无法处理的场合要立即用氧化纤维棉压住，暂时等待或者先进行其他部位的操作。损伤粗的肝短静脉时，应用Satinsky钳将其根部的下腔静脉侧壁夹住后再处理。损伤粗的肝短静脉可导致大出血，能继续分离的时候先处理周围的细的肝短静脉，已经出血时立即夹住其根部的下腔静脉侧壁。

■ 特别的工具

肝短静脉处理的时候，用顶端尖细、薄而弯度较大的Kelly操作较方便，作者喜欢使用所谓的长谷川式的Kelly钳。

12. 各种肝脏血流阻断技术及选择

井上和人

［日本大学医学部消化器外科］

引言

血流阻断越完全，出血就越少。肝门阻断技术简便易行、安全，并且效果显著。即使肝门部位有粘连，也应不惜花费时间积极地进行处理，这是成功施行肝脏切除手术的关键之处。

1. 各种肝血流阻断技术的种类和特点

（1）Pringle 法 vs. 选择性血流阻断

将肝十二指肠韧带一并阻断的 Pringle 法简便易行，且阻断血流的效果切实可靠。在肝门血流部分阻断的选择性阻断（selective vascular occlusion）中，非阻断区域的肝脏可维持其功能，并且肠管淤血较轻。但是血流阻断的效果一般不如前者，同时在肝门分离需要一定的技术和时间。

（2）连续血流阻断 vs. 间断血流阻断

人的肝脏和肠管对缺血或淤血的耐受时限尚不明确。有报告称采用连续阻断法成功完成肝切除时，正常肝脏的阻断达 127 分钟[1]。另一方面，许多临床实践证明长时间的间断阻断法是安全的。有正常肝脏可耐受 322 分钟、伴有肝损害的肝脏可耐受达 204 分钟的成功报告，实际上有能继续延长的可能性[1]。

（3）肝静脉阻断或是全肝血流阻断（THVE）是否必要

在施行肝门阻断术的同时，阻断肝静脉的根部或是肝上、肝下下腔静脉，即全肝血流阻断法（total hepatic vascular exclusion，THVE），在理论上是很好的技术。但是，如果不将肝脏与周围脏器完全隔离，那么仍有血液流入肝脏，使肝脏淤血而导致出血。并且有报告指出，在肝门被阻断时肝静脉血会出入肝脏为其供氧。与 Pringle 法相比较，THVE 可获得更长的血流阻断时间和手术时间，但同时对循环的影响也更大[2]。肝脏的游离、静脉转流的管理、导管肝素化所导致的凝血功能变化的处理等要比 Pringle 法复杂得多。一般当切除重建肝静脉根部或是下腔静脉时才使用 THVE。

（4）肝脏冷却有必要吗？

虽然冷却是抑制代谢、延长组织保存时间的标准方法，但在肝脏切除时，还没有证据说明应用局部冷却或灌注冷却对手术或术后的恢复有利。冷却复温操作造成手术时间延长，而且冷却液可使肝素的作用时间延长，这些都是很明显的负面因素。

2. 作者的选择

作者一般使用常温下的间断的 Pringle 法或选择性血流阻断法[3]（图 1）。使用 Pringle 法时，阻断 15 分钟，放开 5 分钟；使用选择性血流阻断时，阻断 30 分钟，放开 5 分钟：如此反复进行。只要符合作者的适应证标准，这两种方法都是安全的。即使同时进行 Pringle 法和消化管吻合术，也不会由于肠管淤血而增加缝合不全的危险性。选择性阻断法用于连续阻断时间超过 15

◎肝脏血流阻断越完全出血就越少。
◎ Pringle 法可以安全地用于活体肝移植时供肝的切取。

分钟以上（如需血管重建等）、离断面较大（如肝脏右前叶切除等）或活体肝移植时供肝的切取。但现已明确，在活体肝移植的供肝切取中，常规使用 Pringle 法不仅是安全的，而且还有预处理的效果[3]。

 ## 3. 实际操作和要点

（1）阻断之前的处理

手术中不仅仅要阻断动脉和门静脉系统，同时还要夹闭胆管。作者一般使用 Fogarty 阻断钳，钳子夹紧后，由于弹力的关系，在肝脏离断时可能会自行弹开，故应将肝十二指肠韧带用较牢固的 Nelaton 尿管穿过后牵起备用。肝门淋巴结肿大时会将淋巴结压碎，同时成团块状的淋巴结会使得脉管夹闭不完全，所以应尽量避开淋巴结或先进行淋巴结廓清。从小网膜处多可看到较粗的入肝血管，应予结扎或同时进行夹闭。

（2）阻断后的处理

脉管阻断后不能马上进行离断，宜稍等片刻，待肝脏变得没有"张力"后再着手进行。肝静脉出血是由于入肝血流阻断不完全或中心静脉压过高所致。为了能够降低中心静脉压，要与麻醉师密切配合，避免过量的液体输入、尽量加深麻醉并尽可能地降低患者的潮气量。离断的过程中如果使其呼吸加深，呼气时胸腔内压上升，中心静脉压上升；与此同时，吸气时空气会进入离断面的肝静脉，有可能导致严重的空气栓塞症。此时，应使用球囊以较浅的幅度紧急换气。切除侧的肝静脉也必须止血。

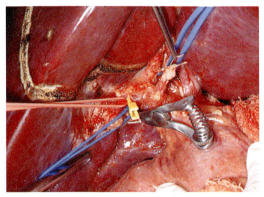

图 1 半肝血流阻断法
在肝门部将动脉和门静脉游离牵起后，阻断肝右动脉（塑料哈巴狗夹子）和门静脉右支（金属哈巴狗钳），进行右半肝的选择性血流阻断

在解除阻断之前，必须留出足够的时间以供离断面止血。负责计时的职员应提前 5 分钟通知阻断所剩的时间。

（3）阻断解除后的处理

阻断开放后将离断面合紧，托起肝脏进行压迫止血（注意勿使肝静脉根部扭转）。与阻断时一样，阻断开放后等片刻时间肝静脉才会出血，早期应进行压迫。解除阻断后，应吸净积存在肝周围的出血，不要对出血的地方放任不管。

参考文献
1）Takayama, T et al：Selective and unselective clamping in cirrhotic liver. Hepatogastroenterol 45：376-380, 1998
2）Belghiti, J et al：Portal triad clamping to hepatic vascular exclusion for major liver resection. Ann Surg 224：155-161, 1996
3）Imamura, H et al：Pringle's manoeuvre in living donors. Lancet 360：2049-2050, 2002

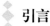

13. 用 Pean 钳子进行肝离断

高山忠利
[日本大学医学部消化器外科]

引言

肝实质的离断法分为用手的方法和用器械的方法。作者比较推崇用 Pean 钳子压榨肝实质后再结扎、切断残留脉管的用手离断的方法（crushing clamp method）[1]。以下就介绍一下用 Pean 钳子进行肝脏离断的要领。

1. 术者需要注意的要点

（1）在 1cm 的幅度内用钳子压碎肝实质

原则上，肝离断时采用 Pringle 法或是半肝血流阻断法[2]。用电刀切开肝被膜，将 Pean 钳子的尖端垂直于离断线，每次钳夹 1cm 左右的肝组织。沿着离断线方向反复进行这样的操作。若不小心钳夹过多，会撕断特意要留下的脉管。如果离断面出现 3~4 支应结扎的脉管（1mm 以上），就由助手来结扎。深度未超过 1cm 前，肝实质出血不会太多，术者可在离断面用手指压迫止血。

（2）静脉止血要有清晰的视野

在深部离断肝脏时，出血多来自肝静脉细支的损伤。如果在离断时有大量的静脉性出血，不要惊慌而忙于处理出血，这样反而会使裂口向深部扩大。如果是可以切断的肝静脉，不如在完全分离之后再进行缝合止血。如果是要保留的肝静脉支，可在压迫出血部位的同时，充分离断周围的肝实质以扩大视野。用这种操作方法可以正面观察深部的破口，从容地进行缝合止血（**图 1**）。

（3）可靠地处理 Glisson 脉管

用超声检查主要 Glisson 脉管的走行，经验丰富的术者从离断线有少许的凹凸便可察知 Glisson 脉管的存在。离断前面的肝实质后显露出 Glisson 鞘，以该处为起点，沿着 Glisson 脉管纵轴向切除侧分离出长约 1cm（**图 2**）。因为深面常有肝静脉，钳子不能插入过深。用直角钳紧贴着 Glisson 鞘穿过其后方，遇到分支时会有抵抗感，稍许错开就可以顺利通过。若是用力不当，则会引起出血或是胆汁漏出。结扎残肝侧，并追加缝扎后将其切断。

（4）轻柔地处理肝静脉

在解剖性肝切除中，必须在离断面将作为重要标志的主要肝静脉显露出来（参见本部分第 20 章"在离断面显露出肝静脉的要点"部分）。肝静脉显露出后会有出血，但不完全露出时出血会更多。肝静脉的主干露出来后，可以此为突破口，大幅度地离断前面的肝实质（**图 3**）。用钳子的前端像轻抚肝静脉壁一样沿后者去除残留的少量实质，露出肝静脉的半周。对汇入肝静脉主干的小分支，去除多余组织后用小号的直角钳小心地掏过，结扎、切断。如果扯断小分支引起主干出血，用血管缝合针缝合出血点。这个操作的关键点是要仔细地一支一支地处理。即使有出血，也不能避开肝静脉进行处理。

◎肝离断术的要点是小心认真地压碎实质和可靠地处理脉管。

◎助手的结扎和吸引决定了肝脏离断的质量。

◎肝脏离断需要术者和助手的共同合作。

（5）左手的重要作用

无论什么手术，优秀术者的左手都发挥着很大的作用，对于肝脏的手术更是如此。在离断肝脏的手术中，术者的左手用来张开离断面、引导离断方向、确认离断的轨迹和控制肝静脉的出血等。尤其在处理第一肝门或进行第二肝门周围的肝实质的离断时，伸入脉管后面的左手指有重要的意义。

2. 助手操作的要领

肝脏离断术中，如果助手的操作不熟练，即使术者技法娴熟，手术也不能顺利进行。第一助手首先要有快速可靠的结扎技术。结扎线扯裂了小血管或是结扎点不可靠都是不合格的。另外，第一助手还应该在展开离断面、从对侧来确认离断方向等方面配合术者。第二助手的吸引也是重要的。要不辞辛苦地及时反复地吸引，保持术野干净。操作时不要加压于吸引器的尖端，应像吸取上清液那样轻柔地操作。两个助手的能力决定了肝脏离断质量的高低。

小结

手工方法进行肝脏离断是简单可靠的方法[1]。掌握了上述要领可使肝脏离断时的出血减至最少，以保证有良好的短期手术成绩[1,3]。

参考文献

1）Takayama, T et al：Randomized comparison of ultrasonic *vs* clamp transection of the liver. Arch Surg 136：922-928, 2001

2）Takayama, T et al：Selective and unselective clamping in cirrhotic liver. Hepato-Gastroenterol 45：376-380, 1998.

3）Makuuchi, M et al：Restrictive versus liberal blood transfusion policy for hepatectomies in cirrhotic patients. Word J Surg 13：644-648, 1989

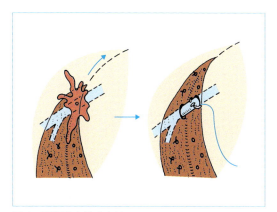

图1 肝静脉支的止血法

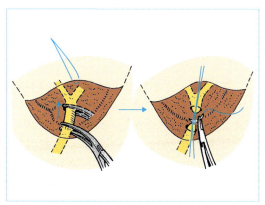

图2 Glisson 脉管的处理方法

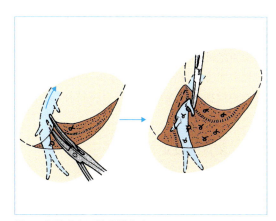

图3 肝静脉主干的显露方法

14. 利用 CUSA 进行肝离断

長島郁雄

［帝京大学医学部外科］

引言

肝脏离断的方法不止一种，如何选择主要取决于术者习惯使用哪种方法，或者术者相信哪种方法。作者认为，一定要讨论哪种方法最好是没有意义的。本章从作者自己长年使用 CUSA 切肝的经验出发，介绍 CUSA 的操作方法和使用上的注意点。

1. 使用的器械及其特性（图 1）

所谓的 CUSA 就是 Cavitron Ultrasonic Surgical Aspirator（Cavitron 公司开发的外科用超声吸引装置）的简称。其原理是：利用其手柄的中空的金属管以 0~300μm（0.3mm）左右的振幅、23~38kHz 的频率纵向振动，通过管头与组织之间的直接接触，或通过它们之间的水分为媒介，传递压力波将组织破碎；同时可以输送冲洗水，利用金属管吸走浮游的破碎组织。因此，这个装置又称为超声吸引刀。其最大特点就是其组织破碎具有选择性，也就是通过振动使肝实质和脂肪组织这样的实质细胞破碎、乳化，而血管、神经、胆管等这样的富含弹性纤维成分的组织可通过共振吸收振动，其具有抵抗性（不被切断）而被保留下来。

2. 装置的设定条件

（1）振动输出功率

振动输出功率的大小决定了管头的振动幅度。100% 表示管头纵向的单向最大振动幅度

（300μm 左右）。根据装置的使用说明书，肝离断时的最适振动输出功率通常在 40%~80%，但笔者通常使用比较高的振动输出功率，正常肝脏用 80%，肝硬化的肝脏用 90%~100%。

（2）冲洗

冲洗清洁术野的生理盐水通过金属管和覆盖金属管的塑料外套之间进入，冲洗被管头破碎的组织，使其浮起来以便被吸引管吸走。通常以 5ml/min 的速度持续地保持送水。如果想快速地冲洗术野，踩踏装置的足控开关的踏板，送水量可以达到 50ml/min。

（3）吸引

吸引是通过金属管持续稳定地进行的。吸引的压力姑且设定在这个装置的最大压力，避免术野被血液和破损组织所覆盖。作者还没有遇到因吸引过大产生的麻烦。另外，吸引不用助手的帮助。

3. 实际操作（图 2）

● 沿着预定的切肝线，用电刀切开肝被膜。因为肝脏被膜是纤维性的，CUSA 不起作用。

● 用手或是缝线牵引离断面两侧的肝实质，使其保持适当的紧张度，同时使离断面变浅以便于操作。因为管头的振动方向是纵向的，手柄绝不能垂直于离断线，通常是斜握或是横握的。一边适当地调节管头所达到的深度，一边仔细操作。接着确认应该保留的脉管，沿着脉管以将其周围的肝实质吹飞的感觉来操作管头。

◎利用高的振动输出功率，同时保持最大吸引能力。

◎放平手柄，调节振动输出功率，吹飞脉管周围的实质。

◎术中合理使用电凝，注意勿损伤肝静脉。

哪怕刚刚看到粗的重要的脉管（Glisson 的一级分支或是肝静脉的主干），就要倾斜管头和脉管大致平行，吹飞脉管周围的肝实质，就能安全并且迅速地显露脉管了。这样由浅入深地敞开离断面是很关键的。要铭记的是：如果在狭小的范围向深部进展，则术野不清，容易损伤重要的血管。

● 再者，在进行肝离断操作时，千万不要使管头停止移动。如果停止移动，因为其管头的高能量输出，振动破碎组织的力量集中在一点，很容易损伤本来应该保留的脉管（打扎作用）。

● 另外，保留的脉管分为管壁薄且可透视的肝静脉支和较厚呈白色且不透明的 Glisson 支。在慢性肝炎或者是肝硬化时，实质中的纤维结缔组织无法被破碎，妨碍了离断的操作。这些结缔组织不能用管头强行切断，可以用电凝（双极电凝）来切断。Glisson 系统的不足 1mm 的细支都可以用电凝来灼断，而其他较粗的脉管则应仔细结扎后切断。结扎时，残肝侧用丝线结扎，切除侧用钛夹夹闭。尤其要注意的是，肝静脉尤其容易被撕裂而出现破口。在出现损伤时，较粗的中枢侧的脉管应选择相应的血管缝线来缝合，末梢的细小分支用带线的针连同周围肝组织以"Z"字形缝合来止血。

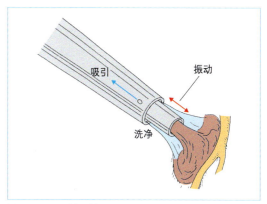

图 1　CUSA 的工作原理

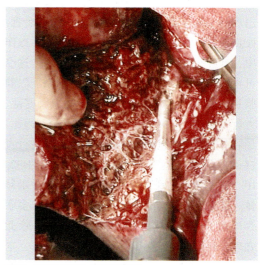

图 2　利用 CUSA 进行肝离断

15. 用超声刀进行肝离断

松下通明・藤堂　省*

[北海道大学医学部保健学科・*北海道大学大学院医学研究科消化器外科・一般外科学]

引言

　　肝脏是血运丰富的实质脏器，动脉系统、门静脉系统和静脉系统的血管在其内部构成复杂的血管网。在组织学图像上，肝细胞排列成连续的索状结构，这些肝索周围围绕有充满血液的肝窦。因此，在切断肝脏时，不仅要处理门静脉1级分支、肝静脉主干这样的粗血管，而且要处理肝窦这样的微细血管。在实际操作中，有可能遇到没有明显出血点的出血，这也可导致大量出血。静脉系血管与动脉系、门静脉系血管不同，它的周围组织少且血管壁薄，大量出血的原因往往是静脉系血管受损。因此，最好对肝实质内显露出的众多的小血管进行直视下的处理。超声刀（Harmonic Scalpel HS2，HS）就是为了达到这个目的而研发出的手术器械。最近，对显露出的血管进行处理时，多联合应用 TissueLink 电刀 3.0/3.5（TL-DS）。除此之外，还可根据情况使用电刀和氩气刀。本章对 HS 和 TL-DS 的原理及肝切除时实际操作进行介绍。

1. HS 与 TL-DS 的原理

　　HS 由发生器（**图 1**）、手柄及刀头三部分组成。开关是脚踏式。应根据手术的目的选择合适的刀头，将其连接在手柄上使用。到目前为止，已研制出 24 种不同头端的刀头，其中用于内镜下手术的有 12 种，用于开腹、开胸手术的有 12 种。作者在肝脏离断手术中用的是尖钩

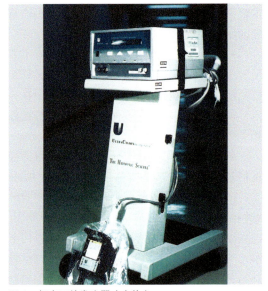

图 1　超声刀的发生器（主体）

型的 HS2 刀头开放系统，它是供开腹、开胸手术用的。以前的手柄（旧型）较重，是个明显的缺点，而新研发出的 HS2 的重量比旧版手柄轻，离断肝脏时使用这种新型的 HS2（**图 2** 上）。尖钩型刀头的刀面弯曲、较钝，破碎肝实质或分离血管时主要使用这个部分。背侧锐利，能够切断索状物。侧面扁平，可通过压迫出血的肝脏离断面从而使其止血（**图 2** 中）。

　　HS 的原理是脉冲发生器通过交流电使手柄内的声学系统（压电陶瓷）以固有频率（55 500Hz）在长轴方向上振动，经过传感器后变成了 8μm 振幅的振动。由于存在霍尔效应，刀头尖端的最大振幅可达 100μm。这样

表1 代表性肝切断器械的比较

装置	原理	振幅	ON/OFF 开关	切开	凝固	清洗	吸引
超声刀	超声波 (55.5kHz)	50~100 (μm)	脚踏 手控 (HS Ⅱ)	√	√	×	×
CUSA	超声波 (23~38kHz)	0~300 (μm)	脚踏	×	×	√	√
水刀	水压 (16~20kgf/cm²)	—	手控	×	×	√	√

的超声波振动可以使组织粉碎。位于发生器内部的微处理器可对振幅进行恰当的调节。发生器功率可在 1~5 五个档位间调节，从而使振幅在 50~100μm 范围内变化。肝切除手术时一般置于 3 档。同时，附带产生的摩擦热可使局部的蛋白质变性，可以达到止血的效果。摩擦热不会使组织温度超过 100℃，一般情况下为 80℃。粉碎肝实质后可一边将血管显露出来，一边进行止血、凝固。不足 2mm 的索状物可先用 TL-DS 电凝后，再用刀背切断。但 HS 没有 CUSA、水刀那样的吸引功能，所以应另外使用吸引器吸取 HS 粉碎的肝组织，以便保持良好的视野（表1）。HS 的特征是凝固和切开可同时进行[1]。最近，装有手控开关的 HS Ⅱ 被研发出来，手控开关会增加了手柄的重量，这样操作起来难度会略微增加（图2下）。

TL-DS 是可将电能转变为热能从而进行电凝的单极电凝装置（图3）。它的特点是操作时有少量生理盐水（4ml/min）从 TL-DS 的尖端滴下。生理盐水介于 TL-DS 尖端与组织、血管之间，可将热量均匀地传导过去，从而起到均匀热传递的效果。而且生理盐水可使组织温度不超过 100℃，防止组织过度凝固，有冷却效果。假如组织温度达到 100℃以上，那么细胞内液和细胞外液的水就会沸腾、蒸发，细胞就会干燥，形成屏障而使深部无法凝固[2]。但只要在 100℃以下操作就不会形成焦痂，肝离断就可以顺利地进行。

TL-DS 的血管封闭效果是由于热量破坏 Ⅰ 及 Ⅲ 型胶原纤维的氢键，使其发生稳定的不可

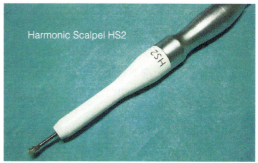
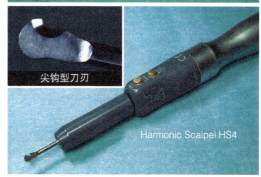

图2 各种超声刀
上，HS2；下，HS4；中，尖钩型刀头的放大照片

逆的改变。在 60℃以上使用时，可使血管壁、胆管壁收缩 60%，使脉管壁肥厚而闭锁。小于 3mm 的血管只用 TL-DS 就可处理[2]。肝离断面的出血点可用 TL-DS 头端的侧面压迫止血，稍稍翻转可有助于止血。更大的血管出血时，可将 TL-DS 紧贴出血周边的组织做圆周移动，逐渐将头端向出血点移动进行止血。近年来，TL-DS 也被应用于肾部分切除等其他实质脏器的手术[3]。使用 TL-DS 并不需要特殊的装置，只要将其连在一般手术室使用的单极电刀发生器上

就可以使用了。

[**要点**] HS 以 55 500Hz 的频率振动，一边进行肝组织的凝固和切开，一边显露出小血管。TL-DS 以生理盐水为介导，在不使肝组织结痂的前提下进行电凝、止血。

2. 肝离断时的实际操作和使用要点

在进行肝离断前，将 HS 的手柄连在发生器上，将功率置于 3 档位置。进行肝细胞肝癌切除手术时，有很多病例因合并慢性肝炎，这时应根据非癌变部分纤维化的程度和出血的情况调节发生器功率的档位。将 TL-DS 连于 500ml 的生理盐水袋上，滴速设定于最佳（4ml/min）。先将功率设定于凝固 100W，然后根据术中组织凝固状态再对其进行调节。

以肝细胞肝癌右半肝切除为例来介绍肝切除时的实际操作。在进行肝切除之前先进行肝脏的准备。首先，将肝门部入肝血管显露出来，进行结扎处理。然后，将右半肝从后腹膜和横膈膜游离，处理完下腔静脉前方的肝静脉短支后，显露出作为回流血管的肝右静脉，将其切断后缝合闭锁。这时将 5 号 Nelton 导管从肝上下腔静脉前面穿过肝脏背侧，从肝门部引出，作为后面进行肝脏离断时的标志。接下来，通过处理入肝血管，沿变色线设定肝脏离断线（Rex-Cantlie line），沿着这条线的左侧缝数根支持线。到此为止，肝脏离断前的准备工作全部完成。

离断肝实质时，由二助牵引支持线，使离断面保持一定的紧张度。首先用电刀将肝被膜切开，一助沿着显露出的离断线用 TL-DS 电凝。使用 TL-DS 的要领是使它的侧壁和头端与肝组织轻轻接触并不断移动，绝对不可以使 TL-DS 停留于某一点。移动太快则电凝就不充分，而移动得慢了又会过度电凝，因此适度的移动是十分重要的。TL-DS 最佳电凝状态是红色的肝断面变为灰白色。凝固面用适度的生理盐水湿润，不断吸净潴留于创面的多余的生理盐水和组织液。在用 TL-DS 在肝脏的切断线上进行电凝的同时，开始用 HS 进行肝脏离断。首先，

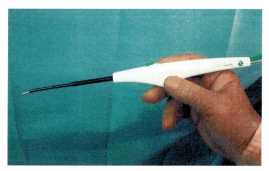

图 3　TissureLink 电刀 3.0
一边使生理盐水以 4ml/min 的速度滴下，一边利用电流产生的热量对肝组织进行凝固

将 HS 的刀面轻轻地靠近肝脏的离断面，然后上下、左右地反复移动。不要用力，只凭借机头的重量进行操作，肝脏就可以自然地左右切开。如果有抵抗感，那么一定是碰到了血管。在有抵抗感的部位要一点点地左右摆动，小心地显露出脉管。2mm 以下的血管可用 TL-DS 电凝后，用刀背切断。大于 2mm 的血管应进行结扎、切断。即离断肝实质时，应先使用 TL-DS，然后再使用 HS，不间断地反复操作，直至完成肝切除（**图 4**）。

肝实质离断时的出血一般来自于肝静脉。应注意不能让 TL-DS 直接接触粗的静脉壁。当较粗血管发生出血时，应该用 TL-DS 作圆周移动电凝周围组织尝试止血，如不成功则用氩气刀或缝合止血。

作者在将 HS 与 TL-DS 联合应用之前，是把 HS 与滴水的双极电凝并用的[4]。对 100 例肝细胞癌病例联合应用 HS 与 TL-DS 进行研究发现，在术中出血量明显减少的同时，手术时间也缩短了。而且，术后未出现胆漏、出血这样的需要治疗的并发症。

小结

对于肝脏离断手术，关键是如何减少出血量、缩短手术时间及避免术后并发症。因此，最重要的就是要爱护肝组织，对微小血管的出血进行有效止血。通过联合应用 HS 和 TL-DS 可达到上述目的。

用超声刀进行肝离断

◎在用 TL-DS 进行肝组织凝固之后，再用超声刀进行肝脏的离断。

◎肝离断面要一直保持适度的紧张度。

◎出现在离断面上的血管要分别进行凝固或结扎、切断。

◎注意不要让 TL-DS 的尖端直接接触粗大的静脉壁。

参考文献

1）松下通明ほか：Harmonic scalpel，手術手技研究会ビデオライブパネルディスカッション「臓器切除機器にベストはあるか」．手術 55(9)：1371-1375, 2001

2）Espat, NJ et al：TissueLink Floating Ball™ device assisted colorectal hepatic mastectomy. http://www.tissuelink.com/

3）Urena, R et al：Laparoscopic partial nephrectomy of solid renal masses without hilar clamping using a monopolar radio frequency device. J Urol 171：1054-1056, 2004

4）松下通明ほか：1. 肝離断法の比較研究 4. 肝切離におけるハーモニック スカルペル vs CUSA, Water jet 特集「肝離断法を考える」．外科 64：518-523, 2002

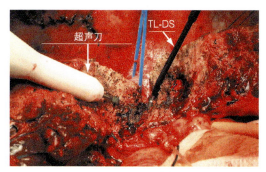

图 4 运用 HS 和 TL-DS 进行肝脏离断的实际操作

将出现于肝脏离断面上的血管逐一用 TL-DS 进行电凝或结扎、切断。这样可以减少出血量并缩短手术时间

16. 用漂浮球进行肝离断

阪本良弘・山本顺司*

[国立がんセンター中央病院肝胆膵外科・*癌研有明病院消化器外科]

引言

单极漂浮球（Monopolar Floating Ball™，FB）是非选择性组织凝固装置。现已将 FB 和 Liga-Sure™（LS）用于肝脏的离断[1, 2]。使用 FB 进行肝切除可缩短阻断入肝血流的时间，减少肝脏离断中的出血。但使用 FB 进行肝切除也会使肝脏离断时间延长，且其不能用于要在离断面上显露标志性血管的规则性肝切除中。下面将对使用 FB 和 LS 进行肝切除手术的要点进行讲述。

1. 单极漂浮球

美国 Tissue Link 公司生产的单极漂浮球手柄的头端埋有一 3mm 金属球（**图 1**），将头端压于组织时，生理盐水会从金属球的周围流出，向组织传导热量。发生器使用普通的电刀，功率为 70~95W。只要使作为媒介的生理盐水以适宜的速度滴下，就可以保持可使蛋白质变性的 100℃以下的温度，不易产生使用普通电刀时易出现焦痂。

2. LigaSure™

LigaSure™（ValleyLab 公司）是一种可使组织内部的胶原纤维和弹性物质溶解，使血管壁融为一体、管腔闭锁的双极电凝，在临床上已被应用于各种手术。

3. 使用 FB 和 LS 进行的肝切除

虽然原则上不需阻断入肝血流就可进行肝

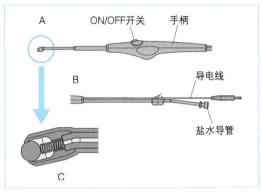

图 1　Floating Ball 的结构
A. Monopolar Floating Ball™（FB）的手柄
B. FB 使用普通电刀的发生器，在有生理盐水滴下的条件下使用
C. FB 的头端有和圆珠笔类似的结构

脏离断，但为了能快速处理肝静脉的出血，要将肝十二指肠韧带游离牵起备用。用电刀在肝脏表面设定 3~4mm 深的切断线，然后沿着切断线缓慢地前后移动 FB。使 FB 垂直或稍稍倾斜，就像刷墙那样使用 FB（**图 2A**）。若倾斜得过大，组织和球之间就失去了生理盐水这一媒介，热量就无法充分传导了（**图 2C**）。如果 FB 移动得过快，热量就难以传导到组织，而移动过慢会使深层的组织发生变性，所以应一边观察组织的颜色一边调整移动的速度。生理盐水的适宜滴速是 4~6ml/min。假如滴速慢了，就会产生和使用电刀时相同的焦痂。如果肝实质变为灰白色，就用 Pean 钳子一点点地压碎。如果发现有来自半凝固组织的出血，就用 FB 进一步加热或用 LS 进行封闭。

结扎、切断较粗的 Glisson 鞘和肝静脉。FB

◎使用 FB 时要有适宜的角度和速度。

◎FB 不能用于肝静脉的止血。

◎使用 FB 时应考虑 TPO。

可以很容易地显露出 Glisson 鞘，但因为有可能引起意外的出血，故 FB 不适于显露肝静脉和对肝静脉进行止血。在不阻断入肝血流的情况下，肝静脉的血流量较大，即使损伤小分支，出血也会导致视野模糊。这时可使用止血棉进行压迫后再继续进行其他部位肝脏实质的离断，也可用缝扎止血或阻断入肝血流。距表面 3~4mm 的肝实质受热变性，肝离断面变为灰白色（图 3）。

4. 使用 FB 和 LS 进行肝切除的效果 [1, 2]

使用 FB 和 LS 进行了 16 例肝切除。患者中男性 10 例，女性 6 例，平均年龄 55 岁（38~77岁）。其中 6 例合并有肝功能损害，其余 10 例肝功能正常。7 例为肝细胞癌，9 例为转移性肝癌。10 例患者的肿瘤直径不足 3cm。肿瘤为单发的有 10 例。手术方式：右半肝切除 1 例，右后叶切除 1 例，左外叶切除 1 例，规则性肝段切除 4 例，局部切除 9 例。

16 例中有 11 例在未阻断入肝血流的情况下完成了肝切除，还有 4 例为了控制肝静脉出血，暂时阻断了入肝血流（阻断时间 6~26 分），1 例改为在阻断流入血流的条件下施行了肝脏离断术。离断时间的中位数为 2 小时 25 分钟（43 分钟 ~5 小时 35 分钟），离断出血量和总出血量的中位数分别为 220（0~989）ml、350（80~1 144）ml。术后血清 AST 和 ALT 的最高值分别是 440（170~1 350）IU/L、460（440~1 300）IU/L。各有 1 例并发了腹腔内感染和切口感染。引流管留置时间及平均住院时间分别为 8（6~18）天和 12（7~23）天。

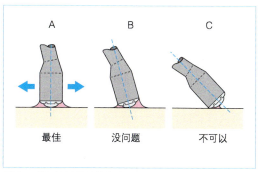

图 2 球和组织接触的角度

C 中生理盐水不能作为组织与球间的媒介，所以热能不能充分地传递到组织

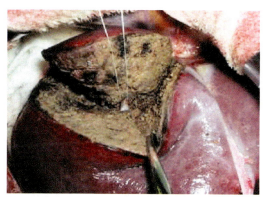

图 3 使用 FB 和 LS 进行的肝脏 S_8 段的切除

肝脏离断面呈灰白色，数毫米深的肝脏实质发生了热变性凝固

参考文献

1 ）Sakamoto, Y et al：Bloodless liver resection using the Monopolar Floating Ball plus Ligasure diathermy：Preliminary results of 16 liver resections. World J Surg 28：166-172, 2004

2 ）阪本良弘ほか：Monopolar Floating Ball™ と Ligasure™ を用いた肝流入血非遮断下の肝切除. 手術 57：1385-1388, 2003

利用超声引导离断的方向

島田和明[国立がんセンター中央病院肝胆膵外科]

■ 通过超声引导离断的方向

为了正确进行肝切除，术中利用超声引导离断的方向是必不可少的。在离断过程中如果不小心大大偏离了术中用超声设定的离断面，要修正就变得困难。要不怕麻烦，随时观察离断面和肿瘤以及血管的位置关系，对离断方向进行调整。

■ 术中通过超声显示离断面的"要点"

在暂时停止肝脏离断、用术中超声观察离断面时，为了防止出血并明确与周围血管的关系，把离断面合上再行观察。但有时只把离断部合上得不到清晰的图像，因此用含硅纱布整齐地夹在中间，离断面可通过纱布中的气泡以高亮度线的形式被分辨出来（图1）。另外，在离断中如对方向持有疑问时，应马上在离断线的顶端插入手指或钳子，确认与肿瘤和血管的位置关系。因为手指或钳子表现为高亮度的声影（acoustic shadow），因此可以判断离断进行到了何处（图2，图3）。

■ 通过超声引导离断时的"陷阱"

在术中用超声对肿瘤和血管进行观察时，肝脏保持在自然的位置。但在切肝时，为了控制静脉系统的出血，多数需要把肝脏充分地游离后向上抬起。由此可产生"歪扭"，另外在展开离断面时肝实质会有"扭转"，这样就会使实际肝切离时的离断面与超声下设定的离断面逐渐产生了偏差。对不能触及的肝肿瘤的切除和没有血管可作为目标时的肝切离，应事先考虑切离时会更容易向哪个方向偏离（实际的离断是过浅了，还是过深了）。在没有产生大的偏差前，用术中超声进行调整。

■ 顺利进行超声引导下离断的"要点"

（1）在设计肝部分切除的切离线时，结束侧的切缘应比开始侧切缘长一些。这是因为从开始侧进行到肿瘤的后方的过程中，离断面不易与用超声设定的离断面偏离；但在回到对侧肝表面的过程中，离断面稍稍变浅就有接近肿瘤的危险（图4A）。

（2）尽量在肿瘤的周围找出可作为目标的小血管。首先在超声引导下到达此血管，然后边显露此血管，边在超声引导下决定要切断的和要留下的血管支。如果有可标识的血管，就能准确而快速地进行离断（图4B）。

（3）肿瘤位于深部、目标血管很少或拟切除范围内存在多个肿瘤时，这样的切除只用超声引导有时存在困难。在这种情况下可使用"入墨"法。即在超声引导下分别于肿瘤的稍前方、稍深方注入染料（注意不要太靠近肿瘤）。以被染色的肝实质作为标识，连同被染色部分一起进行切除（图4C）。另外，如在想要到达的血管前方进行染色，就能预先知道是否已经接近想要结扎的血管了，这样一来大大提高了对离断方向性的确认程度。

保持实际离断面与超声下设定的离断面的一致是很重要的。术者应在把持肝脏和展开肝离断面时，要常常想到离断时可能会产生偏差，所以应该边用超声确认边进行离断。

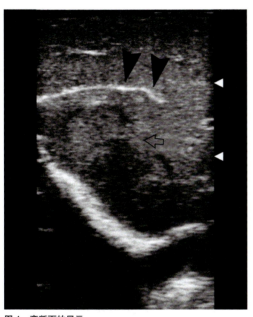

图1 离断面的显示

在离断面上夹入含硅纱布，用超声进行观察。从肝里面开始的离断，周围没有目标血管。⇦肿瘤；▼含硅纱布

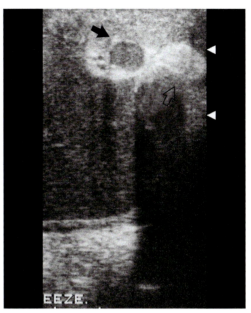

图2 术者用手指插在右前叶胆管内癌栓的头端位置进行确认

◄癌栓；⇦术者的手指

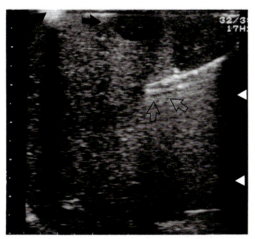

图3 肝表面肿瘤的肝离断。止血钳显示为高亮度的回声，能确定是否到达了最深部

◄肝肿瘤；⇦Pean钳子；◄用电刀所标记的预切线

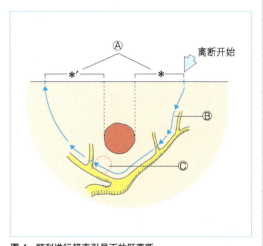

图4 顺利进行超声引导下的肝离断

Ⓐ*'要比*长一些；Ⓑ沿目标血管进行离断；Ⓒ注入染料

17. 用结扎器械行肝离断

鈴木正徳・松野正紀*

[博愛会営間記念病院院長・*東北厚生年金病院院長]

◆ 引言

　　像切苹果一样能把作为实质脏器的肝脏轻而易举地切断是肝脏外科医生的梦想。虽然Pringle法等各种血流阻断法有其价值，但常存在缺血与再灌注损伤的问题。作者现在已经找到一种简便的局部血流阻断的方法[1, 2]。在此介绍用于该方法的各种结扎器械和用吸收性材料聚乙醇酸（polyglycolic acid，PGA）制成的带子，并介绍以捆扎肝脏为基础的各种切肝的方法。

◆ 1. PGA 带

　　尝试对切离面的所有肝实质进行捆扎并同时对拟待除部分进行长期血流阻断。为了抑制异物反应，在某公司的协助下，用聚乙醇酸制成了宽3mm、长70cm的吸收性带子（**图1~图7**）。在动物实验中已证明此种带子无腐蚀性，大约12周可被瘢痕组织替换[1]。

◆ 2. 各种结扎器械

　　在佐乃医科工业的协助下制成了两类手术器械。一种是前端设有压带器的直针型持带器（**图1**），对具有一定厚度的整个肝实质进行褥式缝合。在对于肝门板腹侧区的相对较薄的肝实质以及对肝右后叶与尾状叶突起部的捆扎中，使用的是Deschamps动脉瘤针型持带器（**图2**）。两者前端都有供带子穿过的小孔，穿刺肝实质之后留置带子并结扎。

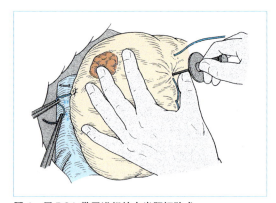

图1　用 PGA 带子进行的右半肝切除术
在距 Cantlie 线大约 5mm 的残肝侧，用直针型持带器进行捆扎

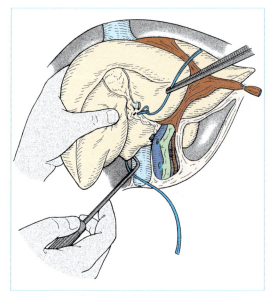

图2　用 PGA 带子进行右半肝切除术
用 Deschamps 动脉瘤针型持带器行肝右后叶与尾状突之间的捆扎

◎使用安装了 PGA 带子的结扎器械时，通过前端的感觉绕开血管是操作的要点。

◎术中超声检查注意各种脉管的走行。

◎根据肝脏的情况进行充分止血和牢固结扎。

◆ 3. 高频电刀进行肝实质离断和局部冷却

要想一气呵成把肝脏离断，最好使用大功率的高频电刀。作者采用非接触凝固模式（即喷雾式凝固），用 80W 的功率进行肝离断。另外，为了减轻断端的组织损伤，在肝离断前用 4℃的生理盐水对肝脏局部进行冷却。

[要点]在喷雾凝固中，不是用电刀尖直接接触肝实质，而是用电火花切离肝脏。

◆ 4. 在各种肝切除术中的应用

在对靠近游离缘的 S_7、S_6、S_5、S_8、S_3 等的肝的部分切除中，不需要切断肝周韧带和阻断进出肝的血流便能以肝段切除的形式进行规则的切除。尤其是在有过手术史和有门静脉高压表现、侧支循环高度开放时，不需要行肝门部的操作，故具有临床应用价值。进一步，通过切除侧肝叶的翻转和肝短静脉的切断，如能将肝脏从后腹膜游离出来，PGA 带子也可以用于肝叶切除。

（1）右半肝切除

在肝外对肝右动脉、门静脉右支、肝右静脉等出入肝血流进行阻断，并结扎、切断右肝管。结扎、切断肝短静脉及肝右下静脉，再切断下腔静脉韧带直至显露出肝后下腔静脉的左缘。在肝离断前，在距预切线 5mm 的残肝侧用 PGA 带子对肝实质进行捆扎。首先，用尖端较钝的 Deschamps 动脉瘤针型持带器对肝门部腹侧和肝右后叶与尾状突的交界处较薄的肝实质进行处理（图2）。对较厚的肝实质使用前端设有压带器的直针型持带器。用持带器的前端带着 PGA 带子，朝向背侧进行穿刺，在背侧松开带子后，再次用持带器从腹侧进行穿刺，到达

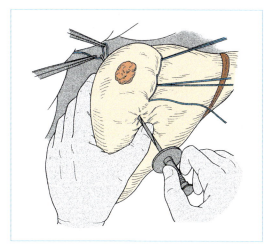

图 3　用 PGA 结扎带子所进行的 S_8 切除术

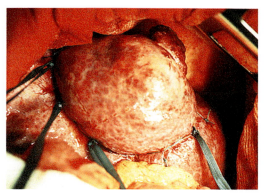

图 4　对肝细胞癌病例，用 PGA 结扎带所进行的 S_8 切除术

对肝门区高度粘连的病例，不必阻断入肝血流，而是参照染色的结果进行 PGA 结扎带的安装

背侧后把结扎带夹在压带器上，从肝脏的腹侧拉出，如此进行褥式缝合（图1）。通常，经过 4~5 次的处理后可完成沿肝预切线的局部血流阻断。为了减少切除肝一侧的出血，可沿 Cantlie 线安装肝钳[2]。快速行肝离断，在断端进行 5 分钟的压迫止血后，为了加强止血，用吸收线追加褥式缝合，然后再喷撒 5ml 的 Beriplast P（译

者注：一种含纤维蛋白原和 13 因子的止血药）。

[**要点**] 在带着 PGA 带子穿刺时，用器械的前端探寻血管并绕开其前进。

（2）肝段切除

以 S_8 的肝段切除为例来介绍一下要点。本术式的适应证是有储备功能问题的肝脏，尤其是不能分离显露肝门部大血管的肝细胞癌的病例（肝十二指肠韧带内存在明显的淋巴结转移除外）。术中用超声进行检查，对要切除部分的主要门静脉支进行穿刺，使用染料进行染色[3] 后，立即用高频电刀对染色区域进行标记，在距此区域大约 5mm 处用 PGA 结扎带对肝实质进行捆扎（**图 3**，**图 4**）。从左右两侧开始对肝脏进行离断，最后对底部的 Glisson 脉管群进行结扎、切断，肝脏的离断也就完成了（**图 5**）。

◆ 小结

用各种结扎器械及 PGA 带子进行肝切除就是捆扎肝脏后切除末梢侧部分。此方法可说是林的钳夹-压榨法（crush-clamp 法）[4] 和中山的钳夹法（Clamp 法）[5] 的更新，且与先前使用的 CUSA 和钳夹压榨法（forceps fracture）比较，因为压缩了肝切断面，使快速的肝离断成为可能。除此之外，该方法还可用于从肝左右三叶切除到尾状叶切除、局部切除等各种切除术中（**图 6**，**图 7**）。

参考文献
1）鈴木正徳ほか：PGA テープおよび結紮器械による肝切離．外科 59：392-401，1997
2）鈴木正徳ほか：吸収性テープおよび各種結紮用器械を用いた肝切除術．手術 51：57-62，1997
3）Takayama, T et al：A new method for mapping hepatic segment：counter-staining identification technique. Surgery 109：226-229, 1991
4）Lin, TY：A simplified technique for hepatic resection：the crush method. Ann Surg 180：285-290, 1974
5）Nakayama, K：Simplified hepatectomy. Br J Surg 45：645-649, 1958

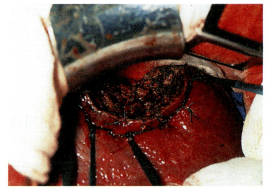

图 5　对肝细胞癌病例，用 PGA 结扎带所进行的 S_8 切除术
用冷的生理盐水进行局部冷却后，用高频电刀的喷雾凝固模式，连续进行肝离断。结扎、切断显露出的粗的 Glisson 脉管

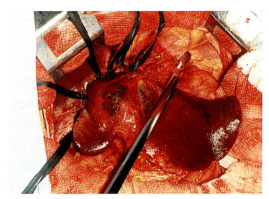

图 6　用 PGA 带子进行的左半肝切除术
把左半肝充分翻转后，在肝中静脉的左缘用 PGA 带子行肝脏的捆扎。为了预防切除侧的出血，用肝钳夹住肝脏

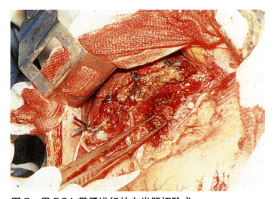

图 7　用 PGA 带子进行的左半肝切除术
用高频电刀完成肝实质的离断后，在几乎没出血的情况下完成了肝切除

肝离断法的比较

金本 彰[日本大学医学部消化器外科]

■ 哪一种肝离断法更好？

出血量是肝脏外科近期疗效最重要的影响因素，而出血量的多少与离断肝实质的方法有关。肝脏离断开始时是用手工进行的，近年来，用 CUSA（cavitron ultrasonic surgical aspirator）、Microtaze、水刀（water-jet）、超声刀等器械进行肝脏实质离断的方法取得了惊人的进步，得到了广泛的普及。新器械的研发虽是一件好事，但也应注意新器械的出现往往伴随手术技术提高这样的期望偏倚（expectation bias），因此就有必要仔细地考虑一下哪一种方法可以正确地评判出器械的优劣。例如，Fan 等[1]报告将手工离断改为用 CUSA 进行离断后出血量减少了 30%，但这种回顾性比较缺乏客观性。水刀[2]和超声刀也是如此。因此，在评价哪种方法更好时，由熟知比较方法的肝脏外科专业团队得出的随机对照实验的结果是最好的参考。

■ 用手离断与 CUSA

Takayama 等[3]用随机对照实验研究了用手和 CUSA 在进行肝脏离断方面哪一个更好这一问题。事先计算出的样本量为 132 例，采用最小化法将其随机分为用手离断组（66 例）和 CUSA 组（66 例）进行研究。两组的背景因素（年龄、肝功能、肿瘤条件、术者、式等等）没有明显差异，出血量及离断时间也无明显差异。但是用手离断法在显露作为标志的肝静脉时要优于 CUSA 法，而且在代表手术综合质量的肝切除评分方面，用手离断法组也显著好于 CUSA 组（**表 1**）。结果表明，用手进行肝脏离断要优于 CUSA。

■ CUSA 与水刀

中岛等[4]用随机对照实验论证了 CUSA 和水刀哪个更好这一问题。将计划进行肝切除的 71 例病例按照 envelope methods 随机分为两组，采用 CUSA 法组 35 例，采用水刀组 36 例。两组在年龄、性别、肝脏储备功能、合并肝脏病变、手术术式及切除的肝脏重量上均不存在差别。并且，两组在术中出血量、手术时间和术后并发症上也不存在差异。结果表明，CUSA 及水刀这两种不同的肝脏离断器械没有优劣之分。

表 1 肝切除结果

	用手离断（n=66）	CUSA（n=66）	P
出血量 ml			
全体	452（17~1 912）	515（15~2 527）	0.63
肝离断中	325（17~1 299）	330（15~1 902）	0.93
离断时间			
时间（分）	54（7~205）	61（16~177）	0.58
速度（cm²/min）	1.0（0.4~3.0）	1.1（0.4~4.0）	0.90
技术错误			0.27
无	63（95%）	59（89%）	
轻度	3（5%）	5（8%）	
重度	0	2（3%）	
肿瘤切缘（mm）			0.09
≥5	21（39%）	13（25%）	
4~1	29（55%）	30（58%）	
肿瘤露出 *	3（6%）	9（17%）	
作为标记的肝静脉的显露			0.03
完全	38（90%）	38（90%）	
不完全	4（10%）	4（10%）	
未显露	0	0	
术后并发症			0.32
无	52（79%）	30（71%）	
轻度	11（17%）	18（27%）	
重度	3（4%）	2（3%）	
术后住院天数（日）	16（6~42）	17（9~48）	0.87
手术死亡	0	0	

* 来自于切除标本的病理组织学结果。

■ 总结

从随机对照实验的结果可以看出，如果手工操作技术很熟练，那么两者出血量和手术时间没有差别。手工进行离断的方法可完成简单、低成本、高质量的肝切除，考虑到成本和学习器械需要时间，这是一个应该熟练掌握的全能的基本技术。使用新器械新工具未必会促使手术质量提高，重要的是一定要客观地评价手术方法。

参考文献

1）Fan, ST et al：Hepatectomy with an ultrasonic dissector for hepatocellular carcinoma. Br J Surg 83：117-120, 1996
2）Une, Y et al：Water jet scalpel for liver resection in hepatocellular carcinoma with or without cirrhosis. Int Surg 81：45-48, 1996
3）Takayama, T et al：Randomized comparison of ultrasonic vs clamp transection of the liver. Arch Surg 136：922-928, 2001
4）中島保明ほか：肝切除におけるウォータージェットメス．特集「医用ウォータージェット」．BME 8：7-13, 1994

18. 在肝离断中左手的作用

三宅 洋

[春日部市立病院外科]

◆ 引言

预定行肝切除的对象多数伴有肝硬化等肝损害，在术中意外的预防中，最有必要的是术中出血的控制。因此，获得良好的视野、进行解剖学意义上正确的切除以及控制肝静脉的出血是最重要的。在肝离断中左手的作用，直截了当地说就是为了获得良好的手术视野展开离断面，为了进行确切范围的切除引导切断方向以及控制肝静脉的出血这三点[1]。这三点并非各自独立，在肝离断时左手必须同时起上述作用。

◆ 1. 离断面的展开

在右肝侧切除时（右半肝切除、右三叶切除、右前后叶切除等），术者把左手第 2~5 指插入膈面，将右半肝（或右后叶）握住并上抬，使离断面尽量浅地显露在视野中（**图 1**）。从预定切离线的足侧开始离断，露出一点肝断面后，把拇指放于此处轻轻向右外侧牵拉以展开离断面，在确保良好的视野的情况下继续离断（**图 2**）。这时如不小心用力过大便会造成小血管的破裂，因此力度的掌握非常重要。

肝离断开始时，原则上术者应站在左手能把持住切除侧的肝脏的位置上，在左半肝切除和左外叶切除时，完成肝门的处理和肝脏的游离后开始离断时，术者站在患者的左侧，在必要时须用左手握住左半肝向上抬。左半肝切除时，术者站在患者左侧，将左手的第 2~5 指沿着 Arantius 管插入以展开离断面。

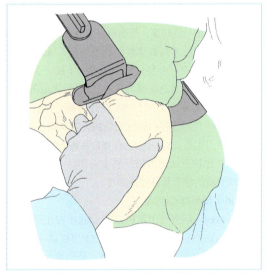

图 1　在离断开始前，用左手第 2~5 指插入膈面，把右叶握住上抬，使离断面尽量显露在较浅的视野中

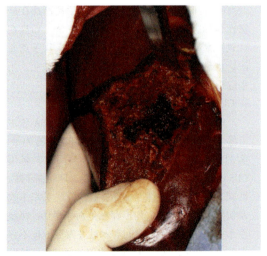

图 2　用左手拇指展开离断面

◎展开离断面以获得良好的视野时，掌握左手的力度很重要。
◎为了保持正确的离断面，常用插入的左手指尖引导切离方向。
◎无法控制出血时，在检查麻醉状况和胸腔内压的同时，试着调整握肝的力度和方向。

局部切除时，在不对肿瘤施加压力的情况下，用左手拇指和小拉钩翻转肿瘤以展开视野。

2. 离断方向的引导

为了能在确切的范围内进行切除，左手指尖在离断方向的引导中常常具有重要的意义。

如前所述，在右侧肝切除时，术者应把左手第2~5指插入横膈面，握住右半肝（或右后叶）并上抬后开始离断。这时，把第3~5指放于下腔静脉沟中（**图3**），以此为目标开始离断[2]。如离断进行到一定程度后，把食指插入下腔静脉和肝右静脉之间，朝向该处进行进一步的切开。这样就能在正确切离面上进行离断（**图4**）。左半肝切除时，若向着沿Arantius管插入的左手食指的方向进行离断，就能在正确离断面上进行离断。切除尾状叶时，尾状突和腔静脉旁部的离断到达肝门板深面的肝中静脉背侧后，术者的左手插入离断面，以此为目标在Arantius管的正上方切开肝实质与小网膜囊贯通[3]（**图5**）。

3. 肝静脉系统出血的控制

在离断时，通常用Pringle法或半肝血流阻断法对肝动脉和门静脉的血流进行阻断，但肝静脉的出血便成了问题。这时最重要的是用左手把肝叶握住并上抬，通过降低肝静脉压来减少出血。有些情况下，用插在横膈面的左手食指从肝静脉的后方轻轻向前推压，也对止血有作用。对离断面的出血，如果出血点明确则可用缝合止血，但在肝静脉终末支被切断的情况下，由于断端缩入肝实质内，常常找不到出血点。根据出血的程度，在出血量少的情况下，盖上氧化纤维素棉，用握住

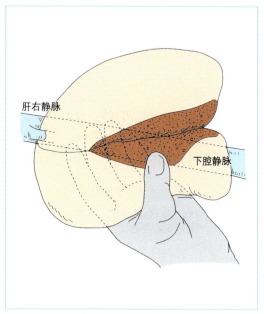

图3 用左手手指引导离断方向

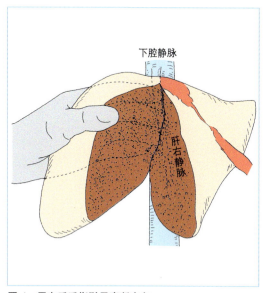

图4 用左手手指引导离断方向
当离断进行到一定程度后，把食指插入下腔静脉和肝右静脉之间，以此为目标继续进行离断

肝的左手拇指轻轻压迫，多数情况下能够止血（图6）。

用以上的操作不能控制肝静脉出血的情况下，虽然麻醉状况和胸腔内压的检查也很必要，但也有必要注意用左手握住并上抬肝脏时，反而可使肝静脉逆行性淤血，结果导致出血量的增加[4]。如对此抱有疑虑，试着改变把持肝的力度和上抬的方向也能起到止血的作用。

◆ 小结

肝离断中左手的作用有扩大离断面、引导离断方向、控制肝静脉的出血这三点。有鉴于此，在肝离断时有效地使用左手是很重要的。

参考文献

1）高山忠利ほか：亜区域描出法（色素による），支配（栄養）門脈の発見，処理法，切除．臨床外科 43：851-853, 1988

2）山本順司ほか：癌の外科－手術シリーズ 1. 肝癌，メジカルビュー社，東京，74-97, 1991

3）高山忠利ほか：尾状葉切除術．消化器外科 25：1093-1100, 2002

4）山崎 晋ほか：肝切除における偶発症－その予防と対策－．腹部救急医療の進歩 12：29-35, 1992

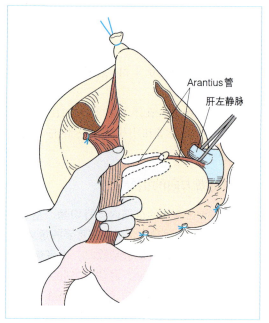

图5　用左手手指引导离断方向（S₁切除术）
尾状突和腔静脉旁部的离断进入到肝门板深面的肝中静脉背侧后，左手插入离断面，以此为目标将离断面与小网膜囊贯通

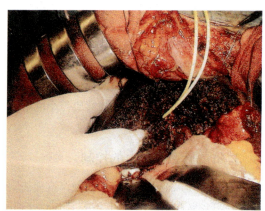

图6　在不能找到出血点的少量出血的情况下，盖上氧化纤维素棉，用握住肝的左手拇指轻轻压迫，多数情况下能止血

19. 什么是优秀的一助

早川直和·二村雄次*

[国家公务员共济组合连合会東海病院外科·*名古屋大学大学院医学系研究科器官调節外科]

◆ 引言

不仅限于肝切除的时候，所有手术中助手的操作都是手术成功与否的关键一环。术者想要在该切开的地方能准确地切开和该结扎的地方能可靠地结扎，手术野展开等就很重要，而这是助手应该做的事。下面从几个方面讲述进行肝切除时优秀的助手该做的基本的操作。

◆ 1. 肝的游离和翻转

在处理肝静脉根部、Arantius 管及肝短静脉时，必须把肝脏向不同的方向牵引。为了便于操作，最初要将肝脏从后腹膜游离。这个时候一助操作的基本要领是使术者要切开的浆膜和结缔组织处于张紧的状态。

（1）从镰状韧带向下腔静脉前面游离

沿着肝的表面切开镰状韧带时，在膈肌下缘将下腔静脉前壁显露出来。一助的左手在把肝压向后方的同时将其向足侧牵拉，右手用镊子和术者的左手一起把镰状韧带的切离部向前上方牵引，随着镰状韧带的张紧，韧带和肝脏之间的疏松的结缔组织就显露出来。保持左手食指在镰状韧带和下腔静脉的左侧、Ⅲ指在中间、Ⅳ/Ⅴ指在右侧的状态进行牵拉，使张紧的部分展开以便于切断（**图 1**）。

（2）右冠状韧带、三角韧带的切断

镰状韧带的切开向右延伸，自然就进入到

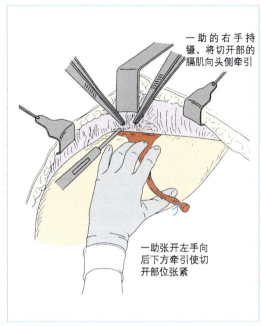

一助的右手持镊，将切开部的膈肌向头侧牵引

一助张开左手向后下方牵引使切开部位张紧

图 1　从镰状韧带开始向下腔静脉前切开

右冠状韧带及三角韧带的部分。与镰状韧带相比，冠状韧带和肝脏之间的结缔组织较窄，因此注意不要切入膈肌和肝内。要点是在将将离开肝脏的地方切断。一助右手握住尽可能多的肝脏，不要在一点上抓得很深，并保持这个姿势向左下方牵引。向深部切离时，将肝脏向腹侧上牵。右手用镊子、Kelly 钳子或长的 Cooper 剪刀将切离部附近的膈肌向后上方推开。

（3）肝肾韧带的切断

肝肾韧带在肝脏的附着处是肝脏裸区的最

后方。靠近肝附着处切断肝肾韧带后分离裸区后，以下腔静脉为目标向深部进行分离。一助不拿钳子和镊子，用左手将被后腹膜包裹的肾脏向下后方牵拉。到下腔静脉和肾上腺的附近时，用左手的Ⅲ、Ⅳ、Ⅴ指把肾脏向足侧牵拉，用食指将下腔静脉压向左侧。右手把右半肝握住向前上方牵引，使要切开的部分张紧。二助用鞍状钩将腹壁向右后方牵开，用肝脏拉钩将切开部位附近的膈肌向头侧牵开以充分展开视野（图2）。这时，将手术台向左侧倾斜以充分显露肝右叶后面的视野。根据手术的情况进行准确的判断、对麻醉师和巡回护士发出这样的指示是一助的工作[1]。

　　[要点]一助左手要扩大视野，右手使切离部附近绷紧。

◆◆ 2. 肝短静脉的处理

　　在尾状叶切除和游离牵起肝静脉时，必须要进行肝短静脉的切断、结扎。处理的方法包括：游离左外叶，从左侧开始边翻转尾状叶边切断肝短静脉；从右侧开始边游离右叶并切断肝短静脉；不游离肝脏，在肝门的后方边从下腔静脉剥离尾状叶边处理肝短静脉。无论何种方法，一助和二助的基本要领都是将尾状叶和下腔静脉之间张紧，保证肝短静脉易于辨认和有一定的距离以便于穿过结扎线。从右侧开始处理时，一助的左手把下腔静脉推向后下方，右手用镊子把相应部位的尾状叶向前上方挡开。开始时夹着尾状叶下缘牵开，到头侧后连同肝脏一起牵开。二助的左手把已经游离的肝右叶向前上方牵引，右手把右侧腹壁向右上方牵开。这时二助无法看见肝短静脉，指示牵引的力量和方向是一助的任务。术者掏过肝短静脉后，一助的右手松开镊子、递给结扎线。右手离开牵引部位则视野变得不清楚时，术者用自己的左手递线，一助和二助应该保持术野清楚。结扎全部由术者进行（图3）。

　　[要点]拉钩脱手则视野就不清，一助也要注意拉钩的情况。

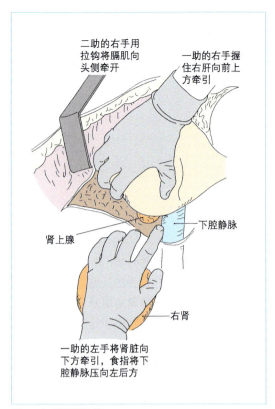

图2　切断肝肾韧带

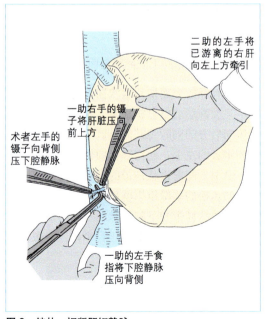

图3　结扎、切断肝短静脉

3. 尾状叶门静脉支的处理

在游离牵起肝门部的门静脉和切除尾状叶时，有必要结扎、切断门静脉分叉部和左右门静脉支发出的尾状叶门静脉支。切断右尾状叶门静脉支时，二助的右手用肝脏钩将 S_4 向头侧牵引，使得肝门有良好的视野。左手用吸引器或者吊带将剥离的动脉向左上方牵拉，用小拉钩把门静脉向左牵开，使得动脉、门静脉和血液不会妨碍视野。从门静脉右支后下方开始处理时，一助把横结肠和胰尾部向左下方牵引，右手用镊子把术者左手镊子对侧的尾状叶门静脉支附近的门静脉右支向前上方牵引，尽可能地将尾状叶门静脉支伸长并张紧。处理门静脉右支后上方时，一助的左手将门静脉或者肝十二指肠韧带向后下方牵引后，二助用肝脏拉钩展开肝门部的视野。一助用食指或中指把左右分叉部附近的门静脉主干压向后下方，门静脉右支的头侧就容易显露。一助的右手和术者的左手用镊子将尾状叶门静脉支的分叉部附近的门静脉右支压向足侧，尾状叶门静脉就被拉直了（**图** 4A、B）[2]。

[**要点**] 尾状叶门静脉要尽量露得长一点，保持绷紧状态才容易穿结扎线及上钛夹。

4. 肝断面上的结扎

肝切除时，肝断面上结扎的机会很多，部位不同难易程度也不同。也有一助因一次打结失误而导致意想不到的大出血的情况。任何部位一定要能可靠结扎，平时的训练很重要。肝段支以上的粗的脉管和 Glisson 结扎比较容易，而像肝静脉支那样细的、壁又很薄容易割断的脉管，结扎时不能有牵拉。其要点是：

- 线的牵引方向与肝的断面平行；
- 手指不应该压向肝的断面；
- 断面位于尽可能浅的术野；
- 断面不能和手术台平行；

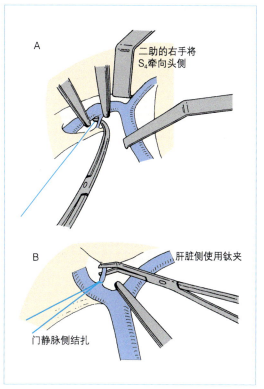

图 4　尾状叶门静脉支的处理
从门静脉背侧开始的处理（A）和从头侧开始的处理（B）

- 压向后方的手指不能朝着肝脏还没有切开的方向；
- 第 1 结完成后作第 2 结时，不能使结扎点有张力等[3]（**图** 5）。

5. 肝内胆管空肠的吻合

肝切除方式不同，胆管切断的部位也不同，有 1 支或数支（有时有 7~8 支）的肝内胆管与空肠进行吻合，难易程度各有不同，但都是一些基本操作。以在扩大右半肝切除时分别切断左内叶支（B_4）、左外叶内支（B_3）和左外叶外支（B_2）后的吻合为例，对一助的基本操作进行叙述。首先，对相邻的胆管作胆管成形，使得空肠侧的吻合口数尽可能少。B_2、B_3、B_4 从背侧向腹侧纵向排列，吻合从 B_2、B_3、B_4 的足侧（后壁）开始，缝合线全部穿过后，将胆管和空肠拉近并结扎。在此之后从头侧（前壁）开始吻合，方法同前。二助的右手须使左肝勿向右侧膈肌方向滑落，并保持肝脏断面的位置，使得成形后纵向排列的胆管的位置尽量地浅并和手术台成锐角；或者把肝圆韧带向左前方牵引以固定胆管的位置。右手用前端细的吸引管把吻合口附近的血液、胆汁、肠液等吸净，保持进针的部位有良好的视野。

一助与术者的左手相呼应，牵引胆管壁和空肠壁，使术者易于看清胆管内腔或者空肠内腔的进针点、出针点。从胆管的下壁（一般吻合口的后壁）进针的时候，一助右手持镊子提起胆管的上壁，将其压向肝侧及头侧，胆管内腔就开大了（**图6A、B**）。前壁（头侧）吻合从空肠侧进针的时候，一助右手将已缝合空肠的后壁用镊子压向头侧，空肠内腔就开大了，针容易穿出。从胆管侧进针的时候，从胆管内腔将已缝合的后壁压向足侧，吻合口内腔开大，有助于针的刺入[2]。

[**要点**] 要确保进针点和出针点的视野。

6. 肝静脉的暂时止血

在不同的术式中，都必须沿着肝右、肝中静脉等粗大静脉进行分离，显露出较长一段后才能进行离断。这时若将汇入肝静脉的细小分支牵拉断、肝静脉破裂则会出现止血困难的情况。这种出血控制的要点是：①不要慌忙钳夹住或立即缝合止血，一助要立即用指尖轻轻压住出血部位，并将此处上、下游的肝静脉慢慢地显露出来，待出血部位的全貌显露出来后再考虑如何处置；②小的损伤时，仅靠压迫即能止血。压迫时用手指轻轻将孔盖住即可，对肝静脉过分用力压迫导致血流阻断的则只会增加出血量（**图7**）；③肝静脉主干扭转时，压迫止血只会加重损伤。肝脏的位置和拉钩方向的检查是一助的工作[3]。

[**要点**] 不要着急，轻轻压住出血点，检查有无肝静脉的扭曲。

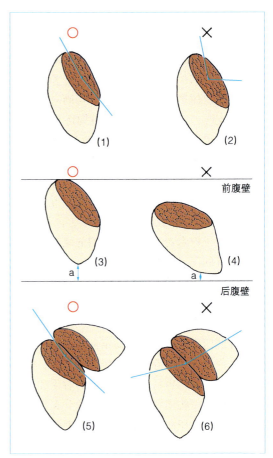

图5　肝断面的结扎操作
（1）线的牵引方向与断面平行；（2）不得用指尖压向断面；（3）断面尽可能地浅（伸长a）；（4）断面不要和手术台平行；（5）、（6）压向后方的手指不能朝着肝脏还没有切开的方向

小结

以上结合肝切除的主要步骤，对一助、二助的基本操作加以了叙述。根据切除术式的不同，肝断面也各不相同，但不管什么样的断面，都是为了将其展开并确保术者的操作（胆管血管的露出、切离、缝合等）视野并使其容易操作。另外，不管是什么样的断面，为了能迅速可靠地结扎，每日练习准备是非常重要的。

◎游离肝脏时，要稍稍绷紧切开的部位；不能一下子就切入深部，要由浅入深。

◎在肝脏的断面结扎时，手指的方向很重要。

◎肝静脉出血时，不要慌忙用钳子去夹，可用手指轻轻压迫止血。

参考文献

1）早川直和ほか：前立ちからみた消化器外科手術(8)
肝切除術における前立ちの基本操作(1). 臨外 46：
1513-1519，1991

2）早川直和ほか：前立ちからみた消化器外科手術(7)
胆道悪性疾患手術における前立ちの基本操作. 臨外
46：1393-1399，1991

3）早川直和ほか：出血させない肝胆膵癌手術(2). 臨
外 50：1161-1168，1995

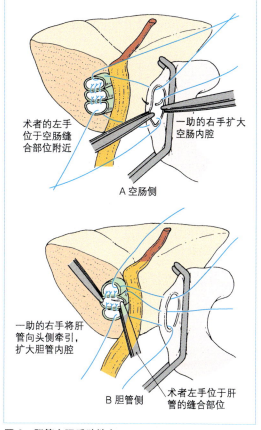

图6 肝管空肠后壁缝合

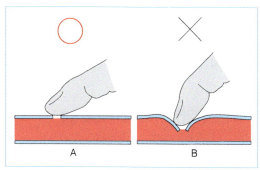

图7 肝静脉的暂时止血
A. 轻轻按压出血点；B. 不要用力压迫肝静脉止血

20. 在离断面显露出肝静脉的要点

幕内雅敏

［東京大学医学部肝胆膵・移植外科］

引言

一旦在肝离断面上露出肝静脉即可发生出血，所以有很多肝脏外科医生在离断肝脏的时候会尽量避免显露出肝静脉。然而肝静脉的主干在肝叶、肝段间走行，因此要将门静脉支所在区域完全切除，就必须在肝离断面上露出很长一段肝静脉壁。

1. 肝静脉的基本类型

在离断肝脏时，有关肝静脉解剖学的注意事项以下4点是必须知道的：①肝静脉在汇入下腔静脉的附近有比较粗的分支（**图1**）；②肝静脉的远端在肝门水平呈"人"字形分叉；③肝右静脉主要引流右后叶，肝中静脉主要引流右前叶的静脉血；④存在肝右下静脉、肝右中静脉、肝尾状叶静脉及肝中、肝左静脉之间的朝向矢状部的肝静脉[1]。除了这些，还可以看到走行于肝叶、肝段间的粗大分支（**图2**）。对其中的主要肝静脉支，在开始离断肝脏前就需要根据术中超声记住其走行、管径大小、数目。

2. 控制肝静脉出血的要点

（1）保持低的肝静脉压

首先，重要的是了解肝静脉的出血机制。肝静脉如同是从下腔静脉向上引流的"水柱"。通过麻醉管理在保持低右房压的同时，还应通

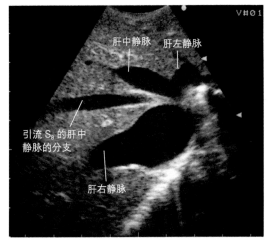

图1　肝中静脉汇入下腔静脉处附近的粗支

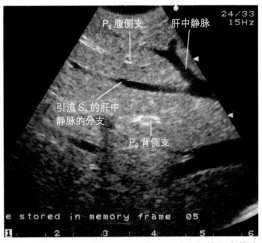

图2　走行于S_8的腹侧区域和背侧区域之间的肝中静脉的分支

◎在解剖性肝切除术中必须显露出肝静脉。

◎左手运用是否得当决定了肝静脉的出血量。

◎肝内肝静脉的剥离是肝切除的精华。

过游离肝脏，尽量使已经剥离出来的肝静脉保持在高位，这也是很重要的。例如，切除右后叶或S_7显露出肝右静脉的时候，左侧卧位比起仰卧位出血要少（**图3**）。

（2）阻断肝静脉有效吗？

可以通过阻断肝静脉[2]或下腔静脉[3]来防止肝静脉出血。但是这样做就必须完全游离肝脏，阻断除肝十二指肠韧带以外的入肝血流。但若仅阻断肝后下腔静脉上下缘，还有膈静脉或肾上腺静脉汇入下腔静脉，这会使肝脏淤血，结果出血并没有减少。

（3）吸引器的使用方法

肝静脉支朝向末梢侧的分叉都呈锐角，因此吸引器必须由头侧向足侧移动。若反方向移动会撕裂分叉处而导致出血。特别是从末梢侧开始分离显露出肝静脉时，头端出血位于深部，操作困难。用吸引器插入吸引则裂口会更大，出血量也会增加。吸引器的尖端应在离出血点数毫米的地方吸引，这是很重要的。术者用氧化纤维棉轻轻压迫止血，再从其他方向显露出血处。

（4）术者的左手

从肝静脉背侧向上抬起同侧肝实质，用力压迫肝静脉内腔。事先分离好肝中静脉的根部，用左手食指伸入肝右静脉和肝中静脉之间，向上顶起肝实质，这样可以控制汇入肝中静脉根部的粗支的出血。

（5）显露肝静脉的顺序

如前所述，肝静脉支的末梢侧分叉为锐角，因此剥离肝静脉主干时，与从足侧向头侧剥离

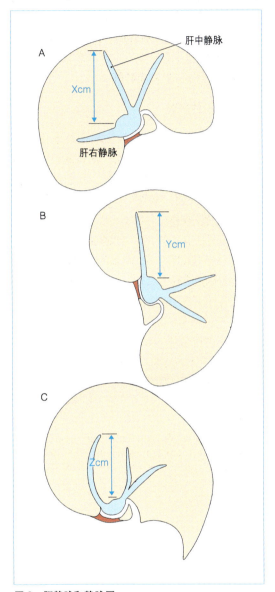

图3　肝静脉和静脉压

A. 处于仰卧位；B. 左侧卧位；C. 处于仰卧位（右叶被翻转）

在 A 中，肝中静脉与下腔静脉的压差为 $-X cmH_2O$，而肝右静脉与下腔静脉大致一样。在 B 中，肝右静脉的压差为 $-Y cmH_2O$。像 C 一样右叶被翻转后，助手若能很好地将其向上托起，那压差为 $-Z cmH_2O$

177

的方法相比，从头侧向足侧剥离比较好，但是从头侧开始很难得到良好的视野。以将 S_8 全切除为例，如果要显露肝右静脉全长，按照下面的顺序进行：①切断门静脉蒂（portal pedicle）；②在末梢侧显露出肝右静脉主干；③显露出头侧的根部；④从内侧沿肝右静脉离断肝脏；⑤从足侧开始逐渐显露出肝右静脉（**图 4**）。即使①和②顺序反了，也不影响取得良好的效果。在④中，距肝静脉壁 2mm 处离断肝脏。

（6）肝静脉的剥离

用 Metzenbaum 剪刀的头端轻柔地将从肝实质剥离肝静脉壁，用细钳子从显露出的肝静脉支的背侧掏过，结扎后切断。肝静脉分支直径在 1mm 以上时，必须予以结扎。当用钳子在肝静脉支背侧掏过时，如不小心进入肝实质，就会损伤邻近的其他分支，结果会造成肝静脉显露不全。对于与头发差不多粗细的肝静脉支，可用镊子将静脉壁夹住将其轻轻从肝实质内提起来。

◆ 小结

肝内的肝静脉的剥离是肝切除的精华，能将肝静脉安全、完整、清晰地剥离、显露出来才能开始称为肝脏外科医生。

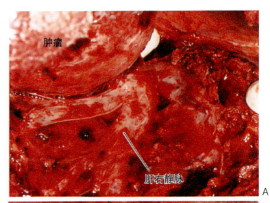
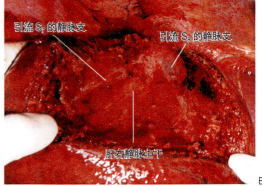

图中标注：肿瘤、肝右静脉、引流 S_7 的静脉支、引流 S_8 的静脉支、肝右静脉主干

图 4 控制肝静脉出血
A. 正在剥离压迫肝右静脉的肿瘤
B. 在离断面显露出肝右静脉的主干和分支

参考文献
1 ）Kawasaki, S et al：Extended lateral segmentectomy using intraoperative ultrasound to obtain a partial liver graft. Am J Surg 171：286-288, 1996
2 ）Nagasue, N et al：Segmental and subsegmental resections of the cirrhotic liver under hepatic inflow and outflow occlusion. Br J Surg 72：565-568, 1985
3 ）Huguet, C et al：Technique of hepatic vascular exclusion for extensive liver resection. Am J Surg 163：602-605, 1992

21. 肝离断术中的难题

山田晃正・佐々木 洋

[大阪府立成人病センター消化器外科]

引言

离断术中最大的难题是出血，其大多来自肝静脉系统。入肝的肝动脉和门静脉出血时，使用先前所述的 Pringle 法即可控制（**图1**）。但是，一般情况下术中并不阻断肝静脉，且与 Glisson 系统的脉管相比肝静脉比较脆弱，如果粗暴处理则很容易引起损伤。

从粗的肝静脉分出了许许多多的细支，对于极细小的血管出血，通常使用氧化纤维棉或明胶海绵压迫止血。最近多使用纤维蛋白原制剂进行压迫止血，多数情况都能很快止血（**图2**）。然而对于必须进行结扎止血的血管，如果不小心撕裂则容易缩入肝脏离断面的深部，这时止血就非常困难了。

胆管系统的一个难题是会切断预定切断以外的胆管。胆道系统的解剖学异常多见，有时右侧的肝管（主要是右后叶支）汇入左肝管，在左侧肝切除时为避免切断该胆管，结扎时应稍偏离左右分叉部进行。二次手术或切除向肝门部突出的肿瘤时，术前进行 MRCP 检查（最近也有利用 DIC-MDCT 的）以首先了解胆管走行是必要的。另外，如果断端有微小胆管渗漏胆汁时，如术中不加注意就此关腹是造成术后反复胆漏、胆汁性囊肿和断面附近脓肿形成的主要原因。胆漏较少见于肝叶切除或肝段切除这样的定型的肝切除，但右前叶切除和中肝叶切除时如损伤肝门部附近的胆管，则也会出现难治性胆漏。另外，即使是肝局部切除，断端

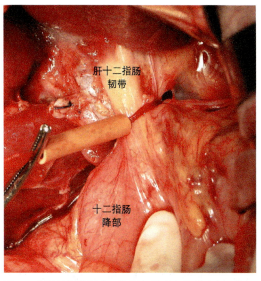

图1　在肝门部将肝十二指肠韧带用血管带牵起阻断血流（Pringle 法）

也未必只限于末梢侧，因为很容易发生胆漏，所以非常仔细的结扎是很有必要的。

1. 各种肝切除的肝脏离断

（1）左外叶切除

即沿着镰状韧带将肝脏切除。这种切除比较容易进行，一般不会有大的问题。

切断由门静脉矢状部（umbilical point，UP）左侧发出的 Glisson 系统的脉管（通常为 S_2、S_3 两支），分离至头侧后处理肝左静脉。多数情况下，肝左静脉和肝中静脉会形成一支合干，在此处容易将手术视野展开，不会切断肝中静脉。

这种切除因肝脏离断面不大，所以处理各脉管没有困难。

（2）S₄切除

即沿着镰状韧带离断肝脏，这和左外叶的切除是一样的，不同之处便是切断 UP 右侧的 Glisson 支。分离至头侧时，需要注意不要损伤应保留的肝左静脉。右侧的肝离断在所谓的 Rex-Cantlie 线上进行，这条线通常在肝中静脉上方。一旦阻断半肝血流，左半肝和右半肝就明显地区分出来了。但是也有左、右半肝界限难以区分的时候，这时可以从门静脉左/右支注入染料进行判断，也可以用超声找出肝中静脉的方法判断。

肝中静脉还引流右前叶的静脉血，如果可能，最好将其保留。保留肝中静脉时，在离断肝脏的时候要显露出肝中静脉壁，再将左侧的分支一支一支地仔细结扎、切断。在离断肝脏的时候，如果用力牵拉肝脏，会将肝静脉支撕裂并引起出血。出现像这种情况的出血时，若没有明确出血点，慌慌张张钳夹或缝合止血则多数会以失败而告终，反而常常会将出血部位弄大，结果不可收拾。此时用氧化纤维棉或胶原纤维轻轻的压迫止血后再用 Pringle 法（或半肝阻断）会减少出血，然后再慢慢选择安全的地方继续离断肝脏将视野展开，当明确出血点后再选择合适的方法止血。这时，术者因为要压迫止血，一只手被占用，因此视野的展开和吸引的操作需要助手的有效配合，配合不好则只会加重出血。

要切除肝中静脉的时候，分离切断汇入肝中静脉的右前叶支，进行到根部时注意不要损伤肝左静脉，连同 S₄ 一并将肝中静脉切除。

（3）左半肝切除

连同尾状叶一起切除的时候，有必要从下腔静脉切断数支肝短静脉以充分游离 Spiegel 叶及左半肝。

若不切除尾状叶，就和切除 S₄ 一样，沿着

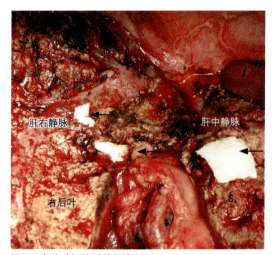

图2　右前叶切除时的肝离断面
肝离断面、肝静脉来的小的出血点用纤维蛋白原制剂进行止血（箭头）

左半肝和右半肝的边界进行离断较好。

尽管说和 S₄ 切除大致相同，但有时候右半肝的胆管汇入左肝管，所以在术前用 MRCP 等确认一下较为安全。

（4）右前叶切除

虽说肝中静脉未必有保留的必要，但肝右静脉必须保留下来。如果判断肝右静脉必须切除，那么需要确定有粗大的肝右下静脉，或是做好血管重建的准备。

肝中静脉如果有可能还是尽可能保留下来，此时在肝中静脉的右侧进行离断，不保留时就在其左侧进行离断。当肝中静脉和肝左静脉形成共干时，要注意不要损伤肝左静脉。通常来说比较好判断，但由于肿瘤的位置和大小不同，肝静脉会被挤压和浸润，所以也有不好判断的时候。此时，可利用术中超声等慎重地进行判断。最近可利用 MDCT 的影像资料，在电脑上将肝动脉、门静脉、肝静脉及肝实质、肿瘤合成 3-D 图像，切除前容易进行模拟切除。

必须要保留肝右静脉时，可切断其左侧的分支进行肝脏的离断。

一并处理右前叶的 Glisson 鞘的时候，结扎、

切断后必须对残端进行缝扎。

（5）右后叶切除

这种切除比较容易进行。最好在右后叶和右前叶之间，即肝右静脉所在平面进行肝脏离断。在肝门处分离出右后叶的 Glisson 鞘，与右前叶一样，将其一并结扎、切断。

离断肝脏的切除线也比较容易确定。多数情况下，即使切除了肝右静脉也没有什么妨碍，但是没有必要切除就不要切除，通常予以保留。

将右半肝翻转时，必须要将直接汇入下腔静脉的数支肝短静脉切断。因为可供分离的距离很短，结扎线的脱落或助手对肝脏的牵引可造成血管撕裂，此处是最易出血的部位。因为是下腔静脉的直接出血，损伤部位虽不大，但出血量多且视野较深，通常止血较困难。若慌忙用止血钳等钳夹，静脉撕裂会导致不可挽回的大出血。因此，肝短静脉特别是下腔静脉侧在结扎后要进行缝扎。血管较粗时，应该用 5-0 的普理灵（Prolene）血管线进行连续缝合较好。在这儿花费几分钟时间即能有效预防大出血的发生，而控制出血则常常要花费几十分钟到数小时。

（6）右半肝切除

通常来说，这种切除也是比较容易的。在左右叶的分界处（即 Rex-Cantlie 线）进行离断。对于入肝血管，可将右侧的 Glisson 鞘一并处理，但通常是将肝动脉、门静脉、胆管逐个分离出来后结扎、切断，这样可以避免切断可保留的尾状叶支和损伤解剖异常的脉管。

如果可能，应将肝中静脉保留下来。另外，肝右静脉如果只是单纯结扎，一旦脱落即可造成大出血，故应上止血钳进行连续的闭锁缝合。

（7）肝段切除

以超声作引导，穿刺进入肝段的门静脉，注入染料进行判断[1]；或在肝门处分离出肝段的

Glisson 鞘，用阻断血流的方法确定肝段的范围[2]。

不管哪种方法，重要的是要熟知作为标志的肝静脉的走行。

（8）局部切除

在离断肝脏的时候，只要不切断 Glisson 鞘的第 4 级或第 3 级以上的脉管，残肝就几乎没有明显的坏死区域。因此应在术中事先用超声检查 Glisson 系统以及肝静脉系统脉管的走行，并确定出应保留的残肝脉管。

2. 其他

（1）肝右下静脉

在右前叶切除、中肝叶切除、左 3 叶切除或切除 $S_{7, 8}$ 时，若有必要切除肝右静脉，就必须在术前了解有无肝右下静脉和粗细。

另外，尽管事先没有预计切除肝右静脉，但也有可能在肝离断时造成肝右静脉不可修复的损伤，所以在术前就要充分掌握好肝右下静脉的情况。

如果有较粗的肝右下静脉，就可以切断肝右静脉。

（2）离断肝脏时的断面

Glisson 系统中的脉管韧性较强，一般不容易因牵扯而断裂，但肝静脉比较脆弱，很容易受到损伤。

最近出现了多种手术器械，在肝离断前事先用微波沿切离线进行烧灼可以减少肝实质离断时的出血。

另外，当肝断面有小的出血点时，使用氩气刀（argon beam coagulator，ABC）则止血较容易（**图 3**）。

最近，超声刀（Harmonic Scaple）等可以在脉管止血的同时继续进行肝脏离断的器械已开发出来，正得到广泛的使用。

作者所在医院在肝离断时使用的双极电凝能减少出血量和缩短肝离断时间，效果较好[3]。

肝离断面的出血多数是来自肝静脉系统的出血，若静脉压并不是很高，一般情况下用氧化纤维棉、明胶海绵或纤维蛋白原制剂轻轻按压出血部位就能止血；但是，对于 Glisson 系统的出血，单单用压迫止血一般都起不了作用，需要用某种物理止血法。在用针线进行缝合止血时，必须避免损伤支配残肝的 Glisson 系统的脉管。

最后多用纤维蛋白糊涂抹，此时必须确认止血已很彻底。

在关腹的时候，大都止血已比较彻底。但对于术后的胆漏，多数在术中无法分辨，纤维蛋白糊也无法防止其发生，且已有否定其作用的报告[4]。胆汁渗漏试验至少能将大的胆管损伤显现出来，为防止重度的胆漏，作者所在医院在术中常规进行该操作。

（3）术中大量出血

术中大量出血的原因主要是损伤肝静脉、下腔静脉所致。

此时最重要的便是不要慌张，然后立即向经验丰富的外科医生求助，很少有从最开始就有很大的出血点的情况。很多时候都是因为过度牵引及不经意的止血操作，使得出血点越来越大，最后导致大出血。轻轻地压迫便能止血时，由经验丰富的助手进行压迫止血，术者展开术野明确出血点，然后进行恰当的止血。

很多时候，如果用 Pringle 法阻断入肝血流、只剩肝静脉出血时，即使不用全肝血流阻断（total hepatic vascular exclusion，THVE）（**图4**），仅缝合止血就有可能奏效。

在出血点进一步变大、累及到下腔静脉而止血困难时，先分别阻断下腔静脉的肝上部分和肝下部分，再将入肝的 Glisson 系统的血流完全阻断（THVE）。用这种处理方法就会使出血量明显地减少，因此就很容易明确出血部位。但是，两侧的膈静脉汇入肝静脉根部；

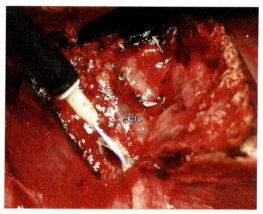

图3 对于肝实质上的小出血点，用氩气刀进行凝固止血

右肾上腺静脉尽管多少有些变异，但多数情况下是汇入下腔静脉的，所以即使施行了 THVE，也会看到一定量的出血。另外，肝静脉根部损伤时，肝上下腔静脉的分离困难，紧急情况下不要犹豫，切开膈肌将心包内的下腔静脉游离牵起。

如果止血操作和肝血流阻断时间较长，就需要进行静脉转流，使下腔静脉系和门静脉系的血液回到体循环系统中去。术前应对长时间的 THVE 有所准备，作者没有在紧急时刻使用静脉转流的 THVE 的经验。

用此操作如能确保视野并判定出血点，大都缝扎即可，较容易修补。因此，所有进行肝切除的术者都应该熟练掌握 THVE 的手技（尤其是肝上下腔静脉的悬吊）。

在肝功能不良时，大量出血和大量输入库存血后，一旦出现出血倾向，上述的止血操作就变得极端困难，因此在大量输血之前就应该进行有效的止血。出现出血倾向时，在获得血小板和新鲜冰冻血浆前，必须进行压迫止血以赢得时间。

有报告称，保持中心静脉压（central venous pressure，CVP）在较低水平能减轻肝静脉来的出血[5]。但是，这时要注意有空气栓塞的可能。

◎对肝静脉来的小的出血可压迫止血或涂抹纤维蛋白原制剂进行止血。

◎肝静脉主干和下腔静脉的出血时不要慌张，先保证视野以确认出血部位。

◎所有的肝脏外科医生必须熟悉掌握像 THVE 这样的技术。

参考文献

1）Makuuchi, M et al：Ultrasonically guided sub-segmentectomy. Surg Gynecol Obstet 161：346-350, 1985

2）Takasaki, K et al：Highly anatomically syste-matized hepatic resection with glissonean sheath code transection at the hepatic hilus. Int Surg 75：73-77, 1990

3）Yamada, T et al：Practical usefulness of bipolar scissors in hepatectomy. Hepatogastroenterology 49：597-600, 2002

4）Ijichi, M et al：Randomized trial of the useful-ness of a bile leakage test during hepatic resec-tion. Arch Surg 135：1395-1400, 2000

5）Smyrtiotis, V et al：The role of central venous pressure and type of vascular control in blood loss during major liver resections. Am J Surg 187：398-402, 2004

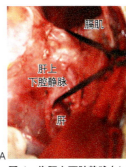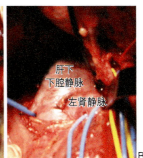

图4 将肝上下腔静脉（A）和肝下下腔静脉（B）游离牵起，准备进行 THVE

22. 处理肝脏断面的实际操作

豊田宏之

[せんぽ東京高輪病院外科]

引言

在肝脏离断结束时，有时离断面的出血难以控制；另外，术中虽然没有看到有胆汁渗漏，但是为了避免发生术后胆漏，因此有必要知道有关肝脏断面处理的可靠方法。本章就介绍肝脏断面的止血方法和胆汁渗漏试验的技术要点。

1. 肝脏离断面的止血

止血的方法有压迫、缝合、烧灼/凝固、局部使用止血剂等，但原则上首选充分的压迫和可靠的缝合止血。

（1）止血的实际操作

1）肝离断后，用蘸湿生理盐水的胶皮手套贴着肝脏的离断面，然后再用 5~6 枚纱布按压10~15 分钟（如果直接将纱布按压在离断面上，当取纱布的时候，会将好不容易才形成的毛细血管血栓一起剥离下来）。

2）压迫之后，确认有无出血。对于出血点，可以用 4-0 或 5-0 的血管缝合线进行可靠的缝合止血。

3）如果确定已没有了出血点，用局部止血剂涂抹于离断面然后再次压迫，这样的止血十分可靠。

（2）止血操作的要点

肝静脉来的出血表现为离断面上不知从哪儿来的"滴滴、嗒嗒"的出血，碰到这样的情

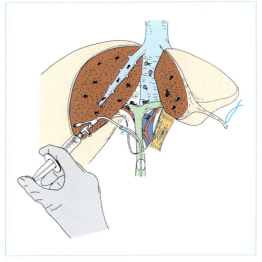

图1　渗漏试验的实际操作
注入空气和生理盐水确认离断面有无胆汁渗漏。这是可以不用造影的比较安全简单的方法

况有时候很难处理。这时千万不要胡乱进行缝合或凝固止血，最好在继续压迫的同时，请麻醉医生将头部降低，并将潮气量降至 250~300ml。通过这样的操作使得静脉压降低，可以起到很好的止血效果。然后，更换氧化纤维棉等进行压迫，再逐渐恢复体位和提高潮气量。但是要注意：如果头部过低或通气量过小，就会增加从静脉系统来的空气栓塞的危险性。

2. 胆汁渗漏试验（leak test）

（1）实际操作过程

1）事先将 6F 的球囊造影管从保留得较长的胆囊管插入胆总管腔内（朝向十二指肠方向）。

◎肝离断面止血的原则是充分压迫和可靠地缝合止血。

◎头低位、低潮气量可以迅速减少来自静脉系统的出血。

◎使用带有小孔的球囊导管进行胆汁渗漏试验是简单、有效的方法。

2）在胆囊管处将导管结扎固定，注入0.6~0.8ml的水使导管前端的气囊膨胀开来。

3）在10/20ml的注射器内注入生理盐水和若干空气，再与导管连在一起。先将注射器的尖端朝下，向胆总管和肝内胆管内注满生理盐水。

4）然后，将注射器的尖端朝上，慢慢地注入空气。这时注意观察肝脏离断面，就会发现有胆汁渗漏的地方有微小的气泡。

5）渗漏的地方用4-0的血管缝合线缝合修补，但注意不要缝到胆管（用稍浅的"Z"字形缝合比较好）。

6）以上操作反复进行，当不再有渗漏时，将气囊回抽后拔除导管，双重结扎胆囊管断端（追加一道缝扎）（**图1~图3**）。

（2）渗漏试验应注意的地方

1）也有注入带色素的生理盐水或空气的方法。因胆管系统和肝静脉系统存在短路，当注入空气压力过大，要注意有可能会引起空气栓塞。

2）渗漏试验期时，胆管内的压力因会达到非生理性的高压，所以对于太小的渗漏就没有缝合的必要了。

小结

在肝肿瘤的手术中，很多时候都不必进行血管重建，故初学者往往在肝脏离断结束时就开始放松了。但为了安全地完成肝脏切除，对于肝脏断面进行可靠的处理是非常重要的。

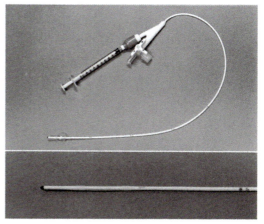

图2　渗漏试验所用的球囊导管
球囊近端有一小孔，空气或生理盐水从该处注入

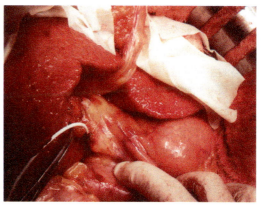

图3　渗漏试验术中的照片
从保留得较长的胆囊管中插入导管

参考文献

1）Ijichi, M et al：Randomized trial of the usefulness of a bile leakage test during hepatic resection. Arch Surg 135：1395-1400, 2000

（執筆協力者：小山広人　せんぽ東京高輪病院外科部長）

23. 关腹和引流的常识

青柳信嘉

［国立精神・神経センター国府台病院外科］

引言

关腹操作和引流是减少术后并发症的重要因素之一。特别是在肝切除术中，有时候会合并肝脏离断面的出血和胆漏，若引流不良则会产生感染灶，后者扩大就有可能危及到生命。

1. 引流的基本操作

（1）应该引流的部位

肝离断面是产生胆汁、出血等肝切除术后渗出液的主要部位，也是容易发生伴有胆漏的感染的主要部位。而且，离断面因其凹陷的形状，特别容易与膈肌之间形成死腔。因此，首先要做的就是引流离断面上的渗出液。当离断面不止一个时，应该分别引流。当有必要时，在膈下、网膜孔处也需放置引流。

（2）引流的方向

在留置引流管时，必须考虑引流管插入的方向以及头端的位置，同时也要考虑好侧孔的位置。另外，很多情况下在离断面处露出肝静脉之类的主要血管，引流管应与其平行的放置，且不要将头端靠近这些血管。同时选择尽量短的距离和尽量直的方向引出，而且要注意穿过腹壁时方向不要偏移（**图 1**）。

（3）关腹时防止引流管的移位

在肝切除中，很多时候有必要作横向切口。当插入引流管缝合腹壁时，因为有时引流管的

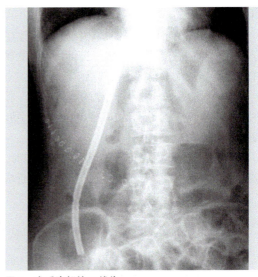

图 1 术后腹部的 X 线像

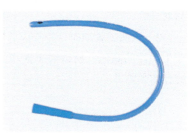

图 2 24F 的引流管，前端开口并有 3 个侧孔

位置会发生移位，所以应该先将这部分的腹肌缝合、关闭，如有必要，在皮肤缝合之前在 X 线透视下确认引流管的位置。

（4）闭式、水封式引流

作者使用负压闭式引流（利用静水压）。通常使用 24 F 的前端开孔且带有侧孔的引流管（**图 2**）。将它与输血装置的导管部分相连接后与灭

菌封闭袋相连。术后管理时要经常保持水封的状态。

（5）切除部位引流管的留置

各种定型术式的引流留置位置如图所示。在 S_8 肝段切除术中，离断面和右膈下应各留置一根引流管（图3）。对其他的肝段、肝叶、半肝的切除，原则上是在每个离断面各留置一根引流管（图4）。

2. 关腹的基本操作

（1）确认止血、清洗、撒抗生素

确认已充分地止血，清洗之后，将 100mg 阿米卡星溶于 20ml 生理盐水中，撒在肝脏周围和腹腔内。

（2）不留死腔进行层层缝合关闭

关腹时，用合成的可吸收线对腹膜、肌层筋膜、皮下脂肪组织层层间断缝合。这时，要注意用小针进行细密缝合。此外，在剑突的切除部位或皮下脂肪组织处容易产生死腔，因此在剑突切除部位要带点腹膜、皮下脂肪组织要带点筋膜缝合在一起以消灭死腔。

（3）其他要领

缝合关闭腹膜时，将肝圆韧带、镰状韧带一起缝合固定肝脏。关胸的时候为预防术后疼痛，切除部分肋软骨，同时不要将肋骨拉得太近。将大网膜和肠管放回原来的位置。

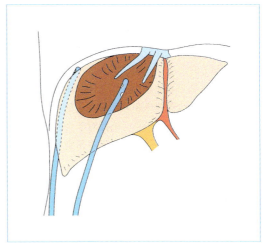

图3 S_8 切除后的引流

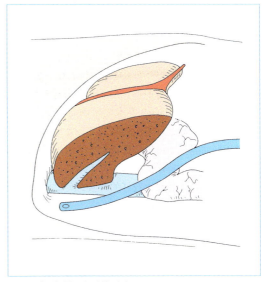

图4 右后叶切除后的引流

作为附加手术的 Hassab 术

佐野圭二 ［東京大学医学部肝胆膵・移植外科］

■ 现在很少单独做的手术

就食管静脉曲张的治疗方法而言，在 20 世纪 70 年代是内镜下的硬化疗法，90 年出现了内镜下的套扎术。对于合并脾功能亢进症的病例，也可以行部分脾动脉栓塞术，所以现在有单独手术适应证的病例明显地减少了。其中，Hassab 手术虽不能完全达到食管离断术那样完全的程度，但其疗效很好，创伤比较小，因此对于合并有食管静脉曲张的肝细胞癌的病例，可在预定做肝切除手术的同时合并进行这项手术。

■ 适合胃底静脉曲张、血小板减少的病例

作为治疗对象，大多数 F2 以上的静脉曲张术前用内镜治疗能得到很好的控制，没有必要单独做手术。F2 以上的病例中，对于难以用内镜控制的胃底静脉曲张或者有血小板减少（低于 $5.0 \times 10^4/\mu l$）的病例，应施行 Hassab 手术（针对静脉曲张和血小板减少）。

■ 一期手术还是二期手术？

Hassab 手术与肝切除同时进行的称一期手术，在肝切除前先进行的称二期手术。当有血小板减少时，因施行 Hassab 手术之后确定其血小板数量会有所增加，可望能施行二期肝切除术。而且对于肝功能较差的边缘病例，也可以先做 Hassab 手术，然后重新评价肝功能及手术的适应证。肝功能和全身状态都比较好的时候，可以施行一期 Hassab 手术 + 肝切除。

■ 减小切口不能减少出血

对于其他疾病做脾摘除术时，多数在切皮时采用正中切口。但有必要做 Hassab 手术的病例几乎都为巨脾，仅正中切开很难保证有足够的术野。为勉强保证术野，就会牵拉与脾下极粘连的大网膜和脾结肠韧带，从而损伤脾脏引起出血。因此，沿正中切口向左侧追加开口（"L"字形切口），再用 Kent 拉钩牵引，这是得到良好的左上腹的手术视野的关键。和肝脏切除的时候一样切除剑突，接着再做一横切口切入第 9 肋间，这时左膈下的手术视野就会变得很好。另外，在右侧半卧位沿第 7 或第 8 肋间斜形开胸、开腹后，脾就直接显露在视野内，这样是更安全的方法（但是有幽门成形困难的缺点）。不管是什么样的切口，都要与右肝侧切除时的切口左右对称。

■ 首先结扎脾动脉

将胃结肠韧带切开后开放网膜囊，在胰体部上缘确定脾动脉后结扎、切断。在巨脾的时候必须先进行该操作，注意不要损伤胰腺。

■ 考察一助的打结：深处应牢固结扎

处理胃壁周围曲张的血管应慎重。特别是其内有胃短动静脉走行的脾胃韧带，不仅是侧支循环丰富，当接近脾上极时韧带变得很窄，结扎线之间的距离难以保证，因此胃侧的结扎线即便稍微有点松也会引起边缘的出血。对于负责打结的助手来说，这是可以考察其能力的机会，如果在这儿应确切结扎的线松开了，他就失去了信任（图 1C）。

■ 切断胰脾韧带应慎重

切开胃脾韧带到达胰脾韧带时容易损伤胰尾部，为避免发生损伤，应尽量在脾门侧进行剥离。剥离的时候若有出血，就难以看清术野，且若马虎操作就很可能损伤到胰尾部，因此剥离应慎重进行。若显露出了脾动静脉，首先将脾动静脉结扎、切断（图 1D）。先将脾动脉结扎、切断可使脾脏缩小，这样从后腹膜游离时易展

开视野。相反，若先切断脾静脉，肿大的脾会因淤血而进一步膨胀，脾门部的静脉或脾损伤部位的出血会更多。

■ 在食管 2 点钟方向上切开，切断曲张静脉

在胃小弯侧,保留胃左动脉终末支（如鸦爪一样,发出 3 支分支至胃壁）,从此处开始向贲门方向结扎、切断小弯侧胃壁周围血管。在胃大弯侧,从胃体中部开始向上分离胃壁周围血管至胃食管连接处以上 5cm（图 1A、F、G、H）。尽可能保留迷走神经,沿食管 2 点钟方向切开周围的结缔组织,结扎、切断曲张的静脉。

■ 术后给予充分的 FFP 和营养管理

Hassab 术后的管理基本与肝切除术后相同。因为是伴有肝脏功能损害的手术,为防止术后因低蛋白血症引起水肿、腹水,应充分地给予 FFP,并制定相应的输液计划。与单纯肝切除的术后相比,因血管剥离而造成胃的淤血和迷走神经的切断,多会发生胃内容物排空不良、经口进食延迟等,所以在正常进食前应输液补足营养。

■ 漏出的胰液 "覆水难收"

在处理胰脾韧带的时候,损伤了胰尾部会造成胰漏,这是最危险的并发症。在胰尾部附近有脾动静脉的断端,故很容易出血。术后要连续 3 天测定左膈下引流液中的淀粉酶,确认有无因胰尾部损伤造成的胰漏。如果引流液的淀粉酶值比血清水平明显升高,就应立即开始持续吸引,防止胰液向周围扩散。另外术后若持续发热,应首先怀疑有无胰漏；但若是各项检查结果确实排除了胰漏或其他感染,可以解释为脾摘除术后的原因不明的"脾摘除术后发热",可给予解热剂。

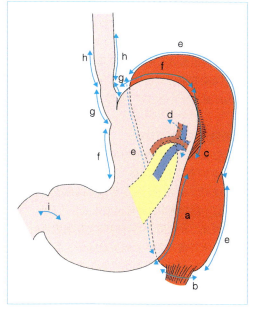

图 1 Hassab 手术的要点
　　a. 切断胃大弯侧的血管
　　b. 切断脾结肠韧带脾肾韧带
　　c. 切断脾胃韧带→注意脾上极韧带很窄
　　d. 处理胰脾韧带（脾动静脉）→动脉先结扎、切断
　　e. 脾肾韧带、脾膈韧带的切断（摘脾）
　　f. 切断胃小弯侧、胃贲门部的血管
　　g. 腹部食管的血管离断 + 迷走神经的切断
　　h. 胸部食管的血管离断
　　i. 幽门成形

■ 处理门静脉内血栓的策略

为了应对脾摘除术后血小板数量急剧增多的情况,应在术后立即预防性地给予血小板凝集抑制剂（阿司匹林 100mg,早、晚纳肛）。尽管如此,因有时门静脉内会有血栓形成,应该用超声定期检查肝内外的门静脉有无血栓形成。另外,当超声、增强 CT 确定门静脉内有血栓时,应立即使用纤维蛋白酶进行溶栓。

处理右膈下动脉的方法

阪本良弘［国立がんセンター中央病院肝胆膵外科］

■ 右膈下动脉的位置

右膈下动脉多直接从腹腔干和腹主动脉发出（各约46%）[1]，但也有的来自肾上腺动脉（9%）。其在右膈肌脚的腹侧成60度角向侧方上行，在下腔静脉的背侧分成前后支后分布于膈肌，有时可作为肝脏和肝肿瘤的侧支血管。

■ 肝肿瘤和右膈下动脉

位于 S_7、S_8 的肿瘤时常由右膈下动脉支配，在 TAE 时要留意此动脉[2]。另外，对肝内动脉进行 TAE 后，右膈下动脉是最重要的侧支血管，在80% 以上的病例中，肿瘤接受该血管的血供。

因此，在切除右半肝的巨大肝细胞癌时，在游离右半肝前，先将右膈下动脉结扎处理，可减轻剥离膈肌和肝脏时侧支循环导致的出血。因为肿瘤浸润合并切除右膈肌、肝癌破裂行 Pringle 法无法控制出血时，结扎右膈下动脉会有效[3]。

■ 结扎右膈下动脉的要点

将胃的小网膜切开，用拉钩将左侧尾状叶（Spiegel 叶）向头侧牵引。在右膈肌脚前面由脂肪包绕的索条状物即为右膈下动脉。不管该动脉的起始位置如何，其必定在该位置走向右上方。只要进行结扎即可减少游离时的出血，这是一个简单而有效的方法。

参考文献

1）Kahn, PC et al：Selective angiography of the inferior phrenic arteries. Radiology 88：1-8, 1967
2）岡崎正敏ほか：肝細胞癌に対する側副血行路経由，肝動脈化学塞栓療法．IVR 10：273-278, 1995
3）幕内雅敏ほか：肝癌破裂．手術 43：685-691, 1989

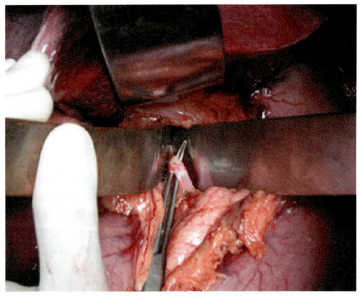

图1 右膈下动脉的处理方法
将左侧尾状叶（Spiegel 叶）向右上方牵引，可以看到右膈肌脚和下腔静脉之间斜行的条索状物，右膈下动脉位于其间

VI 肝切除特殊手术技术的要点与盲点

1. 门静脉重建的方法

石山秀一

[仙台厚生病院消化器外科]

引言

伴门静脉重建的肝切除手术多用于肝门部有癌浸润的患者，因此本章就以肝门部的门静脉重建方法为中心加以阐述。门静脉切除的长度是由病变的浸润范围决定的，而重建成功与否的关键在于设计。因此，有必要先考虑肝门部的门静脉解剖再设计切除和重建的方法[1]。

1.门静脉重建的注意点

（1）肝门部门静脉及其重建法

门静脉右支的1级分支要比左支短，分成前支和后支之后立即进入肝内。而左支一直到矢状部都是露在肝外的，所以可供切除的门静脉部分较长。因此，右侧肝脏切除后的门静脉重建如门静脉的切除范围较小，可以进行单纯的切除、吻合术（**图1**），而对于左侧肝切除而言就多需要补片或行静脉移植（**图2**）。另一方面，因同样的原因，在重建门静脉左支时容易产生扭转和口径的差异。同时，对门静脉的多种分叉变异也要有所了解。考虑以上问题之后，再决定切除范围和选择门静脉重建的方法。

（2）阻断门静脉血流的方法

如果所需时间在20分钟左右，可用单纯阻断的方法。需要用补片和静脉移植时，用分流的方法以预防因阻断门静脉而产生的肠管淤血较为安全[2]。通常，用被动分流的方法可以获得充分的转流。此外，阻断肠系膜上动脉也是有

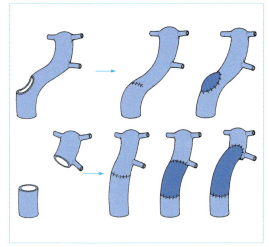

图1 门静脉左支的重建
左支相对较长，可以采用单纯缝合、吻合的方法

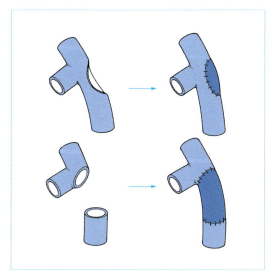

图2 门静脉右支的重建
右支较短，经常需要补片和静脉移植

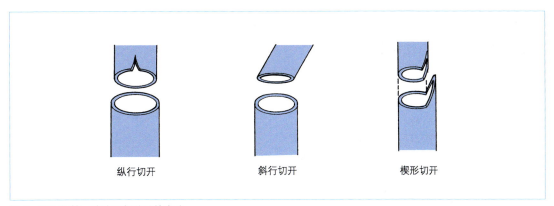

| 纵行切开 | 斜行切开 | 楔形切开 |

图 3 防止扭转、消除口径差异的方法
根据口径差异进行选择

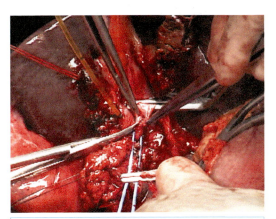

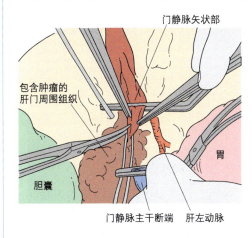

门静脉矢状部

包含肿瘤的
肝门周围组织

胆囊

胃

门静脉主干断端　肝左动脉

图 4 肝侧门静脉的斜行切开
对于调节口径差异、纠正扭转有用

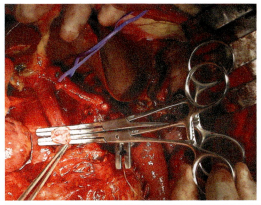

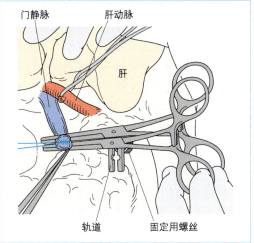

门静脉　肝动脉

肝

轨道　　固定用螺丝

图 5 作者设计的门静脉重建用钳子
肝门侧钳子附有卡槽，肠系膜上静脉侧钳子附有螺丝。
钳夹血管的部分位于同一平面，但手柄上下重叠，不会
碰到一起。卡槽上有"十"字形卡口，固定断端时能对
位置进行微调。图示用腔内法行后壁的吻合

用的手段。

◆ 2.门静脉重建的方法和要点

（1）门静脉切除和重建的设计

　　a.应对口径差异的对策

　　对肝侧门静脉可按口径差异的程度来选择"斜行切开"、"纵行切开"、"楔形切开"等的方式[3]（图3）。

　　b.门静脉扭转的预防

　　事先预计好术后残肝的状态，切断门静脉时要选择合适的部位和角度，避免重建后门静脉发生扭转。右侧肝切除后残肝会滑向膈面，门静脉容易扭曲。对残肝侧门静脉做斜行切口对于纠正口径的差异也会有帮助（图4）。

（2）重建的实际操作

　　a.放置血管钳的方法

　　肝侧门静脉和主干侧门静脉分别用血管钳阻断。重要的是要确认肝侧门静脉是否有足够的长度上血管钳。因此，要尽可能剥离肝侧门静脉。上钳子时要避免扭转门静脉。如果长度允许，可翻转血管钳进行全周外翻缝合。通常情况下血管钳无法翻转，故后壁多采用腔内缝合的方法。无论是哪种方法，稳稳地拿好两把钳子的助手的作用很重要。有鉴于此，作者设计出一种门静脉重建用钳子。使用时能稳稳地固定好门静脉且重建中钳子不会松开，助手一只手即可很容易固定好（图5）。

　　b.用于重建的静脉

　　因大隐静脉较容易切取，所以补片时较多采用大隐静脉（图6）。此外，髂外静脉的口径和长度适合用于门静脉重建（图7，图8），髂外静脉切除后一般不用重建。也有用左肾静脉进行重建的报道[5]。

　　c.吻合的方法

　　缝合线采用5-0或6-0的Prolene线。在术者的近侧和远侧各缝一根支持线后进行连续缝合。远侧的支持线在血管外结扎、打结，近侧的支持线不必结扎，后壁（或前壁）的缝合

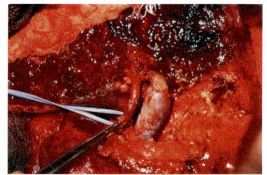

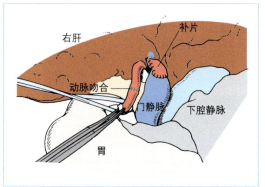

图6　用大隐静脉做成补片进行门静脉右支重建
同时进行肝右动脉的重建（端端吻合）

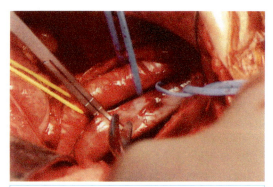

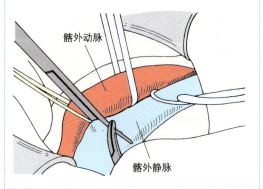

图7　取髂外静脉用于静脉移植

◎重建的成功与否和切除前的设计有关，设计决定一切。
◎事先应预计残肝在腹腔内的位置，避免术后发生扭转和狭窄。
◎吻合时稳定地把持门静脉阻断钳是成功的关键。

结束后将其撤除。以1mm为间隔（边距也为1mm）进行缝合，注意不要将外膜卷入内腔。如果用翻转的方法来进行外翻缝合比较困难时，就要立刻改用腔内缝合的方式（**图**5）。静脉移植要按照十二指肠侧、肝侧的顺序来进行。补片应尽量大一些，从肝侧开始进行连续缝合，缝合至最后再修剪成合适的大小（**图**9）。最后结扎时要留3~5mm的生长因子[4]。

d. 缝合、吻合后的处置

首先松开肠侧的血管钳，充分膨胀吻合口，使得线的紧张度一致，这时即使有出血也不要立刻追加缝合。松开肝侧的钳子开放血流。有出血时，多数情况下压迫即可止血。如果出血较明显时，要确认出血点，然后以小的边距进行间断缝合。

◆◆ **小结**

门静脉重建是肝脏外科重要的手术技术，请务必记住重建成功与否和切除术前的设计有很大的关系。

参考文献

1）石山秀一ほか：術式選択のための肝門部の局所解剖. 消化器外科 23：1359-1368, 2000
2）中尾昭公ほか：胆道系悪性腫瘍に対する門脈合併切除の新しい試み. 門脈カテーテルバイパス法. 胆と膵 8：69-72, 1987
3）佐治　裕ほか：門脈に浸潤した胆道癌の手術. 手術 48：315-320, 1994
4）Starzl, TE et al：A growth factor in fine vascular anastomoses. Surg Gynecol Obstet 159：164-165, 1984
5）Miyazaki, M et al：Portal vein reconstruction at the hepatic hilus using a left renal vein graft. J Am Coll Surg 180：497-498, 1995

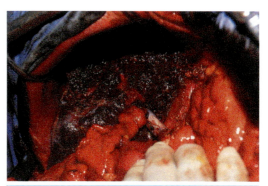

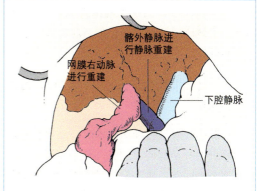

图8　切取和移植髂外静脉进行门静脉右支重建
同时用胃网膜右动脉来进行肝右动脉重建

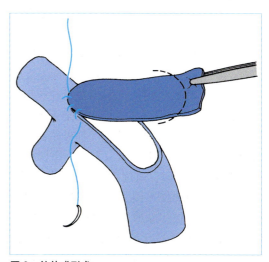

图9　补片成形术
最后阶段再对补片进行修剪，使其大小与缺损区相适合

2. 肝动脉重建的方法

宫崎 勝

[千葉大学大学院医学研究院臟器制御外科学]

◆ 引言

进展期肝胆肿瘤有时会浸润肝十二指肠韧带内的肝动脉，通过肝动脉的切除和重建可以将肿瘤切除使 EW 因子（周围剥离面）转阴。因此，了解联合肝动脉切除的适应证及方法对于肝胆外科医生来说很重要。

◆ 1. 在肝切除时进行肝动脉重建的适应证

对肝胆肿瘤进行肝切除术时，如果将被浸润的残肝的肝动脉同时切除，是否需要进行动脉重建是个问题。通常进行半肝以上的肝切除合并残肝动脉切除的手术时，需要进行动脉重建。如果不进行肝动脉的重建，因为胆管血流的动脉依存性高，容易引发胆管空肠吻合口漏和肝脓肿，此外致死性肝功能衰竭的发生率也会增高。

另一方面，对于像 S_4+S_5 切除术这样保留左右半肝肝实质的肝切除，当需要切除左右肝动脉中的一支时，并不一定需要进行肝动脉重建。这类病例需要注意的是手术中是否伴有胆管切除及胆管切除水平。像**图 1**那样左右胆管未分离切断、保留了肝门板及左右肝管 Glisson 鞘组织的连续性时，通过"叶间动脉"（实际上多为动脉丛）使一侧肝动脉与对侧肝动脉交通，保留了被切除的肝动脉远端的动脉血流，因此不需要进行动脉重建。另一方面，对于像**图 2**这样将左右肝管完全分离、切断时，因为肝门部的左右 Glisson 鞘组织的连续

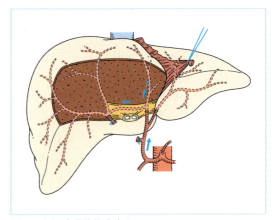

图 1 交通动脉的临床意义
不需要重建的病例

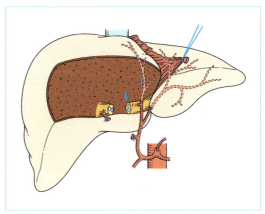

图 2 切断交通动脉时
需要重建的病例

性消失，所以不能够依靠叶间动脉进行供血。此时，有必要进行肝动脉重建以避免发生并发症。

◎半肝切除时，必须重建残肝动脉以防止肝衰竭。
◎在 Calot 三角背侧面剥离肝右动脉，判断肝右动脉重建的可行性。
◎肝门部 Glisson 鞘的连续性决定是否有必要重建肝动脉。

2. 术中判断肝动脉重建术的可行性

扩大左半肝 + 肝外胆管切除时，如果发现肝右动脉受侵，可这样判断是否要进行动脉切除重建手术：从胆囊颈向上切开 Calot 三角背面的浆膜，此处的肝右动脉在肝十二指肠韧带中位于胆管背侧和门静脉腹侧。问题的关键是右前叶及右后叶的 Glisson 分叉部附近是否有未被肿瘤累及的肝右动脉可供悬吊（**图 3A**）。如果肝右动脉被累及的部位更高，重建会非常困难。另一方面，因为肝左动脉是在门静脉矢状部的左侧进入肝内，所以如果该部位没有肿瘤浸润并可被悬吊，则可行肝左动脉重建（**图 3B**）。

3. 是端端吻合还是利用移植血管重建?

对肝左、肝右动脉而言，是否采用移植血管取决于能否有足够长度的动脉支供吻合。肝切除进行肝动脉重建时可以利用胃十二指肠动脉。即切断胃十二指肠动脉，剥离肝总动脉，使肝固有动脉有足够的长度与肝右或肝左动脉行端端吻合（**图 4A**）。此外，也可取较长的一段胃十二指肠动脉前支，将其切断、翻转后用于肝动脉的重建（**图 4B**）。另外也有利用胃网膜右动脉的方法。在使用这些方法有困难的时候，可以采用大隐静脉做移植血管，与肝总动脉相比，如果选择胃十二指肠动脉的分叉部作为近端，因为吻合口相对较大，重建会比较容易进行。

4. 肝动脉端端吻合的技术

切断肝动脉时，尽量不损伤肝动脉外膜，并使两断端口径相近。固定近端或远端肝动脉的过程中，因为呼吸性移动及术野较深，因此用一种带有"双血管夹"的固定装置比较方便。

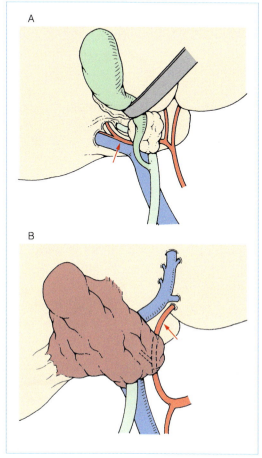

图 3　确认左右半肝动脉肝侧端的要点
肝右动脉选择由 Calot 三角背面的入路（A）。肝左动脉选择门静脉脐部（矢状部）角部左侧的入路（B）

用肝素盐水（稀释 10 倍）事先进行局部肝素化。吻合开始前，用镊子在尽量不损伤内膜的条件下进行充分的机械扩张，这样可以防止痉挛，并同时扩大内径（**图 5**）。在吻合口部位用罂粟碱（稀释 10 倍）喷洒，然后用 8-0 到 9-0 的单股可吸收线由腔内至腔外一针一针仔细地进行间断缝合。全周缝完后利用"双血管夹"拉近（**图 6**），在充分保持张力的情况下将每根线

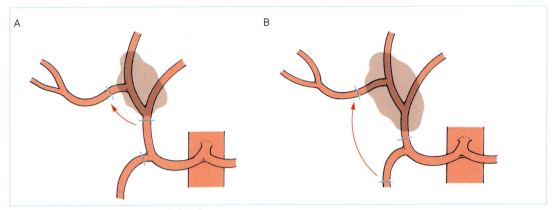

图4 切断胃十二指肠动脉进行肝动脉重建
A. 切断胃十二指肠动脉根部后进行端端吻合（肝固有动脉—肝右动脉）
B. 切断翻转胃十二指肠动脉远端进行端端吻合（胃十二指肠动脉—肝右动脉）

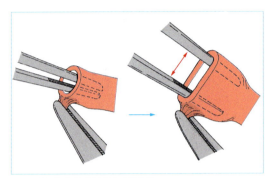

图5 肝动脉重建前的机械扩张

分别结扎。吻合结束后，将"双血管夹"取下观察是否有出血点，如果有小的出血点也不要立即加针，先用手指按压出血点 5~10 分钟，如果还有出血，再仔细地追加缝合。

参考文献

1）Miyazaki, M et al：Unilateral hepatic artery reconstruction is unnecessary in biliary tract carcinomas involving lobar hepatic artery：Implications of interlobar hepatic artery and its preservation. Hepatogastroenterology 47：1526-1530, 2000

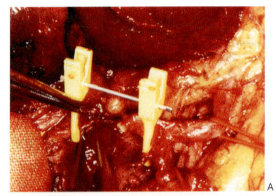

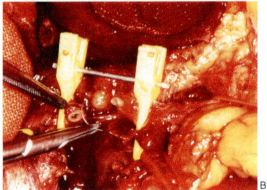

图6 A. 肝右动脉远端吻合口的机械扩张；B. 在双血管夹固定下的间断缝合

预定重建脉管的切断时机

石山秀一[仙台厚生病院消化器外科]

■ 如何确定切断预定重建脉管的时间?

要考虑的因素包括:①阻断血流的容许时间(肝脏血流阻断和门静脉淤血);②肝切除的难易度、能否根治以及肿瘤细胞是否会扩散;③是否会给重建脉管造成不必要的应激?

■ 为重建进行的血流阻断的容许时间

1. 肝血流阻断

肝血流的70%由门静脉、30%由肝动脉供给,分别供给肝需氧量的50%。虽然无论哪一支血流被阻断通常都不会造成肝血运障碍,但应极力避免长时间的血流阻断。如果将动脉、门静脉同时阻断,容许时间为60分钟,但常温下安全的肝血流阻断容许时间是30分钟左右。若将肝脏冷却,可以使容许时间延长。

2. 门静脉淤血

安全阻断门静脉血流的时间是30分钟,如果合并肠系膜上动脉同时阻断,时间可延长至45分钟,但如果超过60分钟则比较危险。肝硬化时因为有侧支循环,所以容许时间可以延长,但具体时间尚不清楚。如果需要阻断门静脉血流的时间在30分钟以上,选用门静脉转流比较安全。

■ 切断门静脉的时机

从左侧切除和从右侧切除有所不同,通常在肝切除完成后进行切断和重建,此时术野较好,重建相对比较容易。但是先进行切断、重建的话,对包括肿瘤在内的一并切除(en bloc)比较有利。如果肿瘤浸润肝十二指肠韧带比较严重,在肝切除前将门静脉切断,然后将门静脉主干和肝侧门静脉支进行重建,就可以不处理肝十二指肠韧带和含有癌栓的门静脉,直接进行en bloc切除。如果门静脉内有癌栓,因为肝切除手术有使癌细胞扩散,应尽早进行门静脉重建。在同时重建动脉和门静脉时,尽量避免将两者的血流同时阻断。

1. 门静脉左支

从右侧进行肝切除时,在水平部处理尾状叶支后,可以将门静脉左支充分游离获得良好的术野,重建比较容易。此外,也可以在不完全游离左半肝的情况下,仅从右侧进行肝切除,这样可以减少对重建血管的刺激。因此,先进行切断和重建的话手术比较容易。

2. 门静脉右支

如果从左侧进行肝切除,因为门静脉右支较短,重建时要将门静脉进行较长的游离比较困难,血管重建时的术野也很难确保。此外,需要进行尾状叶合并切除时,如果先进行门静脉重建,在游离背侧的尾状叶时也容易使重建血管有张力、发生扭转。因此,当肝切除进行到一定程度时,或肝切除完成后,再进行血管重建比较容易。

■ 切断动脉的时机

很少对完全闭塞的肝动脉(肿瘤浸润所致)进行重建,一般有血流的动脉才是重建的对象。动脉和门静脉分别供给肝脏需氧量的50%,因此即使切断其中之一,还有对方供氧。但是,有时门静脉血流容易受游离肝脏等肝切除操作的影响,肝脏可能在不经意间处于缺血状态。此外,现在还不清楚阻断动脉对胆管细胞和网状内皮系统的细胞会有何影响,但考虑到重建的动脉在肝切除术中会被牵拉和扭转,从而增加了术后血栓形成的危险性,故在肝切除完成后进行动脉的切断、重建比较安全。

■ 重建脉管的其他注意事项

右侧肝切除后,如果不事先预测切除后残肝在腹腔内的状态,重建脉管(特别是门静脉)容易产生扭转、有张力或屈曲。

此外,在肝切除后进行预定的脉管重建时,如果事先切断该脉管支配的区域肝静脉,流出道的阻断会导致离断时发生大出血,所以还应该注意切断肝静脉的时机。

3. 肝静脉重建的方法

中村 達・鈴木昌八*

［浜松医科大学医学部附属病院院長・*浜松医科大学第2外科］

◆ 引言

施行肝切除手术的过程中，如果控制门静脉侧和肝静脉侧的出血，理论上可以成为无血手术。但是，肝静脉侧出血的控制非常困难，术中出血多来自肝静脉。切肝中结扎或者阻断显露的肝静脉后，肝内血行状态发生了怎样的变化现在还没有完全明了。在对肝细胞癌进行肝切除时，我们一直强调肝静脉重建对保留残肝功能的重要性[1]。不仅仅在日本，在欧美也逐渐认识到切除侵及主要肝静脉根部的肝癌后有必要重建肝静脉[2]。最近有活体肝移植中肝静脉淤血区域发生萎缩的报告，这使得应对淤血的肝静脉重建问题再次令人关注[3]。肝静脉重建的主要目的是为了保留残肝的功能，本章主要对其要点和陷阱加以介绍。

◆ 1. 肝静脉浸润的诊断要点

（1）超声检查和CT扫描

用超声可以检查肿瘤和肝静脉的位置关系、静脉是否被侵及、残肝侧肝静脉的解剖、肝右下静脉的粗细、从下腔静脉到较大的分支的距离、肝右下静脉和肝右中静脉的有无和粗细以及有无卫星结节等。**图1**是肝癌压迫肝右静脉的图像。对于转移性肝癌，可以观察到肝静脉周围低回声的肿瘤，但大多不能明确显示出肿瘤是否浸润血管。在幕内等的超声检查中，肝右下静脉的出现率为10%[4]，而作者的检查中可达到24%[5]，这种差距可能是由检查方法的差异

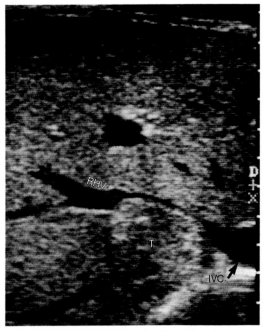

图1 肝癌压迫肝右静脉根部的后壁
RHV：肝右静脉；IVC：下腔静脉；T：肿瘤

造成的。

CT可以较好地显示肿瘤和肝静脉的位置关系，但肝静脉重建中所需要的详细测量还是用超声检查较好。

超声彩色多普勒对门静脉血流状态的评估是术中决定是否进行肝静脉重建的客观指标。不阻断肝动脉而仅阻断肝静脉时并不一定会引起肝脏的淤血，此时可观察到门静脉的逆流现象（**图2**）。门静脉的静脉化使得入肝血流减少，从而导致肝静脉闭塞区域的萎

缩[3]。因此认为，彩色多普勒如能发现在肝静脉阻断区域出现门静脉逆流现象，基本上有必要进行肝静脉的重建。

（2）肝静脉造影

当肿瘤位于肝静脉根部或肝静脉的下腔静脉汇入部位附近时，通过静脉造影能在术前了解肝静脉内是否有癌栓、浸润、狭窄，肿瘤和其他静脉的解剖学位置关系以及肝静脉切断部位的分叉形态。肝内的静脉间是否存在交通与肝静脉重建的必要性有关，只有静脉造影检查才能判断出前者的有无及粗细。如果考虑进行肝静脉重建，要预测肝静脉切除的长度、肝内分叉部的位置、直接端端吻合的可能性以及移植血管的必要性，确认肝右下静脉和肝右中静脉的存在、粗细以及引流范围。

2. 适应证的选择和决策方法

适应证主要是肿瘤位于下腔静脉的肝静脉汇入部位附近，侵及静脉或静脉受压较明显。大部分的肝细胞癌都伴有肝硬化，所以保留残肝功能是非常重要的。肿瘤的直径如果超过3~4cm，浸润血管的可能性增加，所以术中同时切除肝静脉较好。

如果需要切除S_{7+8}，特别是切除肝右静脉、肝中静脉时，没有肝右下静脉或肝右下静脉很细是肝静脉重建的适应证。Ou 等认为：肝实质内的窦内间隙（sinusoidal space）能起着良好的引流作用，S_{5+6}区域的血液可通过肝短静脉、尾状叶静脉甚至左叶的静脉回流[6]。但当肝内没有静脉间交通支及肝右下静脉时，如果结扎肝静脉，肝实质会由于淤血呈暗红色，这时应该进行肝静脉重建。

一般认为：肝静脉结扎后功能性残肝体积在 30% 以下时，有必要进行肝静脉的重建。根据腹部 CT 的计算，左外叶的功能性残肝体积多数在 20% 以下。如果进行肝右静脉或肝中静脉的重建，可以使功能性残肝体积增加 30%~50% 左右。

在不伴有肝硬化的肝脏，即使结扎肝右静

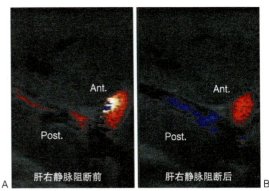

图 2　肝右静脉阻断前后的超声彩色多普勒所见
阻断肝右静脉前（A），门静脉右支血流成顺行性；阻断后（B），右后叶门静脉支的血流呈逆行性

脉，多数情况下对残肝的功能也没有大的影响。但是如果将S_{4b+7+8}切除且没有肝短静脉时，特别是将S_1合并切除时，因为残肝（S_{4a+5+6}）失去了引流静脉，应该尽可能进行肝右或肝中静脉的重建[7]。初次肝切除时未考虑肝静脉重建的适应证而将肝静脉结扎，肝内静脉的侧支循环建立后再次肝切除时，很难控制肝离断面的静脉性出血。为减少类似的出血的危险性，肝切除后将肝静脉回流恢复到正常解剖状态是十分重要的。

3. 术式选择的要点

（1）重建还是结扎？

在合并肝硬化的肝癌病例，如果位于肝静脉旁的肿瘤直径小于 2cm，不需要合并切除肝静脉；直径如果超过 2cm，就会对其造成压迫，有必要合并切除肝静脉。切断肝静脉时，如果阻断肝静脉后肝断面的渗血增加或残肝颜色改变，应该进行血管重建。如果可以看到直径在7~8mm 的肝右下静脉，将肝右静脉结扎也是可行的。但是，将肝右静脉结扎后有的虽临床上没有问题，但 GOT、GPT 可上升到 1 200IU 以上，残肝放射性同位素扫描可见肝细胞的 RI 摄取低下。目前，在术前或术中还不能对这些情况进行预测。

表1 各种肝静脉重建法的适应证和注意点

肝静脉重建法	适应证	注意点
间置移植血管	肝静脉切除长度 3cm 以上的病例 （肝右静脉重建：髂外静脉、股浅静脉） （肝左/中静脉重建：股浅静脉）	阻断肝静脉 30 分钟以上应建立肝静脉 - 下腔静脉转流装置
直接端端吻合	肝静脉切除长度 2cm 左右的病例	肝组织柔软性较好时应用
补片移植	部分肝静脉壁被浸润（使用大隐静脉）	

转移性肝癌因浸润性很强，所以只要是肿瘤与肝静脉有接触的病例都应进行肝静脉切除。但是因为不伴肝硬化，即便进行结扎对肝功能也可能没有影响。因此，选择重建还是结扎比较困难。此外，也有必须进行重建的情况。当将肝短静脉从下腔静脉全部切断而将肝脏游离时，例如 $S_{4b+7+8}+S_1$ 切除术及规则的肝段切除中只留下 S_6 的手术，都有必要进行肝右静脉的重建，不过这是一个比较特殊的手术。

（2）静脉吻合方法的选择

静脉的重建方法包括移植血管置换、补片移植、直接吻合。各种重建法的术式选择见表1。3cm 以上的静脉切除一般需要间置移植血管，2cm 左右的切除可以进行端端吻合。没有肝硬化的病例可以进行端端吻合，这种术式比较简单，是非常有用的方法，只要没有张力就行。为了减轻吻合静脉的张力，可以将整个右半肝游离使之互相接近。

4. 术前处理

术前检查一般包括肝功能、凝血功能。特别是有肝硬化的患者，应评估其肝功能是否耐受 S_{7+8} 切除术。手术的出血量一般是 500~1 000g，手术时间一般是 4~6 小时。

5. 肝静脉重建的手术方法

（1）切口和展开术野

一般采取右肋缘下横切口或第 6 肋间开胸

开腹斜切口。如果膈肌很靠上、视野较深，则开胸、开腹会使肝脏比较容易被游离。开腹后，首先应用超声检查肿瘤的位置、大小以及与肝静脉的关系。剥离肝下缘，确定有无引流残肝的静脉。确定重建的必要性及可能性以后，决定肝切除线、预定重建的肝静脉的切断部位。另外，根据肝静脉的粗细和切除长度决定是否需要移植血管。

（2）肝切除

根据肿瘤切除的根治性和肝静脉重建所需游离肝静脉的长度决定肝切除线。沿肝切除线切开肝实质、切断切除侧肝脏的 Glisson 系统的脉管。向着预定重建肝静脉的方向用超声刀切开肝实质，将残肝侧的静脉留出足够的长度后予以悬吊。然后，切开肝静脉 - 下腔静脉汇合部的肝实质，显露下腔静脉，游离、牵起预定重建肝静脉的下腔静脉侧。这时拟切除肝只通过肝静脉与残肝相连（图 3）。

（3）肝静脉的吻合

a. 间置移植血管

切断肝静脉、取出肿瘤之前，取约 3cm 长的自身静脉。用 Pringle 法阻断血流，在显露出的肝静脉末梢侧夹上哈巴狗钳，然后用 Debakey 型的 Satinsky 钳从侧方夹住下腔静脉，将肝静脉切断后摘出肿瘤。

断端距钳子如果有 1~1.5cm 长，则重建较容易。为在较浅的视野进行吻合，可以由助手持下腔静脉侧的 Satinsky 钳进行牵引。先缝合下腔

静脉侧的肝静脉和移植血管（**图4**）。可以用2
定点支持法，用6-0的血管线进行连续外翻缝合。
最后的结扎要考虑到生长因子，打结不要太紧。
接着，缝合残肝侧静脉和移植血管。这时因为
静脉无法翻转，故后壁用腔内缝合，前壁用腔
外缝合。残肝侧静脉因越靠近S_6壁越薄，所以
不能拉得太紧，缝合时注意不要撕裂静脉壁。

　　静脉吻合完成后，松开血管钳开放血流，
确定止血以后，在肝切断面喷洒纤维蛋白糊。

　　b. 直接端端吻合

　　如果肝静脉切除长度较短，可以直接进
行端端吻合（**图5**）。助手牵引下腔静脉侧的
Satinsky钳，使之靠近切除侧肝脏。因为视野
深且狭窄，应将残肝侧静脉尽量游离得长一些。
用2定点支持法，后壁行腔内连续缝合，前壁
行腔外缝合。因靠近下腔静脉的肝静脉壁较厚，
所以即使张力稍高也不会撕裂。

　　c. 补片移植

　　也有保留肝右静脉的后壁、仅切除前壁的
情况。此时切除2~3cm大隐静脉后切开，作成
一枚补片。如果是大补片，要用4定点支持法
进行缝合；如果是长度在2cm之内的小补片，
可以用2定点支持法进行缝合（**图6**）。

◆ 6. 对术中突发情况的处置

（1）阻断肝静脉时肝脏断面有出血

　　作者经历了2例这样的手术，在阻断肝静
脉并切断合，由于淤血，肝断面上大量出血而
引起术中大出血。1例是从切断的肝静脉周围
喷出血液，这可能是分离肝实质时扯断静脉主
干的细小分支，从肝静脉上的小孔开始出血。
虽进行了缝合止血，但缝合使肝内肝静脉闭塞
而形成血栓。另1例是行肝右静脉补片移植时，
保留的肝右上静脉出血较多，予以结扎。在阻
断肝右静脉并切除部分前壁时，肝右上静脉回
流区域肝切面上喷出黑色淤血性血液，"Z"字
形缝合止血不成功，此时只能重新开放肝右
上静脉，并用微波热凝、Pringle法阻断血流
后，在肝断面喷纤维蛋白胶压迫止血，并用无

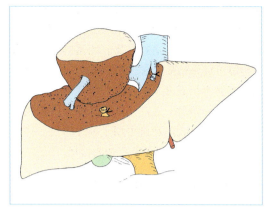

**图3　以肿瘤为中心离断肝实质，待切除的部分仅通过
肝右静脉连在残肝上**

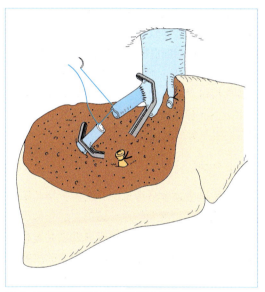

图4　利用间置移植血管重建肝右静脉
先吻合下腔静脉侧，采用全周腔外缝合

损伤针大块缝合才止住出血。在肝内静脉没有
交通支时，结扎待重建静脉的粗大分支后，其
末梢肝断面上可发生很多渗血，而且这种出血
很难处理。肝静脉断端附近的肝断面出血可用
3-0线缝合止血，并用止血海绵（Microfibrillal
Collagen）压迫。肝静脉筛孔的出血可用5-0
Prolene针线缝合止血。

（2）移植血管的选择

　　考虑到血管顺应性和经引流管的逆行性感

染，移植血管选择自身静脉最为合适。错误地选择移植血管会造成吻合困难及走行不自然，这也是造成感染、血栓和血管闭塞的原因。自身静脉可选用髂总静脉、髂外静脉、股浅静脉、大隐静脉等口径合适者。肝右静脉可选用髂总静脉、髂外静脉，肝左、肝中静脉选用股浅静脉较为合适。大隐静脉可用于补片移植。移植血管不宜过长，以稍稍有点张力为宜。

7. 术后并发症的预防和对策

（1）肝实质淤血、缺血的预防

在将预定重建的肝静脉切断之前，需要将肝门部的血流阻断，但长时间使用 Pringle 法进行阻断 / 开放会导致各种各样的问题。可以在肝切除的早期切断肝脏侧肝静脉后插入转流管，管的另一端插入下腔静脉，进行静脉 - 静脉转流预防肝脏淤血（**图 7**）。对于需要较长时间吻合者，下腔静脉侧吻合时不需要阻断肝门部的血流。补片移植时也可使用此方法。

（2）肝断面的处理

肝静脉重建术最常见的并发症包括胆漏及由此而来的经引流管的逆行感染。胆漏可以经胆总管侧的胆汁渗漏试验很容易发现并进行处理，但是非解剖学切除后残肝断面上的胆漏在术中无法检查。因此，在进行肝实质切除时应非常注意，尽可能将细条索状的结构都进行结扎后切断。

8. 术后处理

一般肝切除的术后处理都是相同的。术后不必使用抗凝疗法。为防止引流管导致的逆行感染，应进行封闭式引流，引流管周边要保持清洁。

9. 手术的评价

一般认为吻合的肝静脉即使发生闭塞，也是慢慢发生的，不会引起 GOT、GPT 迅速上升。因为静脉吻合口位于肝实质外，所以很难用超

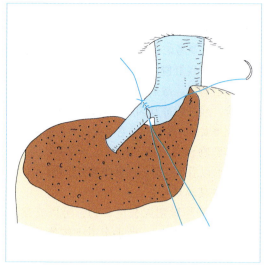

图 5　肝右静脉的直接端端吻合
将肝脏侧静脉游离 1.5~2cm 以上吻合会比较容易。后壁用腔内缝合，前壁用腔外缝合

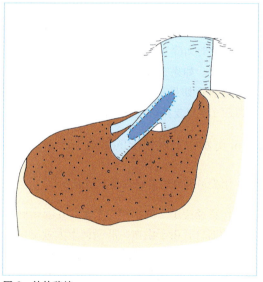

图 6　补片移植
利用大隐静脉补片，用 2 定点支持法进行连续缝合

声来检查。作者一般在术后第 1 个月做放射性同位素肝扫描和肝静脉造影，观察静脉的通畅性和残肝的功能。肝静脉淤血时，淤血部分区域就会显示出核素摄取的低下或缺损。近年来，可以用 CT 和 MRI 对肝静脉的通畅性进行无创检查。

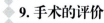

◎肝右静脉为 1 支、无肝短静脉的 S_{7+8} 切除是肝静脉重建的绝对适应证。

◎移植血管选择与重建静脉同样口径的自身静脉。

◎ 2cm 内的静脉切除可直接端端吻合。

◎预防胆漏、断端的血肿以及经引流管的逆行感染非常重要。

参考文献

1) Nakamura, S et al : Significance of hepatic vein reconstruction in hepatectomy. Surgery 114 : 59-64, 1993

2) Hemming, AW et al : Hepatic vein reconstruction for resection of hepatic tumors. Ann Surg 235 : 850-858, 2002

3) Maema, A et al : Impaired volume regeneration of sprit livers with partial venous disruption : A latent problem in partial liver transplantation. Transplantation 73 : 765-769, 2002

4) Makuuchi, M et al : The inferior right hepatic vein : ultrasonic demonstration. Radiology 148 : 213-217, 1983

5) Nakamura, S et al : Surgical anatomy of the hepatic veins and the inferior vena cava. Surg Gynecol Obstet 152 : 43-50, 1981

6) Ou, Q-J et al : The role of hepatic veins in liver operations. Surgery 95 : 381-391, 1984

7) Nakamura, S et al : Direct hepatic vein anastomosis during hepatectomy for colorectal liver metastases. Am J Surg 174 : 331-333, 1997

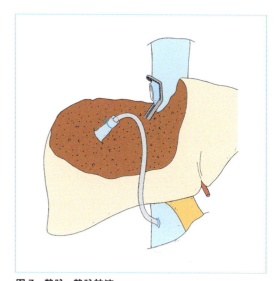

图 7　静脉 - 静脉转流
在残肝侧肝静脉和肝下下腔静脉之间设置转流

4. 胆道重建的方法

佐野　力・二村雄次*

[国立がんセンター中央病院肝胆膵外科・*名古屋大学大学院医学系研究科器官調節外科]

◆ 引言

　　肝切除合并胆道重建多见于肝门部胆管癌等的胆管癌手术。多数情况下要重建多支肝内胆管，有时还包括细的肝段胆管[1,2]。术前进行过经皮经肝引流（percutaneous transhepatic biliary drainage，PTBD）的胆管已扩张或胆管壁增厚，缝合不成问题；没有黄疸的、未进行过PTBD的胆管壁薄、容易撕裂，必须在缝合和结扎时加以注意。

◆ 1. 胆道重建的原则和基本注意事项

　　根据肝内胆管的切断位置和与周围脉管的位置关系，胆道重建时难易不一。按左三叶切除及右三叶切除、扩大右半肝/右半肝切除、左半肝切除/扩大左半肝切除的顺序，胆道重建的难度逐渐增加。一般认为，左半肝切除/扩大左半肝切除时右后叶胆管支的重建是最为困难的。

（1）胆道重建前

　　1）检查重建胆管是否有足够的边距以便进行全周缝合。为保留足够的边距，多在牵着胆管的状态下切断胆管。但即便如此，有时候因为胆管的回缩而导致边距不够。这种情况下，仔细剥离邻近的门静脉支和动脉支以保证胆管有足够的缝合边距。

　　2）在距 Treitz 韧带 20~30cm 处切断空肠，保留边缘动静脉，牺牲 10~15cm 的肠管后将空肠袢从结肠后、十二指肠腹侧穿过。但如果有肥胖和严重粘连使得该路径无法使用时，可以将空肠从胃和胰体之间穿过[3]，该路径到肝门部最短。

　　[要点] 检查重建胆管的边距是否足够。

（2）重建时的基本事项[4]

　　1）改变手术台的倾斜度、术者站立的位置及使用手术放大镜等，努力使得切断的胆管易于辨认和缝合。精细的操作必须使用细针，所以要用血管缝合用的镊子和持针器。此外，持针器针的角度、位置、方向（正手、反手）也有适当变化，保证可靠地吻合胆管壁全层。

　　2）对于从哪个胆管开始重建虽然没有固定的标准，但一般从深部的、吻合比较困难的、术野中较难看到的位置开始重建。

　　3）原则上有支配区域的内径 1 mm 以上的胆管都需要重建。尽可能地进行胆管成形以减少空肠侧的吻合口数量。判断分离的胆管能否进行成形时，可用细镊子将胆管拉近并观察，如果胆管的内腔没有极度变形、狭窄就可以（**图1~图3**）。空肠的吻合孔按胆管径开口，因为其容易扩大，所以开始应做小口，如果不够大可以随时扩大。

4）缝合边距空肠侧约 3mm，胆管侧约 1~2mm，针距为 1~2mm。使用 5-0 的可吸收线及弯度较大的针，即 PDS-Ⅱ TF 针进行间断的一层缝合。确认好胆管和空肠的内腔，连同粘膜用针线缝过全层。

5）肝内胆管壁较脆容易撕裂（特别是没有梗阻性黄疸、术前没有进行胆汁引流的病例），因此缝合时应慎重，不要用力过度或施加张力，小心进行吻合。一旦胆管壁破裂，再修复一般会非常困难。每一针都要将胆管的内腔确认好，将空肠、胆管连同粘膜提起，进行间断的全层内翻缝合。

6）术者喜欢的方式是先在两端缝合，然后从深部开始顺次进针。也有先缝合两端及正中，然后再从两线间的正中进针的方法。这种方法在视野较好时是一种简单的方法。但当视野较深观察较困难时，已缝合的线容易交叉是其缺点。肝内胆管空肠吻合的视野多半不良，作者原则上是从深部开始顺次进行缝合。

通常将整个后壁缝完之后再将胆管和空肠靠近逐个打结。前壁也一样全部缝完后再打结。

当有多个吻合口且相邻较近时，不管哪一个先进行吻合，下一个吻合都比较困难。在这个时候，先将两者的后壁进行缝合，在深部的吻合口的后壁结扎、前壁吻合完成后，再进行浅部吻合口后壁的结扎和前壁的吻合。

7）重建时助手的作用很重要，顺次用蚊式钳夹线后用直血管钳穿过以避免相邻缝线的交叉（**图 4**）。吻合操作过程中注意不要碰掉蚊式钳，以免所夹的线松开。

在牵拉肝脏、血管的同时，还要经常吸引吻合部的血液、胆汁和肠液，并向吻合处喷洒生理盐水以保证进针处良好的术野。助手们将这些工作分担，以保证操作的高效率。

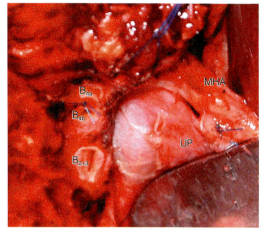

图 1　右半肝切除 +S₁ 切除后的胆管断端
在该例中，从腹侧开始顺此为 B_{4a}、B_{4b}、B_{2+3}
MHA：肝中动脉；UP：门静脉矢状部

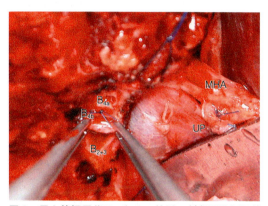

图 2　用血管镊子将 B_{4b} 和 B_{2+3} 拉近，判断可进行胆管成形

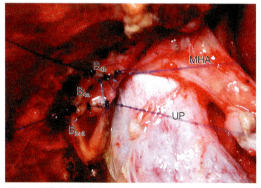

图 3　胆管成形结束

为避免重建中肠管的内容物从吻合口流出，空肠侧必须上肠钳。

8）原则上吻合的所有胆管支都要插入胆汁引流管，胆管成形时3支以上的胆管合成1支的，可仅在两端的胆管内插入引流管。引流管的顶端应位于吻合口的上游侧胆管内，通过胆汁引流以减轻吻合口的压力。

引流管在后壁吻合完成后插入，用后壁的缝合线将其固定。选用住友株式会社的4~7.5F的胰管作为引流管。胆管管径如果非常细，可以使用带侧孔的14G或16G的中心静脉导管。

9）重建完成后，从引流管内注入少量的水和空气进行渗漏试验。这时候如果用超声能看到胆管内的空气的话，表明插入的引流管位置正确。引流管有胆汁流出，可确认引流管在胆道内。没有胆汁流出来时，渗漏试验是判断引流管是否位于胆管内的一个简单的方法。

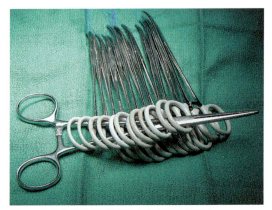

图4　夹着缝线的蚊式钳顺次串在直血管钳上

◆ 2. 胆道重建的实际操作

伴胆道重建的肝切除术式很多 [1,2]，这里作者将介绍代表性的术式：扩大右半肝切除＋尾状叶切除术和扩大左半肝切除＋尾状叶切除术。其他的术式的胆道重建可以参考以上术式进行处理。

（1）扩大右半肝切除＋尾状叶切除术

本术式中，在门静脉左支矢状部的右后上方、从腹侧开始到背侧胆管断端按左内支（B_4）、左外叶内支（B_3）、左外叶外支（B_2）的顺序排列（图5）。有时可通过胆管成形术将其合并为1个开口，但通常情况下，必须合并成两个开口（$B_{4,3}+B_2$；$B_4+B_{3,2}$）进行吻合。此外，有时也必须分别重建将左内下支（B_{4a}）和左内上支（B_{4b}）[5]。因此，术前就应该通过影像诊断了解各个病例的胆管汇合形态和 Glisson 系统脉

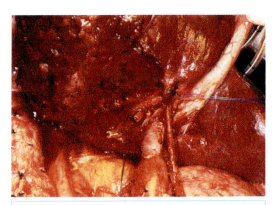

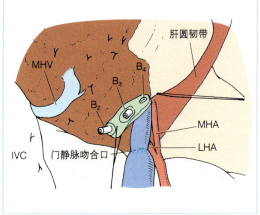

图5　扩大右半肝切除＋尾状叶切除术后的胆管断端（门静脉合并切除重建后）

IVC：下腔静脉；MHA：肝中动脉；LHA：肝左动脉；MHV：肝中静脉

管的立体解剖，以便于手术时的处理。吻合数支胆管和空肠时，特别是吻合口距离很近的时候，空肠侧切口的大小和位置应该经过事先设计。为确保胆管的缝合边缘，应进一步将肝中动脉从胆管壁充分剥离出来（**图6**）。吻合的时候，要用血管带牵着肝中动脉和门静脉左支横部。为确保视野，要适当改变牵引肝圆韧带的方向。

[**要点**] 为确保供胆管缝合的边距，应将肝中动脉与胆管壁充分分离。

（2）扩大左半肝切除 + 尾状叶切除术

在本术式中，以门静脉右前、右后后支的分叉部为中心，从前下方开始，右前下支（B_5）、右前上支（B_8）、右后支（B_{6+7}）的断端按顺时针方向排列。即 B_5 断端在门静脉右前支的腹侧稍偏足侧、B_8 断端在腹侧稍偏头侧、B_{6+7} 断端位于门静脉右支或右后支的头侧（**图7**）。但是因为各个病例的胆管汇合形态和切断线位置不同，所以重建胆管的数量和重建的难易度也不同。多数的右前叶动脉行走于胆管和门静脉之间的结缔组织内并与胆管紧贴，所以在为了保证胆管缝合边缘而游离胆管壁时，要小心操作避免损伤附着在其后壁的动脉。通常，从位置最深、吻合较困难的 B_{6+7} 开始吻合，如可能，与右前上背侧支（B_{8c}）进行胆管成形。另外如可行，也应先行 B_5+B_8 的胆管成形术。B_{6+7} 如果位于门静脉右支的下方，即所谓的"南回转"变异，吻合会比较容易，可在最后进行（**图8**）。

[**要点**] 在游离胆管边缘以便缝合时要小心操作，避免损伤伴行动脉，尤其是右前叶的动

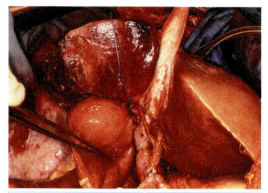

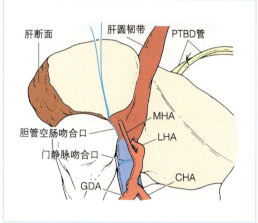

图6　扩大右半肝切除 + 尾状叶切除术后的重建完成图（门静脉合并切除后）
CHA: 肝总动脉；GDA: 胃十二指肠动脉

脉支。

◆ 小结

除了熟知肝内胆管的解剖之外，还要在术前影像诊断和手术时考虑到各种不同的解剖变异。

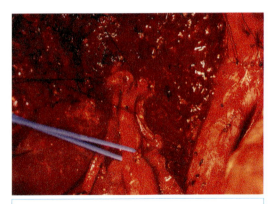

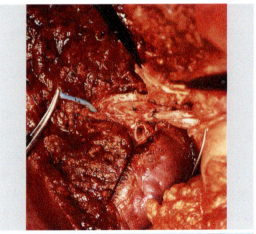

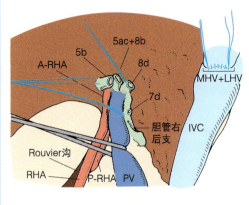

图 7 扩大左半肝切除 + 尾状叶切除术后的胆管断端

MHV：肝中静脉；LHV：肝左静脉；A-RHA：肝右动脉前支；P-RHA：肝右动脉后支；RHA：肝右动脉；poste：胆管右后叶支；PV：门静脉；7d：右后叶上段内侧支

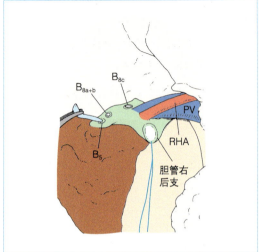

图 8 扩大左半肝切除 + 尾状叶切除术完成图（右后支胆管"南回转"的病例）

参考文献

1）Nimura, Y et al：Hepatic segmentectomy with caudate lobe resection for bile duct carcinoma of the hepatic hilus. World J Surg 14：535-544, 1990

2）Nimura, Y：Hepatectomy for proximal bile duct cancer. In Surgical disease of the biliary tract and pancreas, Braasch, JW et al eds, Mosby-Year Book Inc, St. Louis, 251-264, 1994

3）Nagino, M et al：Hepaticojejunostomy using a Roux-en-Y jejunal limb via the retrocolic-retrogastric route. Langenbeck's Arch Surg 387：188-189, 2002

4）早川直和ほか：前立ちからみた消化器外科手術，医学書院，東京，178-181, 1995

5）金井道夫ほか：肝門部胆管再建のコツ：内側下枝（B 4 a），内側上枝（B 4 b）再建．手術 51：1071-1077, 1997

胆道重建的方法

5. 下腔静脉重建的方法

熊田　馨

[昭和大学保健医疗学部]

◆ 引言

　　肝脏外科的下腔静脉重建，分为下腔静脉的合并切除、下腔静脉内癌栓的处理或术中损伤的处理这三种情况。另外，重建指的是恢复原来的血运，它包括除去血管内的异物、管壁的单纯缝合、补片移植、人造血管置换、进行分流等多种技术。

　　此外，为使重建成功要满足以下条件：①对重建部进行安全可靠的全肝血流阻断（hepatic vascular exclusion，HVE）[1]；②吻合口能长期保持良好的开放性；③防止肺栓塞症的发生。

　　本章将分别介绍肾上部、肝静脉分叉部的下腔静脉重建技术。

◆ 1. 肾上部下腔静脉

　　肾上部的下腔静脉指肝静脉开口下 3cm 到肝下缘 3cm 的这段 IVC，共长 6cm，引流包括下肢、骨盆静脉和肾静脉的静脉血。下肢、骨盆静脉的淤血是深静脉血栓的诱因，肾静脉淤血会造成肾衰竭，因此肾上部下腔静脉的重建有十分重要的意义。但对于已经有压迫性或闭塞性变化的病例，因为椎体旁侧支循环以及肾上腺静脉、卵巢静脉的存在，所以闭塞部以下的静脉压并不一定会有明显的升高。肾上部下腔静脉如果被阻断，只要肾静脉压在 40mmHg 以下，一般认为肾功能不会受影响[2]。因此，对于这样的病例，重建的意义在于避免肝静脉汇合部的扭曲，以及预防肝静脉汇合部

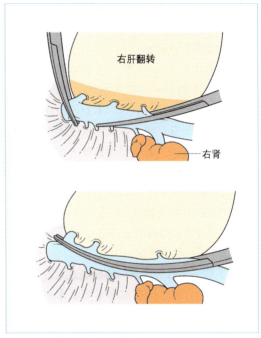

图 1　用血管钳阻断下腔静脉

正下方下腔静脉盲端形成血栓及其引发的肺栓塞。

（1）肾上部下腔静脉的手术入路

　　根据肝脏肿瘤的位置及预定肝切除的部位，分为游离右半肝，切开肝实质的前方路径和左外叶切除的左侧路径，或是两者结合应用。但是，不管哪种方法，要意识到在肝上部和肾静脉开口上方套扎 IVC 时，一旦操作失误，随时都有大出血的意外。这样的情况虽然可用长的稍弯的腹主动脉钳夹住 IVC 侧壁（图1），但

在看清肝部 IVC 全长之前，继续分离无疑是很危险的。

（2）阻断和切除

1）首先介绍在右半肝切除、扩大右半肝切除时有癌栓从肝短静脉向下腔静脉内生长的情况。游离并翻转右叶后，首先用超声再度确认癌栓的上下端后用缝线做标记。充分显露预定阻断部位的下腔静脉，将其他肝短静脉仔细切断，根部用 6-0 的线进行缝扎。在下腔静脉背侧切断下腔静脉韧带，避免对肝右静脉的不必要的损伤。

在阻断下腔静脉之前先要全身应用肝素。剂量标准为每 60kg 体重给予 1 000U，阻断时间如果超过 40 分钟要追加 500U。切除部位的下端使用阻断钳，上端因为术野比较狭窄故使用带套的阻断带。超声可以比较准确地判断癌栓的浸润的范围，癌栓和静脉壁的粘连情况可以用试验切开的方法进行观察。如果癌栓仅在肝短静脉开口的水平，切开下腔静脉仔细观察后，立即用 5-0 的线缝合。粘连如果达到半周时，应切除部分下腔静脉壁（**图 2**），然后尽快完成肝切除，进行静脉重建。

2）如果是肾癌形成的癌栓蔓延至肝右静脉开口部正下方时，即使根据术前影像判断在开口部正下方没有上钳子的空间时，也可以一边将患肾向下方牵引，一边用手沿着下腔静脉向下分离，多可分出可供阻断的间隙。但是如果肝短静脉的癌栓进展至肝右静脉开口部的正下方时，要将癌栓前端向下方移动比较困难。这里将仅介绍能够上阻断钳的情况。癌栓如果充满管腔，在其下极会形成继发血栓，用超声检查血栓的部位之后，分别阻断肾静脉和血栓下极的肾下部下腔静脉。进行切开下腔静脉摘除癌栓的操作前，应先在肝切除的最后阶段阻断下腔静脉。然后结扎、切断有癌栓的肝短静脉，完成肝切除。切除肝短静脉开口处的部分下腔

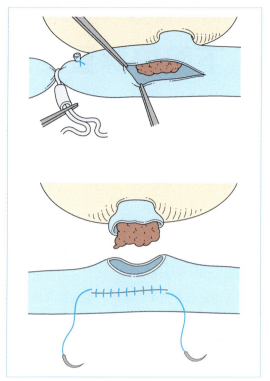

图 2　处理肝短静脉癌栓

上：在肝切除的最后阶段切开下腔静脉，观察癌栓的游离状态和范围

下：将切口闭锁，将下腔静脉壁的一部分和癌栓、肝脏一并切除

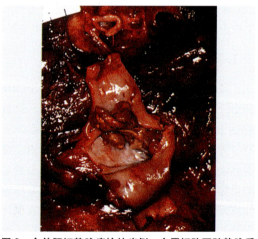

图 3　合并肝短静脉癌栓的病例，全周切除下腔静脉后的标本

切开下腔静脉壁展示癌栓

静脉侧壁。如果癌栓未与静脉壁粘连，摘除会比较容易；如果已与静脉壁粘连，则需要进行锐性剥离。

继发血栓虽然不是肿瘤，但是如果不将其完整除去，对癌栓摘除部的血流通畅会有影响。

3）切除部分下腔静脉壁或纵形长切口剪开时，因为肋间静脉开口的出血、癌栓粘连、肿瘤妨碍术野等原因，操作一般比较复杂，进行下腔静脉的全周切除反而比较简便和安全。先充分进行肝切除的操作，然后游离肿瘤浸润或有癌栓的肝短静脉附近的下腔静脉，作全周切除（**图3**）。

[**要点**] 阻断肝静脉开口以下的下腔静脉没有时间限制。

（3）重建

a. 单纯缝合

在下腔静脉切开取栓后或静脉壁部分切除后进行。

b. 补片缝合（图4）

部分切除后，如果进行单纯缝合后重建管腔显著狭窄，可以用补片进行重建，但是下腔静脉狭窄的容许程度还是未知数，作者认为管径的减小如果达到10%就应该进行补片缝合。但是这种技术并不是仅仅将补片缝上就可以，说到底是管腔成形术，应在头脑中设计好完成时的样子后不慌不忙地进行（**图4**）。此外，用人工材料的补片延展性较差且处理起来较困难，所以应尽可能地利用切除肝的门静脉、静脉片等自身材料[3]。

c. 人造血管置换

文献中有纵形剪开2、3段等长的大隐静脉或大腿浅静脉、边-边缝合制作成圆桶状的替代下腔静脉的作法，但现在一般用20mm口径的EPTFE人造血管。此外，作者对再生肝的压迫情况进行了反省之后，选用20mm口径的带环人造血管[4]（**图5**）。缝合部上端选用3-0的

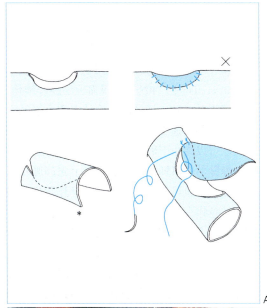

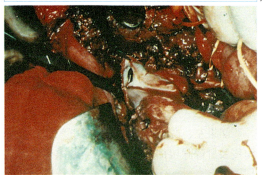

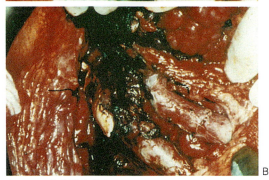

图4　A.补片缝合的方法
缝合前将补片（*）裁成鞍状，并且将上下缘进行间断缝合，注意不要使缝合部变窄

B.上：右半肝切除＋肝右静脉根部下腔静脉部分切除后
从断面可看到肝左静脉开口

下：用EPTFE片做成补片

单股线，这仅仅是因为大的缝针便于缝合，也可选用 4-0 的线。下端的缝合要注意两点：一是癌栓下端多伴有继发血栓。完全摘除肾静脉、肾下部下腔静脉血栓后，分别注入肝素盐水（5 000U/1 500ml）冲洗。如果血栓已经纤维化、肾下部下腔静脉已经萎缩，确认左右肾静脉之间有广泛的交通支且肾静脉压在 40mmHg 以下时，也可以终止下腔静脉的重建。左肾静脉的下腔静脉的开口即使有问题，肾上腺静脉及其他侧支循环也可替代；但是，右肾静脉只有经由下腔静脉一条通路。右肾静脉血运有疑问时，要进行肾上部下腔静脉的重建，确保右肾静脉的血运。二是上端吻合后的人造血管过长，为避免扭转，应修剪、调整人造血管的下端后再进行缝合。肾上部下腔静脉断端的直径如果小于 20mm 时，可选择楔形切开等方法。缝合时，选用 4-0 线仔细缝合（**图 6**）。

[**要点**] 没有因在肝后下腔静脉缺损部植入 EPTFE 人造血管而造成血栓性闭塞的报道。

◆ 2. 膈下的肝上下腔静脉

如果左、右肝静脉癌栓累及下腔静脉或肿瘤侵及肝静脉根部，静脉的阻断和重建就另当别论了。

（1）肝上下腔静脉的手术入路

由肝上部向下腔静脉的入路有时会被膈面的巨大肿瘤妨碍。切开肝实质显露出全部下腔静脉前壁的入路可以使视野展开，故非常有用（**图 7**）。也有术者倾向于对肝右静脉根部的巨大肿瘤采用斜切口，但这种切口在只需处理膈下的下腔静脉时创伤过大，且其他操作的视野差。为充分显露出肝静脉，有时也有必要切开膈肌，但若急于操作，一旦撕裂膈静脉可对手术的进行造成很大影响，因此应注意。

[**要点**] 显露肝上下腔静脉时不要着急。

（2）阻断和切除

一般认为阻断时需要 HVE，但是否需要

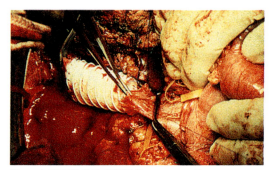

图 5 切除下腔静脉后间置带环 EPTFE 管

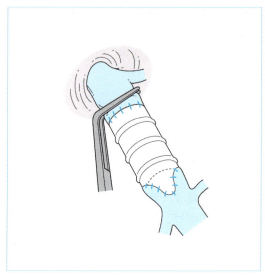

图 6 人造血管下端楔形切开后吻合

进行体外循环还没有定论。关于体外循环将在其他章节介绍，本章主要叙述的情况限于：①正常肝脏在没有体外循环的情况下至少可以阻断 45 分钟；②对由肝静脉向下腔静脉生长的癌栓，通过将游离的肝叶向下方牵引使癌栓前端向下方移动，其上方能有上钳子的间隙（**图 8**）。

1）肝上部的阻断使用 DeBakey 型的大动脉钳子，凹部向下从前方开始钳夹。但如果连同膈肌脚一起钳夹会有滑脱的危险，因此应切断膈静脉，游离牵起下腔静脉后将其向前方牵拉，确定不会夹住膈肌等之后再上钳子。

2）HVE 时，首先阻断肝门部的血流，注意有无胃左动脉发出的异常分支。试验阻断完成后，如果肝包膜的张力升高、下腔静脉内压上升，应解除 HVE，检查是否有其他的血流流入。

3）摘除癌栓。首先，从经前方路径已切开的切除侧肝脏中分离出主肝静脉，使其仅与下腔静脉相连。然后进行 HVE，再剥离肝脏后面。在残肝的肝静脉开口的正上方横行切开观察内腔：如果癌栓与血管壁的粘连较轻微，可将肝静脉开口全周切断后，将癌栓与肝脏一起摘除（参见图2）。如癌栓广泛，可根据粘连情况，进行下腔静脉的全周切除。

4）当肿瘤浸润到肝静脉（如肝右静脉）和下腔静脉时，可以切除部分下腔静脉壁或全周切除下腔静脉。先暂不处理浸润部分和肝左静脉，游离肝后下腔静脉，然后进行 HVE 和肝切除。切除后先缝合上端，改在肝右静脉开口水平以上和肝左静脉正下方置血管钳，解除 HVE 后开始重建（图9A）。改变钳夹的位置可以有效地缩短 HVE 的时间。如果肝上下腔静脉没有被肿瘤累及，通过前方切开、游离下腔静脉等方法，开始时即可进行斜行阻断，不需要使用 HVE（图9B）。

［要点］注意防止阻断钳从阻断部位滑脱。

（3）重建

1）如果将肝静脉由下腔静脉像剜除一样切除的时候，先沿切开线进行单纯缝合后再解除 HVE。然后，若重建部位有明显变形和狭窄，可考虑补片移植，这时应将阻断位置移至残肝静脉开口的下方。

2）切除下腔静脉时，阻断肝上下腔静脉的钳子要从左右两侧上钳夹住。吻合时将夹在血管壁左右侧的钳子改夹至其前后侧，对吻合比较有利。

阻断肝切除侧下腔静脉断端的血管钳特别容易滑落，可将断端挂线轻轻牵引。

3）间置人造血管时，首先要注意的是形状设计，使残肝静脉血流通畅回流至下腔静

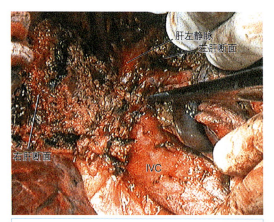

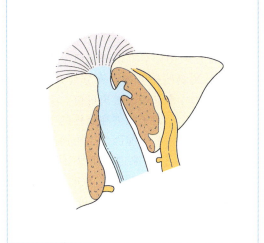

图7 从前方切开肝脏
照片（上）和简图（下）

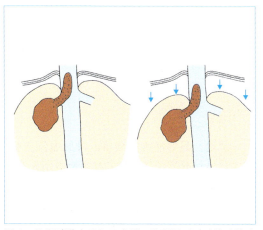

图8 将肝脏游离后向下牵引，使进展到下腔静脉的癌栓的头端下移，可以在膈肌水平置阻断钳

脉。要仔细修剪人造血管的断端。另外，人造血管的斜行断端不要除掉环片。吻合至残留肝静脉开口附近时，也间断缝合数针，防止扭转。

［要点］注意肝静脉开口部的变形、移植血管的过长及扭转。

◆◆ 3. 膈上下腔静脉

肝切除时需处理这部分下腔静脉的机会很少。在此介绍1例累及右心房的癌栓摘除手术（图10）。

（1）手术入路

胸骨正中切开后，切开膈肌，充分显露下腔静脉的膈肌附着部。充分切开心包膜。切断肝脏的各个韧带，游离肝脏。将肝脏向下方牵引，确认钳子能夹在癌栓的上方。此外，因为右心房壁可能因为钳夹而破裂，应由心外科的专科医生来进行此项操作。结扎、切断下腔静脉后壁的膈静脉。在进行HVE前，在膈肌下方将主动脉阻断。在进行HVE后立刻将下腔静脉切开至患侧肝静脉的根部，摘除癌栓。在已摘除癌栓的部位切断肝静脉，缝合闭锁下腔静脉及肝静脉的断端。解除HVE，关闭膈肌及胸部切口，然后进行肝切除术。

［要点］从周围彻底游离肝脏后，向下牵引肝脏，有不少患者心房内癌栓随着向下移动，然后可在心房下直接上血管钳阻断下腔静脉。

◆◆ 小结

总之，只要能维持残留肝静脉血流通畅，下腔静脉切除后的缺损修补必须要应用人造血管或生物泵（biopump）等辅助装置是一种误解。另一方面，也有部分这样的患者没能避免开心手术、低温下循环停止等处理。要经常应用手术方法上的每一点进步来重新评估病疾的治疗。

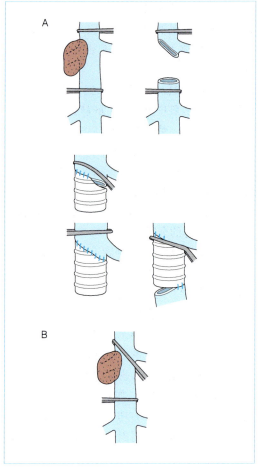

图9　肝上部阻断钳的阻断方式
A. 在 HVE 下进行下腔静脉切除后，将钳子改夹在残肝肝静脉的正下方进行重建
B. 如果可能，开始就在保留残肝静脉血流的状态下进行切除

另外，在与心脏外科的协作中应该保持着谦虚的态度。

在怀疑肿瘤已侵犯了肝静脉壁或下腔静脉壁的病例中，有不少实际上是可以分离开来的，因此，也要提醒术者不要过早过急地作出合并切除下腔静脉的决定。还有，在微波热凝治疗肝癌时，即使包含了静脉壁，坏死的静脉壁也可早期出现再生。所以也有人认为，在肿瘤侵犯了下腔静脉的患者中，只有极少

◎如果在入路上下功夫，不少情况下可不使用 HVE。

◎补片移植很困难。全周切除、人造血管的插入则相对容易。

◎应根据术中情况选择心房内癌栓的手术方法。

数患者才具有合并切除、重建下腔静脉的手术指征。

参考文献

1）Huguet, C et al：Technique of hepatic vascular exclusion for extensive liver resection. Am J Surg 163：602-605, 1992

2）Okada, Y et al：Cong-term follow up of patients with tumor thrombi from renal cell carcinoma and total replacement of the inferior vena cava using an expanded polytetrafluoroethylene tubular graft, J Urol 155：444-446, 1996

3）Kubota, K et al：Reconstruction of the inferior vena cava using a hepatic venous patch obtained from resected liver. Hepatogastroenterology 44：378-379, 1997

4）Kumada, K et al：Extended right hepatic lobectomy：combined resection of inferior vena cava and its reconstruction by ePTFE graft. Acta Chir Scand 154：481-483, 1988

5）Habib, NA et al：The use of hypothermia and circulatory arrest to control intraoperative bleeding from the inferior vena cava. Surg Today 26：217-218, 1996

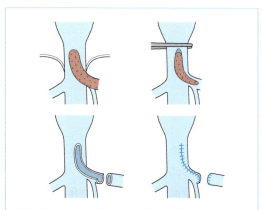

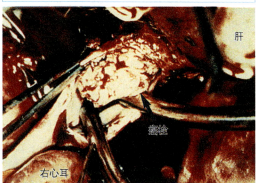

图 10　进展至心房正下方的肝左静脉癌栓

上：从下腔静脉至切开肝左静脉，摘除癌栓。闭锁下腔静脉开口以及肝左静脉断端

下：切开下腔静脉显露癌栓

6. 门静脉栓塞术的操作技术

今村 宏·幕内雅敏

[東京大学医学部肝胆膵·移植外科]

引言

扩大肝切除术后,很可能会发生残肝体积不能满足机体的代谢要求的情况。而且由于肝血管床的减少而产生门静脉压的升高,使得肝功能不全的危险性增高。门静脉栓塞术是为避免肝功能不全而采取的术前处置[1]。栓塞切除侧的门静脉支,阻断同侧的门静脉血流,所有的门静脉血便流入非栓塞部,结果使得栓塞部的肝脏萎缩,非栓塞部的肝脏代偿性肥大。门静脉栓塞术的效果通常表现为栓塞术前后非栓塞叶体积(率)的增加。例如,门静脉右支栓塞术后的肝切除术中,开腹肉眼可见右半肝明显萎缩,与稍肿大的左半肝相比,张力全无,呈皱缩样,左右半肝边界清楚,肉眼便可确认(图1)。肝动脉血流由肝固有动脉供给,门静脉血流减少(增加)时,动脉血流代偿性地以相应的程度增加(减少),使肝血流量的变化最小,即所谓肝动脉缓冲反应(hepatic arterial buffer response)[2]。与肝动脉不同,门静脉是肝营养血管,即使肝动脉血流代偿性地增加,由于门静脉血流被阻断或减少,这部分肝细胞不出现炎症反应或是坏死性反应,而是会因凋亡(apoptosis)而减少,从而导致一侧肝叶的萎缩[3]。栓塞叶与非栓塞叶的切除标本均可见正常的肝小叶结构,不过栓塞叶的特点是细胞密度小而肝血窦扩大(图2)。

1.门静脉栓塞术的术前准备

对肝门部胆管癌和胆囊癌的病例,合并

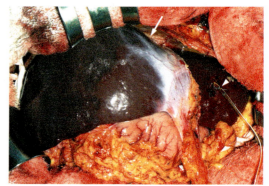

图1 右半肝栓塞术后3周开腹时肉眼所见
栓塞后的右半肝表面颜色呈暗红色并呈皱褶状
长箭头:栓塞肝与非栓塞肝的边界
短箭头:PTBD管

梗阻性黄疸时,先行PTBD减黄,在总胆红素降至5mg/dl以下时,再行门静脉栓塞术。对肝细胞癌的病例,先进行拟切除区域的选择性肝动脉栓塞术(transcatheter hepatic arterial chemoembolization,TACE),约1周后行门静脉栓塞术。其理由如下[4]:第一,防止门静脉栓塞术后,栓塞叶增加的动脉血流促进肿瘤发展;第二,由于在肝细胞癌(HCC)附近常常存在动脉-门静脉短路,而使得门静脉栓塞术的效果降低,另外也是为了防止因栓塞物的逆流而导致的危险。此外,多数肝癌的肝脏存在功能损害,在门静脉栓塞术后,预计残肝体积的增大时间要比正常肝的时间长,在此期间的主要任务是抑制肿瘤的进展。

2. 门静脉栓塞术的种类

门静脉栓塞术大致包括全麻下于右下腹小切口后的经回结肠静脉门静脉栓塞（transileocolic portal embolization，TIPE）和经皮经肝门静脉栓塞（percutaneous transhepatic portal embolization，PTPE）两类。PTPE 又可进一步分为对侧门静脉穿刺法（contralateral approach）与同侧门静脉穿刺法（ipsilateral approach）这两种。

PTPE 中的对侧法由于经预定残留肝脏一侧的门静脉穿刺，可并发门静脉血栓；而同侧法虽可避免门静脉血栓，但手术技术稍复杂。例如，右半肝门静脉支栓塞时，通常经右前叶的门静脉支穿刺；栓塞右后叶时，由于插入导丝和导管均需呈一定角度，因而不易操作。另外，在右前叶与右后叶栓塞时，导管开口部和球囊的位置关系不同，必须进行交换。所以这些方法各有利弊，在实际操作时，需从术者及设备的角度考虑选择适宜的方法。笔者主要采用 TIPE 和 PTPE 中的同侧法。接下来将介绍这两种技术，其中有关 PTPE 中同侧法请参照原著的介绍[5]。

3. TIPE 技术

（1）栓塞物及导管

栓塞物是将明胶海绵 2g（片状物剪成 2mm 大小的角状物）、凝血酶粉末 1g、阿米卡星 200mg 溶解在 50ml 的造影剂（碘海醇）中制成，此外还需用来栓塞血管的弹簧钢圈（COOK 或 Boston Scientific）。导管采用只在前端开口且头端附有球囊的 5.2F 导管。选用与 5F 导管相匹配的导鞘（长 100mm，导丝直径 0.89mm）。

（2）开腹、插管术、造影

全麻下选用右下腹腹直肌切口，分离显露数厘米的回结肠静脉（分支），插入 18G 穿刺针，引入导丝，并留置导鞘于门静脉内（图 3A、B）。导管置入门静脉主干内，测定门静脉

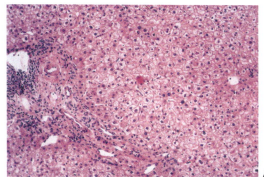

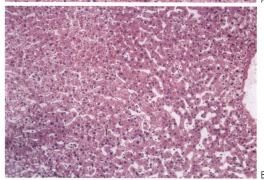

图 2　肝切除术时（栓塞术后 16 日）非栓塞叶（A）与栓塞叶（B）的 HE 染色所见（100 倍）
两叶均可见正常的肝内结构，栓塞叶主要以肝静脉周围肝细胞密度的减小和肝窦增大为主，无炎细胞浸润或肝细胞坏死。非栓塞叶的肝细胞体积变小，这是再生肝的特点

压，然后行正位及右前斜位门静脉造影以了解门静脉分支形态（**图 4A、B**）。

（3）栓塞技术

行右半肝门静脉栓塞术时，先栓塞右后叶门静脉支，然后是右前叶门静脉支。右后叶支的栓塞顺序是先 P_7，后 P_6。

首先，造影透视下，导管插入右后叶支，并将头端推进至 P_7 末梢。这时在透视下缓慢注入栓塞剂。栓塞剂顺着门静脉血流流动，在末梢端形成铸型状的栓塞。尔后扩张球囊，继续注入栓塞剂，当看到末梢呈细树枝状时，停止注入。最后，注生理盐水 0.5ml（使用 2.5ml 注射器），将导管内残留的栓塞剂推入门静脉，当推压的抵抗力突然消失时，可判断导管内已无栓塞剂，然后留置弹簧钢圈于导管头端附近，

约 5 分钟后缩小球囊，将导管引回至门静脉主干，再次行门静脉造影。以此像为参照，行 P_6 栓塞。同样在 P_{6+7} 根部留置弹簧钢圈。再以 P_8、P_5 的顺序栓塞。依不同情况，尚有需将 P_8 的腹侧支、背侧支分别栓塞的情况。即便当 P_1 支位于切除侧，因有栓塞物流入残肝一侧的危险，所以通常不栓塞 P_1 支。最后，将导管退回至门静脉主干，并于此部位行门静脉造影，确认目标支已栓塞，预定残肝侧的门静脉分支显影良好。再次测定门静脉压，然后拔出导管。栓塞左肝时，将导管头端插至门静脉左支矢状部的根部，操作技术及方法同右肝栓塞。撤出导管后，缝合关闭肠系膜浆膜，将肠管和肠系膜洗净还纳后关腹。

4. PTPE 技术

作者除了由于肝内肿瘤的位置等因素导致无法操作以外，均采用 PTPE 中的同侧法（ipsilateral approach）。栓塞右肝时，超声引导下确认门静脉，用 19G 的穿刺针经皮穿刺至 P_5 或 P_8 外侧支。与梗阻性黄疸行 PTBD 不同，穿刺时不要使门静脉血液逆流，因而连接小儿用延长管，用 10ml 注射器抽吸血液，确认穿刺入门静脉后，向门静脉引入导丝。沿导丝将 6F 导鞘，5F 导管（不带球囊）插入门静脉主干。测压、造影后，沿导丝将导管推至 P_{6+7}，更换 5.2F 头端开口的球囊导管，栓塞 P_7、P_6，最后在 P_{6+7} 根部留置弹簧钢圈。之后，更换球囊前带侧孔的 5.5F 导管，经侧孔注入栓塞物，栓塞 P_{5+8}（此过程需扩张球囊），最后于 P_{5+8} 根部留置弹簧钢圈。考虑到会因手术操作而导致栓塞物向对侧肝移位，因此作者采用此种方法时，栓塞术后不进行门静脉造影或门静脉压测定。栓塞完成后，边在穿刺通道留置栓塞物边拔除导管，体表穿刺部位加压止血约 15 分钟，PTPE 完毕。

5. TIPE、PTPE 操作技术的注意点

门静脉栓塞术为术前准备的一种措施，理

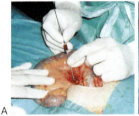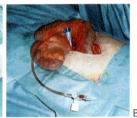

图 3　TIPE 时的插管术

A. 向腹腔外牵出回肠末端，穿刺针插进回肠静脉后引入导丝

B. 在导丝引导下插入导鞘

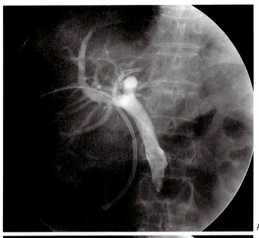

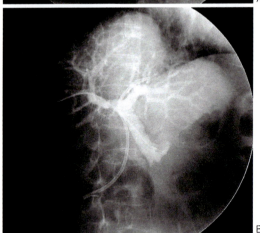

图 4　门静脉栓塞术前的门静脉直接造影像（同侧方法 PTPE 病例）

A. 正面像。B. 右前斜位像。右前斜位时的 P_{6+7} 显示得较为清楚

◎经回肠静脉途径与经皮经肝途径各有千秋，选择自己较习惯的方法。

◎伴有梗阻性黄疸的先减黄，对肝细胞肝癌应先进行 TAE 治疗。

◎门静脉栓塞术后再通时，可通过经皮经肝途径注入乙醇，进行再栓塞。

◎应谨记安全的栓塞是最重要的。

想的结果是可以完成门静脉属支的完全栓塞，但若拘泥于这点，过度注入栓塞剂可使对侧一部分预定保留的肝脏被栓塞，或者在预定的肝切除术时，由于门静脉主干根部有血栓形成，不能结扎、切断塞栓侧肝脏的门静脉，必须避免这种得不偿失的结果。使用明胶海绵或纤维蛋白原糊时，某些门静脉支栓塞一段时间后，不可避免会发生不同程度的门静脉再通，这时还能追加处置，但安全栓塞始终优先于完全栓塞。另外，获得相对完全栓塞的要点是尽可能在末梢支形成铸型状栓塞。例如，分别栓塞 P_6、P_7 或者数支分别栓塞，而不是栓塞 P_{6+7} 主干。虽然技术上稍复杂，但此操作是必不可少的。每次门静脉支栓塞后，均要行门静脉主干造影，以此作为参照，随时确认准备栓塞的血管为哪支门静脉（或不是预定残肝侧的门静脉支），确认以后再进行操作是非常重要的。禁止向已完全栓塞区域的门静脉内插入导丝或导管，因为这会有引起栓塞物逆流的危险。

6. 术后观察及追加处理

TIPE 的术后管理可参考小开腹手术，PTPE 的术后管理同 PTBD。无论使用何种方法，考虑到栓塞物的稳定性，术后需安静卧床约 1 天。术后 2~3 日左右，多会出现不同程度的发热和白细胞增多。也会有胆红素增高，但不过未超出正常范围。可出现凝血酶原时间一过性低下，数日可恢复。GOT、GPT 升高不多见。但在 HCC 患者，若先行 TACE，门静脉栓塞术后，即使出现转氨酶一过性剧增，但临床上问题不大。术后 1、3、5、7、10 天行多普勒超声观察门静脉血流，对于发生再通的病例，需在病房内追加在超声引导下注入无水乙醇的

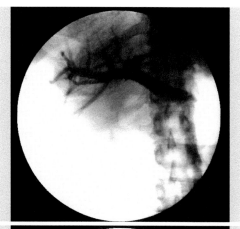
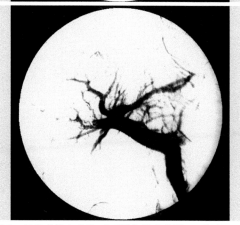

图5　门静脉栓塞术前、术后的门静脉造影正面像（TIPE 病例）

A. 栓塞术前的门静脉造影像。

B. 栓塞术后的门静脉造影像。门静脉右支内铸型状的栓塞物中含造影剂，可在 DSA 时被消除。右支根部留置弹簧钢圈，造影剂尚可流经此处，故可显影。P_6 的一支细分支未被栓塞而显影，其他向右侧的均为 P_4 的分支

处理。用 20cm 的 21G 肝穿针穿刺再通门静脉支（针尖稍偏向末梢侧），注入无水乙醇（通常 1~5ml）。当无水乙醇刚好要向向心侧回流之前，停止注射。有些病例可能发生数次再通，

因此有时也必要每隔几日对同一门静脉支进行穿刺。

通常，从门静脉属支栓塞术到预定肝切除术的间隔一般为2~3周，有必要时进行上述的追加处理。首先，两周后行CT检查评价肝体积的变化。若残肝的体积增大不充分，1~2周后再次行CT检查评价后行肝切除术。为了促进切除侧的肝萎缩和更有效地诱导残留侧肝的代偿性肥大，依情况的不同，有时会对切除侧肝脏在门静脉栓塞术后选择性追加TACE。

参考文献

1）Makuuchi, M et al：Preoperative portal embolization for hilar bile duct carcinoma：a preliminary report. Surgery 107：521-527, 1990

2）Shimada, R et al：Changes in blood flow and function of the liver after right portal embolization. Arch Surg 137：1384-1388, 2002

3）Imamura, H et al：Preoperative portal embolization：an audit of 84 patients. Hepatology 29：1099-1105, 1999

4）Aoki, T et al：Sequential preoperative arterial and portal venous embolization in patients with hepatocellullar carcinoma. Arch Surg 139：766-774, 2004

5）Nagio, M et al：Selective percutaneous transhepatic embolization of the portal vein in preparation for extensive liver resection：the ipsilateral approach. Radiology 200：559-563, 1996

7. 全肝血流阻断下肝切除术的适应证及操作技术

脊山泰治·幕内雅敏

［東京大学医学部肝胆膵·移植外科］

◆ 引言

肝切除术时为了减少出血量，在肝门部肝血流阻断（Pringle 法）的基础上，再将肝脏上、下缘的下腔静脉阻断而成为全肝血流阻断（total vascular exclusion，TVE）。需要行这种方法的病例并不多见，不过，对某些部位的肿瘤和某些浸润进展方式的肿瘤来说，这是一种有用的手段。本文将阐述 TVE 的适应证及其手术操作技术。另外，间歇性全肝血流阻断（intermittent-TVE）[1] 可弥补 TVE 不足之处。

◆ 1. TVE 的问题点

TVE 作为肝切除术中控制出血的方法，与 Pringle 法相比有不足之处 [2]：

● 为了维持血压而输液过量所导致的并发症（腹腔内液体潴留、呼吸系统并发症）。

● 常温下连续阻断存在时间的极限（正常肝脏为 60 分钟，伴有肝损害的肝脏为 30 分钟）。

● 手术操作技术的复杂性（需从后腹膜完全游离下腔静脉）。

与 Pringle 法相比，TVE 并不能有效地减少出血量，加上并发症增多，因此应谨慎地研讨 TVE 适应证。针对上述输液过量及肝热缺血时间相关的问题，可用间歇性全肝血流阻断来加以解决（后述）。

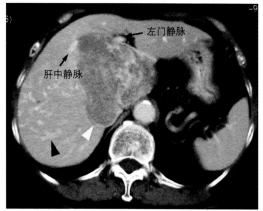

图 1　位于尾状叶的肝肿瘤（消化道肿瘤肝转移）的 CT 像
癌栓几乎闭塞下腔静脉（白箭头），有明显的肝内分流（黑箭头）

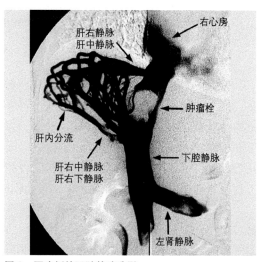

图 2　同病例的下腔静脉造影
癌栓位于下腔静脉，有自肝右下静脉向肝右静脉、肝中静脉的肝内分流

2. TVE 的适应证

有的医院对从 S_7、S_8、S_4 侵及尾状叶腔静脉旁部的肿瘤行 TVE，但局限在肝内的肿瘤不行 TVE 也可安全地进行肝切除[3]。在切断尾状叶腔静脉旁部的肝实质时，一般都会有较多的出血，特别是因肿瘤导致的肝内分流（shunt），即继发性布加综合征（Budd-Chiari 综合征）的病例很适合在 TVE 下行肝切除术。

3. 实际操作及要点

对一例尾状叶的巨大肿瘤的病例成功进行了扩大左半肝切除术。以下将介绍手术操作的详细过程。

（1）病例

患者，女性，76 岁，胃肠道间质瘤肝转移。肿瘤位于尾状叶，向前方压迫肝中静脉和门静脉左干，癌栓几乎闭塞下腔静脉并有肝内分流形成（图1）。下腔静脉造影可显示下腔静脉内癌栓，从肝右下静脉到右、中肝静脉形成明显的肝内静脉分流（shunt），已形成继发性 Budd-Chiari 综合征（图2）。预定行扩大左半肝切除术，因存在肝内分流，推测在肝离断时会大量出血，因此行 TVE。

（2）TVE 的准备

常规处理肝门之后，进行左、右半肝的游离。此时，由于肿瘤的压迫，肝静脉、右肾上腺静脉内压增高，需小心结扎、切断。为了完全控制 TVE 中的肝静脉出血，需进一步从腹膜后将下腔静脉充分游离（图3）。将肝上的下腔静脉游离牵起后（图4），进行肝下的下腔静脉的钳夹试验。大部分的病例血压都可保持在 80mmHg 左右。如果试钳夹后的血压不能维持，则需用体外循环（参见本部分第 8 章）。

（3）TVE 下的肝离断

先在 Pringle 法下从下缘切开肝脏，至切

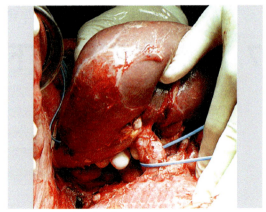

图 3　同病例的术中照片
行全肝血流阻断之前，将肝上、肝下腔静脉悬吊，然后从后腹膜充分游离下腔静脉

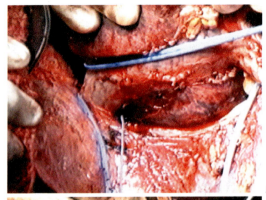

A

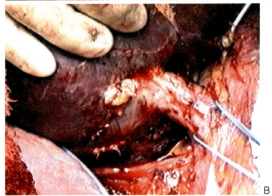

B

图 4　A. 悬吊肝上下腔静脉
从后腹膜充分游离下腔静脉后，可见 Spiegel 叶的背侧
B. 悬吊肝下下腔静脉

断肝中静脉上方肝实质、显露出肝中静脉为止，应用 Pringle 法即可很好地控制出血。肝离断时若出血过多，则行 TVE。本病例肝中静

◎ 全血流阻断下肝切除术的适应证应限定于最小范围内，即下腔静脉癌栓或被肿瘤直接浸润、进而形成肝内分流的病例。
◎ 充分游离下腔静脉，可使 TVE 下进行的肝离断几乎不出血。
◎ 间断阻断全肝血流可以弥补 TVE 的缺点。

脉背侧（尾状叶腔静脉旁部）的肝离断在 TVE 下进行（图5）。按肝门、肝下 IVC、肝上 IVC 的顺序进行阻断（阻断解除反之）。肝离断时还可行间歇性全肝血流阻断（intermittent-TVE）。与肝移植术中的供体手术相同，若能细致地结扎肝脏两侧离断面上的条索状管道，可保证在灌流时基本不发生离断面的出血。本病例经两次 15 分钟 TVE、5 分钟灌流后，在第三次 TVE 下，切开下腔静脉，将癌栓连同左半肝一起摘出，直接缝合闭锁下腔静脉（肝阻血时间合计 120 分钟，其中 TVE 合计 45 分钟）。

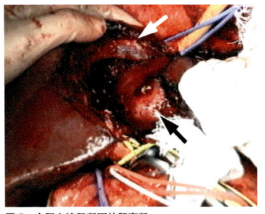

图5　全肝血流阻断下的肝离断
在肝中静脉背侧的肝离断中仍可较好地控制出血
（黑箭头：肿瘤包膜；白箭头：肝中静脉）

4. 间歇性全肝血流阻断（intermittent-TVE）的优点

　　TVE 时为维持血压而过量输液可导致腹水潴留；同时，常温下肝脏持续热缺血时间过长可引起肝功能损害。间歇性全肝血流阻断（intermittent-TVE）采用与 Pringle 法同样的 15 分钟阻断、5 分钟灌流的时间周期，下腔静脉钳夹时间为每次 15 分钟，因此可避免为维持血压而进行的过量输液，亦不会出现术后腹水潴留。另外，因为连续肝门阻血时间较短，肝功能的损害也能有所减轻。

5. 其他方法

　　还有不阻断下腔静脉，而只钳夹支配预定离断肝区域的肝静脉根部的阻断法，即肝区域 TVE（segment-TVE）[4]。由于下腔静脉的操作无法进行而必须采用此法的情况并不多见，但对于肝离断过程中肝静脉出血过多的病例可选用此法来控制出血。Segment-TVE 也可间断进行[5]。

参考文献

1）Seyama, Y et al：Intermittent total vascular exclusion in removing caudate lobe tumor with tumor thrombus in the vena cava. Surgery 131：574-576, 2002
2）Belghiti, J et al：Portal triad clamping or hepatic vascular exclusion for major liver resection. A controlled study. Ann Surg 224：155-161, 1996
3）Torzilli, G et al：Liver resection without total vascular exclusion：hazardous or beneficial? An analysis of our experience. Ann Surg 233：167-175, 2001
4）Nagasue, N et al：Segmental and subsegmental resection of the cirrhotic liver under hepatic inflow and outflow occlusion. Br J Surg 72：565-568, 1985
5）Elias D et al：Intermittent vascular exclusion of the liver (without vena cava clamping) during major hepatectomy. Br J Surg 82：1535-1539, 1995

8. 体外循环下肝切除的适应证和技术

猪飼伊和夫

[京都大学大学院医学研究科外科]

引言

随着肝切除手术技术的进步，必须在体外循环下施行肝切除的病例便很有限了。比如，作者最初报告的在体外循环下进行的肝切除＋下腔静脉重建的例子[1]，现在只要在肝静脉下缘和肾静脉上缘阻断下腔静脉，无需体外循环便可进行下腔静脉的重建。另外，在伴有下腔静脉癌栓的肝细胞癌病例，如果可以阻断肝上下腔静脉，几乎所有的病例都可以在全肝血流阻断下行肿瘤切除＋癌栓取出术。但是，当肿瘤浸润到肝静脉和下腔静脉要合并切除、重建时，需要长时间的全肝血流阻断；或癌栓进展到右心房，无法阻断肝上下腔静脉，便需要借助体外循环进行肝切除。

1. 适应证

（1）浸润下腔静脉、肝静脉的病例

使用 CT、MRI 等正确把握下腔静脉、肝静脉与肿瘤的关系是十分必要的。直接浸润血管的肿瘤主要是肝内胆管癌和转移性肝癌，多数肝功能正常。肿瘤浸润肝后下腔静脉的病例中，3 支肝静脉中只要有 1 支未被浸润便不需要体外循环。在这样的病例中，先行肝门解剖处理门静脉、肝动脉、胆管，并切断肝实质之后，如果能切断肝静脉，浸润部以外的手术已全部结束。接着在下腔静脉受侵部的上、下方暂时性阻断血流，如循环状态保持稳定，可合并切

除下腔静脉并加以重建（人造血管间置、补片移植或单纯缝合闭锁均可）。下腔静脉切除＋重建手术操作通常可在 60 分钟内完成，一般情况下不需体外循环。若暂时阻断下腔静脉出现血压下降，应快速输入白蛋白制剂以增加循环血容量，多数情况下也可维持循环稳定。但是，在不能维持循环稳定的情况下，应该毫不犹豫地设置体外循环。

另一方面，肿瘤浸润下腔静脉和全部肝静脉根部的时候，就必须使用体外循环了。如**图 1** 所示，复发的肝细胞癌浸润了三支主肝静脉，在门静脉、股静脉到右心耳之间用人工心肺机进行体外循环并同时行经门静脉的肝脏的低温灌流，进行肝静脉、下腔静脉的切除与重建（**图 2**）[2]。由于这种下腔静脉、肝静脉重建手术比较耗时，所以体外循环是非常必要的。体外循环的通路利用肝素化（heparin-coding）的管道，不需要进行抗凝。

（2）下腔静脉和右心房癌栓的病例

肝细胞癌中的肝静脉癌栓有进展到下腔静脉和右心房的可能。癌栓多数是纤维性地粘附在血管壁上，鲜有浸润，一般不需要将下腔静脉合并切除。应用 CT、MRI 的冠状位图像以及心脏、食管的超声确定癌栓的头端位置是十分重要的。当下腔静脉的血流很慢的时候，应该注意肝静脉远端的下腔静脉很容易形成继发血栓。下腔静脉的癌栓局限于腹后下腔静脉的时候，在肝门部阻断全肝血流，

切开下腔静脉将肿瘤和癌栓一并摘除。若癌栓延伸至胸部下腔静脉或差不多到了右心房时，可纵行劈开胸骨，正中切开膈肌，在右心房下方阻断血流即可。另外全肝血流阻断时，根据循环状态的变化，有时也需要设置体外循环。

但是，当肿癌栓进展到三尖瓣下缘或右肺静脉下缘时，因不能将右心房的血流阻断，故这种病例应该与心脏外科携手，在体外循环下切开右心房取出癌栓。

2. 从肝功能的角度的适应证

从慢性肝病发展而来的肝细胞癌多存在肝功能问题。下腔静脉癌栓可以在全肝血流阻断时取出，一般血流阻断时间在 15~20 分钟之间，这与一般常用的间歇性肝血流阻断的时间相当，与通常的手术对肝功能要求相似。但是在必须使用人工心肺机的下腔静脉和右心房肿癌栓的病例，由于需要抗凝疗法，考虑到术后出血的问题，则要求肝功能相对良好。在作者所在的医院，肝功能 A 级是手术的适应证。如果癌栓将下腔静脉完全阻塞，肝静脉的压力上升，肝脏淤血而导致的肝功能恶化。这样的病例一般先采取经肝动脉栓塞法或者肝动脉灌注疗法，如癌栓缩小、肝脏淤血减轻、肝功能改善，则可有手术指征。**图 3** 的病例在入院时有腹水、小腿水肿、血小板减少、白蛋白减低、直接胆红素上升等肝功能低下的表现，通过肝动脉灌注法和肝动脉栓塞法，下腔静脉的癌栓缩小，肝淤血的状况减轻，肝功能也得到了改善，可以在体外循环下行肝切除术 + 癌栓摘除术[3]。

3. 手术的方法

如**图 3** 所示，S_8 肝细胞癌伴癌栓形成，癌栓从肝中静脉延伸到下腔静脉、右心房。在体外循环下行肝左三叶切除术 + 癌栓摘除术。

（1）皮肤切口

选用两侧肋缘下切口加至剑突的正中切

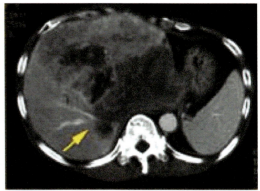

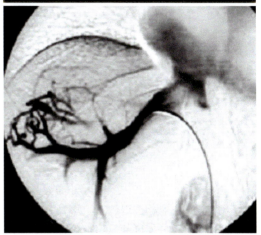

图 1　CT 以及肝右静脉造影可见巨大的复发性肝细胞癌（占据 S_4 和右前叶），累及肝右静脉根部和下腔静脉

口，先行腹腔探查，如有切除可能，则再行胸骨纵切开，术中用食管超声监测癌栓也是非常必要的。

（2）肝门部的操作

切断肝左动脉、门静脉和肝管。游离右前叶的 Glisson 支，牵起后将血流阻断。这时可以将其切断，但因为此时可能会损伤右后支的胆管，所以在肝实质切离至肝门部后，在右前、右后叶支分叉处的末梢侧将前者切断较好。

（3）下腔静脉的游离

先完全处理肝短静脉，分别将肾静脉上缘的下腔静脉和肝右静脉用血管带牵起。

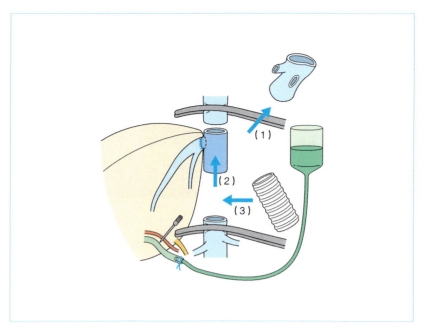

图2 从门静脉、股静脉到右心耳的体外循环＋从门静脉进行的肝冷却灌流，重建下腔静脉

（1）将包含肝右静脉汇入部的下腔静脉切除

（2）利用下腔静脉远端进行重建

（3）用人造血管代替为重建而切除的下腔静脉

（4）肝实质的切除

下腔静脉的癌栓进展到右心房，肝上下腔静脉内充满癌栓，使肝静脉压上升，肝实质切除时离断面出血量较大。由于下腔静脉向肝右静脉形成逆流，切肝一开始就有出血。为了控制出血，需要将肝门部和肝右静脉的血流一并阻断。肝实质应切开至完全显露出下腔静脉的前壁（图4）。

（5）分离显露体外循环的血管以及体外循环路径的设置

由心血管组的成员完成插管。回血端位于上腔静脉和从股静脉到肾静脉旁的下腔静脉。设置人工心肺机，送血端在升主动脉。此外，门静脉不进行回血处理。

（6）下腔静脉、右心房癌栓的取出

给予300U/kg的肝素后，开始启动人工心肺机，确认可正常运转。阻断右后支Glisson、肝右静脉、下腔静脉的肾静脉近端以及上腔静脉的血流后，从右心耳纵形剪开至下腔静

脉内癌栓以及继发血栓的部位（图5），从右心房和下腔静脉壁剥离癌栓和继发的血栓。最后靠下腔静脉侧切断肝左静脉和肝中静脉根部，将肝脏摘出。单纯缝合从右心耳到下腔静脉的切口，解除所有的血流阻断。为了防止下腔静脉形成狭窄，横形缝合肝中静脉和肝左静脉的根部。

（7）体外循环回路的关闭

人工心肺机停止运转，拔除回血管、送血管，将插管处缝合。用鱼精蛋白中和肝素。

4. 各手术步骤的注意点

（1）纵形劈开胸骨时

当腹腔探查认为肿瘤可以切除时，追加胸骨纵形切开，正中切开膈肌至下腔静脉后，解剖肝上下腔静脉及将肝脏从后腹膜翻转起来比较容易。

（2）肝实质的切开

在切开右心房和下腔静脉摘除癌栓时，肝

◎ 术前的影像检查以及术中 B 超对于术式的选择起着决定性的作用。
◎ 由于使用抗凝疗法，应在体外循环开始前结束肝实质的离断。
◎ 必须与包括技师在内的心脏血管外科小组及麻醉医生紧密合作。

缺血的时间要持续 30 分钟。应努力使切肝时肝脏缺血的时间尽可能地缩短。切肝时，即便阻断了肝门部、肝右静脉的血流，但由于肝左静脉和肝中静脉有癌栓，所以不能够将血流阻断，所以不能在无血状态下切肝。且由于下腔静脉充满癌栓，肝静脉分支的出血量很大，有时候会有意想不到的大出血，因此与麻醉医生的配合很重要。

（3）体外循环

由于使用人工心肺机时必须使用抗凝疗法，必须在完成切肝和离断面的止血后才能启动人工心肺机。初期由于下腔静脉阻塞导致肝脏淤血，切肝时出血量增加。若在切肝过程中设置体外循环，即使给予鱼精蛋白，离断面的出血也很难控制。

（4）癌栓的摘除

摘除癌栓时，从右心耳开始纵行切开有癌栓和继发血栓的下腔静脉。虽然肝短静脉已完全切断，但切开下腔静脉时，还会有肾上腺静脉和膈下静脉出血。由于人工心肺机可以将术中的出血回收，如不妨碍到手术，可无需处理。

下腔静脉 - 右心房的切开和癌栓摘除术可以在心脏跳动的情况下进行，为了保护心肌，尽量不要让心脏停止工作。

（5）术后管理

除通常的肝切除的术后管理以外，重要的是通过 Swan-Ganz 导管监测循环系统以及处理心律不齐，术后必须与心血管队伍密切协作。

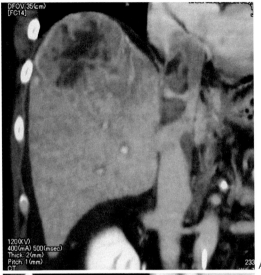

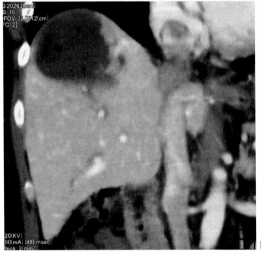

图 3　主要位于 S_8 的肝细胞癌，癌栓从肝中静脉延伸至下腔静脉和右心房，肝后下腔静脉有继发血栓形成。入院时有腹水、下肢水肿、白蛋白降低、总胆红素上升、血小板减少的表现。通过肝动脉灌注疗法和肝动脉栓塞疗法，下腔静脉的癌栓缩小，腹水、下肢水肿消失，肝功能也得到了明显的改善。随后，在体外循环下进行了**肝切除 + 癌栓摘除术**

A. 入院时的 CT；B. 肝动脉灌注疗法和肝动脉栓塞疗法后的 CT

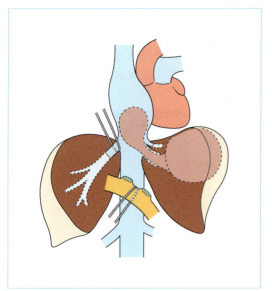

图4 下腔静脉内的癌栓使肝静脉压升高，因此在离断肝实质时要将肝门部血流和肝右静脉一并阻断。在切开肝实质前，应把肝短静脉全部结扎切断。肝实质的切开应至下腔静脉前壁并将下腔静脉全程显露出。切除肝只与肝左、中静脉干相连，残肝只与肝右静脉和 Glisson 的右后支相连

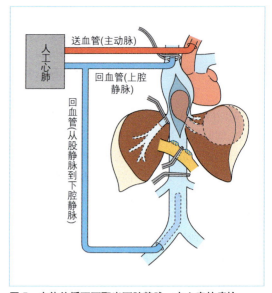

图5 在体外循环下取出下腔静脉、右心房的癌栓
回血通路在上腔静脉和从股静脉到肾静脉近端的下腔静脉，送血通路在升主动脉。启动人工心肺机。门静脉不回血。从右心耳切开至肝后下腔静脉，将左三叶和癌栓一并摘除

参考文献

1) 熊田　馨ほか：肝切除時 EPTFE 人工血管による下大静脉再建と Bio-Pump の使用経験．消化器外科 10(5)：617-621，1987
2) Yamamoto, Y et al：In situ pedicle resection in left trisegmentectomy on the liver combined with reconstruction of the right hepatic vein to an inferior vena caval segment transpositioned from infrahepatic portion. J Am Coll Surg 192(1)：137-141, 2001
3) 猪飼伊和夫ほか：血管合併切除の長期予後と予後から見た手術適応，肝静脉・下大静脉腫瘍栓合併肝細胞癌．外科 66(6)：671-674，2004

体外肝切除及生物泵是必要的吗

高崎 健・大坪毅人 ［東京女子医科大学消化器病センター外科・聖マリアンナ医科大学消化器一般外科］

■ 体外肝切除的问题点

近年，随着肝切除的方法、医疗器械及肝移植技术的发展，出现了对高度进展的肝癌进行体外切除术报道。

但是，对于体外肝切除还有几个问题没有解决。这包括：①伴有肝损害的肝脏切除后的残肝储备能力低下的问题；②肿瘤高度浸润血管时，自体移植及人造血管的重建是非常复杂的问题；③与通常的肝切除相比创伤大很多等。也就是说，体外肝切除与一般的肝移植手术比较而言，条件更加恶劣，必须在更短的时间内以更高的技术完成手术。而且由于创伤大，体外肝切除术后的早期复发病例也有报道。

回顾作者的肝切除病例，作者自己没有考虑过体外肝切除的适应证。确实难以切除的病例很多见，对这样的病例，通过体位、术野、血流阻断、设置转流等手段都可安全切除，故应努力完成好每一例手术。

■ 生物泵（biopump）的意义

当肿瘤浸润到下腔静脉、必须进行下腔静脉的重建时需要使用生物泵。回顾作者几十例的使用生物泵的经验，大部分病例可以在没有生物泵的情况下行切除术。在心肺肾功能正常的病例，阻断前给予输液和升压剂，10~20 分钟的下腔静脉阻断可以不需要转流。其间作者感到在如下两种情况生物泵起了作用：①肿瘤经肝静脉使得肝下下腔静脉阻塞的病例，尽管有侧支循环形成，阻断下腔静脉的肝下部血流后，肝内静脉压力依然较高，切肝时无法控制出血；②门静脉癌栓进展到胰腺水平，肝十二指肠韧带内有丰富的侧支循环的形成，肝门部无法处理。

根据以上的生物泵的使用经验，其适用于必须进行肝下下腔静脉和门静脉减压的病例。从这样的适应证看来，使用生物泵不仅是为了保证循环血量的充足，而且有足够的血流量来降低下腔静脉以及门静脉的压力也是十分重要的。

9. 腹腔镜下肝切除的适应证和技术

山中若樹

[明和病院外科]

引言

- 熟悉肝切除术。
- 适应证应在术者的技术和经验能够掌握的范围之内。
- 腹腔镜下胆囊摘除术合格。
- 具有灵活应变的能力，即具有能够果断地转成开腹手术的灵活的应变能力。

1. 缩小适应证

适应证限定于原发性肝癌中的肝细胞癌（HCC）和转移性肝癌。肝外淋巴结转移发生率高的肝内胆管癌不在适应证范围之内。能够在腹腔镜下进行切除的小的良性肿瘤也不在适应证范围内。HCC 可以采取切除、肝动脉栓塞疗法、经皮 / 开腹下或腹腔镜下热凝固疗法[1]等多种多样的治疗手段，在这些方法中要严格选择腹腔镜下肝切除的适应证[2,3]。在作者所做过的病例中，有在腹腔镜下进行 S_5 部分切除后，1年后患者切缘复发不得不重新开腹进行切除的失败经验。对于单纯的剜出术，在腹腔镜下手术的意义很小。对于肝左外叶切除，像转移性肝癌这种左外叶没有代偿性肥大的病例，切除术较容易进行。原则上对肝功能的要求与开腹下切除术相同。对于肿瘤的位置及深度而言，位于肝表面向肝外突出的肿瘤是良好的适应证；如果肿瘤位于肝内，与主要肝静脉或 Glisson 主支接近，就较难在腹腔镜下切除。肿瘤不突出于肝表面，但位于肝脏边缘的大小在 3~4cm 以内的结节性肿瘤，因与肝门部的脉管有一定距离，

也可以成为腹腔镜手术的适应证。

2. 手术的进行方法多种多样

（1）入路的选择（图 1）

a. 完全腹腔镜下手术

手术全程均在腹腔镜下进行，最后小口开腹将切除肝取出。这是完全腹腔镜下手术。

b. 腹腔镜辅助下 - 联合手术

手术开始时或过程中作小切口，从切开口进行的切除操作由腹腔镜辅助进行照明。另外一种是腹腔镜下和直视下的结合手术。例如先在腹腔镜下进行肝脏的游离，再由小切口继续游离肝脏，摘除肝由小切口取出体外。

（2）选择腹壁悬吊法还是气腹法

a. 气腹法的利弊

气腹法和腹壁悬吊法比较

气腹法因为有气体压力压迫消化管，所以视野较腹壁悬吊法要好。但另一方面，气腹法会加重呼吸系统和循环系统的负担，在肝切除时因为肝静脉压力较低，损伤后会增加由送入腹腔的二氧化碳造成的栓塞的风险。在确定肿瘤位于肝脏边缘且在肝切除时不会引起较粗的肝静脉支损伤的前提下，可以选择在气腹下切除，如果不是这样，手术会变得危险。对于腹腔镜下肝切除术：①从开始就选择腹壁悬吊法；②在肝切除时由气腹法变为腹壁悬吊法；③始终并用腹壁悬吊法和低压气腹（4~6mmHg）的方法。在将两者并用时，因为

需要保持气密性，对于像现在作者所采用的叶片（blade）悬吊法是不能够使用的（**图2**）。

b. 悬吊法的优点

因为是用叶片式悬吊，所以视野稍逊于气腹法，但优点是因为不需要保持气密性，所以可以从悬吊器的插孔中送入腹腔镜、吸引洗涤机械、超声刀等；此外，对于在肝切除时产生的会妨碍视野的气体可持续吸引，同时冲洗也比较方便。

（3）是否选择用手辅助（HALS）的方式

毫无疑问，采用用手辅助的方法（**图3**）不仅更加安全，而且也会缩短手术的进行时间。是否采用此方法，可以在手术当中再进行判断。如果肿瘤较大，在将切除肝取出体外时需要一定程度的切开，最好在手术一开始就选择用手辅助的方式，用手辅助的切口也可作为将摘除肝取出体外时的开口。用手辅助必要的切口长度是7~8cm。对于切除困难的病例，如果硬撑着不采取用手辅助的方式而花长时间进行切除，最后在将摘除肝取出体外时才追加皮肤切开是不明智的作法。用手辅助对于术野展开及肝切除的操作都是非常有用的辅助手段。

HALS的用途：确保术野的情况下，将肝脏充分游离，在处理肝切断面时需要较多器械进行牵引、压迫的情况下，选择HALS的方法比较好。具体来说，如果肿瘤较大，且为外生型，TAE后肿瘤与小网膜粘连较重时（**图4**），或者肿瘤位于膈肌侧或背侧，需要进行肝脏游离、确保肝切断面的术野良好时，要选择HALS（**图5**）。

3. 必要的器械，工具的准备

①准备直视用和斜视用的2种腹腔镜头，便于根据情况使用；②腹腔镜超声探头，用于判断肿瘤所处位置及浸润范围；③确保术野用的压片、悬吊器；④HALS切口使用的气腹下的蓝碟（lapdisc）（八光商事），及在不采用气腹时使用的手助器（lapprotector-HR）（八光商事）；⑤在肝切除时使用的微波针状电极、超声刀、连发钛夹（endoclip）。切除

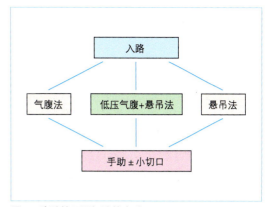

图1　腹腔镜下肝切除的方法

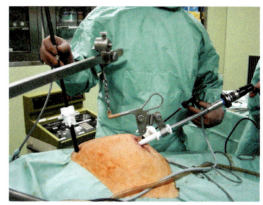

图2　利用叶片悬吊法进行腹壁悬吊

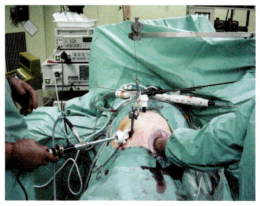

图3　腹壁悬吊下下用手辅助的方法

肝左外叶时一并切断较粗脉管的血管用自动缝合器（endocut）[4]；⑥用于肝断面止血的氩气刀；⑦收集标本的塑料袋。

4. 肝切除的进行方法

（1）肿瘤边缘的标记和凝固

用线型的超声探头确认肿瘤的边缘，用电刀做标记，此外沿着在其外缘设定的预定切除线，用1cm的微波凝固针进行浅部凝固（**图6**）。在90瓦的功率下作用60秒可以使1cm的组织凝固。这既可以防止断面出血，同时又可治疗那些通过影像无法检出的微小转移灶。

（2）肝脏离断

用钳子将凝固区域压碎后切断。为预防感染，应尽可能避免将凝固坏死的组织留在腹腔内，应在凝固带的外侧进行钳夹，钳子内残留的 Glisson 脉管上血管夹后切断。在后述的联合手术中，与开腹下同样用打结器结扎。用超声刀切肝时可以使细小的脉管凝固，是非常有用的方法。对于肝实质的出血，根据情况可以分别使用微波或氩气刀。在气腹下使用氩气刀时，因为腹腔内压会急剧上升，增加 CO_2 栓塞的危险，所以应适当开放 trocar 进行减压。如果采用的是悬吊法，就没有这方面的担心。万一在气腹下发生了肝静脉支的损伤，应降低气腹的压力，用"花生米"之类的进行压迫，冷静地判断损伤程度后决定是否开腹。在进行左外叶切除处理较粗的脉管时，血管用自动缝合器非常有用，此外如果加用体外结扎则比较确切。

（3）血流阻断

在肝切除时，一般在术中用间断的 Pringle 法进行血流阻断，这在腹腔镜下也是可能的。如果进行了 HALS，或是在伴小切口的联合手术时，由切口使用阻断钳的方法与开腹手术相同。此时，可不需气腹、单纯使用悬吊法时也可以。但是，事先一定要正确判断像这样需要进行血流阻断的手术是否应该在腹腔镜下进行。作者对于像这样的病例使用小切口的 HALS 法或附加小切口的联合直视手术方法，这样术者

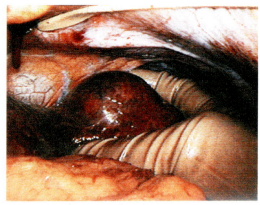

图4　用手辅助翻转肝切除区域

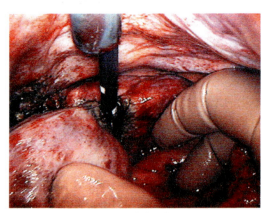

图5　用手辅助确保肝切除的良好术野

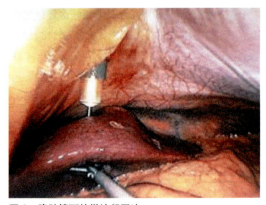

图6　腹腔镜下的微波凝固法

在术中不会有过大的压力。

（4）取出标本

在腹腔内将切除肝收入取物篮中，由最后

◎手术方法多种多样，用 HALS 可以，联合开腹手术也可以，不要固执。
◎如果仅用微波容易造成胆漏。
◎用自己熟悉的方法进行操作。

添加的小切口、最初进行联合手术时的小切口
或 HALS 用的切口取出。

◆ 5.实际应用——对右后叶肿瘤进行的联合手术 [5]

如果肿瘤位于右后叶并向肝外突出，可
以通过小切口在直视下操作，辅以 HALS 在腹
腔镜下进行切除。体位稍左倾，悬吊右肋弓，
在脐右侧作 7cm 的横切口，设置手助器准备
HALS。于右胸下部肋间加小切口，用牵开器撑
开肋间（图 7）。然后，由悬吊器插入口插入超
声刀，在 HALS 下游离右肝。进一步向膈肌方
向游离时，辅以从右胸壁的切口进行的直视下
的操作。然后标记切除线，用微波针进行凝固。
切断时将直视下和腹腔镜下的操作结合起来，
这是本手术的要点。要在切除侧和保留侧的肝
实质缝上牵引线，将线引出体外，在张开断面
的同时配合用手辅助操作，确保肝切除的术野，
如果没有良好的术野是无法进行切离的。将标
本由小切口取出体外，用 2 个小切口就可以进
行右后叶的切除（图 8）。

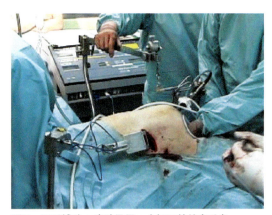

图 7 用手辅助 + 腹壁悬吊 + 小切口的结合手术

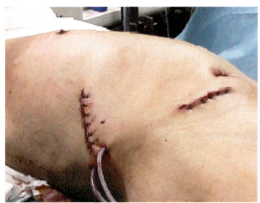

图 8 通过右侧胸壁小切口 + 用手辅助小切口完成了右后叶的切除

参考文献

1) Yamanaka, N et al：Laparoscopic microwave coagulonecrotic therapy for hepatocellular carcinoma. Surg Laparosc Endosc 5：444-449, 1995
2) 山中若樹：腹腔鏡を用いた肝癌の治療. 消化器外科 17：1969-1974, 1994
3) Yamanaka, N et al：Laparoscopic partial hepatectomy. Hepatogastroenterology 45：29-33, 1998
4) Kaneko, H et al：Laparoscopic partial hepatectomy and left lateral segmentectomy：Technique and results of a clinical series. Surgery 120：468-475, 1996
5) 山中若樹：鏡視下肝切除に対する取り組み方. 手術 57：353-355, 2003

VII 各种肝脏切除术的
要点与盲点

1. 肝切除的命名法

今村　宏·幕内雅敏

[東京大学医学部肝胆膵·移植外科]

肝脏的局部解剖在传统上的分类方法是：欧洲按 Couinaud 方法分类[1,2]，在美国和日本是按 Healey & Schroy 方法（以下简称 H&S）分类[3,4]。各种各样的命名方法造成了很多混乱。因为从胚胎发育的角度来看，Couinaud 分类是合理的，所以本书以此作为肝脏切除的分类方法（译者注：本章按照日本名称翻译，本书其他部分仍参考国内分类）。虽然 Couinaud 分类法中的区域（segment；S_1~S_8）在世界上被广泛使用，但是在日本对"领域"等上一级概念的解剖命名尚未普及。考虑到这点，本书便在 Couinaud 分类记载（例如：右旁正中领域切除）的基础上加上 segment 的标记（S_5+S_8 段切除）。另外，把这前述的两种分类方法作成相互对应的图表的方式（**表 1** 和**图 1**、**图 2**）。

这两种分类方法的主要不同在于：叶（lobe）和区域（segment）这两个用语在两种分类方法中各有所指；同时，左半肝进一步分区的概念不同。Couinaud 将门静脉的左右支的支配区域命名为半肝（hemiliver）：左半肝和右半肝，这相当于 H&S 分类中的左叶和右叶。另一方面 Couinaud 按肝脏外形上的"分叶"命名为"肝叶"：右叶（S_4~S_8）和左叶（S_2+S_3），日本将其称为解剖学的右叶和左叶。

比半肝低一级的单位是领域（sector）。左右半肝又分别划分为外侧领域和旁正中领域，即右外侧（S_6+S_7）、右旁正中（S_5+S_8）、左旁正中（S_3+S_4）以及左外侧领域（S_2）。从发生学上看，肝脏是肝细胞索在左右卵黄静脉间的窦状间隙内增殖形成的。最初形成了左、右外侧叶，以后又逐渐分别发育形成了左、右外侧领

域（S_2 和 S_6+S_7 段）。在这个阶段，腹侧叶（即将来的左、右旁正中领域：S_3+S_4 和 S_5+S_8）不过是连接左、右外侧叶的桥状实质，而且此时尾状叶尚不存在。而后腹侧叶出现继发性发育增大，并被由胆囊和胆囊管组成的胆囊轴分为左、右两个部分，由此形成左、右旁正中领域，迟些时候尾状叶也发育而成。这个部分在 H&S 分类中与之相对应的概念是区域（segment）。右半肝被分为前、后两个区域，与 Couinaud 中的右旁正中及右外侧领域形成一一对应的关系。而与此对应的是左半肝的区域概念则并不相同。H&S 将其分为内侧区域（S_4）和外侧区域（S_2+S_3），即 H&S 分类中的左外侧区域与 Couinaud 分类中的左叶对应，右侧三区域与右叶相对应。在 Couinaud 分类中，各个肝脏静脉在各个领域间走行，而在 H&S 分类中肝左静脉在左外侧区域内走行。

Couinaud 分类中的领域（sector）或 H&S 分类中的区域（segment）下一级的分区的概念：在 Couinaud 中是 segment（S_1~S_8）；在 H&S 分类中是"area"，不是按数字 1~8 来划分，而将含有左内侧区域（S_4）在内的各个区域分为上、下两部分来命名。正因为如此，才产生了如下的混乱：两者概念互不相同，却均称为"segment"。"segment"就相当于日语中的"区域"。基于 H&S 分类，在日本有前区域、后区域这样的说法，同时将与 Couinaud 的"segment"相对应的、H&S 分类中的"segment"的下一级称为亚区域[5]。但是例如以 S_8（segment 8）来命名的部位，在切除时就变成了 S_8 亚区域切除，这样必定会带来很大的混乱。因此，对本书中的 Couinaud 中的"segment"

◎ Couinaud 分类中的半肝（hemiliver）相当于 H&S 分类中的肝叶（lobe）。
◎ Couinaud 分类中的领域（sector）大致相当于 H&S 分类中的区域（segment）。
◎ Couinaud 分类中的区域（segment）相当于 H&S 分类中的"area"。

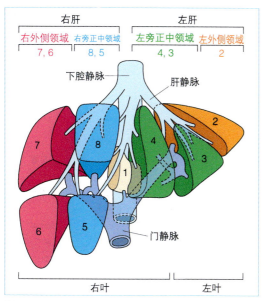

图 1　Couinaud 的分类

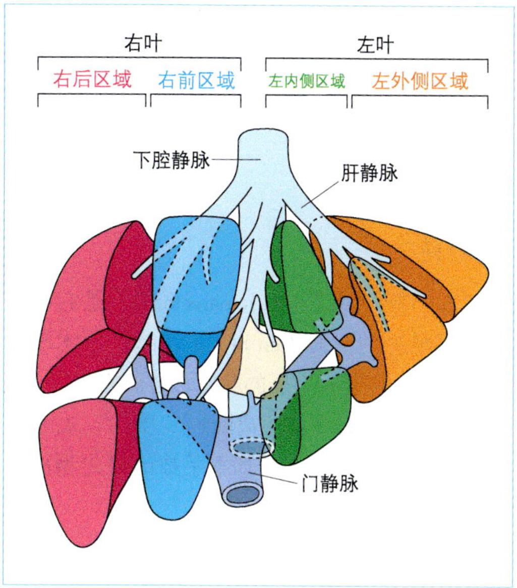

图 2　Healey & Schroy 的分类

表 1　Couinaud 的肝区域解剖的命名和 Healey & Schroy 的命名的对应

Couinaud（及本文）			Healey & Schroy		
[(半)肝]（Hemi）liver	领域（Sector）	区域（Segment）	Area	Segment（区域）	Lobe（叶）
	背侧	S_1			尾状叶
左半肝	左外侧	S_2	左外上	左外	左
	左旁正中	S_3	左外下		
		S_4	左内上	左内	
			左内下		
右半肝	右旁正中	S_5	右前下	右前	右
		S_8	右前上		
	右外侧	S_6	右后下	右后	
		S_7	右后上		

切除照原样记载为 S_5 切除与 S_8 切除等。

在日语中各个区域、领域的切除都统称为"- 切除"即可，相应的在英语里则为"-ectomy"。"hemiliver"、"lobe"、"sector"、"segment" 的切除即分别称为"hemihepatectomy"（或 right & left hepatectomy）、"lobectomy"、"sectoriectomy"、"segmentectomy"。

参考文献

1) Couinaud, C et al：Etudes anatomiques et chirurgicales, Masson, Paris, 1957
2) Couinaud, C：Surgical anatomy of the liver revisited（邦訳 肝臓の外科解剖），医学書院，1996
3) 日本肝癌研究会：原発性肝癌取り扱い規約，第 4 版，金原出版，2000
4) Healey, JE Jr. et al：Arch Surg 66：599-616, 1953
5) Makuuchi, M et al：Surg Gynec Obstet 161：346-350, 1985

2. 右半肝切除术（S_5~S_8 切除术）

高山忠利

[日本大学医学部消化器外科]

引言

右半肝切除（right hepatectomy）是右半肝和右尾状叶的一并（en bloc）切除。手术步骤主要包括：切断右半肝的脉管、游离右半肝/尾状叶和切断肝右静脉、离断肝实质[1,2]。右半肝切除是囊括了肝脏外科基本手技的最定型的一种肝切除术。

1. 适应证

右半肝由右前叶和右后叶组成，如包括右尾状叶，则占整个肝脏体积的 65%。从肝脏的功能方面来看，右半肝切除的适应证以肝功能正常的病例为主，也有相当一部分是慢性肝炎。作者的标准是：血清总胆红素 <1.0mg/dl 和 $ICG-R_{15}$ 值 <10%。但是，当肿瘤巨大、肝右叶非肿瘤部分的体积相对变小时，或者进行了右叶门静脉栓塞、左叶体积变大时，适应证可适当放宽（$ICG-R_{15}$ 值：10%~20%）[3]。

右半肝切除时要保留肝中静脉，手术范围越过肝中静脉的称为扩大右半肝切除。后者见于：①由于肿瘤侵犯肝中静脉而使后者被包括在切除侧而在左内叶进行肝离断；②肝门部胆管癌要切除全部尾状叶时。

2. 方法

"J" 字形切口开腹，在右第 9 肋间开胸，切除剑突并向上方切断镰状韧带。充分切开肋间肌到腋后线。术中要做超声检查，不仅要确认术前已诊断的病灶，还要检查整个肝脏

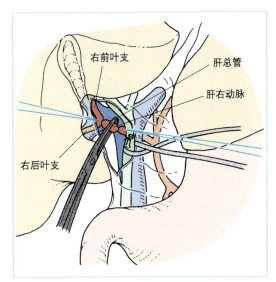

右前叶支　肝总管　肝右动脉　右后叶支

图 1　切断肝右动脉

有无其他病灶[4,5]。然后是了解肿瘤和主要脉管的关系，把握肝切除时作为标志的脉管的走行。

（1）肝门处理

首先，靠近胆囊侧切断胆囊动脉、胆囊管（要从胆囊管做胆汁渗漏试验），从 Rex-Cantlie 线左侧的胆囊床开始游离胆囊（并非一定要摘除胆囊）。其次，将肝总管连同周围组织一起剥离（胆管显露后有缺血导致的狭窄的危险），在胆囊管的高度将其牵起。

　　a. 肝动脉的处理

向左侧牵引肝总管，纵行切开胆囊管上方的肝十二指肠韧带的浆膜。分离深部的结缔组织，在右肝管的下缘找到肝右动脉，结扎（包

括一道缝扎）后切断（**图1**）。如果此处肝右动脉已经意外地过早分叉，将右前/右后叶的动脉分别结扎后切断。如在肝总管的右侧处理，则不会损伤肝左动脉。

b. 门静脉的处理

在肝总管的右侧向肝右动脉的深方剥离，通过一层纤维膜可透见门静脉。锐性剥离浆膜后，显露门静脉的血管壁。朝向肝门处剥离门静脉的前壁，显露出左右分叉部之后开始剥离门静脉右支。在门静脉右支和周围结缔组织之间紧贴门静脉壁向深部剥离，开始时不要分离太远，仅在门静脉右支根部周边剥离。术者边把门静脉向上、下牵拉，边进行剥离，这时助手要对应地牵开周围结缔组织，将门静脉整体上提以保持良好的视野（**图2A**）。要十分小心分叉部附近的尾状叶支。确认右支全周剥离以后，用钳子从下方掏过（钳子不是一下子就掏过，首先把钳子置于剥离部的一侧，从对侧看见钳子尖后再掏过）（**图2B**）。结扎门静脉右支后切断，近端追加缝扎。另外，在处理门静脉右支的尾状叶支时，按①→②→③的顺序结扎后，在箭头的位置切断，避免损伤尾状叶支。这之后，左右半肝间分界线就清楚地显现出来。

c. 胆管的处理

若在门静脉右支的上方能看见右肝管，则可在距分叉部1cm左右的右侧结扎、切断。进一步切断右侧Glisson鞘和肝实质间的连接。若胆管的走行不明确，右肝管的切断可在肝离断的最后阶段进行。

[**要点**]脉管分离要完全在直视下进行［助手的反向牵引（counter-traction）很重要］以避免损伤尾叶支。

（2）肝脏的游离

在肝后下腔静脉的上缘充分剥离三支肝静脉的汇入部。将右半肝压向足侧，充分显露右冠状韧带、三角韧带后切断。接着朝向肝门部切开肝肾韧带，露出肝后下腔静脉的下端。将右半肝向左侧翻起，剥离裸区（bare area），显露出下腔静脉的右侧壁。接着在下腔静脉的前

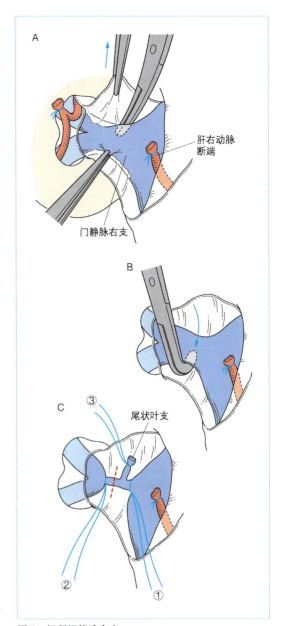

图2 切断门静脉右支

A. 右支的剥离（分别从头侧、足侧交替剥离）
B. 右支的游离（从足侧将钳子插入门静脉后面的中部，从头侧可看见前端）
C. 安全处理尾状叶支的方法

面从下向上剥离，术者的左手指在肾上腺的左侧对合后穿过结扎线，此时可分离与肝脏粘连的肾上腺。肾上腺的处理完成后，右叶能进一步充分地向左侧翻转（**图3**）。

从下向上顺次结扎、切断下腔静脉的前面

241

的肝短静脉。切断右下腔静脉韧带后，里面的肝右静脉就显现出来。从上下两个方向分别剥离肝右静脉的根部，用钳子沿着肝右静脉的左壁小心穿过。用血管钳阻断肝右静脉后切断，断端连续二重缝合闭锁。在显露肝中静脉的右壁的同时，进一步处理肝短静脉至下腔静脉的左缘。

[要点]显露下腔静脉前，在分离肾上腺时一定要避免损伤肾上腺静脉。

（3）肝脏的离断

离断面是由肝表面在血流阻断后形成的分界线（demarcation line）、肝中静脉的右缘和下腔静脉中央线组成的平面（**图4**）。肝离断之前，在肝门部靠末梢侧门静脉右支的断端切断右后方的血管结缔组织，沿着尾状叶上的分界线在左、右尾状叶间进行离断。

离断顺序（**图5**）：①从肝下缘的膈面和胆囊床开始；②切开肝中静脉腹侧的肝组织；③显露肝中静脉的右壁并向头侧离断；④切开肝中静脉背侧肝组织到达下腔静脉前面，在肝门部切断包含右肝管的Glisson鞘（距分叉部1cm左右）；⑤最后到达头侧的肝中静脉右壁（**图6**）。

为可靠地进行右半肝切除，应：①想象肝中静脉的走行在Cantlie线（阻断血流后的分界线）和下腔静脉中央线（术者的左手插入其前面）构成的平面中；②在离断的初期找到流向肝中静脉的粗的静脉支，以此为导引尽早分离至肝中静脉的主干；③术者左手食指插在肝中静脉的后方、下腔静脉的前方，垂直于食指离断左右尾状叶。

[要点]术者握住右半肝，根据设定的离断面，朝向左手方向离断。

3. 扩大右半肝切除

对合并有癌栓（门静脉右支～主干）的肝细胞癌的病例，可进行包括门静脉切除、重建（主干和左支端端吻合）的右半肝切除（**图7**）。对

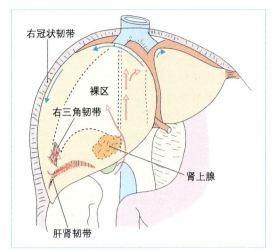

图3　游离右半肝

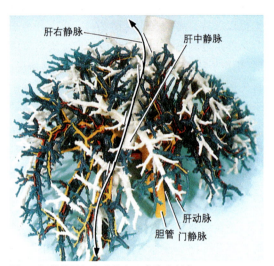

图4　肝的铸形标本（公文正光先生制）
←→肝离断线，＝汇入肝中静脉的右前叶支的切断线

肝门部广泛浸润的胆囊癌等腺癌的病例，在行扩大右半肝切除（右半肝＋左内叶的下半部）时，有时需要门静脉和肝动脉的合并切除和重建（**图8**）。在肝离断接近完成、标本即将摘出之前切断预定重建的脉管。

小结

右半肝切除在肝脏外科手术中如同"鲤鱼跳龙门"中的"龙门"。肝门处理、肝右静脉处理要小心进行并严禁使用暴力。如肝离断前有

◎主要步骤包括脉管的切断、右肝的游离和肝脏实质的离断。

◎应尽可能在肝外处理肝右静脉。

◎"右半肝在术者手中"是决定肝脏离断成功与否的关键。

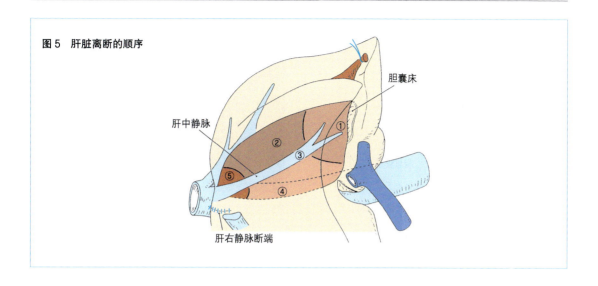

图5 肝脏离断的顺序

胆囊床

肝中静脉

肝右静脉断端

出血，手术整体就变得粗糙。手术熟练者，能在离断面显露出肝中静脉全长。由于切除肝组织的体积较大，一眼看上去是个很大的手术，但肝脏离断面较简单且面积意外的小。反复进行小的基本操作即能完成大的肝叶切除。

参考文献

1）高山忠利ほか：肝癌手術術式．新外科学大系 第26巻 C—肝臓・胆道の外科 III，出月康夫ほか編，中山書店，東京，52-74，1990

2）小菅智男ほか：(拡大) 肝右葉切除．癌の外科手術手技シリーズ—肝癌，山崎 晋編，メジカルビュー社，東京，54-61，1991

3）Kubota, K et al：Measurement of liver volume and hepatic functional reserve as a guide to decision-making in resectional surgery for hepatic tumors. Hepatology 26：1176-1181, 1997

4）Takayama, T et al：Clinical application of intraoperative ultrasound. Pitfalls and Complica-

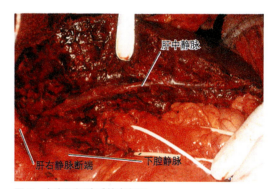

肝中静脉

肝右静脉断端

下腔静脉

图6 右半肝切除后的离断面

tions in the Diagnosis and Management of Hepatobiliary and Pancreatic Diseases, Lygidakis, NJ et al eds, Georg Thieme Verlag, Stuttgart, 17-23, 1993

5）Takayama, T et al：Intraoperative ultrasonography and other techniques for segmental resections. Surg Oncol Clin N Am 5：261-270, 1996

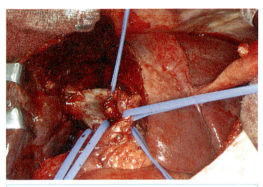

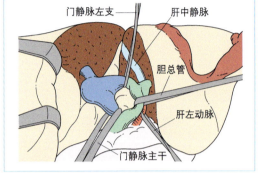

門静脈左支 — 肝中静脈

胆総管

肝左動脈

門静脈主干

A

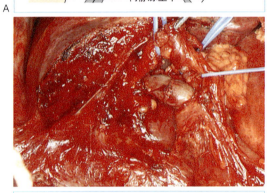

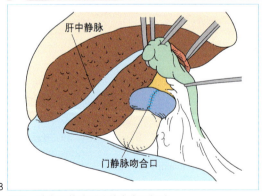

肝中静脈

門静脈吻合口

B

图 7　伴有门静脉重建的右半肝切除
A. 肝离断完成时；B. 门静脉重建完成时

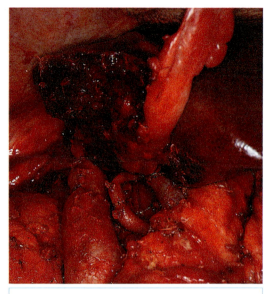

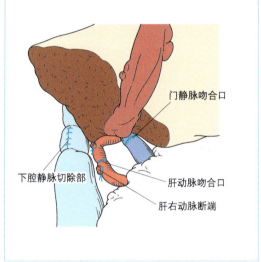

门静脉吻合口

下腔静脉切除部

肝动脉吻合口

肝右動脈断端

图 8　伴有门静脉重建、肝动脉重建的扩大右半肝切除
门静脉主干 - 左支端端吻合，肝左动脉 - 肝左动脉端端
吻合，肝后下腔静脉部分切除 + 直接缝合闭锁

3. 右三叶切除术（S₄~S₈切除术）

三輪史郎・宮川眞一

[信州大学医学部外科]

引言

右三叶切除是包括右前叶、右后叶和左内叶的一并切除，有时也将尾状叶包括在内。因此从肿瘤的位置来考虑，肿瘤位于这三个区域内时是适应证，即位于右半肝的肿瘤膨胀性生长压迫左内叶、肿瘤接近镰状韧带是良好的适应证。该术式在解剖学上是肝脏切除中范围最广的。当肝癌呈块状占据大部分右半肝时，左外叶多有肥大。但肝门部胆管癌等采用这种术式时，要切除的三叶肝脏几乎都是正常的肝脏，若作为残肝的左外叶没有增生肥大，术后发生肝功能衰竭的危险性很高。这种情况下，为安全起见，应先施行右半肝和 S₄ 的门静脉栓塞术，使残余肝脏产生代偿性肥大，再进行右三叶切除术[1,2]。另外，如果有肝硬化则不是适应证。手术的主要步骤包括：肝门部血管的处理、主要肝静脉和肝短静脉的处理、肝脏离断[3]。实际手术操作时的要点是：保持良好的视野、把握好解剖的位置关系、小心谨慎地进行手术操作。本章将介绍右三叶切除术的要点和盲点。

1. 切口选择、开胸开腹

采用"J"字形切口，在第9肋间开腹、开胸，剑突要全部切除。切断肝圆韧带、镰状韧带、冠状韧带，到达肝上下腔静脉附近，进一步显露出主要肝静脉的下腔静脉汇入部。

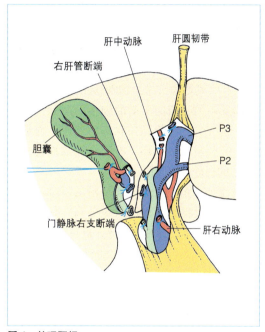

图1　处理肝门

[要点]分离主要肝静脉时要显露出下腔静脉的前壁。若预先把下腔静脉前壁显露出来，后面游离牵起主要肝静脉时的分离操作就变得容易了。

2. 肝门部的处理

首先摘除胆囊。因后面要进行胆汁渗漏试验，所以胆囊管要留得长些。把肝总管和周围的结缔组织一并游离并向左侧牵起（如果单纯显露胆管，周围的胆管营养动脉的损伤会导致肝管坏死，有胆管狭窄的危险）。切开胆囊管头侧的肝十二指肠韧带的浆膜，分离深部的结缔组织，露出右肝管下缘的肝右动脉，双重结扎后切断。若在肝总管右侧处理肝右动脉，便不会损伤肝左动脉。进一步露出肝右动脉背侧的门静脉，向肝门方向剥离门静脉前壁，露出左右分叉部后继续剥离门静脉右支。结扎、切断门静脉右支前要对其根部进行全周的分离，注意不要损伤分叉部附近的尾状叶支。结扎、切断门静脉右支后，右半肝缺血变暗，Rex-Cantlie 线上出现了明显的分界线。然后，将右肝管连同周围组织一并切断。如果胆管的走行不易分清，可以待肝离断时再处理。另外，确认并保留肝左动脉。如果有肝中动脉，将其结扎、切断。结扎、切断从门静脉左支水平部发出的、朝向头侧的细小的尾状叶分支后，纵行切开门静脉矢状部的浆膜，充分显露门静脉左支矢状部，沿着右侧顺次处理朝向 S_4 的门静脉支（**图1**）。

[**要点**] 肝门处理时，要沿着肝动脉、门静脉的外膜将其与周围组织分离，仔细确认细小的分支和左右的分叉部，避免意外的出血和损伤。

3. 肝脏的游离

切断肝肾韧带、右三角韧带和冠状韧带，露出裸区。与右侧肾上腺粘连的部分如不慎重处理会导致意想不到的出血。除了容易分离的场合，首先应分离下腔静脉的右缘，显露肾上腺内侧前缘的间隙。在此之后，用电刀在肝脏与肾上腺外侧前面之间进行切开。然后，切断下腔静脉韧带，将肝脏向左上方抬起，顺次处理肝短静脉后显露出肝右静脉根部。游离牵起肝右静脉，阻断下腔静脉侧后切断，断端缝合闭锁。继续分离下腔静脉前缘，露出肝中静脉根部。如尾状叶全切，将肝短静脉全部结扎、切断；如保留尾状叶，则处理到预定离断的部位。

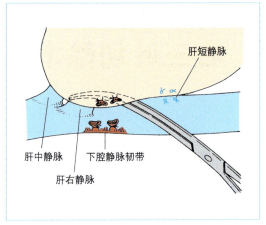

图2　切断下腔静脉韧带，在肝外处理肝右静脉

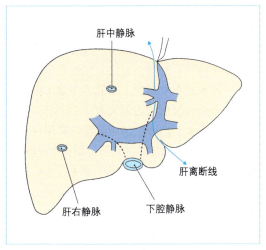

图3　右三叶切除的肝离断面（尾状叶合并切除和保留尾状叶的切除）

[**要点**] 悬吊肝右静脉时，先从头侧、足侧两个方向显露出肝右静脉的左侧壁，然后再从这两个方向进行分离。沿着左壁慢慢用钳子穿过后，将肝右静脉悬吊（**图2**）。

4. 肝脏的离断

肝实质的离断在间断阻血的条件下进行。用 Pean 钳子夹碎肝实质，结扎、切断残肝侧的脉管（**图3**）。

用电刀在肝表面标记左外叶和 S_4 的分

◎必要时进行术中胆道造影以决定切断胆管的部位。
◎切断主要脉管前至少确认一次解剖学的位置关系。
◎若对主要脉管的切断部位没有把握，在肝实质离断结束后再切断。

界，沿着镰状韧带肝附着部，从下向上开始切肝。向上朝着肝中静脉根部的左缘，向后朝着Arantius管。从下方开始离断，结扎、切断 S_4 的 Glisson 鞘后向后上方进一步离断至 Arantius 管。然后，向着已分离的下腔静脉进行离断。在头侧确定肝中及肝左静脉的分叉部和共干后，切断肝中静脉主干，近端予以缝扎或缝合闭锁（图4、图5）。

参考文献

1）Makuuchi, M et al：Preoperative portal emboli-zation to increase safety of major hepatectomy for hilar bile duct carcinoma. Surgery 107：521-527, 1990
2）Kawasaki, S et al：Radical operation after por-tal embolization for tumor of hilar bile duct. J Am Coll Surg 178：480-486, 1994
3）川﨑誠治ほか：肝癌に対する標準手術：左右三区域切除．外科治療 70：636-641, 1994

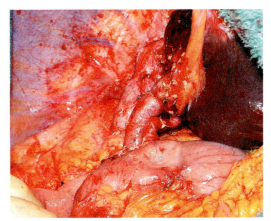

图4　右三叶切除（合并尾状叶切除和肝外胆管切除）

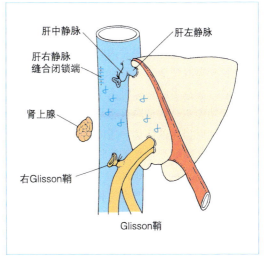

图5　右三叶切除的离断面

4. 左半肝切除术（S$_2$~S$_4$切除术）

高山忠利

[日本大学医学部消化器外科]

引言

左半肝切除（left hepatectomy）是左半肝和左侧尾状叶的一并（en bloc）切除。手术主要步骤包括：在肝门部切断左半肝的脉管、游离左半肝和左尾状叶、离断肝实质和切断肝左静脉[1,2]。左半肝切除是囊括各种基本操作技术的最定型的一种肝脏手术。

1. 适应证

左半肝由左外叶和左内叶组成，如包括左侧尾状叶则占肝全部容积的30%左右。对于正常肝脏，在左半肝切除时由于肝切除过多导致术后肝功能不全的危险性很小；另一方面，对于有慢性肝损害的病例，适应证则受到肝功能限制。作者的标准是血清总胆红素值小于1mg/dl和ICG-R$_{15}$值小于20%。

原则上，对于肝细胞癌和胆管癌应选择合并尾状叶切除的术式，保留尾状叶的术式适合于转移性肝癌和肝移植供肝的病例[3]。

2. 方法

（1）肝门处理

在胆囊附近切断胆囊动脉、胆囊管，将胆囊从Rex-Cantlie线右侧的胆囊床开始游离。其次，在胆囊管的高度将肝总管游离牵起。

将肝总管向右侧牵引，在肝十二指肠韧带左缘剥离露出肝左动脉。沿肝左动脉向上、下剥离，在确定肝右、肝中动脉后切断肝左

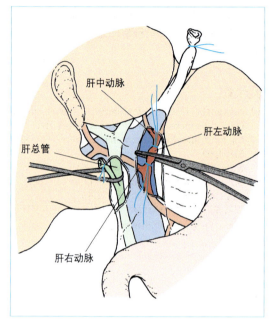

图1　切断肝左动脉

动脉（图1）。

在肝总管的左侧、肝左动脉的后方向深部分离，到达门静脉的前壁。沿门静脉向肝门方向分离，露出左、右分叉部。在门静脉左支和周围结缔组织之间朝向深部分离，应在直视下仔细操作以免损伤分叉部附近的尾状叶支。确认左支已全周分离之后，再用钳子掏过。切断门静脉左支后（图2），左右半肝间的分界线（demarcation line）很快就清楚地显现出来。

在门静脉左支的上缘若能看见左肝管，在距分叉部1cm左右的左侧结扎、切断，进一步分离左半肝的Glisson鞘和肝实质的连接。如胆

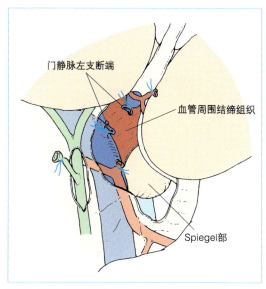

图2 切断门静脉左支

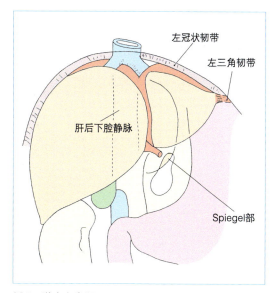

图3 游离左半肝

管的走行不明确，在肝离断的最后阶段切断左肝管。

[要点]将动脉、门静脉的周围组织完全分离，相反，不分离肝管而将其与Glisson鞘一并处理。

（2）肝脏的游离

在肝后下腔静脉的上缘充分分离三支肝静脉的汇入部。向足侧牵引左外叶，充分显露右冠状韧带和三角韧带后切断。接着，在肝左静脉的前面和肝中静脉之间进一步向肝实质内进行分离，然后在肝静脉的附着部切断Arantius管，这样就能最大限度地显露出肝左静脉的根部。

切开小网膜后，显露尾状叶的Spiegel部。在Spiegel部左缘切开其与下腔静脉之间的韧带，将Spiegel部向腹侧翻转并将其从下腔静脉上分离下来。切断左侧的下腔静脉韧带之后，从下向上顺次结扎、切断肝短静脉。这个操作向头侧到肝左静脉的根部，向右侧到下腔静脉的右缘（图3）。因为肝左、肝中静脉的汇合部位于肝内，所以不单独进行肝左静脉的肝外处理也无可厚非（图4）。

[要点]Spiegel部最粗的肝短静脉包裹在

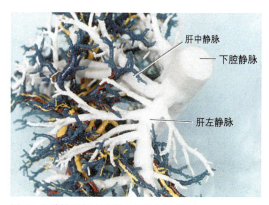

图4 肝的铸型标本（公文正光先生制）

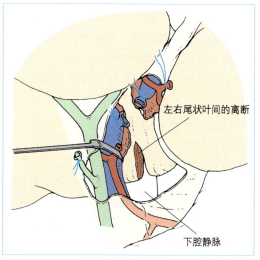

图5 离断尾状叶

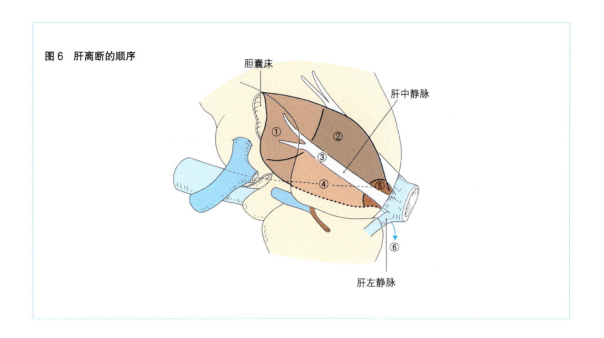

图6 肝离断的顺序

胆囊床
肝中静脉
① ② ③ ④ ⑤ ⑥
肝左静脉

腔静脉韧带内，肝短静脉要一支一支地仔细结扎、切断。

（3）肝脏离断

离断面是由肝表面在阻断血流后形成的分界线、肝中静脉的左缘和下腔静脉的中央线构成的平面。在肝离断之前，要完全切断门静脉左支末梢侧断端左后方的结缔组织，进一步显露 Spiegel 部的前面。沿尾状叶上出现的分界线离断左、右尾状叶（**图5**）。

离断的顺序（**图6**）：①从肝下缘的膈面和胆囊床开始；②切开肝中静脉的腹侧肝组织；③显露出肝中静脉左侧壁并继续向头侧方向离断；④向着下腔静脉切开肝中静脉背侧的肝实质；⑤在到达头侧的肝中、肝左静脉的汇合部后，于肝门部结扎、切断左肝管；⑥最后结扎、切断肝左静脉。

为安全地进行左半肝切除，应：①用术中超声随时观察肝中静脉，并常常在脑中想象肝中静脉的走行；②在离断的初期找到汇入肝中静脉的粗的静脉支，以此为目标分离至肝中静脉的主干；③离断的后期，术者站在患者左侧，左手食指插入下腔静脉的前面来引导左右尾状

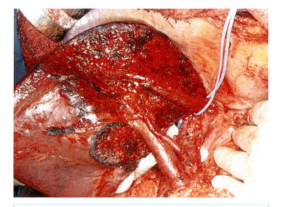

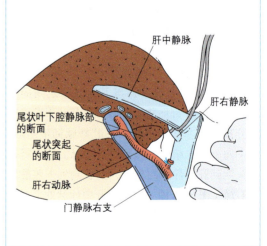

肝中静脉
肝右静脉
尾状叶下腔静脉部的断面
尾状突起的断面
肝右动脉
门静脉右支

图7 伴有尾状叶全切的扩大左半肝切除

◎主要步骤包括切断左肝脉管、游离左肝、离断肝实质。
◎脉管剥离时，禁止"有抵抗"的操作。
◎"到达肝中静脉"是决定肝脏离断成功与否的关键。

叶的离断。

[**要点**] 肝离断的良好与否取决于能否正确地解剖出作为肝内惟一的标志的肝中静脉。

3.非定型的左半肝切除

以左半肝切除为基础，还有因为肿瘤条件和肝功能条件的不同而加以变化的术式。通常的左半肝切除是合并尾状叶切除的。但是，对于转移性肝癌和肝移植供体要保留尾状叶[3]。另外还有对于肝功能不良的病例保留 S_2 的术式，也就是缩小左半肝切除。另一方面，肿瘤的进展越过通常的左半肝切除范围时，要进行包括右尾状叶的全部尾状叶的合并切除（**图7**），或合并切除肝后下腔静脉的扩大左半肝切除[4,5]（**图8**）。

小结

左半肝切除是肝脏外科手术的"试金石"。脉管处理、肝脏的游离是基本的手技，肝离断面是简单的平面。若手术很熟练，则能在离断面能显露出肝中静脉全长。如果通过这种最普通的手术掌握肝脏外科的基本手技，就能很有效率地进行下一个阶段的术式。

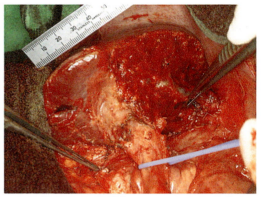

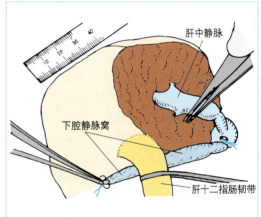

肝中静脉
下腔静脉窝
肝十二指肠韧带

图8　伴有肝后下腔静脉全切的扩大左半肝切除

参考文献
1）高山忠利ほか：左2区域切除．癌の外科手術手技シリーズ—肝癌，山崎　晋編，メジカルビュー社，東京，62-73，1991
2）高山忠利ほか：拡大左葉切除・癌の外科手術手技シリーズ—膵癌・胆道癌，尾崎秀雄ほか編，メジカルビュー社，東京，59-69，1993
3）幕内雅敏ほか：肝左葉切除術の要点—とくに左尾状葉温存術式について．手術39：1095-1102，1985
4）Takayama, T et al：Resection after intraarterial chemotherapy of a hepatoblastoma originating in the caudate lobe. Surgery 107：231-235, 1990
5）Takayama, T et al：A hepatoblastoma originating in the caudate lobe radically resected with the inferior vena cava. Surgery 109：208-213, 1991

5. 左三叶切除术（S_2~S_4+S_5，S_8切除术）

永野浩昭・門田守人

[大阪大学大学院医学系研究科外科学講座消化器外科学]

引言

左三叶切除是指将左半肝和右前叶切除，肝脏的离断面应显露出肝右静脉。但是若从肝离断和胆管重建的观点来看，在实际操作中将尾状叶一并切除则更容易一些。

对于肝门部的血管的处理有两种基本方法。第一种是将 Glisson 鞘内的动脉、门静脉、胆管分离开，各自结扎、切断；第二种是将 Glisson 鞘一并处理。肝细胞癌和转移性肝癌等也可采用第二种方法处理，但是对于伴有门静脉癌栓的肝细胞癌及需要廓清肝门部淋巴结的肝门部胆管癌和胆管细胞癌，则需要采取第一种方法。

本章简要介绍包括尾状叶的左三叶切除及肝门部脉管的分别处理。

1. 切开皮肤与开腹后的探查

逆"T"字形切口切开皮肤，进入腹腔后，使用环行保护袋保护腹腔，并且架上 Kent 式牵开器。切断肝圆韧带、镰状韧带。探查腹腔，观察肝脏的性状。在这个时候术中超声检查就显得尤为重要，要判断与术前的影像学诊断是否存在差异，特别是掌握肿瘤与 Glisson 鞘、肝静脉之间的解剖关系。

2. 肝门部血管的处理方法

切开肝十二指肠韧带前面的浆膜，确认胆囊管及胆囊动脉后结扎、切断，胆囊管断端要予以缝扎。当对肝内的胆管结构不十分有把握的时候，将 3 F 的阿童木管插入胆囊管中进行术中胆道造影（**图 1**）。将胆总管连同周围的结缔组织游离后牵开，分离确认肝固有动脉及肝左、肝中、肝右动脉。从右侧开始游离门静脉，依次游离主干、左支、右支、右前支、右后支。然后，游离肝右动脉，分离确认右前、右后支。游离完各个动脉后需要再确认一下血管的走行，依次双重结扎并切断肝左动脉、肝中动脉和右前支。如果此时难以区分肝右动脉的右前、右后支，就将右前支保留，和肝离断后门静脉支的切断一同进行。顺次结扎并切断门静脉左支与门静脉右前支。若在肝切除前切断门静脉，在肝脏离断的时候门静脉结扎线会有滑脱的可能，所以需要在门静脉侧和肝侧分别追加缝合、结扎。经过以上操作阻断了进入肝脏的血流，缺血区域（demarcation line）变得明了起来。

另外，有的时候门静脉很难有足够的距离以供切断，这时可仅作结扎，在肝离断结束时再切断门静脉（**图 2**）。

3. 切断左冠状韧带和显露肝左、肝中静脉根部

切断左冠状韧带后开始游离左肝，而后依次切开肝胃韧带、肝后下腔静脉左侧壁的后腹膜，从下往上依次结扎、切断左半侧的肝短静脉。原则上肝侧使用钛夹，下腔静脉侧结扎或使用血管钳夹持后，用 5-0 非吸收血管线将其

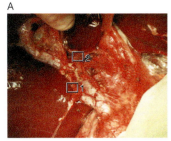

图1 术中胆道造影

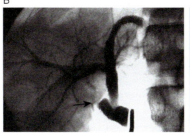

B. A中位置1的X线像

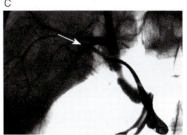

C. A中位置2的X线像

缝合闭锁。结扎、切断汇入肝左静脉根部背侧的 Arantius 管（**图3**）。在此基础上，肝左、肝中静脉根部便容易游离并牵起（**图4**）。但是在处理肝短静脉及肝静脉根部时，盲目地用钳子穿过会造成意外出血，应该慎重。处理肝短静脉时（**图5**）最重要的是保持良好的术野，并且要时刻注意处理的顺序，不仅是从侧方，有时也有必要从足侧开始处理（**图6**）。

◈ 4. 切断右侧肝短静脉与肝右静脉的悬吊

将右冠状韧带与肾上腺从肝脏分离下来后，从右侧开始分离肝短静脉。灯光从右下方照入。和从左侧的处理一样从足侧开始分离。肝短静脉处理完成后，为了能应对肝离断时肝静脉的出血，最好将肝右静脉游离后牵起。

◈ 5. 肝脏离断的准备

在肝右静脉与肝中静脉之间插入 Penrose 引流管之后，在预定离断的分界线的两侧缝支持线。切肝的方向是沿分界线朝向右后叶 Glisson 鞘根部方向。术中要适时地进行超声波检查，确认肝右静脉与其分支的走行，随后可以开始切肝。

◈ 6. 肝脏离断

离断肝脏一般使用 CUSA 和单极电刀。第一助手以左手确保术野清晰，术者用 CUSA 在离断面进行止血和凝固。第二助手用吸引器使

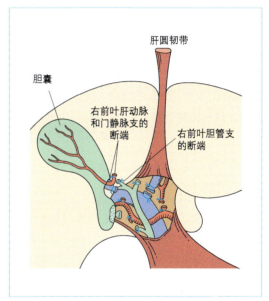

图2 肝门部的解剖（左三叶切除时需处理的血管）

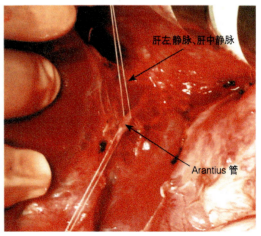

图3 结扎、切断 Arantius 管

术野保持清晰干净。脉管是结扎、切断还是电刀凝固，取决于脉管的直径（以 1mm 为标准）。阻断入肝血流，阻断 10 分钟后开放 5 分钟，如此反复进行。另外，用适量的生理盐水冲洗离断面以确保良好的视野。

7. 切断胆管左支和右前叶支

随着肝离断的进行，若能从头侧观察肝门部，就比较容易把握肝门部 Glisson 鞘的解剖结构。可在此时切断先前肝门处理时未切断的门静脉。在已经结扎了的门静脉左支上追加一道缝扎后将其切断。而后结扎、切断肝门部周围的门静脉尾状叶支，进一步向右游离门静脉。过度分离肝门板和左肝管时，应注意有胆管狭窄的可能，在左肝管根部结扎及缝扎后切断。然后，缝扎门静脉右前叶支后将其切断。与左肝管一样，在胆管右前叶支根部将其结扎、切断，而后追加一道缝扎。

8. 切断肝左、肝中静脉

以血管钳子将肝左、肝中静脉根部夹住后切断（留出不少于 5mm 的断端，用 5-0 非吸收血管线连续缝合将其闭合）（图 7）。

9. 右尾状叶的切除

此时应当切除的肝组织仅剩右尾状叶。用 Penrose 管向上牵引，控制出血，顺次结扎汇入肝右静脉的分支，最终将肝脏切除（图 8）。

10. 引流

彻底清洗腹腔，确认无出血及胆汁渗漏后，在 Winslow 孔和肝脏离断面向下放置两根引流管，关闭腹腔，结束手术。

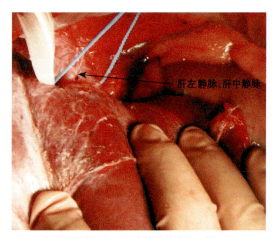

图 4 在肝外游离肝左、肝中静脉的共干，插入 Penrose 引流管并悬吊

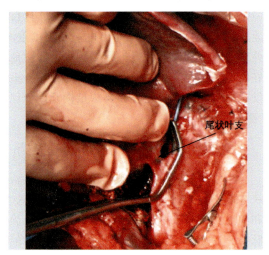

图 5 肝左侧尾状叶静脉的处理

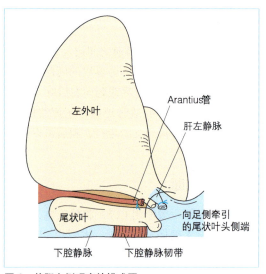

图 6 从肝左侧观察的模式图

◎必要时行术中胆道造影来决定在何处切断胆管。

◎切断主要血管前要充分确认解剖关系。

◎若不能确定主要血管的切断部位，则在肝离断结束时再处理。

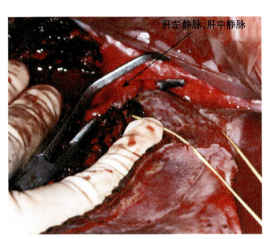

肝左静脉、肝中静脉

图7 切断肝左、肝中静脉

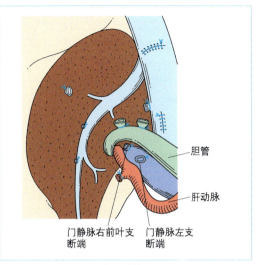

胆管

肝动脉

门静脉右前叶支断端　门静脉左支断端

图8 肝左三叶切除完成时的模式图

参考文献

1）Shoup, M et al：Volumetric analysis predicts hepatic dysfunction in patients undergoing major hepatic liver resection. J Gastrointest Surg 7：325-330, 2003

2）Choullillard, E et al：Anatomical bi and trisegmentectomyes as alternatives to extensive liver resections. Ann Surg 238：29-34, 2003

3）左近賢人ほか：肝癌に対する標準手術—左三区域切除. 外科治療 90：564-571, 2004

4）Hasegawa, H et al：Poor prognosis following left hepatic trisegmentectomies for cancer. Jpn J Clin Oncol 19：271-275, 1989

5）Starzl, TE et al：Hepatic trisegmentecromy and other liver resections. Surg Gynecol Obstet 141：429-437, 1975

扩大右三叶切除术

野家　環 [NTT 東日本関東病院外科]

■ 肝门部的胆管癌扩大右三叶切除

扩大右三叶切除是指对肝门部胆管癌行右三叶切除时，左外叶胆管的切断位置越过门静脉矢状部（UP），在其左缘切断左外叶胆管，并有必要切除部分左外叶肝实质的手术[1]。通常有必要在术前行门静脉栓塞术。

■ 剥离左外叶肝动脉支的要点

为能在 UP 左侧切断左外叶的胆管，有必要剥离其切离范围内的血管。该水平的肝动脉支非常细，很容易造成致死性损伤，因此左外叶肝动脉支的仔细剥离和可靠保留是这个术式最大的要点。

首先，在结扎、切断门静脉右支的基础上，充分剥离左支横行部到达 UP。结扎、切断尾状叶支、S_4 支和来自 UP 顶部附近的发向 S_4 和 S_3 的交界区域的小分支，进一步向左侧进行剥离至 P_2 和 P_3（预定胆管切断部位）。

左外叶肝动脉的走行因为有变异，所以有必要通过术前的血管造影可靠地掌握其走行（**图 1**）。肝固有动脉发出的肝左动脉从 UP 根部后方稍偏左一点进入到 UP 及其头侧的胆管之间。多数情况下，首先分叉出 A_2，在向 UP 末梢上行的途中，向右分出 1~2 支 A_4（有完全独立的肝中动脉的时候，没有明确的 A_4 支），最终成为 A_3。在 UP 的末梢侧，门静脉、动脉、胆管按由浅入深的顺序排列。首先要在不损伤动脉的基础上剥离门静脉，再在残留 Glisson 鞘中仔细剥离动脉，结扎、切断 A_4 后，A_2、A_3 剥离到胆管切断部位就可以了。

游离后开始肝切除时，从肝下缘的镰状韧带附着部开始切肝；沿 S_4、S_3 交界处的变色线继续向上离断。肝断面稍稍倾斜，象凹进去样切肝直至胆管的预定切断部位，将显露出来的胆管切断（**图 2**）。

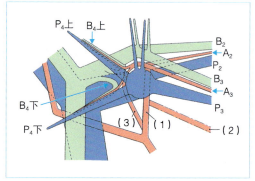

图 1　从腹侧向背侧观察所见的左半肝的门静脉、动脉、胆管的相互关系的模式图[2]

显示最具代表性的模式。肝左动脉：（1）由肝固有动脉发出，从 P_2 根部背侧迂回至 UP 末梢；（2）从胃左动脉发出，与（1）同样走行；（3）从 UP 右侧横跨门静脉横部后迂回至 UP 末梢。图中肝中动脉缺如，A_4 来自肝左动脉

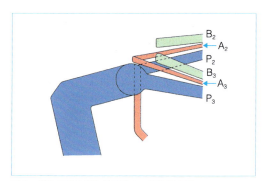

图 2　扩大右三叶切除后与图 1 一样的模式图

参考文献

1）Noie, T et al：Extended right trisegmentectomy for hilar bile duct carcinoma. Hepato-Gastroenterol 44：998-1001, 1997
2）幕内雅敏ほか：肝門部胆管癌右側肝切除における肝門部剝離と肝管切離. 手術 50：1315-1318, 1996

扩大左三叶切除术

尾関　豊［静岡医療センター外科］

■ 什么是扩大左三叶切除术?

切除位于右前叶和右后叶之间的肝右静脉，将右后叶的一部分连同左三叶一起切除的术式称为扩大左三叶切除术。这种术式相当于把肝右静脉、肝中静脉、肝左静脉这三条主要的肝静脉都切除，通常情况下该术式不成立。如果要进行这样的手术，右后叶区域除了有肝右静脉引流外，还必须有较粗的肝右下静脉。

■ 手术的要点和盲点

在肝门部结扎、切断肝左静脉及门静脉左支，然后结扎、切断右前叶肝动脉支和门静脉支。在肝上部显露出肝右静脉、肝中静脉和肝左静脉，分别结扎、切断。充分游离左半肝，右半肝的游离达到最小限度即可，尽量避免损伤肝右下静脉和保持残肝固定。在超声的引导下在肝脏表面确定肝脏的预切线，朝向下腔静脉右缘的方向开始离断肝脏（**图1**）。在肝门部结扎、切断左肝管以及右前叶的胆管支，将肿物整块（en bloc）摘除（**图2**）。

关于手术方法，除了肝右静脉切断、缝合、结扎以外，其余与肝左三叶切除术的步骤一样。

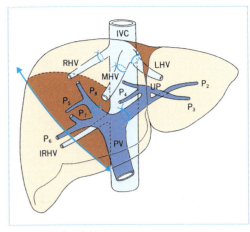

图1　肝预切线和离断面
肝预切线（箭头）和肝离断面（斜线）。IVC：下腔静脉；RHV：肝右静脉；MHV：肝中静脉；LHV：肝左静脉；IRHV：肝右下静脉；PV：门静脉；UP：门静脉脐部（矢状部）；P$_{2-8}$：Couinaud 的肝段门静脉支

参考文献

1）尾関　豊ほか：超左3区域切除. 外科 59：437-411, 1997

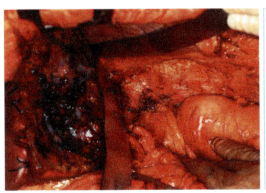

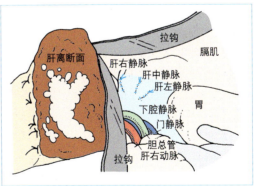

图2　肝切除后的术中照片及示意图
肝右静脉、肝中静脉、肝左静脉均被切断

6. 半肝胰十二指肠切除

幕内雅敏

［東京大学医学部肝胆膵・移植外科］

◆ 引言

半肝胰十二指肠切除（hepatopancreatoduod-enectomy, HPD）是危险性很高的手术。尤其是联合施行扩大右半肝切除的病例，其手术相关死亡率达60%~70%，其原因是肝脏大部分切除导致的肝功能不全和胰肠吻合口漏。为了避免上述情况的发生，作者在术前进行门静脉右支栓塞术并进行胰管的二期重建，使1990年以后本手术的术中和住院期间的死亡病例数为零[1]。

◆ 1. 适应证

符合适应证的疾病是大范围胆管癌、胆囊癌。肉眼观察胆管癌的病变须局限于1级分支。通过直接胆道造影证实病变已累及2级分支时，胆管断端多为阳性，所以不是此手术的适应证。进行扩大左半肝切除术时，如果胆管分叉方式没有变异、右半肝必须插入两根以上引流管时，根治的可能性很小。浸润型肝门部胆管癌不仅广泛浸润胆管粘膜，而且可直接浸润至胆管外并累及周围神经组织。因为胆管和动脉在Glisson鞘中相伴走行，所以即便可以在肝外剥离，肝内的动脉壁也已被癌组织浸润，不可能进行根治手术了。假如存在周围神经的浸润，即使可以剥离肝动脉，也很难行根治术。存在肝十二指肠韧带外淋巴结转移时也不是良好的适应证。

因为胆囊癌预后不佳，所以适应证应更加严格。十二指肠受到广泛直接浸润、No.12b$_2$与

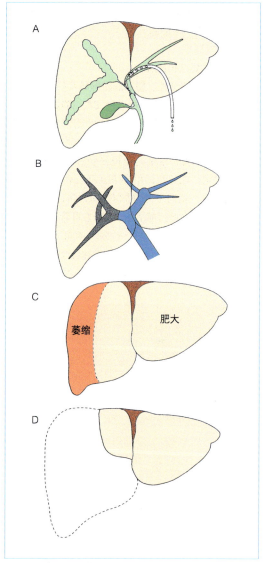

图1　左右肝管同等浸润的肝门部胆管癌的外科治疗方针
A. 左肝胆管引流；B. 门静脉右支栓塞；C. 右半肝的萎缩和左半肝的肥大；D. 扩大右半肝切除

No.13a 淋巴结转移浸润至胰头十二指肠、肝脏的浸润局限于右肝的胆囊癌有手术适应证。存在远隔淋巴结转移时没有适应证。

[**要点**]假如生存率的增长没有超过手术死亡率的增加，那么在该医院就没有手术适应证，应该向患者推荐疗效好的医院。

2. 术前准备

有黄疸的病例应在术前进行超声和CT检查，以判断左右半肝内胆管的浸润范围，从而决定肝脏切除和保留的区域。对预定保留的肝脏行穿刺引流，促使肝功能的恢复。不进行预定切除部分肝脏的引流。但是，一根引流管达不到减轻黄疸（减黄）的效果时，应再进行其他胆管的穿刺引流，但能否进行广泛肝脏切除就必须特别慎重。

如果减黄效果良好，进行预定切除肝叶的门静脉栓塞术，使预定切除的肝叶萎缩、预定保留的肝叶代偿性肥大（**图1**），待血清总胆红素在2mg/dl左右时再进行手术。

（1）胆管引流的注意事项

肝内胆管穿刺有经皮穿刺和开腹穿刺两种[2]。经皮穿刺在超声的引导下进行，如果是由未掌握这个手术方法的医生操作，容易发生并发症，而且易增加根治术的难度（至少应该由接受过培训的医生来操作）。手术方法的注意事项有以下7点：①术者必须熟悉超声波检查；②应以3级分支以下的胆管为目标（不把接近肝门的胆管作为目标）；③应先对扩张胆管较少的区域进行穿刺（这个范围的胆管内的压力低，肝功能相对较好）；④不应对同一胆管进行3次以上穿刺；⑤引流管在胆管内留置的长度较短时，用带球囊的导管以防止其滑脱；⑥胆管扩张不足3mm时，应采用开腹下胆管穿刺；⑦穿刺后不应进行胆道造影，特别是肝内胆管有局部梗阻的病例，造影可造成感染的胆汁被压入未引流区域的胆管，引起胆管炎，使患者的状态急剧恶化。临床上必须要进行胆管造影时，应在手术前1日的傍晚进行。

（2）门静脉栓塞术的注意事项

本方法是为了防止术后发生肝功能衰竭而采用的辅助手段。栓塞时不应该为追求完美而发生使栓塞物流入预定保留部分肝脏的错误。

向肝内门静脉内插入导管的方法有两种：经皮经肝法和经回肠静脉法[3,4]。根据各医院的设备和人才选择采用哪种方法。

把导管插入到门静脉内后，应首先测定门静脉的压力，然后进行门静脉造影。接下来，把导管插入到要插入的门静脉分支，缓慢地注入栓塞物[明胶海绵1g，凝血酶5000单位，60%碘普罗胺（优维显）40ml]。门静脉分支的血流速度减慢后，使球囊扩张，继续缓慢注入栓塞物，直到栓塞物充满门静脉分支，等5分钟后把球囊收缩。因为栓塞物多少都会向肝门侧出来一点，所以球囊扩张的位置应位于距栓塞的门静脉支的分叉部1~2cm的末梢侧。

[**要点**]胆管穿刺和门静脉栓塞术都有一定的技巧，必须由专门的术者进行操作。

3. 实际手术过程

对扩大右半肝胰十二指肠切除进行概述（**图2**）。另外，手术实际超过8小时后，术者应进行轮换。

即使当一个术者完成几乎全部的工作时，也应组成一个团队，以便每过4~5小时由后备的术者进行1小时左右的手术，这是手术成功的关键。像活体肝移植一样，这不能靠一个术者完成的手术，必须采用成立手术移植团队的方法。手术的顺序是：

1）剥离大网膜；

2）切断要切除部分胃的胃网膜动静脉的直血管；

3）胃的切断；

4）剥离肝左动脉和肝固有动脉；

5）结扎、切断肝右动脉；

259

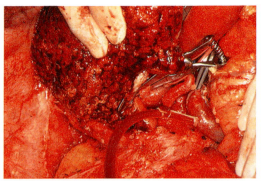

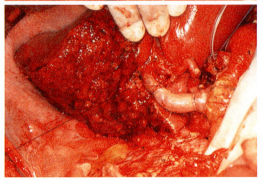

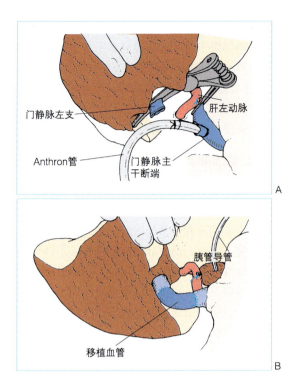

图2 扩大右半肝 + 胰头十二指肠切除术后
A. 门静脉重建前
B. 门静脉重建后使用 Anthron 管利用髂外静脉进行重建

6）结扎、切断胃网膜动脉；

7）肝总动脉周围廓清；

8）胰颈后方的分离（tunneling）；

9）切断胰腺，向胰管插入导管；

10）显露肠系膜上静脉右侧；

11）切断、翻转空肠；

12）门静脉周围的廓清；

13）处理门静脉矢状部；

14）结扎、切断门静脉右支；

15）游离肝右叶，剥离下腔静脉；

16）切断缝合肝右静脉；

17）游离肝尾状叶；

18）切断肝脏；

19）将胰腺断端与空肠裥固定；

20）胆管空肠吻合；

21）胃空肠吻合；

22）空肠空肠吻合。

4.胰管的二期重建

最好不要期待正常胰腺的断端的创面可以一期愈合。全胃 + 胰体尾 + 脾联合切除术时，有 40%~60% 病例会因为发生胰漏而使住院时间延长。所以对以正常胰腺为对象的本手术，术者必须对胰漏发生的概率之高有深刻的了解。

（1）一期手术时胰腺的处理方法

向胰管内插入专用胰管导管（中间有结节样膨出便于固定），固定（**图3**）[5]。按照 Roux-Y 术式，把上提的空肠固定在胰腺断端的后缘，胰腺导管不进入到肠管内，而要形成完全的外瘘。在断端前缘粗粗固定 4~5 针。在距保留的大网膜右侧 10cm 处将其垂直切断，将其填充胰腺断端后面，覆盖露出的动脉和门静脉（**图4**）。把胰管导管从正中切口向体外引出。正中切口导管周围 5cm 不要缝合，在胰

管导管上下各插入 1 根圆的 24 F 引流管及 1
根扁的 Penrose 引流管。从空肠断端插入
16 F 引流管作成肠瘘。胰管导管和肠瘘导
管要待二期手术时再拔出。

（2）二期手术时胰管的重建方法

二期手术大约在一期手术后 3 个月左右进
行。在胰管导管从正中切口出来的部位，在其
上下沿正中切口各切开 5cm。应事先做好胰
液漏出导致高度粘连的思想准备，但实际常
常只是轻度粘连。沿着胰管导管分离至胰腺
前面。

假如肠管像一期手术时那样固定在胰腺
断端（**图 5A、B**），那么空肠和胰管断端间
的剥离应尽可能限制在小范围内。用粗的胰
管导管替换原先较细者，并用 3-0 血管线固
定在胰管口周围瘢痕组织上。把导管从距离
结节样膨出 5cm 的地方切断，用小钳子咬
2~3 个侧孔。在胰管断端对侧的空肠上用儿
科用的 Kelly 钳做个小孔，插入胰管导管的
断端。通过空肠壁触摸肠瘘导管和胰管导管
是否都在空肠内。用 3-0 的 Ticron 线缝合空
肠和胰腺前壁。手术结束数小时后，测定肠
瘘引流液和血清的淀粉酶值，确认胰液从导
管流入空肠。

胰断端和空肠分离时（**图 5C、D**），充分
游离空肠并使之靠近胰腺断端，此时也可松解
先前的空肠瘘与腹壁固定的部分。用粗的胰腺
导管替换原先较细者，并重新固定后穿过空肠
腔形成外瘘，大约 1 个月后拔去。可以用胰管
导管的金属头穿入空肠壁，并把它插入到肠瘘
导管中向体外引出；也可以从腹壁肠瘘的固定
部位附近引出空肠后，再穿过腹壁。最后，缝
合空肠和胰腺前壁。术后和手术前一样，反复
从肠瘘导管把胰液回输到肠管中。

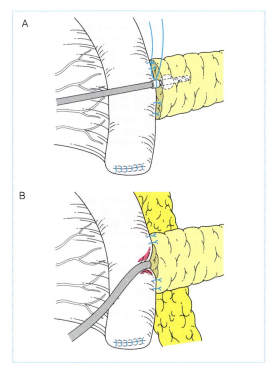

图 3 胰液的完全外引流
A. 空肠和胰后缘固定；B. 空肠和胰前缘固定

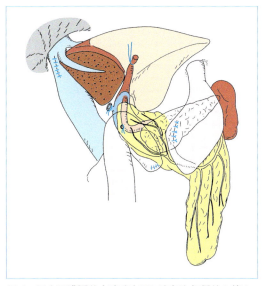

图 4 用大网膜覆盖在胰腺空肠固定部和裸露的血管上

◆ 小结

扩大右半肝胰十二指肠切除术是除了移植之外的肝胆外科领域最大的手术。危险性小的手术都会有并发症，像本手术这样危险性高的手术，如不采用在理论上绝对安全的手术方法，手术相关死亡率会很高。

参考文献
1 ）Miyagawa, S et al：Outcome of major hepatectomy with pancreatoduodenectomy for advanced biliary malignancies. World J Surg 20：77-80, 1996
2 ）幕内雅敏：図解腹部超音波穿刺術，幕内雅敏編，文光堂，東京，1984
3 ）幕内雅敏ほか：胆管癌に対する肝切除前肝内門脈枝塞栓術．日臨外会誌 45：1558-1564，1984
4 ）Makuuchi, M et al：Preoperative portal venous branch embolization to increase safety of major hepatectomy for hilar bile duct carcinoma. Surgery 107：521-527, 1990
5 ）Miyagawa, S et al：Second-stage pancreatojejunostomy following pancreatoduodenectomy in high-risk patients. Am J Surg 168：66-68, 1994

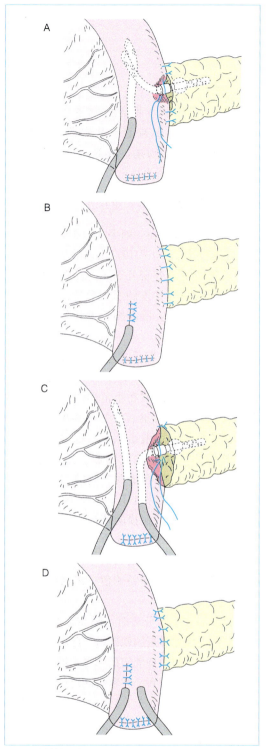

图 5　胰管的二期重建
A. 支架的插入（形成内瘘）；B. 前壁的吻合；C. 支架的插入（形成外瘘）；D. 前壁的吻合

外生型肝癌切除的要点

中岛祥介 ［奈良县立医科大学消化器·総合外科］

外生型（肝外发育型）肝癌在肝癌多发的日本也是比较少见的。它多生长于肝下面或肝下缘[1]。

对于这种外生型肝癌，经皮的穿刺疗法（酒精注射、RFA 等）都很难经过非癌部分以确保穿刺路径。因为有合并出血、腹膜播散、腹膜炎等危险，故要慎重地选择适应证。对这样的病例要选择穿刺疗法的话，可在腹腔镜下施行微波或射频凝固疗法。利用腹腔镜能在直视下对肿瘤进行穿刺，可靠地造成肿瘤的局部坏死。另外，最近腹腔镜下的肝切除也开始使用，有关内容请参照相关章节。

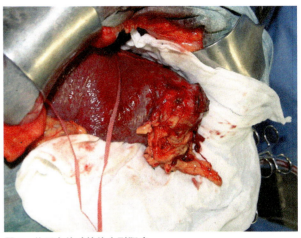

图 1　位于左外叶的外生型肝癌
阻断来自大网膜的血流后，转向肝脏的离断

在外生型的肝癌，肿瘤的大半部分向肝外突出，非癌部分的肝组织切除量少，手术的创伤较小。即便肝储备功能不良，对于大的外生型的肿瘤，腹腔镜下的完全烧灼较为困难，也应考虑进行手术切除。

切除时应该注意的是肝细胞癌呈膨胀性生长，质地柔软，直接接触肿瘤操作有破裂的可能。对肿瘤直径大的外生型肝癌，开腹时发现腹腔有出血，若考虑到有破裂导致的肿瘤细胞播散，最重要的是不要直接接触肿瘤进行操作。另外，肿瘤直径较大时会与周围脏器有粘连、浸润。因此，应充分进行术前影像学检查，掌握与周围脏器（特别是消化管）的关系。如果保守治疗，肿瘤的出血可导致死亡。故即便有其他脏器的浸润，也有可能进行根治性切除。若肝储备功能许可，应积极进行合并其他脏器的切除。另外，肿瘤直径变大时，有从小网膜、大网膜等周围脏器来的血供，肝脏离断时为了减少出血量，首先分离与小网膜、大网膜等周围脏器的粘连，阻断肝外供血再进行肝脏的离断（图 1）。

从发育形式上看，外生型肝癌是外科切除对象；但是若肿瘤直径较大，肝内转移和门静脉转移的比率较高。故尽管切除率较高，但现在还不能认为其预后良好[1,2]。

参考文献

1）Moritz, MW et al：Surgical therapy in two patients with pedunculated hepatocellular carcinoma. Arch Surg 123：772-774, 1988
2）Horie, Y et al：Pedunculated hepatocellular carcinoma. Report of the three cases and review of literature. Cancer 51：746-751, 1983

7. 中肝叶切除术（S₄+S₅+S₈切除术）

窪田敬一

[獨協医科大学第二外科]

引言

中肝叶切除是规则地切除左内叶和右前叶的术式。手术比较复杂，但如能较好按照步骤进行操作则可以安全进行。

1. 适应证

适应证：肿瘤位于左内叶和右前叶之间，或无论存在于哪叶，因浸润到肝中静脉、有必要一并切除肝中静脉时[1]。从肝功能来看，适应证是 ICG 15 分值在 20% 以下。

2. 皮肤切开、开腹、开胸

从剑突的高度至脐上部行正中切口；然后向右第 9 肋间至腋后线斜行切开，用"J"字形切开法开腹、开胸。开胸后切开膈肌，轻轻上抬肋弓，沿第 10 肋骨上缘切断肋间肌，一直到背侧的背阔肌附近。术者可以将手伸入胸腔内翻转肝脏，故不必游离肝右叶便可以施行离断肝实质的操作。

[**要点**]正中切口＋第 9 肋间斜切口开胸后可有较好的术野。

3. 术中超声检查

术中超声可检查出肿瘤的位置、向周围的进展程度、有无肝内转移、有无门静脉及肝静脉癌栓等，还可以详细分析肿瘤和脉管的空间位置关系[2]。

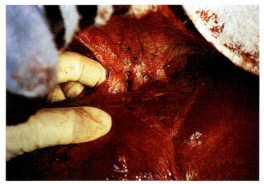

图1 分离肝静脉
分离左、中、右各肝静脉间的结缔组织，将肝右静脉分离至背侧可插入手指的程度

[**要点**]依术中超声所见决定手术方案。

4. 剥离肝静脉

用电刀切断肝镰状韧带、左右冠状韧带、结缔组织，显露肝左、肝中、肝右静脉的前面。分离各静脉间的结缔组织、裸区至各静脉间及肝右静脉背侧可伸入手指的程度（**图1**）。

5. 肝门处理

用通常的方法将胆囊摘除后，游离肝总管后向左侧牵引。露出在背侧的肝右动脉后，向右门静脉裂（right portal fissure）进行剥离。露出前后支分叉部并分别向前后门静脉裂处剥离后，切断右前叶支（**图2**）。

接着，分离肝右动脉后内侧的结缔组织，露出门静脉主干。向肝侧进行分离，露出门静脉左右支的分叉部，将门静脉右支游离牵起。进一步向前后门静脉裂处剥离，将门静脉的右前支双重结扎后切断（**图3**），若线结间距离较短时可单纯结扎。

然后，转向左内叶进行脉管处理。剥离肝中动脉，结扎后切断。不剥离显露肝左动脉，将其连同周围的结缔组织一并游离、牵起。向腹侧牵引肝圆韧带，在矢状部右侧切开矢状部浆膜及结缔组织，露出门静脉矢状部。从前向后顺次结扎、切断朝向左内叶的门静脉分支（**图4**）。这种门静脉矢状部的处理方法适合于门静脉存在癌栓及肿瘤靠近门静脉矢状部时。除此之外，还可以在沿镰状韧带右缘离断肝实质时处理从矢状部发向左内叶的门静脉支。通过以上操作，预定切除区域的血管处理便完成了，右侧为前后叶间的变色区域，左侧沿着肝镰状韧带和肝圆韧带的右侧，用电刀标记预定的切离线（**图5**）。

[**要点**] 在肝门处仔细处理脉管，准备其后的半肝血流阻断。

◆ 6. 肝实质离断

（1）与麻醉师的密切配合

为减轻肝脏的缺血损害，静脉注射氢化可的松100mg。另外追加肌松药使潮气量减少至正常的30%~40%，降低肝静脉压以减少离断肝实质时的出血量。

[**要点**] 为减少离断肝实质的出血量，可降低中心静脉压。

（2）S$_4$及左外叶之间的离断

用半肝血流阻断法（阻断肝左动脉及门静脉左支的血流30分钟，开放5分钟）[3]，从下缘开始离断左外叶与左内叶间的肝实质（**图6**）。用Pean钳子慢慢压碎肝实质，用细的Kelly钳子轻轻从残余的脉管后方掏过，只结扎残肝侧。术者用左手握着S$_4$，第2助手向左上方牵

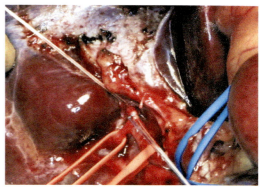

图2 切断肝右动脉右前叶支
向末梢侧充分分离右前、右后叶支，切断右前叶支

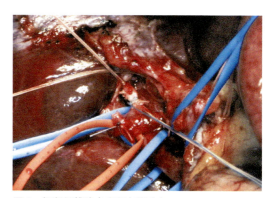

图3 切断门静脉右支和右前叶支
切断肝动脉右前叶支后，视野易于展开。向门静脉右支末梢分离，结扎、切断右前叶支

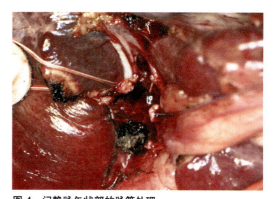

图4 门静脉矢状部的脉管处理
切断浆膜、结缔组织后，从腹侧开始顺次切断脉管

引肝圆韧带，使离断部位较细的脉管有一定的张力（但不到撕裂的程度）。向肝中静脉根部方向离断肝实质，达到肝中静脉根部附近之后，沿着包含有左肝管的 Glisson 鞘的肝门板（hilar plate）将 S_4 与尾状叶切开进行至右门静脉蒂（portal pedicle）附近。在肝中静脉根部切除部分尾状叶以露出下腔静脉前壁，这样才能将 S_4 完整切除。若有较好的视野可以在此时处理肝中静脉，也可等其后离断右前叶 Glisson 鞘后视野较好时再处理。到达含有右肝管的 Glisson 鞘时，便可转向离断右前叶和右后叶间的肝实质。

[要点] 在露出下腔静脉的离断面上才能完整地切除 S_4。

（3）右前叶、右后叶间的离断

解除左侧半肝血流阻断，用哈巴狗钳子分别阻断门静脉及肝动脉右支的血流进行右侧半肝血流阻断。术者左手伸入胸腔，从膈肌侧抬起肝右叶，第 1 指放在离断面上，第 2 助手向左侧牵拉中央 2 叶，使离断面张紧，从下前缘进行离断（图 7）。术者用左手将肝脏抬起便可大大减少出血量。露出肝右静脉的末梢后，向肝门部离断，与左侧开始的肝实质离断线相连续。剥离右前支 Glisson 鞘，双重结扎后切断。为避免损伤右后叶胆管支，剥离肝实质，在距离断线 5mm~1cm 的肝内将右前支切断（图 8）。切断 Glisson 鞘增加了切除区域的可动性，离断面的视野变得开阔。继续离断左外叶和左内叶之间剩余的肝实质，露出肝中静脉，单纯结扎后切断。

之后，术者握着右前叶向头侧方向翻转，沿与左侧相连的离断面，离断右前后叶间的肝实质。顺着肝右静脉末梢分支显露出主干。肝右静脉露出后，分离出较细的肝静脉支，用细的 Kelly 钳子沿肝右静脉钳夹切断。向肝右静脉的下腔静脉汇入处进行操作，露出其全貌。其后，离断剩余的肝右静脉头端的肝实质，完成摘除（图 9）。离断面需约 10 分钟

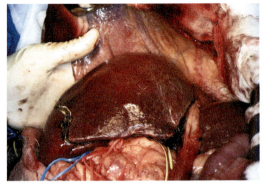

图 5　肝切离线
切断肝右动脉及门静脉右前叶支后，右前、右后叶分界明显，用电刀标记。左外叶和 S_4 间的分界设定在肝镰状韧带和矢状部的右缘

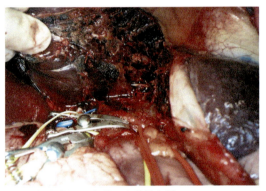

图 6　左外叶和 S_4 间的肝实质的离断
从肝的前下缘开始左外叶和左内叶间的肝实质的离断，然后沿着肝门板继续进行。压碎肝实质后，小心结扎、切断残留的脉管

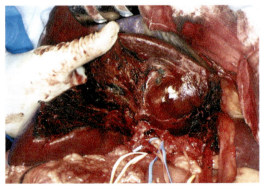

图 7　右前、右后叶间肝实质的离断
沿着标记线离断肝实质

◎处理完右前叶和 S_4 的脉管后，在半肝血流阻断下进行肝实质离断。

◎离断时显露出下腔静脉前面，将 S_4 完整切除。

◎为避免损伤右后叶的胆管支，在偏远端处切断右前叶的 Glisson 鞘。

的压迫止血。

[**要点**] 在偏远端处切断右前叶的 Glisson 鞘以避免损伤右后支 Glisson 鞘。

7. 术中胆道造影

在胆囊管断端插入球囊导管，进行术中胆道造影。其能确认没有损伤右后叶胆管支及有无胆汁渗漏。

[**要点**] 确认右后叶胆管支的通畅。

8. 引流，关腹

在离断面及 Winslow 孔插入 24 F 引流管，在胸腔中留置 16 F 胸腔引流管，关腹，手术完成。

小结

中肝叶切除时，即便在肝切除过程中也要进行肝门的处理，是复杂的手术。但是，通过以上的手术操作不仅可减少出血量，还能防止术后肝功能的低下。

参考文献

1）Hasegawa, H et al：Central bisegmentectomy of the liver：Experience in 16 patients. World J Surg 13：786-790, 1989

2）Makuuchi, M et al：The use of operative ultrasound as an aid to liver resection in patients with hepatocellular carcinoma. World J Surg 11：615-621, 1987

3）Makuuchi, M et al：Safety of hemihepatic vascular occlusion during resection of the liver. Surg Gynecol Obstet 164：155-158, 1987

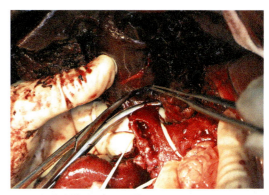

图 8　切断右前叶 Glisson 鞘
在距离断线 5mm~1cm 左右的肝脏侧切断

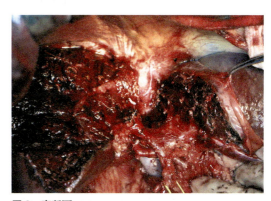

图 9　离断面
清晰地显露肝右静脉和部分下腔静脉，这样才是完整切除 S_4

8. 右前叶切除术（S₅+S₈ 切除术）

橋倉泰彦
[信州大学医学部外科]

引言

就右前叶切除的适应证而言，从肿瘤的位置来说是位于右前叶的肝肿瘤和胆管内病变；从肝功能角度来看，以没有腹水、血清总胆红素值在正常范围内、ICG 15 分值未达到 20% 为标准。因此，合并慢性肝炎或轻度肝硬化的肝癌病例、肿瘤浸润到右前叶的门静脉蒂（portal pedicle）的转移性肝癌（右半肝切除创伤过大时）多是本术式的适应证[1,2,3]。

1. 切口

采用"J"字形切口的开胸开腹法。首先从胸骨末端开始作正中切开，横行向右从第 9 肋间至腋后线完全切开，将剑突全部切除。结扎、切断肝圆韧带，沿腹壁切离镰状韧带后，在创缘垫上纱布，在两侧肋骨弓上挂 Kent 式牵开器，将肋弓向左右牵开。

［要点］追加开胸后，术者可将左手插入胸腔内，通过膈肌可将肝右叶托起以取得良好的术野。

2. 术中超声检查

进行术中超声检查，要把握肿瘤的范围、有无癌栓、肿瘤与脉管的空间位置关系。

3. 肝门部的处理

胆囊摘除后，连同周围组织一起分离肝外胆管，在三管汇合部的头侧，将肝总管游离并牵起。向肝门方向纵行切开胆管右后方，便可

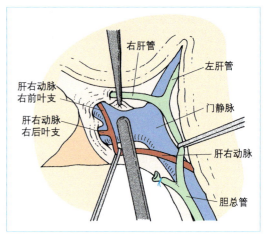

图 1　分离门静脉右支的头侧

看到肝右动脉周围神经丛。切断后可看到肝右动脉，将其游离牵起。将肝右动脉向右门静脉裂方向剥离到前后支的分叉处，为了以后能可靠地结扎肝右动脉的右前叶支，尽量向末梢游离以将其充分显露。然后，将肝外胆管、肝右动脉向左侧牵引，纵向切开 12b₁ 淋巴结和肝右动脉背侧神经丛之间的间隙便到达门静脉的右侧壁。然后显露出门静脉右前、右后支的分叉部，在其附近向背侧剥离门静脉右支的上缘。门静脉左右支背侧存在较细的尾状叶分支，在向末梢侧进行剥离时要注意不要损伤。剥离门静脉右支时，第 1 助手要一边用 DeBakey 镊子将门静脉上缘的血管周围结缔组织向前上方提起，一边用吸引器头将门静脉右支压向下方（图 1）。术者用 Metzenbaum 剪刀在此间隙里进行分离。分离门静脉右支头侧 1/2 周后，用同样的操作手法继续从足侧进行分离。将细的直角钳

的头端置于门静脉右支背侧，在助手保持该直角钳位置的同时，术者从门静脉支对侧进行内面的显露（图2）。当从门静脉支的背侧看见直角钳的头端时，缓慢用力将钳子从背侧掏过（注意避免损伤细的门静脉分支）。

然后，从门静脉分叉部前面显露门静脉左支，用同样的方法将其游离牵起，将该吊带向胆管左侧、肝右动脉头侧牵拉。将肝左动脉与周围结缔组织一并悬吊。通过以上的操作，左右半肝动脉及门静脉都分别被悬吊，完成了术中肝血流阻断的准备（图3）。

肝动脉、门静脉的分支样式通常都是2个分支。较易区分时，在这些剥离完成后，用2-0丝线结扎后用3-0血管线缝扎后切断。较难区分时，同时阻断显露出的认为是右前叶的肝动脉支和门静脉支的血管，如果右前叶出现相应的缺血区域的表现（有分界线出现），则将二者分别用2-0丝线结扎。根据这个分界线和术中超声的检查，以肝右、肝中静脉走行来决定切离线，用电刀在肝被膜上标记。

［要点］这时如果一起结扎、切断右前叶的胆管和血管，则尽量靠末梢侧进行，以免损伤右后支的胆管（图4）。

4. 肝脏的游离

切离肝镰状韧带至肝上下腔静脉处，然后沿着肝表面切断左右冠状韧带。结扎、切断右三角韧带后，剥离裸区至右肾上腺附近。尽量分离肝右静脉的背侧和肝右/肝中静脉与下腔静脉间的间隙，能将食指插入其间约1~2cm便能压迫肝中静脉，这样对控制术中肝静脉的出血有帮助。

5. 肝离断时肝血流的阻断

在进行像本术式这样的离断面大、阻断时间长的肝切除时，为了缩短残肝的阻断时间和减轻肠管淤血，使用阻断门静脉分叉以远血管的半肝阻断法为好。结扎肝动脉、门静脉的右前支。离断左内叶和右前叶时，阻断肝左动脉与门静脉左支；离断右前、右后叶时，阻断肝

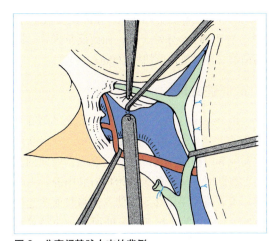

图2　分离门静脉右支的背侧

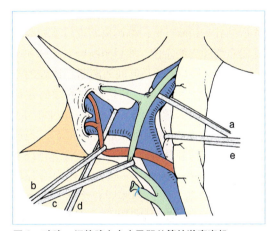

图3　动脉、门静脉左右支及胆总管的游离牵起
a. 门静脉左支；b. 肝右动脉；c. 胆总管；d. 门静脉右支；
e. 被结缔组织包绕的肝中及肝左动脉

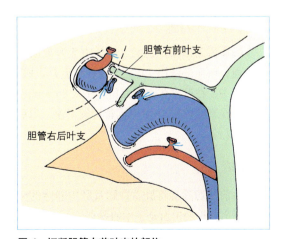

图4　切断胆管右前叶支的部位
在用虚线表示的部位分离

胆管右前叶支

胆管右后叶支

右动脉和门静脉右支(**图5**)。半肝血流阻断时，30分钟阻断，5分钟开放，如此反复操作。阻断前静脉注射氢化可的松100mg。

6. 肝脏离断

用Pean钳子将肝实质压碎，剩余的结缔组织用小儿用Kelly钳子掏过后结扎。先阻断肝左动脉和门静脉左支，进行S_4和右前叶间的离断。离断时，从肝前缘开始切向肝中静脉右侧壁。术者将左手第2~5指伸入横膈膜面抬起肝右叶，一边用第1指开大离断面，一边沿着肝中静脉右侧壁切向下腔静脉汇入部(**图6**，**图7**)。接近肝中静脉的汇入部时，因这里存在从S_8来的较粗的肝静脉分支，故将其周围充分分离后结扎、切断。肝门侧的离断进行至先前结扎的右前叶支的左侧。然后阻断肝右动脉和门静脉右支，进行右前后叶间的离断。该处的离断也是从肝前缘开始，到达肝右静脉的左侧壁后，向前门静脉蒂(anterior portal pedicle)方向离断。左右离断面在肝门部汇合。先前未处理右前门静脉蒂时，用3-0血管缝合线贯穿结扎后切断。接着，一边从内侧向右外侧进行肝脏离断，一边剥离肝右静脉。剥离肝右静脉的主干之前，显露出其左下壁全长，通过大范围的离断以获得足够的视野来处理肝静脉(**图8**)。处理肝右静脉后，沿着分界线进行离断便完成了右前叶的切除(**图9**)。

7. 关腹和引流

肝血流阻断解除之后，确认有无肝离断面的出血，出血部位用3-0血管缝合线缝合止血。此术式中，在肝的各离断面留有1根24 F的引流管；在胸腔留有16 F引流管持续引流，术后2~3天拔除。

小结

右前叶切除要将肝右静脉及肝中静脉的全长显露出，控制出血是手术的要点。

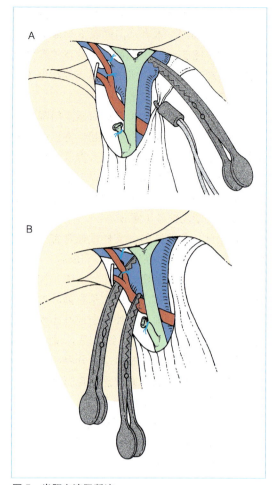

图5 半肝血流阻断法
S_4/右前叶间的离断过程中阻断左半肝的入肝血流(A)，右前、右后叶间的离断过程中阻断右后叶的肝血流(B)

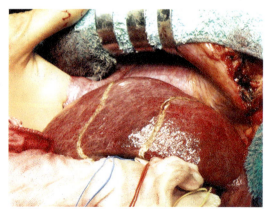

图6 标记肝离断线

◎通过开胸开腹得到充分的视野。

◎注意解剖学的变异，避免损伤剩余肝脏的 Glisson 脉管。

◎将肝静脉"浅而宽"地显露出，避免损伤肝中、肝右静脉。

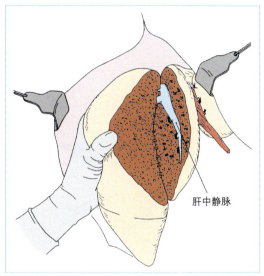

图7 S₄和右前叶间的离断

显露出肝中静脉的右侧壁

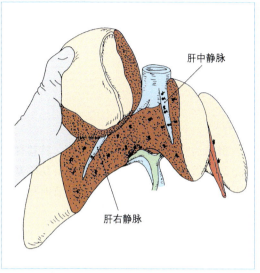

图8 右前叶和右后叶间的离断

剥离肝右静脉主干之前，露出肝右静脉的左下壁全长

参考文献

1）Makuuchi, M et al：Personal experience of right anterior segmentectomy（S V and S VIII）for hepatic malignancies. Surgery 114：52-59, 1993

2）幕内雅敏ほか：前区域切除．手術 47：449-456, 1993

3）橋倉泰彦ほか：癌の外科—手術手技シリーズ1．肝癌，メジカルビュー社，東京，84-97, 1991

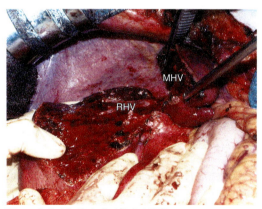

图9 右前叶切除完成时的术中照片

在离断面中显露出肝右静脉（RHV）和肝中静脉（MHV）

9. 右后叶切除术（S$_6$+S$_7$切除术）

山本顺司

［癌研有明病院消化器外科］

 引言

　　肝右后叶切除术适合肝细胞癌、转移性肝癌、肝胆管结石。手术方法与右半肝切除基本相同，不同之处在于处理肝门部脉管时更靠近远端且原则上应保留肝右静脉。

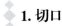 **1. 切口**

　　仰卧位行逆"L"字形切口，切除剑突，在右侧第9肋间开胸。当病变局限于右后叶、肿瘤接近下腔静脉时，可采用左侧半卧位，在第8或第9肋间开胸。这种方法能更好地观察下腔静脉，但缺点便是肝门部的位置较深，操作起来困难；另外，在肝左叶发现新的病变时处理较难。

 2. 肝门处理

（1）肝门部的分别处理

　　摘除胆囊，切开肝十二指肠韧带右缘肝侧的浆膜，以胆囊动脉的断端为标记分离并牵起肝右动脉。只要切开右侧Glisson鞘前下方的肝门部浆膜即可，不必沿着Glisson鞘作过长的纵向剪开。将胆总管向左牵引，向远端剥离肝右动脉，确认右前、右后支的分叉后，双重结扎、切断右后支。动脉的右前、右后支有时不仅是1支，有多种变异，故应参考术前的血管造影。在分离动脉的过程中能看到门静脉右支的右外侧面，故沿着外膜剥离至

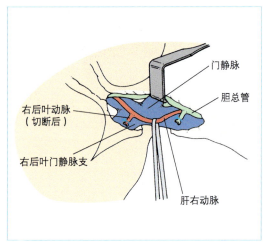

图1　分别处理肝门部的脉管

门静脉左、右支的分叉处后，游离并牵起门静脉右支主干。进一步剥离以确认门静脉右后叶支后结扎、切断（**图1**）。切断肝动脉和门静脉后，从后上走向前下的、包含有右后叶胆管支的Glisson鞘便显现出来，这些多在离断的最后阶段予以处理。

（2）肝门部的一并处理

　　Rouviere沟（Rouviere's sulcus）是位于胆囊床背侧的肝实质内的凹沟，其内走行着被浆膜覆盖的右后叶Glisson鞘（**图2**）。切开浆膜，显露出右后叶的Glisson鞘，沿与右尾状叶的边界用头端较钝的Pean钳子从后方掏过后，将Glisson鞘全周一并处理。

　　[**要点**] 肝门部的分别处理要比肝门部的一

◎肝门处理分为分别处理和一并处理，各有利弊。
◎必须通过辨认肝门处理后的变色区域来确定切断面，这样才能正确地切除右后叶。
◎只有显露出肝右静脉的全长才能说是右后叶的完整切除。
◎要注意显露出的肝静脉支，不要弄错离断面。

并处理稍复杂一些，也费时间。而一并处理时，当肝门较深、不从肝门开始离断少些肝实质较难确认 Glisson 鞘时，出血等使得操作无法进行，故不是常规的方法。另外，一并处理时要比前者在更靠末梢的地方处理脉管（**图3**）。当门静脉右后上支（P_7）和右后下支（P_6）没有形成共干，特别是 P_7 在肝门深部时，一并处理比较困难，这时先进行单纯结扎。另外，这时 P_7 和 P_6 的 Glisson 鞘也没合在一起，显得宽广，一并处理有困难，即便能将它们分别处理，也不得不从肝门开始破坏相当多的 Glisson 鞘周围的肝实质。胆管细胞癌、大肠癌肝转移等腺癌与右后支的根部相接时，若在 Glisson 鞘外进行处理，离断前就有露出肿瘤的危险，故从根治性的角度来说，肝门部的分别处理更好。

肝细胞癌在右后叶门静脉支内有癌栓时，不能一并处理，而应在分别处理门静脉、动脉后进行肝脏离断，在离断的最后切断胆管及周围结缔组织。这时要注意的是，在离断之前并结扎它们可能会引起 Glisson 鞘的短缩，再切断时恐怕要切向更末梢侧门静脉，故仅将 Glisson 鞘锐性切断。在切断的过程中确认胆管，然后缝合闭锁。

3.游离肝脏

与右半肝切除一样，从后腹膜将右半肝完全游离。首先从裸区下缘开始顺时针切开浆膜，并将肾上腺分离。

一边切断肝短静脉，一边从下方开始显露下腔静脉前壁。切断右侧的下腔静脉韧带，分离牵起肝右静脉[1]。肝右下静脉因引流 S_6，故予以切断。

[**要点**]切断右下腔静脉韧带时的标记位点是右叶肝实质向背侧伸出舌状部分的地方

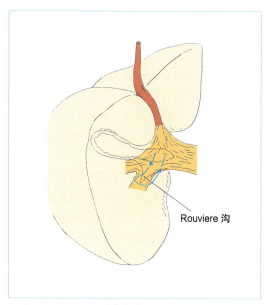

图2　一并处理肝门部的脉管

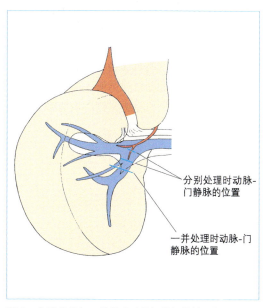

分别处理时动脉-门静脉的位置

一并处理时动脉-门静脉的位置

图3　分别处理与一并处理时的切断部位的不同

273

（**图4**）。有时，左尾状叶从背侧包裹下腔静脉并一直伸向右侧，下腔静脉韧带位于伸出的左尾状叶实质和右叶实质之间，不形成韧带样的结构[3]。

◆ 4. 肝脏离断 [2]

　　若离断前进行肝门处理，在肝表面通过变色区域便可确定离断线。基于某种理由未先进行肝门处理时，可用染色法决定。若用术中超声以肝右静脉为标记决定离断面，多不是真正的离断面。在右叶的脏面，右后叶与尾状突的边界在 Rouviere 沟的背侧，在此标记上离断线的便可完全切除右后叶。原则上要显露肝右静脉的全长（**图5**）。

　　［**要点**］①离断面：沿着肝表面的变色区域稍稍偏向右前叶来设定离断线。术者将左手的中指、无名指放在肝背面的下腔静脉沟作为离断的导引。最上缘的离断线设定于肝右静脉的中心便能分离显露出肝右静脉根部。在离断面若出现比较粗的 Glisson 支，则离断面不是肝段间的平面（intersegmental plane），故须用术中超声等确认肝内结构。②肝右下静脉（IRHV）粗大时，肝右静脉多不负责引流 S_6，IRHV 通常在 S_6 内走行，其不是右前后叶边界的标志，在下半部切肝时不要露出该静脉。③ MHV 向右叶的分支占优势时，有引流 S_6 的可能，离断过程中若误认为是肝右静脉，离断面会进入右前叶，故需注意。④肿瘤接近肝右静脉时，必要时将肝右静脉一并切除。只切除中枢侧时没有必要进行重建。

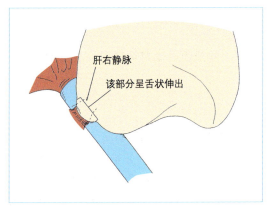

图4　右侧的下腔静脉韧带

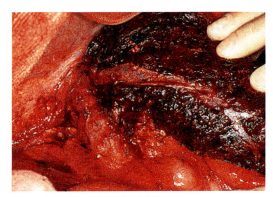

图5　右后叶切除后的肝的离断面

参考文献

1）Makuuchi, M et al：Extrahepatic division of the right hepatic vein in hepatectomy. Hepato-Gastroenterol 38：176-179, 1991

2）Makuuchi, M：Segmentectomy and subsegmentectomy in Pitfalls and complications in the diagnosis and management of hepatobiliary and pancreatic diseases. Surgical, medical and radiological aspects. Eds by Ligidakis NJ and Makuuchi M. Georg Thieme Verlag, Stuttgart, New York, 1993

3）山本順司ほか：下大静脈靱帯の同定と処理の仕方. 臨床外科 57：613-616, 2002

10. 左外叶切除术 (S₂+S₃ 切除术)

伊藤精彦

［東京大学医学研究所外科］

◆ 引言

一般认为肝左外叶切除是比较简单的肝切除手术。但为了安全地进行手术，视野的确保、左外叶的游离、门静脉矢状部的处理、肝左静脉的处理等都需要扎实的手法。

◆ 1. 左外叶切除的适应证

在肝镰状韧带左侧的病变，如肝细胞癌、转移性肝癌、肝内胆管结石等都可行左外叶切除。肝细胞癌多数合并肝硬化，故必须评价其储备功能。如：腹水可控制，血清总胆红素值在 1.0mg/d 以下，$ICG-R_{15}$ 值在 20% 以下等[1]。肿瘤占据左外叶的大部分，若左外叶的正常部分占全肝体积的 1/6 以下，$ICG-R_{15}$ 值在 29% 以下时也可以进行切除。当合并有癌栓且向着肝门方向延伸时，应行扩大切除（左半肝切除），故需行术前血管造影检查及术前、术中超声检查确认。

◆ 2. 切口及视野的展开

为安全地进行肝左静脉根部的处理，特别是病变较大时，应进行逆"T"字形切开（图 1A）。上方的剑突用咬骨钳及电刀切除。横行方向向着右侧第 9 肋间切开，左侧至腹直肌外缘，左右腹壁用 Kent 式牵开器向外上方牵引（图 1B）。若术中操作熟练，当病变较小、肝硬化较轻时，只用正中切口便可以切除左外叶。刚开始的时候术者在右侧游离肝脏及处理肝门部，进行肝离断时换到左侧。

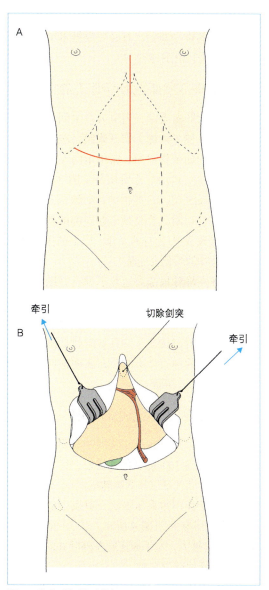

图 1　左外叶切除时的切口
为确保安全处理肝左静脉，要有满意的视野

3. 左外叶的游离

结扎肝镰状韧带备牵引用。沿着肝表面切断镰状韧带至肝静脉根部附近（**图2**①）。冠状韧带在接近肝实质处用电刀切断（**图2**②）。若接近膈肌进行操作则会损伤血管而引起出血。在三角韧带的左端有较细的血管及胆管，故必须结扎切断（**图2**③）。之后抬起左外叶，小网膜的剥离便容易进行（**图2**④）。有必要注意由胃左动脉而来的副左肝动脉（这个动脉不需要时，双重结扎后切断；极少数情况下其是作为两侧肝叶的惟一动脉，有必要根据术前的血管造影检查进行慎重处理。）

4. 门静脉矢状部的处理和肝左静脉的处理

有桥状肝实质时，用电刀在中间切断。沿矢状部的左侧（外侧）切开浆膜，剥离肝实质和脐部之间的疏松组织，露出走向左外叶的门静脉分支 P_2、P_3，结扎后切断（**图3**）。然后，显露出深部的 Glisson 鞘内的各动脉、胆管分支，分别结扎、切断。要充分掌握局部的解剖，注意保留向 S_4 及 S_1 走行的血管。以上的操作结束后，左外叶的颜色会变暗。

在肝左静脉根部周边几乎没有纤维结缔组织形成时，将其分离、结扎后能够减少离断肝脏时的出血。多数情况下，仅靠上方的入路不能结扎肝左静脉的主干，其最好待肝离断时再处理。肝左静脉有 2 支时，在表面横向走行的 1 支可先结扎、切断。

5. 肝离断、肝左静脉的处理

肝离断时采用 Pringle 法或半肝阻断法，阻断开始前静注 100mg 氢化可的松，另外需依靠麻醉师减小潮气量以降低静脉压。

肝离断使用钳夹压榨法，对剩余的脉管进行结扎、切断。如**图4**所示，左手食指沿着 Arantius 管插入，左手握住肝左外叶并向前上抬起能够较好地减少出血。

在肝左静脉的根部上血管钳，留有缝合的余地后将其切断（此时肝左外叶的离断完成）。

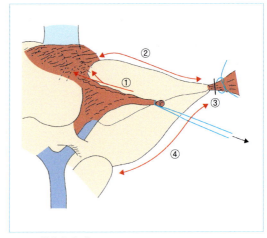

图2 游离左外叶

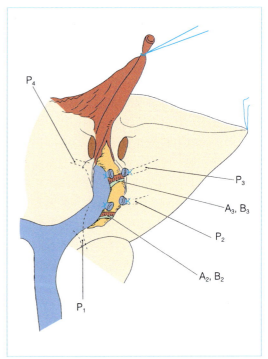

图3 矢状部的处理

肝左静脉的断端使用连续缝合进行处理。

肝左静脉如**图5**所示有各种形态[2]（注意肝左静脉主干可位于镰状韧带的左缘偏右）。

6. 止血、关腹

用针线对断端出血进行缝合止血。摘除胆囊，从胆囊胆管向胆总管插入胆道造影用

◎游离肝脏、处理肝门部时术者在患者右侧，肝脏离断时术者在患者左侧。

◎肝左静脉根部可能位于肝镰状韧带左缘偏右。

◎处理肝左静脉时视野要充分。

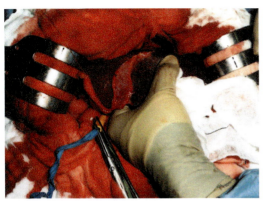

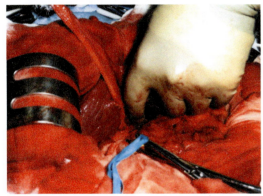

图4　肝脏离断
用左手向上握住左外叶，最后处理肝左静脉

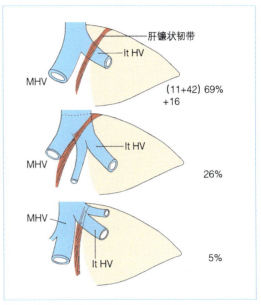

图5　肝左静脉的主干在肝镰状韧带右侧
MHV：肝中静脉；lt HV：肝左静脉

的球囊导管进行胆汁渗漏试验。注入生理盐水后，再注入空气便容易看出有无胆汁渗漏，若有则予以缝扎。压迫止血15分钟后，再次确认有无出血，在肝断端涂上生物蛋白胶等。在Winslow孔和肝断端留置硅胶管后关腹。引流管接上输血用导管，水封后成为闭锁引流管。

参考文献
1）幕内雅敏ほか：肝硬変合併肝癌治療のStrategy. 外科診療 29：1530-1536, 1987
2）中村　達：肝静脈および下大静脈の外科的解剖に基づいた肝切除の検討. 日外会誌 83：384-395, 1982

11. S_{3,4} 切除术

川崎誠治

[順天堂大学医学部肝胆膵外科]

◆ 引言

对于合并肝硬化的肝癌病例，从肝储备功能、再生功能的观点来看，多数不能或者不利于肝脏的大量切除。另一方面，经常可发现肝癌容易浸润门静脉，并通过门静脉向肝内转移形成多个子结节。对于有这种病理学特征的肝癌，在追求根治性治疗的同时要防止术后肝功能不全，故考虑进行解剖性的亚区域（肝段）切除。当肿瘤较接近门静脉矢状部的情况下，可进行的一种解剖性的肝段切除的就是 S_{3,4} 切除（**图1**，**图2**）[1]。

◆ 1. 门静脉左支的分叉形态和S_{3,4}段的切除

从门静脉左支的分叉形态可发现，若肿瘤位于矢状部附近的 S_3 或者是 S_4，很容易经门静脉 S_4 或者是 S_3 转移，但较难向 S_2 转移（**图3**）。若联合切除 S_3 和 S_4 若加上 S_2 段，等于完全切除了左半肝。但肝硬化病例左半肝相对肥大，从尽可能保留肝功能的立场出发，保留 S_2 的意义很大。

◆ 2. S_{3,4} 切除的手术方法

逆"T"字形切口开腹，摘除胆囊后，在肝门部游离左、右肝动脉和门静脉支并将它们牵起。切开门静脉左支矢状部下缘的结缔组织后显露出门静脉，确认 S_2 的门静脉分支。在该支分叉部的远端将门静脉结扎、切断。接着向左

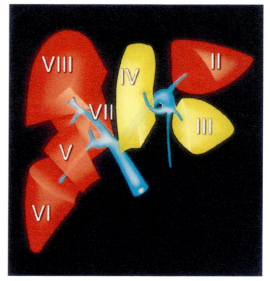

图1　S_{3,4} 切除的示意图

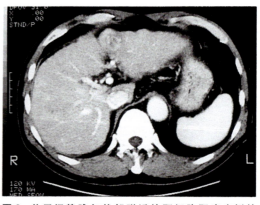

图2　位于门静脉矢状部附近的肝细胞肝癌病例的 CT 像

◎切断 P_2 分叉部的末梢侧的门静脉、动脉后，容易确认切除的分界线。

◎肝左静脉走行于 S_2 和 S_3 之间，以此为标志进行肝脏离断。

◎ $S_{3,4}$ 的切除离断面较大，半肝阻断法是减少出血的有效方法。

上方确认支配 S_3 和 S_4 的肝动脉分支后，将其切断。保留 S_2 的肝动脉分支。

[盲点和对策] 去往 S_2 的肝动脉支多在相应门静脉的腹侧分叉，必须要确认 S_2 的肝动脉支。

将 $S_{3,4}$ 的肝动脉支切断后，肝表面会出现明显的分界线（demarcation line）。用术中超声在分界线的正下方确认肝中静脉主干（走行在 S_4 和右半肝之间）和肝左静脉主干（走行于 S_2 段和 S_3 段之间）。先阻断肝左动脉和门静脉左支（阻断 30 分钟后开放 5 分钟，重复此操作），在 S_2 段和 S_3 段的交界处用钳夹压榨法（forceps fracture）离断肝脏，显露出肝左静脉的主干。肝脏离断到达先前的门静脉结扎、切断处时，在其头侧将 S_3 和 S_4 的胆管连同周围的结缔组织一并结扎、切断。随后，阻断肝右动脉和门静脉右支后进行肝实质离断，显露出右半肝和 S_4 间的肝中静脉主干，从而完成肝切除。肝切除结束后，离断面上会显露出肝左静脉主干和肝中静脉主干（图 4，图 5）。联合切除 S_3 和 S_4 的问题是离断面大、容易大量出血，通过半肝血流阻断法会使出血量减少到最低。对于肝硬化合并肝癌病例，为满足追求根治性和尽可能保留肝脏这两方面的要求，本术式可说是一个典型的例子[2]。

参考文献

1）Makuuchi, M et al：Ultrasonically guided sub-segmentectomy. Surg Gynecol Obstet 161：346-350, 1987

2）Kawasaki, S et al：A new alternative hepatectomy method for resection of segments 3 and 4 of the liver. Surg Gynecol Obstet 175：267-269, 1992

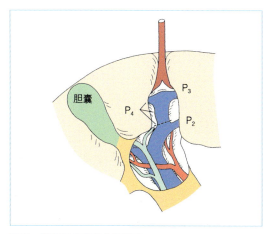

图 3　门静脉左支的分叉形态
$S_{3,4}$ 切除时，在虚线的部位切断门静脉

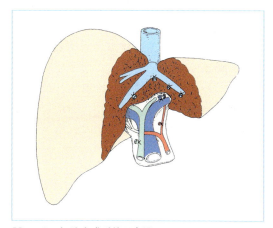

图 4　$S_{3,4}$ 切除完成后的示意图
在肝离断面上显露出肝中静脉和肝左静脉

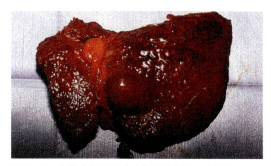

图 5　$S_{3,4}$ 切除病例的标本（与图 2 为同一病例）

12. 保留肝右下静脉的手术

小菅智男

［国立がんセンター中央病院肝胆膵外科］

引言

保留肝右下静脉的手术是利用变异肝短静脉所进行的特殊的肝切除术式。随着切除技术的日益进步，现在能进行各种样式的肝脏切除术，但是必须要保证切除后残肝的血液流入（门静脉、肝动脉）和流出（肝静脉）的通畅。通常来自肝脏的回流血液大部分都需要经过肝左静脉、肝右静脉、肝中静脉其中的任何一支流出肝脏。所以将其切除时，无论其支配区域有无病变都必须切除。但是当肝脏储备功能不足的时候，这样便会有引发肝脏功能不全的危险性，所以切除便会受到限制。当存在肝右下静脉时，即使切除肝右静脉，S_6 也可安全保留，此即保留肝右下静脉的手术[1]。

1. 适应证

只有以下三个条件全都满足才是本术式的适应证。

1）有必要切除肝右静脉主干时；

2）有必要保留 S_6 时；

3）存在肝右下静脉时。

条件1）是肿瘤方面的主要因素。当肿瘤直接浸润至肝右静脉或者肝右静脉内有癌栓存在时，就有必要将肝右静脉切除。条件2）主要是肝脏储备功能的问题。当肝脏储备功能充足时，就不必保留 S_6。但是，切除范围广泛及 S_6 体积较大时（伴有功能损害的肝脏），是否保留 S_6 对安全性的影响很大。当然，在 S_6 有肿瘤

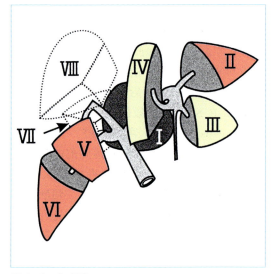

图 1　S_7+S_8 切除

用罗马数字来表示 Couinaud 的肝段。下同

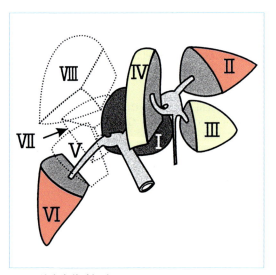

图 2　扩大右前叶切除

存在时则不可保留此区域。条件3）是术式成立的必要条件。

2. 术式的种类

保留肝右下静脉的肝切除术式可能有以下几种：

（1）S_7+S_8切除（图1）

此术式适用于有肝脏功能损害、单发肿瘤位于右前、右后叶上段时。此时因为右前叶下段的静脉汇入肝中静脉，所以还必须保留肝中静脉。

（2）扩大右前叶切除（图2）

此术式适用于右前叶肿瘤累及包括肝右静脉的部分S_7，并且肝脏储备功能不足以耐受右半肝切除时。如果有必要，可扩大切除至包括肝中静脉的部分S_4。

（3）S_4+S_5+S_8+S_7切除（图3）

肿瘤主要位于右前叶、左内叶并向S_7进展但还不能切除右三叶时，一般采用此术式。

（4）保留S_6的次全肝切除（图4）

理论上讲可以实现，但即便是在正常肝脏，也需要S_6有足够的体积。像这样必须进行如此广范围的切除才能保持根治性的情况极为罕见，加之S_6的体积要足够的大，故该术式实用价值有限。

3. 肝右下静脉保留手术的问题

肝右下静脉保留术使从右侧游离肝脏变得更加困难，故对肝右静脉根部的肝外处理会变得很困难。同样，尾状叶的尾状突和腔静脉旁部的切除变得困难。另外，因为有时要保留在

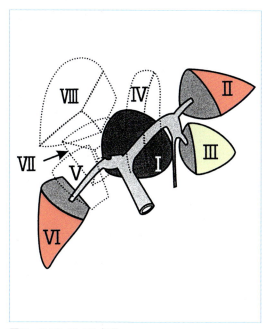

图3　S_4+S_5+S_8+S_7切除

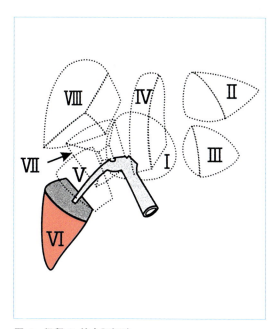

图4　保留S_6的全肝切除

281

解剖学上与肿瘤邻近的部分才可保留肝右下静脉，根据肿瘤种类和位置的不同，有时就会造成根治性的降低。

肝右下静脉保留术的适应证与术前行门静脉栓塞术的适应证有很多相似点。有必要根据肿瘤的性质、位置和所需手术时间来选择合适的术式。

◆ 4. 手术的要点

手术时必须仔细操作，注意不要损伤肝右下静脉。肝右下静脉多在肾上腺的水平汇入下腔静脉，当肾上腺与右肝粘连时，右半肝的游离要特别谨慎。依靠术中超声明确汇入位置后，如从足侧开始游离下腔静脉，则较易于显露出肝右下静脉根部，而后再剥离右肾上腺就较容易。

因为不能将右肝的下半部分从下腔静脉向外上抬起，所以切断下腔静脉韧带时要格外慎重（图5）。因为是切断肝右静脉的术式，要尽可能地在肝外处理肝右静脉，但损伤肝短静脉和下腔静脉时，想要有足够的视野进行止血非常困难，此时不要硬性进行在肝外处理，应该先离断肝脏，在充分显露术野的情况下再处理肝右静脉。

◆ 小结

保留肝右下静脉的术式作为首选适应证的

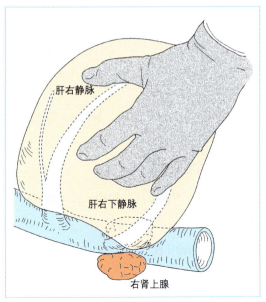

图5　切断下腔静脉韧带时应慎重

情况并不多见。但对于肝脏储备功能不足的肝脏切除，应该根据肿瘤的具体情况设计多种术式，而此术式便是其中一种。另外，在因术前误诊或术中损伤等原因需改变预定术式的关键时刻，保留肝右下静脉的术式也是为数不多的一种重要选择。

参考文献
1）Makuuchi, M et al：Four new hepatectomy procedures for resection of the right hepatic vein and preservation of the inferior right hepatic vein. Surgery 164：68-72, 1987

何谓肝右下静脉

小菅智男 [国立がんセンター中央病院肝胆膵外科]

■ 肝右下静脉的功能

肝右下静脉是主要将 S_6 的血流引流入下腔静脉的静脉，出现频率约为 20%，是一种较常见的变异。从 S_6 来的回流血原本应该是流入肝右静脉的，将肝右下静脉看作是来自 S_6 的独立汇入足侧下腔静脉的肝短静脉便容易理解。在有肝右下静脉时，肝右静脉的血流量相对减少，故通常多不粗大。

■ 影像诊断的注意点

在肝右下静脉特别粗大的病例中，肝右静脉多不明显，注意不要误认。肝右下静脉与右后叶下段的门静脉分支（P_6）平行走行之后，汇入肝下腔静脉的足侧（**图 1**）。与此相对应，肝右静脉的主干在右前、右后叶之间走行，汇入肝后下腔静脉的头侧。因此，确认有与 P_6 平行走行的肝静脉分支时，有必要分辨是否为肝右下静脉[1]。向中枢侧追踪，如发现在肝门水平汇入下腔静脉则可确认（**图 2A、B**）。另外，若能够同时分辨出肝右静脉，则诊断较可靠。

反之亦然，肝右静脉较细时，注意有可能存在肝右下静脉，有必要进行进一步的检查。

参考文献
1）Makuuchi, M et al：The inferior right hepatic vein：ultrasonic demonstration. Radiology 148：213-217, 1983

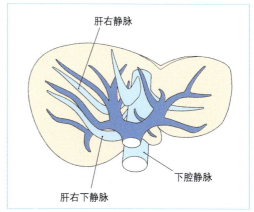

图1　肝右下静脉的位置

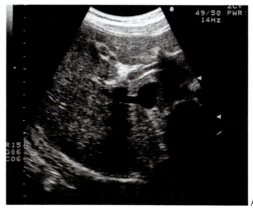

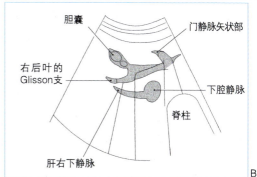

图2　A. 肝右下静脉的超声图像；B. A 的说明

13. S_8 切除与 S_7 切除术

高山忠利・幕内雅敏*

[日本大学医学部消化器外科・*東京大学医学部肝胆膵・移植外科]

◈ 引言

解剖性肝段切除术（systematic subsegmentectomy）是在 1985 年由幕内（Makuuchi）创用的、针对肝细胞癌的肝切除术式[1]。因为肝癌在较小的时候即多伴有门静脉浸润或向肝内转移，从根治的角度要求对荷瘤肝段进行解剖性切除。另一方面，多数病例因合并慢性肝炎和肝硬化，从肝功能的角度考虑，不适宜作肝叶或半肝之类的大范围切除。考虑到对肿瘤进行根治的同时还要保留肝功能，权衡利弊后确立了此种术式。作为针对肝癌的标准手术，目前正得到广泛应用。

◈ 1. 解剖

Couinaud 的肝段（segment）如**图 1** 所示分为 S_1~S_8 共 8 段[2]。根据日本原发性肝癌处理规约（第 4 版，2000 年），将其定义为亚区域（subsegment）（译者注：中国称为肝段）。Couinaud 区域切除在日本叫做亚区域切除。

解剖性肝段切除是一种把肝段门静脉支所支配的区域完全切除的术式，因此在术前有必要很好理解基本的门静脉分支形式。门静脉的第 1 级分支分为右支和左支，第 2 级分支分为右前叶支、右后叶支、左支矢状部和尾状叶支，第 3 级分支即各肝段支（**图 2**）[3]。门静脉第 3 级分支用其所支配的区域部位来命名。例如，支配右前叶上段（S_8）腹侧区的 3 级分支叫做

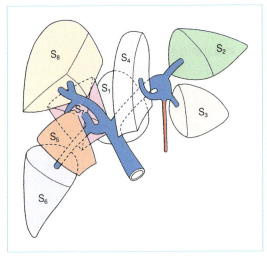

图 1　肝脏 Couinaud 分区
Sn 是指 Segment-n（n=1~8）

右前叶上支（P_8）的腹侧支（P_8V）。各肝段多数含有 2 支以上的 3 级分支。

◈ 2. 适应证

肝脏功能要满足 3 个条件：①腹水阴性；②血清总胆红素值在 1.0mg/dl 以下；③ ICG-R_{15} 值不超过 30%。同时，根据术前的影像诊断（最终依靠术中的超声诊断），肿瘤必须局限于预定切除的肝段[2]。

◈ 3. 手术方法

[**要点**] 对预定切除的肝段应：①应用染色法确定拟切除肝段的范围；②对所在肝段的 Glisson 蒂用注射染料法标记。③半肝血流阻断后进行可靠地离断（**图 3**）[1]。

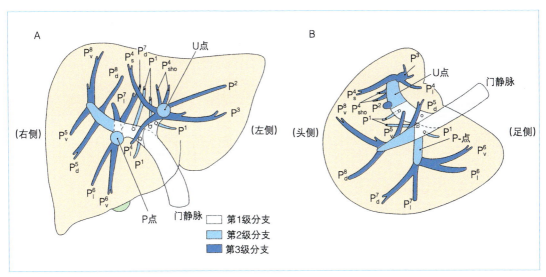

图2 门静脉分支图（A. 正面图；B. 右侧面图）

P_n是指各支门静脉（Portal vein-n）（n=1~8）。P_nV：腹侧支（ventral branch）；P_nD：背侧支（dorsal branch）；P_nL：外侧支（lateral branch）；P_nS：上支（superior branch）；P_nI：下支（inferior branch）；P_nsho：短支（short branch）

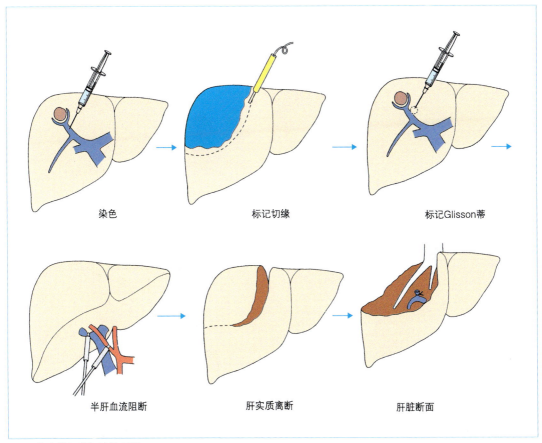

图3 解剖性肝段切除的步骤

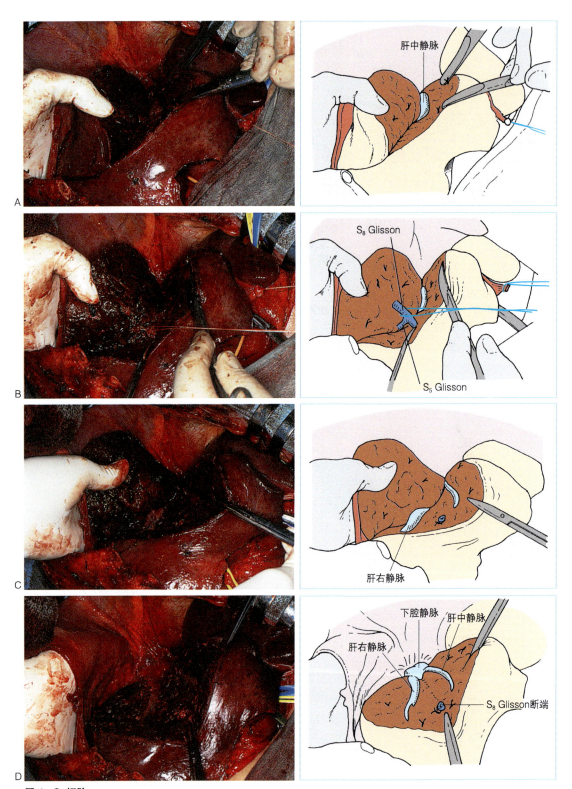

图 4 S₈ 切除

A. 显露出肝中静脉；B. 结扎、切断 S₈ 的 Glisson 蒂；C. 显露出肝右静脉；D. S₈ 切除完成后的断面

S₈切除与S₇切除术

◎必须要理解门静脉是如何分支的，同时要熟练掌握术中超声。
◎染色法、入墨法、半肝血流阻断法是三大基本技术。
◎在根部处理 Glisson 鞘，完全显露出作为标志的肝静脉。

（1）一般的手术方法

开腹后，在术中行超声检查确认肿瘤的进展情况。如有必要，游离肝脏并摘除胆囊。接下来，依次游离牵起胆总管、左右肝动脉、门静脉左右支，为肝离断时的半肝血流阻断作准备。处理完肝门后，在超声引导下，穿刺预定切除的肝段门静脉支，在注入染料后，肝实质被染色（染色法）。立即用电刀在染色区作标记。在预定切除的 Glisson 的根部注入染料标记（入墨法），作为肝离断中的标志。在半肝血流阻断下（每次阻断 30 分钟，开放 5 分钟），开始沿着肝段的边界离断肝脏。用超声随时检查离断的方向，随着离断的进行，作为各肝段边界的肝静脉就在离断面上显露出来，沿着其继续离断。结扎、切断肝段 Glisson 支。若正确实施肝段切除，通常离断面底部的 Glisson 支的断端和界面上的肝静脉便会显露出来。

（2）S$_8$ 切除的手术方法

1）S$_8$ 由腹侧支（P$_8$v）和背侧支（P$_8$d）两支门静脉 3 级分支所支配，其间有肝中静脉的分支走行。因此，有必要通过两个分支的穿刺染色来确定 S$_8$ 的范围。

2）在左侧半肝阻断后，从左侧的标记线（与 Rex-Cantlie 线一致）偏左侧大约 1cm 处开始离断肝脏。分离至肝中静脉的末梢端后，沿此向中枢侧继续离断，可到达肝中静脉的主干。剥离肝中静脉到达肝门水平时，在这个面的离断先暂停（图 4A）。

3）在右侧半肝阻断后，沿着下缘的标记线进行肝脏的离断。在大约 3cm 的深度可发现 S$_8$ 腹侧支的 Glisson，其确定有赖于超声的引导，先前注入的染料也是很好的标记。双重结扎腹侧支 Glisson 后切断（图 4B）。若这个部位位置

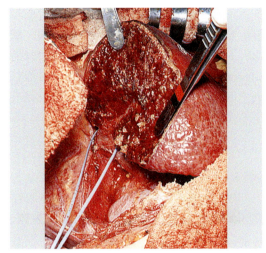

图 5　S$_7$ 切除

较深，最好先向右外侧方向继续离断，待视野开阔后再进行。腹侧支正下方存在背侧支，以同样的方法切断。

4）重新进行肝中静脉的剥离。肝静脉周围的离断要特别慎重，在小心结扎、切断主干前面较细分支的同时，慢慢显露肝中静脉根部。在下腔静脉的汇入部可能有肝中静脉的较粗大的分支，要可靠地处理，显露出肝中静脉和肝右静脉入下腔静脉的汇合部位。此时，术者可以用左手食指从下腔静脉前面插到肝静脉背面，轻轻向上顶起，对控制出血有帮助。

5）在距 S$_8$ Glisson 断端 2cm 的右外侧有肝右静脉走行（两者有时很接近）。到达肝右静脉的主干后，沿主干向头侧方向进行离断，显露出肝右静脉的前面（图 4C）。这时术者用左手拇指将切除肝向右外侧、头侧翻转则很容易剥离肝静脉，要注意的是有较粗的肝右静脉的分支汇入下腔静脉。切除完 S$_8$ 后，在离断面上会显露出肝中静脉、S$_8$ Glisson 断端、肝右静脉和下腔静脉。

（3）S₇切除的手术方法

充分游离肝右叶，在肝外将肝右静脉游离后牵起。在肝门部将肝右动脉和门静脉右支游离后牵起。S₇主要由一支背侧支（P₇d）所支配，1次染色后就可确定其范围。在右侧半肝阻断后，从S₇和S₆的分界线开始离断，露出肝右静脉的末梢端，在其背侧分离出S₇的Glisson后进行结扎、切断。然后沿肝右静脉向中枢侧离断至下腔静脉的汇入部，至此完成了S₇的切除（**图5**）。

（4）S₇+S₈切除的手术技术

S₇+S₈的切除需把肝右静脉在下腔静脉汇入部进行切断。这时的问题是要确定是否存在预留的S₆段流出道。若存在肝右下静脉，该静脉作为流出道没有问题。一方面，没有此流出道时，必须要重建肝右静脉（**图6**）[4]。选择移植血管时，最好应用血管直径相一致的髂总静脉。在静脉重建时，为了缩短S₆的淤血时间，可应用Anthron管进行暂时的分流。

◆ 小结

在解剖性肝段切除时，用染色法正确地确定该区域，在半肝血流阻断下仔细进行离断，就可以很自然地完整切除该段，在离断面上显露出作为标志的门静脉断端和肝静脉支。解剖性肝段切除应作为满足条件的肝癌病例的首选术式[5]。

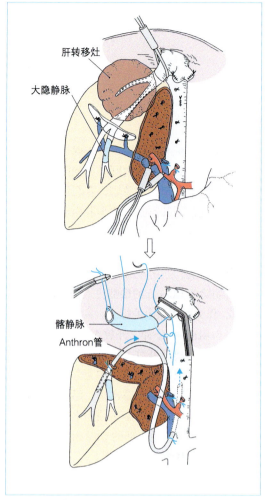

图6　S₇+S₈切除，肝右静脉重建
此病例以前做过扩大左半肝 +S₅切除，并采用大隐静脉作为移植血管进行了肝右静脉分支的重建

参考文献

1）Makuuchi, M et al：Ultrasonically guided sub-segmentectomy. Surg Gynecol Obstet 161：346-350, 1985
2）Makuuchi, M：Application of intraoperative ultrasonography to hepatectomy. Abdominal Intraoperative Ultrasonography, Makuuchi, M ed, Igaku Shoin, Tokyo, 89-123, 1987
3）Takayasu, K et al：Intrahepatic portal vein branches studied by percutaneous transhepatic portography. Radiology 154：31-36, 1985
4）Takayama, T et al：Re-reconstruction of a single remnant hepatic vein. Br J Surg 83：762-763, 1996
5）Takayama, T et al：Surgical resection. Diagnosis and Treatment of Hepatocellular Carcinoma, Livraghi, T et al eds, Greenwich Medical Media, London, 279-293, 1997

14. S₅ 切除与 S₆ 切除术

嘉数　徹

［福冈和白病院综合诊疗科］

◆ 1. S₅ 的解剖性切除

S₅ 由 3~5 支门静脉支供血（**图 1**）[1]，因此全部染色很困难。Takayama 提出的反向染色技术（counterstaining identification technique）能对 S₅ 进行有效的划分[2]。也就是说，在术中超声（intraoperative ultrasonography，IOUS）引导下把 S₈ 段和右后叶染色，作为非染色区域即是 S₅。

另外，可用超声确定作为与 S₄ 分界线的肝中静脉（Rex-Cantlie 线）的位置。在以上的预切线的位置，用电刀在肝表面进行标记。胆囊摘除后行肝切除。肝的离断从与 S₄ 的分界线开始，在超声引导下显露出肝中静脉主干的右侧壁后进行离断。接下来沿着与 S₈ 的分界线，切断从肝内门静脉右前支分出的 P₅ 腹侧支和 P₅ 背侧支。进一步沿找出与 S₆ 的分界线切开，显露出

图 1　门静脉右前支的分叉形式

P₅v（腹侧支）和 P₈v（腹侧支）形成共干的占 62%，没有形成的占 35%。斜线部分是右前支的主干。

RHV：肝右静脉

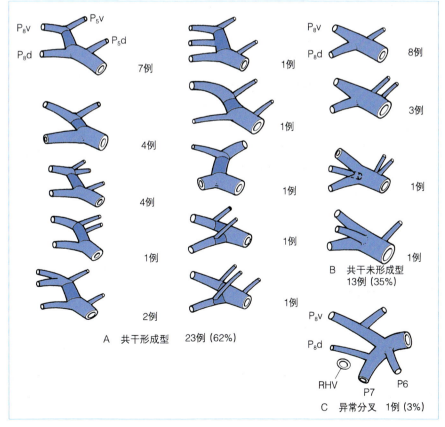

肝右静脉主干，并与先前的离断线相连。确定
与 S_6 的边界时，要用 IOUS 检查肝中静脉分支
形式，如果存在单独引流 S_6 的较粗的肝中静脉
分支，则必须要保留（**图 2**）。一旦结扎，结扎
部分的末梢侧的肝实质会出现静脉性淤血，导
致术后并发症的发生。离断后肝脏再灌注时，
在 S_6 若发生肝静脉性淤血，有必要进行该静脉
支的重建[3]。在肝离断面上露出肝中静脉的主干
及末梢支、肝右静脉的主干及末梢支和 P_5 脉管
群的断端（**图 3**）。

[要点] 在借助 IOUS 把握肝内脉管的立体
结构的基础上，使用反向染色技术是非常重
要的。

2. S_6 的规则切除

S_6 由 1 支门静脉所支配的占 76%，由 2 支
所支配的占 24%，染色可算是比较容易（**图 4**）[4]。
在超声引导下，穿刺相应的门静脉支进行染色
便可以正确决定切除范围。预先用超声确定在
S_5、S_6 之间走行的肝右静脉，通过 P_6 的染色确
定与 S_7 的边界，用电刀在肝表面进行标记。标
记的时候，术者的左手应使右半肝保持与肝切
除时同样的位置，这样实际进行肝切除时不易
产生离断面的偏移。离断肝脏时首先从 S_5、S_6
之间开始。这时的离断面应朝向 IVC 方向，从
肝下缘开始离断至露出肝右静脉主干的右壁。
在 IOUS 引导下到达 S_6 门静脉支根部。切断支
配 S_6 的门静脉支后，相应的缺血区域就显现出
来，其边界与先前穿刺染色所得是一致的。沿
着此边界，从前上向后下进行解剖性切除（在
$S_{6,7}$ 的界线间）。S_6 切除后的离断面如**图 5** 所示。
另外，有时存在引流 S_6 全区域的肝右下静脉
（IRHV）（出现频率为 24%），位于 S_6 的原发性
肝癌会向肝右下静脉生长出癌栓[5]。在用 IOUS
证实在肝右下静脉内部有癌栓时，操作时注意
勿使其进入下腔静脉，当右半肝完全游离翻转
后，将含有癌栓的肝右下静脉一并切除。

[要点 1] 根据 IOUS 把握 P_6 的变异和肝
静脉主干的立体关系非常重要。

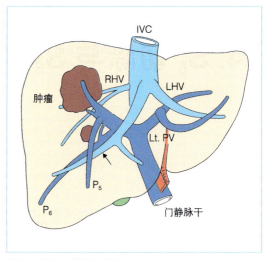

图 2　引流 S_6 的肝中静脉支
在此病例中，在切除右前叶时，引流 S_6 段的肝中静脉
的粗大分支被切断。肝血流再开放时，S_6 出现淤血，行
静脉重建后淤血消失。图中箭头所指是引流 S_6 的肝中
静脉分支。LHV：肝左静脉；RHV：肝右静脉；IVC：下
腔静脉

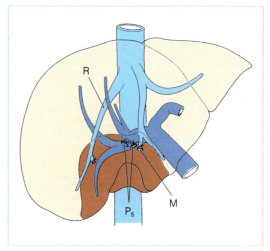

图 3　S_5 切除后的肝离断面
解剖性 S_5 切除后的肝离断面。M 所示为肝中静脉右支的
断端。P_5 为 S_5 的门静脉支的断端。R 为肝右静脉主干

[要点 2] 切断肝肾韧带、三角韧带和冠状
韧带后，S_6 就可很平稳地置于术者的左手上。
将右半肝翻转，从而安全地进行离断。

◎ P_5 的分叉形态的变异非常多。

◎ P_6 多为 1 支或 2 支。

◎ 在 IOUS 引导下正确地进行解剖性肝段切除。

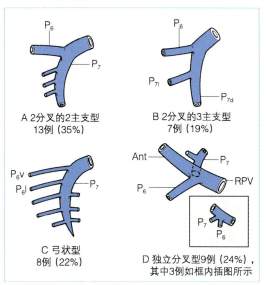

图 4　肝内门静脉支的分叉形式

A. 2 分叉型；B. 3 分叉型；
C. 弓状型；D. 独立分叉型
RPV：门静脉右支；Ant：门静脉右前支

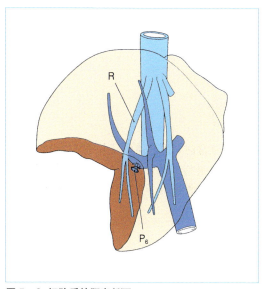

图 5　S_6 切除后的肝离断面

规则性肝切除后，在肝离断面有 P_6 断端（P_6）和肝右静脉末梢支露出。R：肝右静脉主干

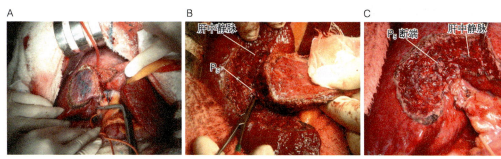

图 6　S_5 切除的术中照片

参考文献

1 ）幕内雅敏：超音波から見た肝の脈肝解剖と肝区域．消化器病学の進歩 85：45-46，1985

2 ）Takayama, T et al：A new method for mapping hepatic subsegment：counterstaining identification technique. Surgery 109：226-229, 1991

3 ）Kakazu, T et al：Reconstruction of the middle hepatic vein tributary during right anterior segmentectomy. Surgery 117：238-240, 1995

4 ）幕内雅敏：超音波から見た肝右葉後区域の血管構築．肝臓 27：526，1986

5 ）幕内雅敏ほか：術中エコー 肝切除への応用 (3)．臨床外科 37 (1)：45-53，1982

15. S₄ 切除术

檜垣時夫

[日本大学医学部消化器外科]

引言

S₄ 切除时，因其体积只占肝脏体积的 10%，故应根据肿瘤的条件注意不要在离断面有肿瘤露出。离断肝脏时重要的是不要损伤肝门部的胆管。

1. S₄ 的范围

在膈面，从 Rex-Cantlie 线到镰状韧带；在脏面，从胆囊床中央到门静脉矢状部右缘；背侧设定为一个从肝中静脉起始部至肝门部的水平面：两边分别为肝中静脉背面和 Arantius 管。其狭小的范围类似一个等腰三角形（肝门部为底边，顶点为肝中静脉根部）（**图 1**）。

2. 适应证

考虑门静脉左支的分叉形态，如以解剖性切除为目标，适宜进行左半肝切除及 S₃,₄ 切除。ICG-R₁₅ 值在 20% 以上，肝的储备功能低下，若肝细胞癌位于肝表面或在脏面突出于方叶，较适宜施行该手术（**图 1** ①和②，**图 2**）。若肿瘤深及肝中静脉平面时（**图 3**），为不在切离线上露出肿瘤，最好进行扩大 S₄ 切除（将尾状叶一并切除，露出下腔静脉前壁）（**图 4A、B**）。

3. S₄ 切除的技术

上腹部正中切口或逆 "T" 字形切口，充分暴露肝中静脉、肝左静脉的前面。虽非必要，但若为控制肝中静脉出血，则可进行裸区的剥离。胆囊摘除后，结扎、切断肝中动脉，游离

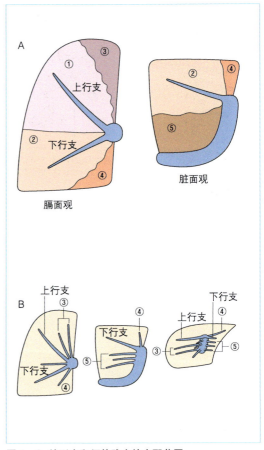

图 1 S₄ 的形态和门静脉支的支配范围

A. S₄ 的主要门静脉支及其支配范围
上行支支配①的区域，下行支支配②的区域，③的区域由上行支深部的左支脐部（矢状部）的头侧面来的分支支配

B. S₄ 的细的门静脉分支
细的门静脉分支的编号与 A 的支配区域的编号相同，大致支配各自的区域

◎将肝圆韧带垂直向上牵引，纵行切开门静脉矢状部的浆膜，然后处理 S_4 的门静脉支。

◎在肝左静脉根部和肝中静脉末梢可能有较粗的静脉支。

◎不要切开肝门部及左肝管的 Glisson 鞘。

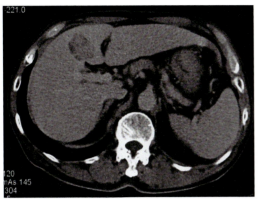

图2 S_4 浅部的肿瘤（图1②的区域）

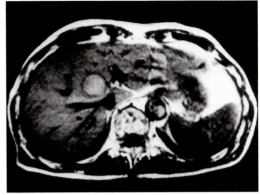

图3 S_4 深部的肿瘤（图1③的区域）

牵起肝右动脉、门静脉右支。

[要点]门静脉矢状部的处理。

向腹侧牵拉肝圆韧带时，切开门静脉矢状部右缘的浆膜，用 Metzenbaum 剪刀向内侧剥离肝实质和矢状部的间隙，结扎、切断数支细的 S_4 门静脉的内侧支后，露出2支粗的上行支和下行支，同样予以结扎、切断（图5A、B）。此时右侧的分界线很明显，用电刀予以标记。术中超声确认正下方的肝中静脉主干，左侧以镰状韧带右缘作为预定的切离线。

从肝下缘开始进行离断。矢状部右侧残留有胆管支和深部细的门静脉支，用细的 Pean 钳子挫压，结扎、切断结缔组织。出血量多的时候，用 Pringle 法进行血流阻断。到达矢状部的中枢侧后，保留少许肝实质，沿左 Glisson 鞘横部向右离断。此部位存在左肝管的小支，稍偏离左 Glisson 鞘就能够避免损伤。离断膈面时，术者站在患者的左侧，用左手握着左外叶，沿 Arantius 管的走行插入食指，离断至指尖水平。要注意，在肝左静脉根部附近有很粗的静脉沿镰状韧带走向 S_4（图6）。

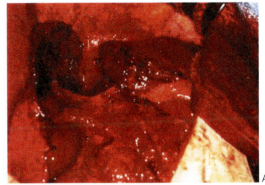
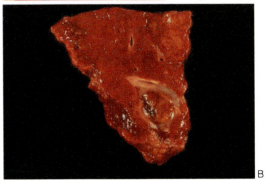

图4 A. 扩大切除后的肝的离断面
显露出下腔静脉、肝门部、门静脉左支矢状部
B. 切除标本
扩大切除（包括了尾状叶）确保了切缘阴性

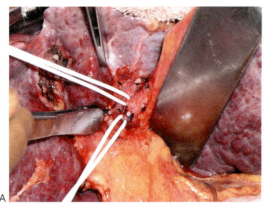

A

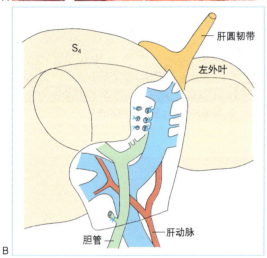

B

图5　A. 牵起 S₄ 支的上行、下行支
　　B. 显露出门静脉矢状部和左肝管的分支

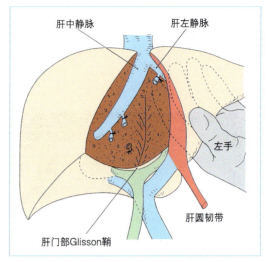

图6　在 S₄ 离断面显露出肝中、肝左静脉的分支

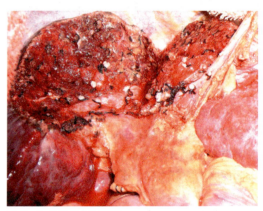

图7　S₄ 切除后的离断面
显露出肝中静脉、肝门板和门静脉矢状部

肝右侧的离断在半肝阻血下进行。从膈面下缘开始，向头侧及胆囊床方向进行。先分离至肝中静脉主干，沿其左侧一直显露至根部，有必要注意在靠近肝门部时有粗的静脉支流入肝中静脉。

从肝右侧的离断线开始，在肝门部 Glisson 的浆膜外向 Arantius 管的方向离断肝实质，沿与尾状叶的边界离断后便到达左侧的离断线，接着转向头侧完成肝切除（**图7**）。沿着左肝管有几支极细的胆管支汇入（**图5B**），肝脏过分上抬或草率地压榨会撕裂胆管支，因此要加以注意。

参考文献

1）幕内雅敏，高山忠利，長谷川博：定型的手術─内側
　　区域切除．最新消化器外科シリーズ 10：肝臓(1)，
　　金原出版，1989

16. 锥形肝区域（区划）切除术

高崎 健·大坪毅人*

[東京女子医科大学消化器病センター外科・*聖マリアンナ医科大学消化器一般外科]

◆ 引言

在肝切除，特别是对于肝癌进行肝切除时，因为经门静脉向肝内转移的可能性较高，所以完全切除肿瘤的门静脉支所在区域的规则性肝切除是理想的手术方式。基于这种考虑，以前在进行肝切除时都是先解剖肝门，分别游离出相应的动脉、门静脉和胆管。但日本的患者多合并肝硬化，考虑到残肝的肝功能，能行肝叶切除的病例很少，多数不得不进行小范围的切除。左肝叶切除以下的手术时，分别处理脉管分支非常困难，而须以 Glisson 鞘为单位一并进行处理。也就是说，如果以 Glisson 鞘为单位处理，任何一种肝切除都能成为规则性切除。

◆ 1. 亚区域和锥形肝区域（区划）

日本肝癌处理规约把肝脏分成 4 个区域，每个区域再各自分成上下两个亚区域，即 Couinaud 的 8 个区域（译者注：即我们所称的肝段）。但是从 Glisson 鞘的分支来看，在亚区域（或者是 Couinaud 的肝段）仅存在 1 支亚区域支（或肝段支）的情况几乎没有。Glisson 鞘在肝门部分成 3 支 2 级分支，以后的分支形态很少是那种反复进行的 2 分支，常常是仅有很短的 2 级分支主干即分叉出 3 级分支；或是像杉树一样，从较长的主干顺次分叉出 3 级分支：没有一定的规律可循。通过对肝区域的 Glisson 鞘的分布状态的研究，作者把肝脏分成 3 个区域和尾状叶（参照"肝门部一并处理的操作技

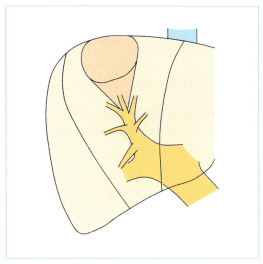

图 1　锥形肝区域（区划）

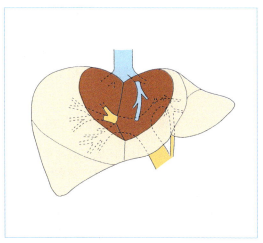

图 2　中区域上领域（即 S_8）左侧的切除
在中区域左侧从头侧向着中区域根部的方向离断肝脏。确认肝脏中区域的 Glisson 区划支。保留肝静脉保留在左区域内

术"部分）。每个区域的 2 级分支各有 7~8 个 3
级分支。每个 3 级分支形成了一个以肝表面为
底面，顶点位于肝门部的倒置的锥形体，作
者将这个锥形的肝区域当作一个"区划（cone
unit）"，区划内分布的 Glisson 鞘称为区划支[1]
（图 1）。

基于上述想法，1 个区域大约是 8 个锥形
体的集合体，亚区域是 1 个区域的一半，即相
当于 3~5 个区划。也就是说，亚区域（肝段）
是一个区域大致分成 2 个部分后按所处的大
致位置来命名的，依照的不是脉管系统的分布
情况。亚区域切除也就是切除几个 3 级分支及
其所在的区划[2]。

◆ 2. 区划切除手术的实际操作

基本上是切除肿瘤所在区域的几个区划支
（3 级分支）后再进行肝脏的离断。因为区域支
中 2 级分支的起始部在肝外，而 3 级分支全部
在肝内，切除区划支就有必要或多或少切开肝
实质。根据部位的不同，到达肝内区划支的途
径各有不同，下面通过几个具体的例子来进行
阐述。

（1）中区域的区划切除

中区域的头侧比腹侧大，行区划切除时，
下领域的 3 级分支的处理在不同的病例间差别
不大；在上领域，多数情况下靠左侧的区划切
除和靠右侧的区划切除所处理的 3 级分支各不
相同。对于上领域的区划切除，把左侧和右侧
分开处理为好（图 2，图 3）。

（2）中区域下领域（即 S_5）的切除（图 4）

在处理肝门时，把中区域支游离牵起后予
以阻断，这样中区域与左区域以及右区域的界
线就变得很明了，在此用电刀进行标记。确定
肿瘤位于中区域内后，从与左区域分界处的下
缘开始离断，而后向肝门部推进，确认中区域
支在肝内的分叉形态，结扎、切断分布到下领
域内支配肿瘤的 3 级分支，然后沿着肝表面的
变色区域进行肝脏的离断。中区域的形状有

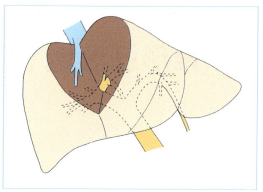

图 3 中区域上领域（即 S_8）右侧的切除
在中区域右侧从头侧向着中区域根部的方向离断肝脏。
确认肝脏中区域的 Glisson 区划支。肝静脉保留在右区
域内

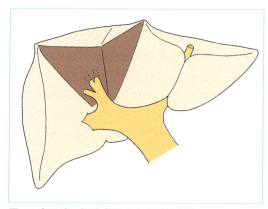

图 4 中区域下领域（即 S_5）右侧的切除
在中区域左侧（Cantlie 线）从足侧开始离断肝脏，确认
中区域 Glisson 鞘后处理 3 级分支

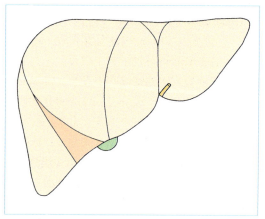

图 5 中区域和右区域交界的 1 个区（划）

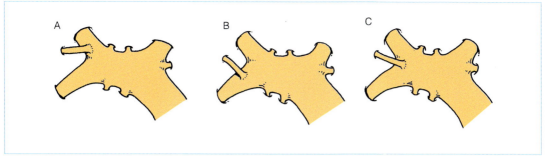

图 6　中区域和右区域交界的 1 个区画支的分支形态
A. 区划支从中区域发出时，中区域呈矩形
B. 区划支从右区域发出时，中区域呈热气球形
C. 区划支从 Glisson 鞘 1 级分支发出时，处理胆囊系膜时将其结扎

两种，一种是左区域和右区域的边界在胆囊床的位置相交，另一种是这两个边界不相交。作者把它们分别称做热气球形和矩形[3]。这两者的不同之处是中区域和右区域交界处的 3 级分支是从中区域分出还是从右区域发出。此外，还有非常罕见的是这个 3 级分支从肝门部独立分叉。因为这时该 3 级分支在 Calot 三角内的胆囊系膜中穿行，处理肝门时要加以注意（图 5，图 6）。

（3）中区域上领域（即 S_8）的切除

中区域呈头侧较宽大、足侧较窄小的形状。因此在切除中区域上领域时，按肿瘤所在位置，进行靠左侧和靠右侧的切除时，处理的区划支有较大差异。首先将中区域支游离牵起后，明确区域间的界线后予以标记。肿瘤靠左时，要从左区域界线的头侧开始；肿瘤靠右时，从右区域侧的界线开始离断肝脏。向着中区域支根部切开到达区划支。在离断肝脏时若遇到走行于区域间内的肝静脉时，要保留好后再行离断（图 2，图 3）。

（4）右区域区划切除

切除右区域下领域（即 S_6）的顺序基本与切除中区下领域的顺序相同。

（5）右区域上领域（即 S_7）的切除

游离牵起右区域支后，标记其与中区域的

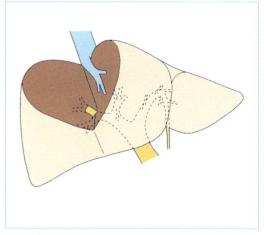

图 7　右区域上领域（即 S_7）的切除
从中区域与右区域交界处头侧向着右区域根部的方向切开肝脏，确认右区域的 Glisson 鞘后处理区划支

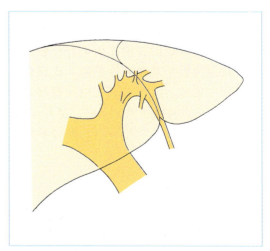

图 8　左区域的 3 级分支

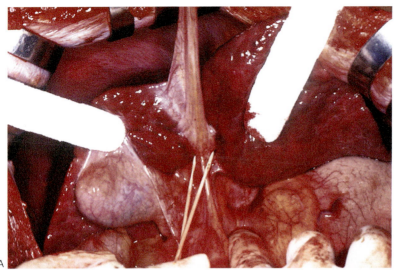

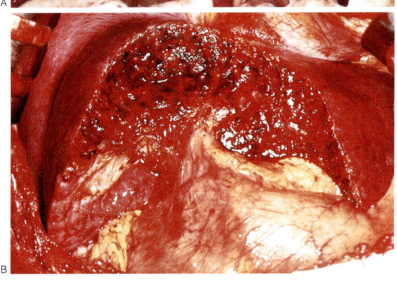

图9 S₄下+S₃切除
A. 将 S₄ 下和 S₃ 区划的 Glisson 鞘游离牵起
B. S₄ 下 +S₃ 切除后

分界线。沿该分界线与右区域支根部相连的平面，从分界线的头侧开始进行肝脏的离断。在此过程中若遇到肝静脉，要保留其主干于中区域，继续向右区域支根部进行离断，到达该处的 3 级分支后，将其结扎、切断。之后，沿着结扎后出现的分界线离断肝脏（**图7**）。

（6）左区域的区划切除

左区域在肝癌处理规约上以镰状韧带为界分成外侧领域和内侧领域，按 Couinaud 法则分为 S₂、S₃、S₄。从外面看，镰状韧带可以把该区域明显的分为内外两区，但从肝内 Glisson 鞘的分布情况看其未必是分界线。左区域向外侧有 2 支 3 级分支，向内侧及头侧有数支 3 级分支。内侧领域的 3 级分支有朝向头侧和朝向足侧的，从根部顺次分叉开来（**图8**）。在大部分的病例中 Glisson 鞘的矢状部显露于脏面，发现桥状的肝组织时，若要确认矢状部的全长，可在此处用电刀切开。沿着肝圆韧带处理右侧的 3 级分支后即可切除左区域的内侧领域（即 S₄）；左侧的 3 级分支处理后，即可切除左区域的外侧领域（即 S₂,₃）。另外，在 S₂,₃Glisson 鞘的中间位置切断左区域支后，即可进行 S₃,₄ₐ 的切除

锥形肝区域（区划）切除术

298

◎进行肝区划切除时，肝内 Glisson 鞘的分支很是复杂，有必要确认要处理的 3 级分支和对应的肝区域。因此，离断前要阻断 Glisson 鞘以确定变色范围。

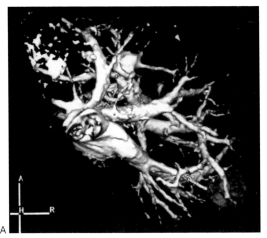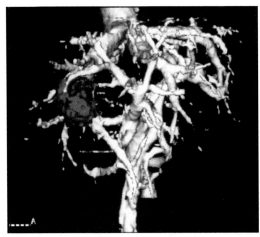

图 10 3-DCT
A. 从头侧观察；B. 从右侧观察
肿瘤由中区域上领域的区划支支配，位于肝右静脉头侧

（图9）。

3. 3D-CT 的用处

　　进行肝的区划切除时，术前很好地把握 Glisson 鞘 3 级分支的分叉形态是非常重要的。从前的二维图像（CT、血管造影等）都不能准确地确定 3 级分支的形态，只能在术中采用夹闭各个区划支的方法，一边确认变色区域，一边进行切除。随着 3D-CT 的出现，肿瘤和 3 级分支及肝静脉的立体关系都能在术前重建出来（图 10）。

参考文献

1）高崎　健：グリソン鞘の分岐形態からみた肝区域分けと肝区画単位の考え方，肝臓外科の実際，戸部隆吉ほか編集，医学書院，東京，256-266，1989
2）高崎　健ほか：グリソン鞘処理による肝亜区域，肝小区画切除．外科診療 28：349-353，1986
3）高崎　健：グリソン鞘一括処理法による肝門血管処理（肝中区域切除）．手術 51：9-13，1997

17. 右 S₁ 切除术

佐々木 洋・今冈真義

［大阪府立成人病センター消化器外科］

◆ 引言

　　右侧尾状叶的腔静脉旁部和尾状突的头侧部分位置很深。这个部位视野非常不清楚，同时因为必须分离血管或在其附近操作，故有大出血的可能，技术上也很困难。本章主要介绍在有肝功能损害的肝脏单独切除肝尾叶的情况。

◆ 1. 皮肤切口和体位

　　因为有大出血的危险，最重要的一点是充分展开下腔静脉、肝静脉根部及肝短静脉附近的视野。为了能尽可能直视下看清下腔静脉右侧和肝右静脉根部，皮肤切口和体位就很重要。①右侧半卧位：从右侧第 7 肋间的腋后线开始，越过肋弓到达腹正中线部位开胸、开腹（**图 1A**）；②仰卧位：从上腹部正中开始到第 10 肋间，再逆行呈 "L" 形开胸、开腹（**图 1B**），充分切开膈肌。

◆ 2. 肝后下腔静脉、肝右静脉的游离牵起

　　为了应对术中的意外出血，游离牵起肝后下腔静脉的上、下端和肝右静脉的根部。从左、右分离下腔静脉后方的结缔组织后，术者把食指从右侧伸入下腔静脉的背侧，引导分离钳从左侧掏过（**图 2A**）。

◆ 3. 尾状叶背侧的处理

　　将右肝向左侧掀起，从足侧向头侧顺次结扎、切断肝短静脉（**图 2B**）。游离尾状叶背

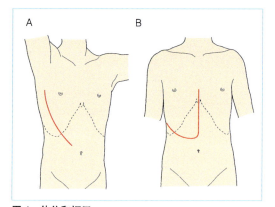

图 1　体位和切口
A. 左侧卧位，第 7 肋间斜向切开
B. 仰卧位，逆 "L" 形切开

侧至可在尾状叶和下腔静脉之间插入手指的程度（除左上方外）并可从下方可观察到肝中、肝右静脉的内面。肝短静脉非常短，结扎线脱落则有大出血的危险。肝侧通常要结扎，下腔静脉侧用钳子夹住后，直径超过 3mm 的用 5-0 血管缝合线连续缝合（**图 3**）；3mm 以下的予以缝扎。肝右下静脉不能保留，予以切断。

◆ 4. 尾状叶腹侧的处理

　　有必要完全剥离右侧尾状叶的腹侧。尾状突的 Glisson 支有时是从左、右分叉部附近的右侧 Glisson 鞘的主干发出的，有时是从右后叶 Glisson 鞘背侧来的分支。腔静脉旁部的 Glisson 支主要是右侧主干 ~ 右前叶支来的分支。游离牵起左右 Glisson 支后向前上方牵拉，同时将尾状叶压向后方，显出右尾状叶

◎为了防止意外出血，游离牵起肝后下腔静脉的上、下端。

◎充分显露出下腔静脉和肝静脉。

◎切除右 S_1 的时候，要可靠地进行残肝侧的止血。

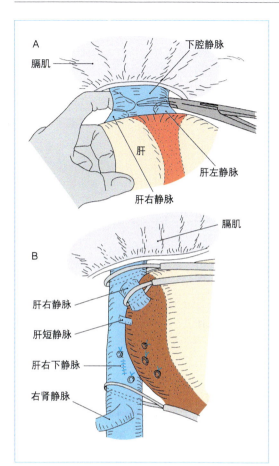

图 2　下腔静脉、肝右静脉的悬吊

A. 肝后下腔静脉的悬吊

在下腔静脉背侧伸入食指引导分离钳

B. 下腔静脉、肝右静脉的悬吊和肝短静脉的结扎、切断。向左上翻转肝脏，结扎、切断肝短静脉

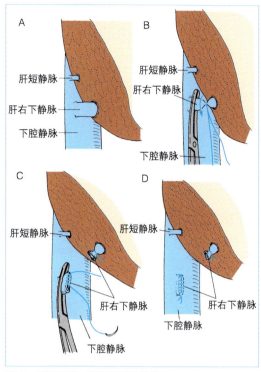

图 3　肝短静脉、肝右下静脉的处理

A. 肝短静脉、肝右下静脉短粗，在下腔静脉侧及肝侧的结扎较困难

B. 肝侧结扎，下腔静脉侧用蚊式钳夹住

C. 切断后下腔静脉侧用 5-0 线连续缝合

D. 完成图

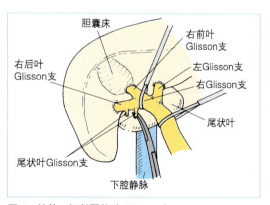

图 4　结扎、切断尾状叶 Glisson 支

游离牵起肝十二指肠韧带和右 Glisson 支，从足侧开始结扎、切断尾状叶 Glisson 支

的 Glisson 支，靠下方将其结扎、切断（**图 4**），随着分离的进行，前方视野也开始逐渐扩大。

◈◈ 5. 肝脏的离断

尽可能地游离右侧尾状叶的腹侧、背侧后，开始离断肝脏。标记切肝线后（头侧的标记实

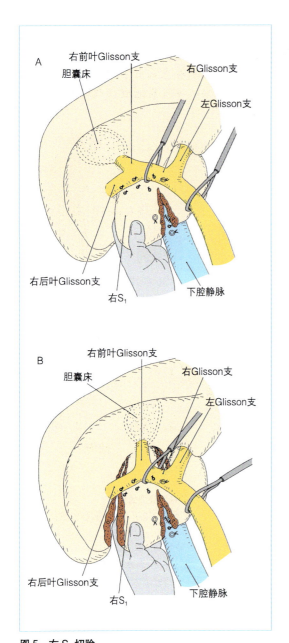

图5 右S₁切除
A. 沿右尾状叶的左侧边界的离断
术者握住右尾状叶的同时，从下向上离断。助手将右
Glisson支、肝十二指肠韧带向上牵开以扩大视野
B. 沿右尾状叶的右侧边界的离断
向下牵引右尾状叶，同左侧一样从下向上离断

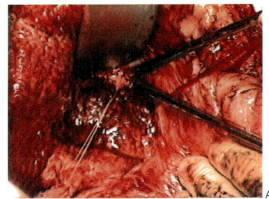

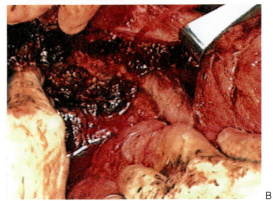

图6 右S₁切除
A. 离断中；B. 离断后

际上很难确定)，术者用无名指和拇指握住右侧
尾状叶，在向下牵引的同时，沿与左侧尾状叶
边界从下向上开始离断（图5A）。接下来，阻
断右侧的Glisson鞘，将肝向左上翻转，将右后
叶的背侧置于直视下，沿与右后叶肝实质的边
界进行离断（图5B）。最后，再用左手将右尾
状叶向下牵拉，离断头侧的肝实质（图6）。

18. 左 S₁ 切除术

渡邉善広

［日本大学医学部消化器外科］

◆ 引言

　　尾状叶在肝脏的背侧，难以看清；手术操作又与重要的血管相接近。由于这两个理由，尾状叶的小范围的切除是困难的手术之一。本章就左侧尾状叶的切除方法加以阐述。

◆ 1. 解剖

　　左侧尾状叶也就是 Spiegel 部，即左外叶背侧向小网膜突出的部分。背侧是下腔静脉，头侧是肝左、肝中静脉的根部，足侧靠近肝门，与腔静脉旁部的界线是 Rex-Cantlie 线的平面，与 S₄ 的界线是 Arantius 管（**图 1**）。尾状叶原发肝癌在切除的病例中占 5%，这其中位于 Spiegel 部的占 25%。

　　尾状叶门静脉支从门静脉左支横部的背面向头侧走行。左尾叶门静脉支 95% 来自门静脉左支，很少的一部分来自胆管旁静脉。左尾状叶动脉支的 40% 是肝左动脉分支，但是有多种变异。左尾状叶胆管流入左肝管。另外，引流左尾状叶的肝短静脉从左侧而不是前面汇入下腔静脉，多数情况下，在肝后下腔静脉的中下段有数支（1~3 支）肝短静脉。上段的肝短静脉有时可流入肝左静脉、肝中静脉或两者的共干，处理时要注意[1]。无论如何，手术时的可靠结扎对于术后胆漏、出血的预防都是非常重要的。

◆ 2. 适应证

　　肝功能的条件：血总胆红素 <2mg/dl；肿瘤

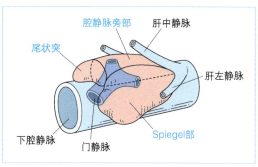

图 1　尾状叶分为 Spiegel 部、尾状突起、腔静脉旁部三部分（除去左右半肝）

的条件：位于 Spiegel 部的局灶性的体积较小的肿瘤。

◆ 3. 手术方法

（1）切口

　　一般从剑突开始作正中切口，如果感到视野不清或操作困难，不要犹豫，应该向左右横形切开以满足手术的需要。

（2）左外叶的游离

　　切开左冠状韧带、三角韧带。左外叶游离后向右侧翻转。确认左外叶内上方的肝左静脉的根部和左外叶与 Spiegel 部之间的 Arantius 管。

（3）游离左尾状叶

　　以 Rex-Cantlie 线所在平面为界，沿下腔静脉从足侧往头侧依次结扎、切断肝短静脉，将 Spiegel 部从下腔静脉上分离下来。到达左侧的

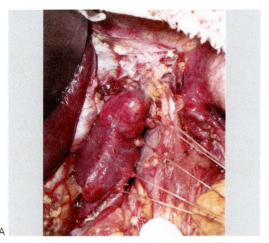

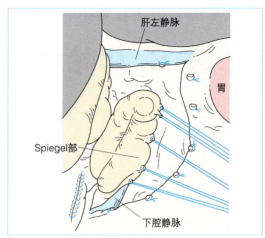

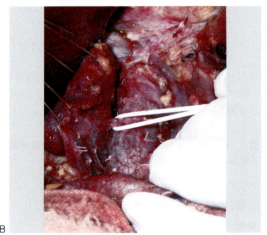

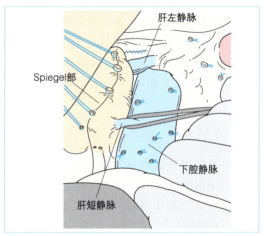

图2 左S₁切除（1）

A. 结扎、切断左下腔静脉韧带，将尾状叶侧的结扎线向上牵起，显露左尾状叶和下腔静脉间的间隙

B. 双重结扎、切断最粗的肝短静脉

下腔静脉韧带后，将其结扎、切断（图2A）。该操作完成后，到Spiegel部能够向上抬起很多，结扎、切断其中最粗的肝短静脉后，下腔静脉前面的分离基本结束（图2B）。在分离的头侧端可以显露出肝左静脉及肝中静脉的根部的背面。

（4）肝切除

结扎、切断从肝左动脉发出Spiegel支和从门静脉左支横部发出的门静脉支（图3A）。这时术者在患者的左侧站立，左手食指伸入Spiegel部背面（左食指上顶，拇指下压），以

食指作为引导进行肝脏离断（图3B）。在肝门水平沿与突起部的边界（肝门Glisson左侧缘），在肝静脉水平沿与腔静脉旁部的边界（肝中静脉的背侧部）进行肝脏离断。注意不要损伤离断面头侧的肝左静脉及深部的肝中静脉。在Spiegel部切除后的离断面上应显露出肝左静脉和肝中静脉背面的一部分（图3C）。

❖ 小结

左S₁切除时要充分翻转左半肝，从正确的层面分离下腔静脉及左侧肝门[2,3]。

◎要熟悉 Spiegel 部周围的血管走行。

◎要充分剥离到下腔静脉的前壁。

◎以插入背面的左食指为导引进行肝实质离断。

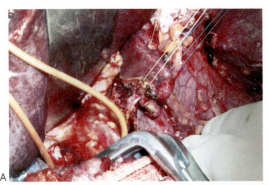

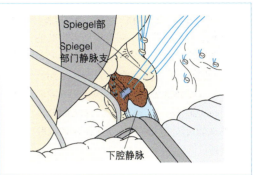

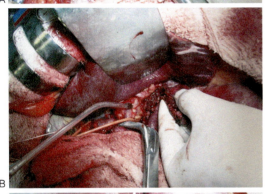

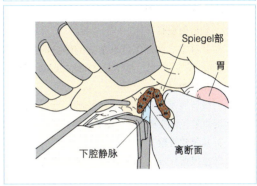

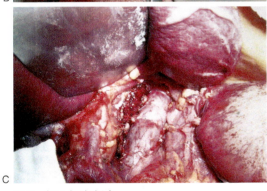

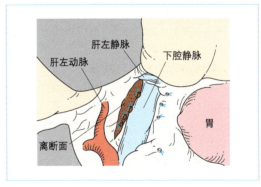

图3 左S₁切除（2）

A. 阻断全肝血流，用钳夹法离断肝实质，露出 Spiegel 部的门静脉

B. 术者站在患者的左侧，左手食指伸入 Spiegel 部背面（左食指上顶、拇指下压），以左食指作为引导离断肝脏

C. 切除完毕

参考文献

1）二村雄次訳：Couinaud 肝臓の外科解剖，医学書院，東京，128-142，1996

2）高山忠利ほか：肝尾状葉切除術. 消化器外科18：1091-1098，1995

3）Takayama, T et al：High dorsal resection of the liver. J Am Coll Surg 179：72-75, 1994

尾状叶的立体构造

公文正光 [野市中央病院]

■ 引言

向门静脉、肝静脉、胆管、肝静脉中分别注入蓝色、红色、黄色、白色树脂，将其铸型后可以见到尾状叶由三部分构成，从临床的角度看也是合理的。这三部分为：① Spiegel 叶（Spiegel lobe）；②腔静脉旁部（para-caval portion）；③尾状突（caudate process portion）。这三部分多存在独立的血管分支[1]（图4）。立体照片按裸眼所见进行排列。

■ 尾状叶的大体形态

1. 从腹侧观察

在肝脏中心部，保留末梢支的部分即为尾状叶，以细丝线将左叶支、右叶支分别结扎起来（图1）

2. 从背侧观察

白线所表示的部分为下腔静脉，可以发现尾状叶延伸至下腔静脉右侧（图2）。

3. 从足侧观察

尽量保留尾状突和 Spiegel 叶的末梢支，可见分别分布到这两个区域的门静脉支（图3）。

4. 尾状叶的形态

显示了尾状叶与门静脉、肝脏静脉、下腔静脉之间的关系（图4）。

5. Spiegel 叶与肝后下腔静脉

将肝脏和下腔静脉一同向腹侧充分翻转，显示出 Spiegel 叶与肝后下腔静脉的位置关系，Spiegel 叶的一部分包绕着肝后下腔静脉的背面（图5）。

6. 切断尾状叶以外的末梢支

适当保留尾状叶的末梢支从腹侧观察所见，与图4情况大体上相互对应。L、M、R 分别表示肝左静脉、肝中静脉、肝右静脉。在肝中静脉和肝右静脉主干附近将它们切断（图6）。

■ 小结

用立体照片显示了尾状叶的大体形态及与主要的血管之间的空间关系[2,3]。

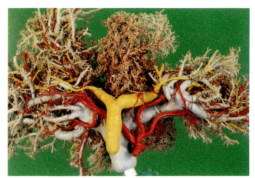

图1　此图为从腹侧观察尾状叶时所见，肝静脉已去除

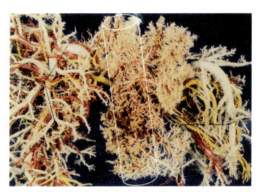

图2　将图1的尾状叶向腹侧充分翻转。白线标记处为下腔静脉

参考文献

1）公文正光：肝鋳型標本とその臨床応用—尾状葉の門脈枝と胆道枝．肝臓 26：1193，1985
2）公文正光ほか：肝鋳型標本による肝門部と尾状葉の解剖．胆と膵 10：1417，1989
3）公文正光ほか：尾状葉の解剖と診断—キャストからみた尾状葉の立体構築—．外科 58（4）：392，1996

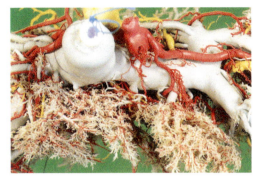

图 3 此图为从足侧观察尾状叶时所见，可见到分布到该区域的门静脉支的发出位点

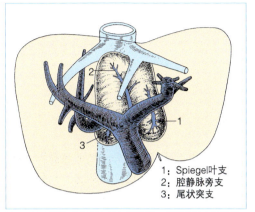

1：Spiegel叶支
2：腔静脉旁支
3：尾状突支

图 4 显示尾状叶的形态及与门静脉、肝静脉的立体关系

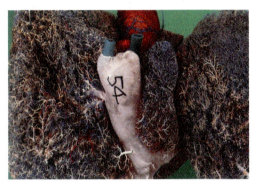

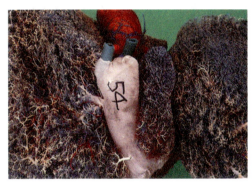

图 5 与将肝脏向上充分翻转的构图类似，显示下腔静脉与 Spiegel 叶的关系（已完成的肝脏灌注标本）

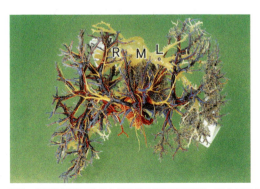

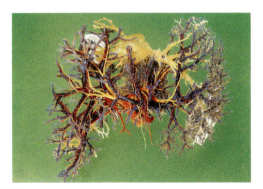

图 6 切断除尾状叶外的末梢支后从腹侧观察所见，基本与图 4 相对应

19. 前方入路的 S₁ 切除术

小菅智男

［国立がんセンター中央病院肝胆膵外科］

◆ 引言

　　尾状叶位于肝脏的中央，被下腔静脉、肝静脉和肝门所包绕。因此，切除这个部分的同时一般将周围的肝组织一并切除。但是，由于肝癌患者大多存在肝脏功能损害，破坏肝脏功能的术式就很不适合。于是作者们设计出这种把左右半肝离断、不切除肝实质且到达肝静脉和肝门较容易的术式[1,2]。以下就是关于这种术式的简单介绍。

◆ 1. 解剖学的基础

　　根据公文先生对于肝脏的铸型标本的研讨[3]，尾状叶是由 Spiegel 叶、尾状突和腔静脉旁部这三部分构成（**图 1**）。Spiegel 叶和尾状突大部分位于肝外，能从肝表面确定其范围。而与之相对应的是，腔静脉旁部被肝实质和肝后下腔静脉所覆盖，从肝表面无法辨认。在肝内，其与周围肝实质的边界有肝右静脉和肝中静脉的走行部位及右侧 Glisson 前后叶支的分叉部等标志。游离右半肝后可将位于右后叶和下腔静脉间的腔静脉旁部的表面显露出来，但它和右后叶的分界在肝表面没有解剖学的标志。

◆ 2. 技术难题和解决的方法

　　为了安全进行肝切除，防止肝静脉出血的对策显得尤其重要。若要单独切除全部的尾状叶，必须分离出走行在尾状叶与周围肝实质之间的肝静脉。若仅经背侧入路，肝静脉的剥离

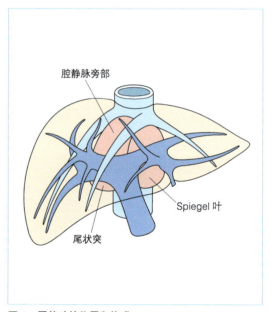

腔静脉旁部

Spiegel 叶

尾状突

图 1　尾状叶的位置和构成

面位于尾状叶肝实质的顶上，当肿瘤较大的时候，想要确保良好的视野很困难。另外，因肝静脉位于离断面上壁，手术野也很容易受到出血的影响。

　　若将左右半肝离断，则可得到与 S₄ 切除相近的从前方观察的视野（**图 2**）。如果仅仅是离断，肝实质几乎没有丧失，但是切断汇入肝中静脉的分支后存在淤血的危险。右前叶有几支较粗大的肝静脉支汇入肝中静脉；相对的，从 S₄ 汇入的静脉支较少，因此若沿着肝中静脉的左侧壁离断对于肝脏功能的影响较小。切除范围和离断面的关系如**图 3**所示。

完整地将尾状叶的切除则有游离全肝的必要。对于有肝损害的病例，离断面容易发生淋巴漏，所以应该仔细结扎粗的淋巴管。

右后叶和尾状叶的腔静脉旁部的边界在解剖学上的肉眼标志是不存在的。为了从肝脏表面可认定各部分结构，可应用染色技术，从右后叶的门静脉支穿刺注入染色剂，利用"反向染色技术"，尾状叶作为未被染色的区域就可以辨认了[4]。

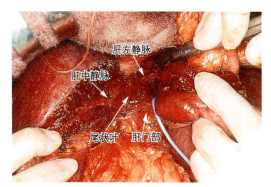

图2　肝离断后从前方观察所见

❖ 3. 步骤

患者取仰卧位，倒"T"字形切口开腹，横切口向右侧延至第9肋间开胸。切断肝镰状韧带和冠状韧带后，分离肝上部的下腔静脉，显露出肝静脉的汇合处。

切断右冠状韧带和右三角韧带后游离右半肝。在右肾上腺和肝粘连的地方适当靠近前者予以切断（图4）。存在肝右下静脉的时候将其切断。

切断右侧的下腔静脉韧带后，从足侧开始进一步要处理肝短静脉。一旦显露出肝右静脉的汇入部后，剥离其内侧的下腔静脉腹侧面，将肝右静脉游离并牵起。

移向左侧，切开小网膜显露Spiegel叶。切断左冠状韧带和左三角韧带后显露左半肝。剥离肝左静脉根部，显露出汇入下腔静脉的部分。切断左侧下腔静脉韧带，将Spiegel叶从下腔静脉分离下来（图5①）。将从右侧操作未能处理的肝短静脉全都结扎、切断。结扎、切断不可靠时，用血管钳夹住下腔静脉侧，切断后缝合闭锁。视野展开不佳时，Spiegel叶用缝线穿过留作牵引用。在肝左静脉根部结扎、切断Arantius管（图5②）。从此处剥离下腔静脉左腹侧面，将肝左、肝中静脉干用血管带牵起（图5③）。

操作进行到此，肝脏已变成仅由肝门和肝静脉固定的状态。

超声引导下，从右后叶的门静脉穿刺注入靛卡红。右后叶的表面被染成蓝色，尾状叶是

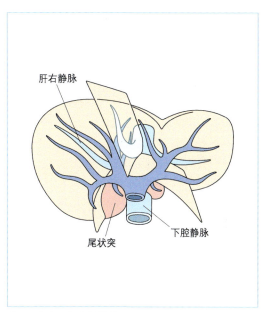

图3　离断面与血管的关系

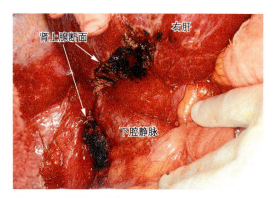

图4　从右侧开始的游离

非染色区，由此便区分开来（**图 6**）。在这个边界上用电刀作标记。

离断肝脏时，用 Pringle 法间歇阻断入肝血流。每次阻断血流的时间为 15 分钟，间隔 5 分钟后重复此项操作。用超声确认肝中静脉走行，在其正上方向着肝中静脉的左侧壁方向离断肝脏。这一部分的手术操作与半肝切除是相同的。脉管切断后两侧都有必要结扎。右前叶汇入肝中静脉右侧壁的静脉支较多，但几乎没有汇入左侧壁的粗大分支，故容易显露其全长。

首先在脏面切开肝脏至肝门部。在肝门头侧分离至肝中静脉后，离断面就垂直向左偏转，从肝左静脉最内侧分支的背侧穿过，朝向 Arantius 管的方向（**图 3**）。再从肝门部向左侧剥离，结扎、切断朝向头侧的数个尾状叶 Glisson 支。到达 Arantius 管与门静脉矢状部的结合部后，将前者结扎、切断。肝实质离断到达 Arantius 管后，左尾状叶变为游离状态。接着在肝门头侧向右侧切开肝实质，显露出右前叶、右后叶 Glisson 支的分叉部。

将右肝翻转，首先沿先前电刀做的标记在尾状叶的右缘进行切开。到达肝门的背侧后与腹侧的离断面相连。结扎、切断进入尾状突的尾状叶支。然后向头侧切开肝脏，显露出肝右静脉的后壁。

再回到腹侧，在露出的肝中静脉的后壁与肝右静脉的后壁相连的平面上进行离断后，尾状叶变成完全游离状态。切除后的外观如**图 7**所示。

◆ 4. 讨论

单独的尾状叶全切除有必要把肝脏彻底地游离。有的时候，仅仅游离就能确保相应的视野。但是有的时候，即使完全游离，但肝脏因被肝静脉和肝门的脉管所固定不能自由翻转，仅靠游离无法确保视野完全显露的情况不在少数。

左右半肝离断后，就可以得到和 S_4 切除相近的视野从前方观察尾状叶，这样就有可能安

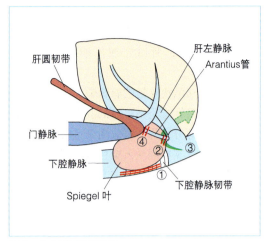

图 5　从左侧开始的操作

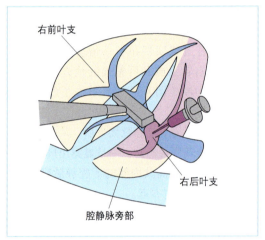

图 6　根据反向染色确定尾状叶右缘

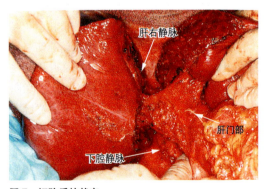

图 7　切除后的状态

全地分离肝静脉和肝门部。当然，即便不进行多余的肝切除，肝离断本身也增加了手术的创伤。但是良好的术野可提高手术的安全性，其价值远超过创伤的增大。特别在肿瘤较大的时候，只经背侧入路、在肝静脉平面下方离断时，很难确保有充分的视野。在这种情况下如果从前方切开肝脏，不仅有利于手术的进行，而且有利于出血的控制。

由于本术式的适应证没有限定，因此难以进行比较研究。目前还没有出现过由于肝脏离断而导致的问题点和并发症[5]。必要的肝功能储备要求可参考与其肝切除量近似的规则的肝段切除时的标准。

小结

对于位于肝尾状叶的肝癌，即便是现在也很难通过非手术疗法根治。本术式为对存在肝损害的病例进行根治切除提供了可能。

参考文献

1）Yamamoto, J et al：An isolated caudate lobectomy by the transhepatic approach for hepatocellular carcinoma in cirrhotic liver. Surgery 111：699-702, 1992

2）Kosuge, T et al：An isolated, complete resection of the caudate lobe, including the paracaval portion, for hepatocellular carcinoma. Arch Surg 129：280-284, 1994

3）公文正光：肝铸型标本とその临床应用一尾状叶の门脉枝と胆道枝. 肝臟 26：1193-1199, 1985

4）Takayama, T et al：A new method for mapping hepatic subsegment：counterstaining identification technique. Surgery 109：226-2299, 1991

5）Yamamoto, J et al：Anterrior transhepatic approach for isolated resection of the caudate lobe of the liver. World J Surg 23：97-101, 1999

20. 背侧入路的 S_1 全切术

高山忠利

[日本大学医学部消化器外科]

引言

　　肝尾状叶切除的术式是多种多样的[1]。实际工作中应根据肿瘤生长部位及肝脏的储备功能来选择合适的手术方式。迄今为止，对伴有肝硬化的生长在肝尾状叶腔静脉旁部的肝细胞癌的病例，牺牲左右半肝的切除是相当困难的。为了克服此困难，作者设计出单独将肝尾状叶全部切除的新术式，称为肝的高位背侧切除（high dorsal resection of the liver）[2,3]。

1.适应证

　　此种手术方式的适应证是：从肿瘤角度考虑，其累及肝尾状叶的腔静脉旁部或全部尾状叶；从肝功能角度考虑，对伴有肝损害的肝脏（ICG-R_{15} 值 ≥ 20%）联合进行左/右半肝切除有困难的病例适合采用该术式。另一方面，如果是局限于 Spiegel 部或是尾状突的肿瘤，一般局部切除即可。腔静脉旁部的肿瘤在肝功能良好的情况下，如果和其他部分肝脏一同切除，技术上可说是相当容易[4]（图1）。

2.术式

　　要点：①将尾状叶从其生理固定中完全"游离"开来；②使用染色法将尾状叶正确地"划定"出；③沿着标记完整地"离断"（图2）。

（1）尾状叶的游离

　　采用"J"字形胸腹联合切口，利用术中超声评估肿瘤进展的范围。摘除胆囊后，游离牵

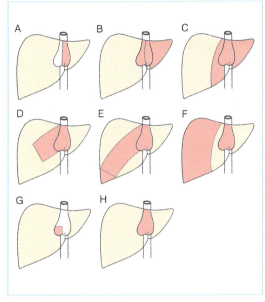

图1　尾状叶的解剖性切除
A. Spiegel 叶切除；B. 左外叶切除 +S_1 切除；C. 左半肝切除 +S_1 切除；D. S_7 切除 +S_1 切除；E. 右后叶切除 +S_1 切除；F. 右半肝切除 +S_1 切除；G. 尾状突切除；H. 单独 S_1 全切除

起胆总管、肝动脉和门静脉。游离门静脉左右支，尽可能地将尾状叶支结扎、切断。再结扎、切断左右的肝冠状韧带和三角韧带，游离全肝。分离右侧肾上腺，顺次结扎、切断肝短静脉，将尾状叶从下腔静脉上游离下来（处理肿瘤旁的肝短静脉时应当十分慎重）。切断右侧的下腔静脉韧带后，游离牵起肝右静脉。然后从下腔静脉左侧开始游离，结扎、切断全部的肝短静脉，将肝脏从下腔静脉完全分离下来。游离并牵起肝中、肝左静脉的共干。完全游离左右半肝对

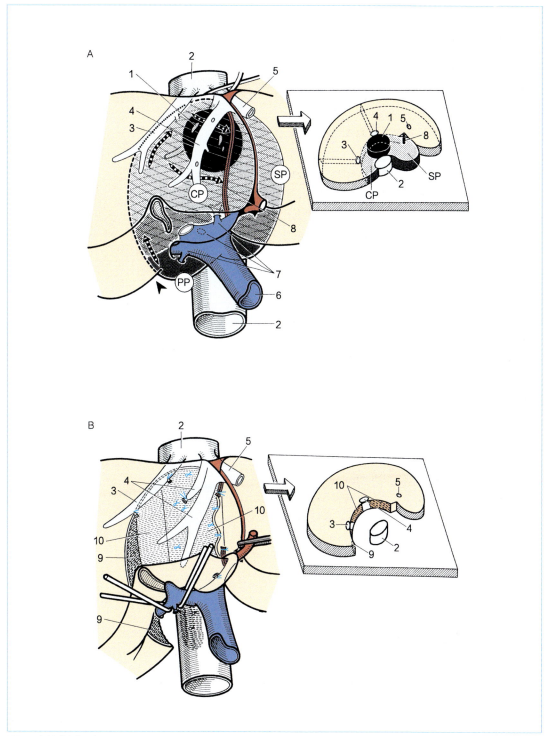

图 2　高位背侧切除

A. 切除前；B. 切除后

SP：Spiegel 叶；CP：腔静脉旁部；PP：尾状突

1.肝细胞癌；2.下腔静脉；3.肝右静脉；4.肝中静脉；5.肝左静脉；6.门静脉；7.尾状叶支；8. Arantius 管；9.右后叶的离断面；10. 右前叶、S_4 的离断面

于该手术是必不可少的。

（2）划定尾状叶的范围

为了划定尾状叶的右缘，在超声引导下穿刺门静脉右后支对右后叶进行染色（反向染色法）[2,5]。此染色边界用电刀做标记（**图3**）。分布到尾状突的门静脉支通常是穿刺点中枢侧的门静脉右支主干发出的，染色区域（右后叶）和非染色区域（尾状叶）的界限即相当于尾状叶的右缘。紧接着，在超声引导下，从肝脏表面向肝右静脉和肝中静脉的背面肝实质内注入染料（tattooing法）[2,3]，确定了尾状叶的腔静脉旁部在肝内腹侧面的部位（**图4**）。根据这样的染色法就可以划定先前临床上含混不清的尾状叶的右缘和腹侧面，其他的边界可根据脉管的走行来确定：左缘=Arantius管；背侧面=肝后下腔静脉；头侧端=3支肝静脉根部；足侧端=肝门板。如此可以清楚地确认尾状叶的全部边界，并可以这些肝内外的标志作为引导来进行肝脏的离断。

（3）尾状叶的离断

1）从尾状叶右缘开始离断至门静脉右支的根部，结扎、切断朝向尾状突的Glisson支。然后将门静脉右支向腹侧牵拉，在其背面边扩大右后叶和尾状叶右缘的离断面，边向头侧离断。这时候以先前向肝内注入的染料为标记进行离断，其深部为肝右静脉。

2）显露出肝右静脉的末梢部分之后，以此为导引显露出主干背面，并逐渐向头侧离断，到达事先已被悬吊了的肝右静脉的根部。然后，沿肝右静脉离断至肝中静脉的右缘，展开右前叶后面和尾状叶腹侧面之间的界面。

3）移向肝门部进行操作。顺次结扎、切断从肝门板朝向尾状叶腔静脉旁部、Spiegel部的Glisson支。向腹侧牵拉肝门板，在其背面离断肝脏。以先前肝中静脉后面注入染料的部位为标记，向头侧离断至肝中静脉的末梢部。在显露肝中静脉后壁的同时，朝向Arantius管方向进行离断。这时术者将手插入离断面内，让助

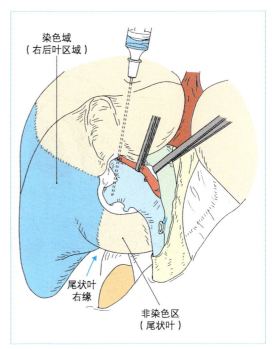

图3　尾状叶右缘的确定（反向染色法）

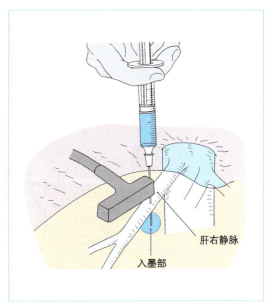

图4　尾状叶腹侧面的确定（tattooing法）

手提起左外叶，在Arantius管的正上方进行离断，将离断面与小网膜囊贯通。

4）术者换到患者左侧，沿着Arantius管将先前的贯通部位向头侧、足侧扩大。注意不要损伤位于此处深部的肝中静脉，慢慢离断至其

◎染色法能正确划定尾状叶的范围。
◎肝脏的离断要进行到 3 支肝静脉根部这样的"高位"。
◎只有"背侧"的入路才能将尾状叶单独全部切除。

背侧面。此时，要仔细结扎、切断流入到肝中静脉的尾状叶静脉支。充分显露肝中静脉背侧面，到达先前游离牵起的肝中、肝左静脉的根部。

5）最后，切断 Arantius 管的头侧、足侧的附着部后，可以将尾状叶单独全部摘除。在肝脏的离断面上，作为尾状叶边界的下腔静脉的腹侧面、3 支肝静脉的背面和肝门板的内面就会完全显露出来（**图 5**）。

◆ 小结

高位背侧切除术是对位于肝硬化肝脏的尾状叶的肝细胞癌的一种解剖性的、安全性高的手术方式。此术式能确认尾状叶全部边界，是首次将"尾状叶单独全部切除"。

参考文献

1）Makuuchi, M et al：Caudate lobectomy. Pitfalls and Complications in the Diagnosis and Management of Hepatobiliary and Pancreatic Diseases, Lygidakis, NJ et al eds, Georg Thieme Verlag, Stuttgart, 124-132, 1993

2）Takayama, T et al：High dorsal resection of the liver. J Am Coll Surg 179：72-75, 1994

3）高山忠利ほか：肝の高位背方切除. 手術 49：333-340, 1995

4）Takayama, T et al：Caudate lobe resection for liver tumors. Hepato-Gastroenterol 45：20-23, 1998

5）Takayama, T et al：A new method for mapping hepatic subsegment：Counterstaining identification technique. Surgery 109：226-229, 1991

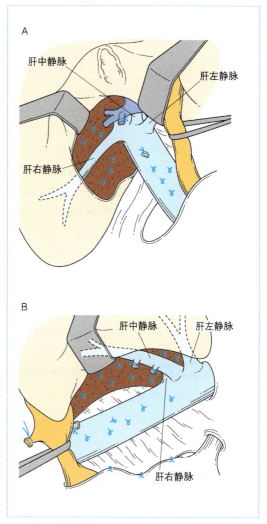

图 5 尾状叶单独全摘后的离断面
A. 从右侧观察；B. 从左侧观察

21. 不规则的肝局部切除术

島田和明

[国立がんセンター中央病院肝胆膵外科]

引言

　　肝局部切除（不到一个肝段的切除）是指距离肿瘤边缘 1cm 的不规则的小范围肝切除，剜除是指紧紧地靠着肿瘤被膜进行切除。此术式的适应证为肝硬化合并小肝癌和比较小的转移性肝癌。对于合并肝硬化的多中心发生的肝癌和多发转移性肝癌，进行多处局部切除的并不少见。

1. 切口和游离

　　原则上以逆"L"字形切口开胸、开腹。从肝镰状韧带开始切断左、右的肝冠状韧带，确认 3 个肝静脉的起始部。当肿瘤位于肝右叶时，切断右三角韧带、肝肾韧带，分离至裸区。肿瘤位于右后叶时，要进一步分离肾上腺。肿瘤位于左肝时没必要开胸。

　　[要点]

　　1）术中应用超声对全肝进行充分检查。在肝脏离断中，把肝向托起可控制肝静脉的出血。尽管是局部切除，也要十分留意此点，充分显露术野。

　　2）取逆"L"字形切口，以后不论何处复发，都比较容易以相同的切口进行再切除。

2. 术中超声检查

　　尽管血管造影 CT 明显提高了对肝内小病灶的检出率，术中也不可以忽略超声检查。术

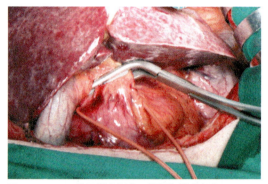

图 1　Fogarty 钳子钳夹肝十二指肠韧带的部位

中超声不仅对小病灶的检出有用，还可在超声引导下进行术中活检对其性质进行诊断。观察时，不要遗漏肝静脉根部、尾状叶、肝门部周边较大脉管附近的小病灶。

　　在肝离断开始之前，要确认在肿瘤周围有无可作为离断导引的脉管结构，明确离断时应该保留的和应该切除的脉管。

3. 胆囊摘除和肝离断的准备

　　如果肿瘤位于边缘、切除容易，可不必摘除胆囊。用小儿尿管穿过肝十二指肠韧带后，用 Fogarty 钳子进行钳夹以阻断入肝血流(图 1)。作者在进行肝切除时，通常每次阻断 15 分钟、开放 5 分钟并重复此操作。肿瘤位于肝脏边缘时，可以在距肿瘤边缘大约 2cm 的距离进行褥式缝合以阻断血流。若存在多个病灶，应先切除距下腔静脉近、操作难度大的病灶。

◎即便是局部切除，也要保证有良好的视野。
◎用超声寻找可作为标志的脉管后进行离断。
◎要考虑到离断时牵拉肝脏和展开离断面时会使肝脏产生扭曲，
离断面可能会发生偏离。

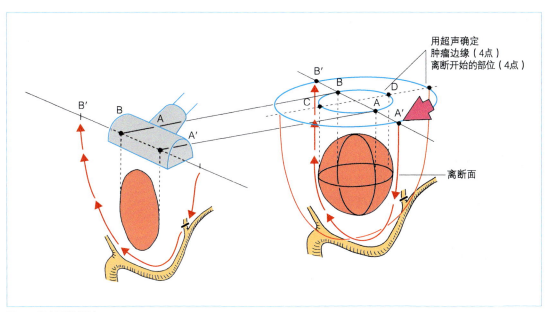

图2　肝表面的设计
超声下标记 A、B、C、D 四点，在肝表面画出肿瘤的投影，AA′与 BB′取1~2cm，BB′应稍长，从 A′开始离断。离肿瘤边缘有足够距离则离断比较容易

◆4.超声引导下进行肝脏离断

在不规则的切除即肝局部切除中，术中超声是不可缺少的。边用超声观察，边用电刀标记肿瘤边缘在肝表面的4个投影点。基于这4点在肝被膜上用电刀标记出肿瘤的投影。从这个记号开始，距其1cm以上的地方标记好肝脏的预切线。若肿瘤位于肝表面，肝脏离断则容易进行；若位于肝脏深部，要设定好预切线（保证与肿瘤间有足够的距离），保证离断时有良好的视野。从肝表面垂直进行肝脏离断很困难，应从有入瘤脉管的部位开始（**图2**），用 Pean 钳子小心地压碎肝实质。肝实质越硬越难离断，特别是脆弱的肝

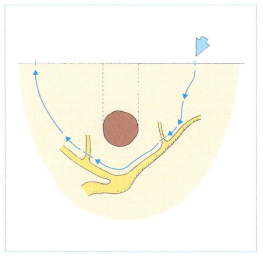

图3　沿着脉管进行离断
显露出作为标记的脉管，则肝脏的离断便有了良好的导引

静脉容易撕裂。在这种情况下，Pean 钳子前端开口的幅度要小，一点一点地进行离断。若有可作为标志的脉管，便可得到良好的导引（图 3）；若没有，术者可用手指、钳子或含硅的纱布置于离断面，用超声确定与肿瘤的距离。离断时，用术者的手指、Cooper 剪刀、丝线等展开离断面（图 4）。越过肿瘤最深处后，向上展开视野时离断面容易偏近肿瘤侧。若预先离肿瘤边缘远一点、将先前注入染料的部分也切除，则可以保证与肿瘤的距离（图 5）。

[要点]

1）尽可能地找到作为标志的脉管，离断时便可以很好地保持方向。

2）因为牵拉肝脏及展开术野导致肝实质的扭曲，用超声观察时要考虑到该离断面与实际的离断面会有些偏离。

5. 止血和渗漏试验

离断完成后，开放阻断的血流，用橡胶手套在离断面进行压迫止血 15 分钟左右。若立即开始止血操作，术野不良会导致出血量较多。压迫结束后，用血管缝合线在术野进行可靠的止血。如伴有肝功能损害，可在局部使用止血剂。原则上要进行渗漏试验。特别是在离断面较大、距离较粗的 Glisson 支很近的时候，防止发生胆漏非常重要。

参考文献

1）Makuuchi, M：Abdominal Intraoperative Ultrasonography, Igaku-Shoin, Tokyo, New York, 92-96, 1987

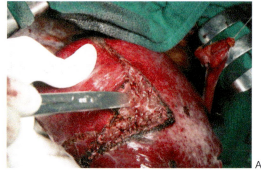
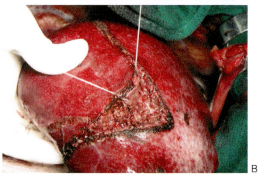
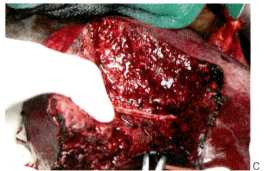

图 4　肝脏离断面的展开
A. 用 Cooper 剪刀展开；B. 用丝线缝吊；C. 术者用手指展开

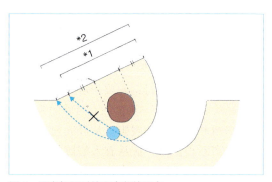

图 5　没有标记时的肝离断的要点
*1. 对侧的切缘较远的理由是视野展开时肝实质受推挤，方向易偏移，相同的话有偏近肿瘤的危险
*2. 先注入染料，切除时包括该部分

不规则的肝局部切除术

VIII 肝脏术后管理的要点与盲点

1. 必需的检查及其解读

佐野圭二

[東京大学医学部肝胆膵・移植外科]

◆ 引言

肝切除术后，手术创伤和术后特殊的成分输液使得体内的水分及电解质平衡发生了很大的变化，而平衡被破坏后多难以纠正。因此，只有随时检查并及时补充水、电解质，才能维持肝切除术后良好的全身状态。与一般的术后管理相比较，肝切除术后管理中有一些重要的检查。本章以此为中心，简要说明其目标值及出现异常情况的处理方法。

◆ 1. 血常规——红细胞比容不低于 20% 不用输血，超过 45% 时放血

对伴有功能障碍的肝脏进行肝切除时，尽量避免围手术期的输血。输血可加重脾功能亢进，增加胆红素的代谢负担，也可能成为肺水肿的原因。一般情况下，手术后红细胞比容（Hct）值对应术中的出血量呈低值，术后 3 天左右血液浓缩得到纠正后，Hct 值会进一步减少。如合并有心脏疾病，为不造成循环状态的变化可适当输血，Hct 目标值限定在 20%。如果进行不必要的输血，且 Hct 值超过 45% 时，血粘稠度增加可使肝内微循环恶化，要毫不犹豫快速放血 600 ~ 1 000ml，失血量的 70% ~ 80% 用血浆补充。

术前伴有脾功能亢进、血小板减少、术后白细胞数在 3 000/mm³ 以下、血小板在 30 000/mm³ 以下时，可考虑分别输入 G-CSF 和血小板。

◆ 2. 血生化（肝胆系酶）——血清总胆红素值为肝功能不全的指标

一般情况下，肝切除术后血清总胆红素值在术后 1 天达高峰后逐渐降低。若切肝量接近最大容许范围时，术后约第 2 天开始上升，第 3 天到达平台期，之后进入下降期。还继续上升时，首先怀疑是否有脱水、感染等，否则便考虑是肝功能不全并开始治疗 [新鲜冷冻血浆（FFP）、激素、葡萄糖 - 胰岛素疗法、血浆置换疗法等]。GOT（AST）、GPT（ALT）在术后便达最高值，一度下降后再上升时，为排除肝血流的异常，可进行多普勒超声检查肝内血流。另外有报告称如果术后保持 GOT、GPT 处于低值，肝细胞癌的术后复发率低 [1]，故给予美能® 等将 GOT、GPT 降低至术前值。

◆ 3. 血生化、尿生化（电解质）——观察尿电解质进行纠正

术后每隔 6 ~ 8 小时，测定血清、尿电解质浓度，以尿电解质浓度为指标进行纠正。术后血钠为低值，若尿钠为高值，因肾脏对钠的重吸收功能还没有恢复，认为体内钠充足故不必补钠；若尿钠为低值，说明肾脏已经对钠重吸收了，血钠还是偏低时认为体内钠不足故予补钠。血钾值多因术中酸中毒、组织坏死等影响而升高，且在术前使用坎利酸钾（索体舒通）后，钾在尿中的排泄减少，故术后不必

◎ Hct 不低于 20% 前不要输血，在 45% 以上时要放血。

◎尿的检查（比重、渗透压、电解质）能实时显示水分和电解质的过多/不足。

◎发热的三大原因为胸水、肝离断面引流不畅、导管热，可用超声进行诊断。

表 1　肝切除术后应特别注意的检查项目和正常值、异常值和对策

检查项目	正常值	异常值	易出现异常时期	对　　策
血常规				
WBC（/µl）	4 000 ~ 8 000	<2 000	术后 8 ~ 12 小时	给予 G-CSF
Hct（%）	无	<20%	术后立即~术后 3、4 天	输入新鲜红细胞
		>45%	术后 8 ~ 12 小时	放血
PLT（/µl）	10 万~ 30 万	<30 000	术后 8 ~ 12 小时	输入血小板
血生化				
TP（g/dl）	6.5 ~ 7.5	<6.0	术后立即 ~ 术后 3、4 天	输入 FFP
ALB（g/dl）	3.5 ~ 4.0	<3.0	术后立即 ~ 术后 3、4 天	输入 FFP
T.BIL（mg/dl）	<1.0	>2.0	术后第 3 天	处理肝功能不全
GOT/GPT（IV/L）	<50	>100	术后立即	给予美能®
淀粉酶（IV/L）	<150	>200	术后立即	s- 淀粉酶↑：观察
			术后约 1 周内	p- 淀粉酶↑：给予蛋白酶抑制剂
Na⁺（mEq/L）	135 ~ 145	<130, >145	术后立即 ~ 术后 3、4 天	
K⁺（mEq/L）	4.5 ~ 5.0	<3.5, >5.0	术后立即 ~ 术后 3、4 天	参照尿中电解质，纠正补液
Cl⁻（mEq/L）	95 ~ 115	<90, >115	术后立即 ~ 术后 3、4 天	
血糖（mg/dl）	80 ~ 120	>180	术后立即 ~ 术后 3、4 天	给予胰岛素
血气				
B.E.	−2.0 ~ 2.0	>5.0	术后立即 ~ 术后 3、4 天	给予高 Cl 氨基酸制剂
尿检查				
尿比重	1.005 ~ 1.015	>1.020	术后立即 ~ 术后 3、4 天	补液
尿渗透压（Osm/kg）	500 ~ 600	>900	术后立即 ~ 术后 3、4 天	补液
尿电解质				
尿 Na⁺（mEq/L）	30 ~ 80		术后立即 ~ 术后 1 周	纠正补液
尿 K⁺（mEq/L）	20 ~ 70		术后立即 ~ 术后 1 周	
尿 Cl（mEq/L）	30 ~ 70		术后立即 ~ 术后 1 周	
尿糖	（−）	（+）以上	术后立即 ~ 术后 1 周	给予胰岛素
影像				
超声		胸水潴留	胸腔引流管拔除 - 出院	穿刺引流
腹部 CT		腹水潴留	术后立即 ~ 出院	给予利尿剂、FFP
		腹腔内脓肿	术后 3、4 天 ~ 出院	穿刺引流

立即补钾。术后 2 ~ 3 天血清钾值变低时，以 4.5 ~ 5.0mEq/L 为目标进行纠正。注意观察尿钾值和钾的出入平衡，不要使血钾值上升得过高。

❖ 4. 生化学（其他）——保持胶体渗透压

一旦发生低蛋白血症，血液的胶体渗透压降低，水分向第三间隙移行，成为水肿、腹水的原因。伴有肝损害的患者术后发生水肿、腹水则较难处理，故应积极给予 FFP，避免血清总蛋白量低于 6.0mg/dl、白蛋白量低于 3.0mg/dl。肝切除术后，急性胰腺炎是严重的并发症之一。术后淀粉酶活性处于高值时，立即给予蛋白酶抑制剂。此时若能进行分型并确认主要是 S 型淀粉酶的上升（术后多见），观察即可。

5. 血气、血糖——及时纠正

术后每 6 ~ 8 小时测定血气，评估呼吸状态和纠正酸碱失衡。术后会发生代谢性酸中毒，但术后大量给予的 FFP 中含有枸橼酸，最终可转变为碱中毒，故不必急于纠正。术中大量给予 FFP 后术后发生碱中毒时，给予较多高氯氨基酸制剂可纠正。由于术后肝功下降、手术创伤、类固醇的使用、术后开始的高能量输液等，易出现高血糖，应多次予以皮下注射胰岛素至尿糖呈阴性。对血糖很难控制的病例，需持续注射胰岛素。术后第 2 ~ 3 天葡萄糖耐量便可恢复，血糖可能会较低，尿糖阴性后要加以注意。

6. 尿比重、尿渗透压——水平衡的指标

尿比重和尿渗透压是尿量减少时判断是否有脱水的有效指标。尿比重在 1.020 以上、尿渗透压在 900mOsm/kg 以上时认为有脱水，需追加补液量。

7. 影像检查——若发热立即行超声检查

肝切除术后发热的三大原因是胸水、肝离断面引流不畅、引流管引起的发热。超声检查是发热时应首选的检查，以肝的离断面为重点，检查有无胸水、腹水、腹腔内脓肿等。少量的

表 2　肝切除术后必须检查的项目和时间

POD	0	1	2	3	4	5	6	7	8	9	10	11	12	13	14
血常规	1	1	1	1	1	1		1		1		1			1
血生化	1	1	1	1	1	1		1		1		1			1
（电解质）	2	2	2	1	1	1		1		1		1			1
（血糖）	2	4	3	2	2	2	1	1		1					
凝血功能		1		1				1				1			
血气	2	2	1	1											
尿生化，渗透压	2	3	2	2	1	1		1							
尿比重，尿糖	2	4	3	2	1	1		1							
肿瘤标记物								1		1					1
胸片	1	1	1	1		1		1				1			
腹平片	1	1		1		1						1			
超声	发热时														
腹部 CT	发热时														

表中的数字表示一天内检查的最少次数。

胸水、腹水和腹腔内脓肿时，超声比胸片、增强 CT 更易发现。确认之后，可在超声引导下穿刺引流。超声没能发现发热部位而发热持续时，可行增强 CT，对超声难以观察的部位进行检查。

小结

肝切除是创伤性大的手术，术后全身状态也不够稳定，故对异常状态进行迅速、正确的处理很重要。不要忽略检查值的异常和省略必须做的检查，并且必须有丰富的知识和认真的精神。

参考文献

1）Shirabe, K et al：Postoperative hepatitis status as a significant factor for recurrent in cirrhotic patients with small hepatocellular carcinoma. Cancer 77：1050-1055, 1996

2. 输液方案的制定

佐野圭二

[東京大学医学部肝胆膵・移植外科]

引言

与其他手术后的输液管理相比，对正常肝脏肝切除术后的输液管理基本没有变化。但大范围肝切除或对伴有肝损害的肝脏进行肝切除术后，因术后可出现低蛋白血症和凝血功能低下，有必要大量输入血浆。下面将具体介绍如何进行输液。

1. 输液量的决定方法——总输液量和FFP的给予量

伴有肝损害的肝脏大量切除术后容易出现水肿，因此管理时要"偏干（dry side）"。术后每天总输液量：慢性肝炎、大量切除的病例为45ml/（kg·d），肝硬化病例为40ml/（kg·d）。

这其中，要给予FFP维持血清总蛋白量在6.0g/dl以上，白蛋白量在3.0g/dl以上。标准量是手术当日40ml/h，术后第1~3天8单位/天，术后第4、5天4单位/天。此时，FFP中含有枸橼酸，大量输入体内后可导致代谢性碱中毒，故需给予高氯的氨基酸制剂加以纠正。给予量为FFP的半量，并根据碱剩余进行调节。停用FFP之后，计算每日必要的钠量和氮热比，用一般的氨基酸制剂进行追加。

2. 电解质组成的决定方法

只给FFP和高氯氨基酸制剂时，其中的钠在术后第1~3天约100mEq/d（约相当于6g食盐），第4、5天大约是50mEq/d（约3g食盐），术后使用的抗生素中也含有钠（1g中含

有2~3mEq的Na^+），而正常人的钠维持量在大约85mEq/d（约5g食盐），故钠的每日补充量基本上是充足的，其他的输液可用无钠液体。

因术前使用坎利酸钾，尿中K^+排泄减少，术后的血K^+浓度多在4.0mEq/L以上。之后血K^+浓度变低，为不使其在3.5mEq/L以下，开始以1.0mEq/（kg·d）的量补入，而后边观察血清及尿中K^+浓度值的变动，边进行增减。

3. 热量的给予方法

手术当日开始给予0.1g/（kg·h）的糖，每隔1天增加0.05g/（kg·h）。多次检测血糖、尿糖，如增高则给予胰岛素。给予胰岛素与糖的比例若超过1：5，血糖就会降低。

4. 其他的药物

与术中相同，在术后静注水溶性氢化可的松预防发热并使全身状态稳定。术后第1、2、3天给100mg，第4、5天给50mg。依肝功能受损的程度从术前3天至术后给予坎利酸钾（soldactone）。给予量的标准值是：（ICG-R_{15}值的十位数字+1）×100mg/d，即：ICG-R_{15}值<10%时给100mg，<20%时给200mg，>20%时给300mg。经口进食后，改用螺内酯（安体舒通）。这时100mg坎利酸钾换算为安体舒通便是25mg（1片），重叠给予两日完成替换。从术前至术后应用美能®40~80mg/d，使GOT、GPT降至术前值。肝切除后，消化道出血是非常危险的术后并发症，故要预防性使用H_2受体阻断剂。若改为口服，不要停药

表 1 基本的输液单——体重 60kg，ICG-R$_{15}$ 值 25% 的病例

POD	0	1	2	3	4	5	6	7	8	9	10
进食					水	流食	三分粥	五分粥	全粥	普食	普食
输液袋											
50% 葡萄糖	300ml	450ml	600ml	750ml	900ml	1 050ml	1 200ml	1 200ml	800ml	600ml	
注射用水	460ml	550ml	400ml	250ml	700ml	550ml	400ml	400ml	300ml	200ml	
高氯氨基酸制剂	480ml	400ml	400ml	400ml	200ml	200ml					
一般氨基酸制剂							400ml	400ml	300ml	200ml	
10% NaCl							50ml	50ml	30ml	25ml	
1mEq/ml KCl			60ml	60ml	60ml	60ml	60ml	60ml	40ml	20ml	
复合维生素制剂	IV	IV	IV	IV	IV	IV	IV	IV			
FFP	12U	10U	10U	10U	5U	5U					
坎利酸钾	300mg	300mg	300mg	300mg	300mg	300mg	300mg	300mg	300mg		
								安体舒通 75mg/d p.o			
氢化可的松	100	100	100	100	50	50					
美能®	2A	2A	2A	2A	2A	2A	2A	2A	2A	2A	2A
抗生素	×1	×2	×2	×2	×2	×2					
H$_2$ 受体阻断剂	20mg	40mg	40mg	40mg	40mg	40mg	40mg	40mg/d p.o			

全部是 24 小时用量。

过快，要慢慢减量。要预防性使用抗生素，用第一代头孢菌素即可。经胆汁排泄多的抗生素其肝毒性也强，在肝功障碍较重的病例应避免使用。复合维生素制剂可预防高热量输液导致的乳酸酸中毒，在能经口进食前必须加入输液内。

5. 基本输液方案的制定

首先将一半的必需总糖量换算成 50% 的葡萄糖，在这个葡萄糖量的基础上，加入 FFP、高氯氨基酸制剂和其他药物的液量，根据体重算出总输液量，不足的部分用注射用水补充（表 1）。

输液做成 1 天 2 次，每 12 小时 1 次，据此也容易调节对应的酸碱平衡和电解质。

6. 通过综合判断，评估循环血容量

术中的输液与术后水、电解质平衡有很大关系，故要把握术中输液的水平衡。未计算术中的尿量时，（输血＋输液量－出血量）为 4~6ml/（kg·h）时，认为术中输液是平衡的。术后循环血容量是否足够可根据下列指标进行综合判断：①四肢静脉、颈静脉的扩张状态；②心率；③有无血液浓缩；④每小时尿量；⑤尿渗透压；⑥尿比重；⑦胸片上心胸比例等。不足时加快 FFP 的输入速度或将 5% 葡萄糖 250~500ml 在 1~2 小时内输入，过剩时调整输液量并给予利尿剂。

◎使用新鲜冷冻血浆使得血清白蛋白保持在 3.0g/dl 以上。
◎水和电解质的出入平衡是制定输液方案时不可缺少的依据。
◎术后体重的高点设定在术前值 +2kg 以内，最终将其调整至术前值以下。

7. 水电解质平衡表的分析——纠正的第一步

为保持水、电解质、酸碱平衡，在调整输液量、输液成分时，必须做成一份水、电解质平衡表。在一定时间（8、12、24 小时）内输液的水分、电解质和从体内排出的水分、电解质都可详细计算，算出其出入（in-out）平衡（**表 2**）。在**表 3** 中记录了体内引流液中电解质的大致组成。把握出入平衡是纠正体液的第一步。

8. 根据尿电解质纠正血电解质

纠正血电解质平衡紊乱时，必须参考尿电解质。例如，即使血 Na^+ 值较低时，如尿 Na^+ 值高，表明肾对 Na^+ 的重吸收功能还没有完全恢复，体内 Na^+ 充足，故不必补 Na^+。低血钾补 K^+ 时，也要参考尿 K^+ 值，以避免血 K^+ 上升得过高（使用坎利酸钾时，K^+ 在尿中的排泄被抑制，要特别注意）。

9. 开始进食后，要注意体重的变化

开始口服进食以后，体重的变化成为水平衡的指标。进食量增加时，输液量应相应减少。一般情况下，肝切除术后由于水肿和腹水，在术后第 3 ~ 7 天体重达到高峰，以后才慢慢降低。与术前体重相比增加 2kg 以上时，边观察尿量边增加利尿剂的量，慢慢调节使体重降至术前水平以下。

表 2　水、电解质的平衡表

月　　日	POD	时 ~ 时			
		Volume（ml）	Na（mEq）	K（mEq）	Cl（mEq）	Glu（g）
入（in）						
50%Glu						
注射用水						
10%NaCl						
KCl						
FFP						
抗生素						
入量小计						
出（out）						
尿						
引流管						
胃管						
便						
出量小计						
合计						

表 3　体内引流液中电解质大致的组成（mEq/L）

种类	Na	K	Cl
胃液	60	10	90
胆汁	145	5	100
胰液	141	4.6	77
腹水	140	5	90
尿	变化较大，以实测为准		

3. 肝硬化患者的术后处理

今西宏明

［横浜船员保险病院外科］

引言

与肝脏正常的患者相比，肝硬化病例在术后容易发生特有的并发症，故预防很重要。若管理失误，患者会出现高胆红素血症乃至肝功能不全和多脏器功能不全。即便到不了如此程度，也很容易出现血清总蛋白（TP）和白蛋白（Alb）的降低，导致循环变得不稳定，使肾功能、肝功能受到损害。对于肝硬化的患者而言，循环状态的稳定是非常重要的。此外还必须注意肝硬化患者术后可能发生特有的并发症，如上消化道出血、腹水、胸水潴留及肝性脑病等。

1. 充分输入新鲜冷冻血浆（FFP）

肝硬化时，因肝脏蛋白合成能力的下降和术中血浆成分的丧失，易致 TP 和 Alb 的降低。术后补充足量FFP，在补充凝血因子的同时，还能保持血管内液体量，保证了循环状态的稳定。

术后从返回病房开始至第 2 天早 6 时，输入 FFP 6～10 单位。通常以 80ml（1 单位)/h 的速度输入，应避免快速输入造成肺水肿。术后第 3 天左右改为 6～12 单位 / 日，目标值为 TP 6.5g/dl，Alb 3.5g/dl[1]。一旦形成低蛋白血症，血浆渗透压下降，水分移向第三间隙，会产生难治性水肿和腹水。输血可加重胆红素代谢负担，还可能会增加肝癌的复发率[2,3]，如果循环稳定，当红细胞比容（Hct）低于 20% 时才进行输血。

补充足量 FFP 可稳定循环状态。但 FFP 过量时，枸橼酸增加，易导致低氯性代谢性碱中毒。通过血气分析观察酸碱平衡的同时，输注含氯

较多的氨基酸制剂，给予量以 FFP 的半量为准。

2. 常规经静脉给予利尿剂

肝硬化易引起继发性醛固酮血症，保钠排钾的倾向很明显。术后经静脉常规输入醛固酮拮抗剂坎利酸钾，口服开始后改用安体舒通。坎利酸钾输入量以 ICG-R₁₅ 值 × 10mg/d 为标准（**表 1**）[4]。但是，利尿剂的作用过强时需减量。为维持尿量，手术当日到第 2 天使用呋塞米（速尿），首次给 5mg（1/4A），注意防止产生脱水，脱水可以使胆红素值升高。

术后检查水分出入平衡，注意不要引起脱水。尿量减少时，尿比重和渗透压是判断是否有脱水的指标。当尿比重在 1.020 以上、尿渗透压在 900mOsm/kg H₂O 以上时考虑有脱水。在血清 Na⁺/K⁺ 出现异常之前，常规测定尿中 Na⁺/K⁺ 值，以尿中的电解质为指标进行纠正是非常重要的。通过颈外静脉怒张的程度及体重的增减，推测循环血容量和体内水分的多少是很关键的（**表 2**）。

3. 给予激素和 H₂ 受体阻滞剂

术后给少量的氢化可的松（给 4 天后逐日减量），不仅可抑制术后炎性细胞因子的增加，还能够防止因发热产生的消耗及过度的炎症反

表 1　soldactone 的给予量标准

ICG-R₁₅ 值	
10%	100mg/d
20%	200mg/d
30%	300mg/d
40%	400mg/d

◎ Hct 不低于 20% 前不进行输血。

◎ 充分给予 FFP，以 TP 6.5g/dl、Alb 3.5g/dl 为目标。

◎ 术后注意水电平衡，避免发生脱水。

表2　推测循环血液量和体内水分量

> 循环血液量
>   颈外静脉怒张的程度
> 体内水分量
>   1）体重的增减
>   2）舌头的干燥度、口渴感
>   3）尿量、尿渗透压

表3　氢化可的松的给予方法

0 POD →氢化可的松	术中		100mg i.v
	返回病房后		100mg i.v
1 POD →	早上		100mg i.v
2 POD →	早上		100mg i.v
3 POD →	早上		100mg i.v
4 POD →	早上		50mg i.v
5 POD →	早上		25～50mg
为避免不必要的发热			

应（表3）。

肝切除术后的消化道出血对循环状态产生较大的影响，可导致肝功能不全，故要积极进行预防性治疗。术前若存在食管静脉曲张，F2 以上并 R-C 征阳性时，进行内镜硬化疗法或套扎术等。另外，为预防门静脉高压性胃病和胃十二指肠溃疡导致的出血，应给予 H_2 受体阻断剂。

4. 注意胸水、腹水的潴留

腹水的多少在引流管留置期间能够通过流出量的多少加以判断。拔除引流管之后，通过腹壁波动的有无及体重的增加进行观察。有腹水潴留时，可增加利尿剂的量。

胸水通过超声确认，确定适合穿刺的部位后进行穿刺引流。

5. 肝性脑病的预防

术前原则上用乳果糖及卡那霉素等清洁肠道。便秘作为诱因，多可引起肝性脑病，此时可用灌肠、口服乳果糖及输入支链氨基酸来处理。

小结

肝硬化时，严谨的术后管理及并发症的早期发现、处理是非常重要的。预防并发症的发生是减少术后并发症的基础。

参考文献

1）阪本良弘ほか：肝障害合併例における周術期管理と肝不全対策．日外会誌 98：663-666，1997

2）幕内雅敏ほか：肝硬変合併肝癌における無輸血肝切除症例の検討—至適輸血量決定のために—．日臨外会誌 47：997-1002，1986

3）Yamamoto, J et al：Perioperative blood transfusion promotes recurrence of hepatocellular carcinoma after hepatectomy. Surgery 115：303-309，1994

4）河野至明ほか：肝切除の術前管理．癌の外科—手術手技シリーズ．1肝癌，国立がんセンター編，10-13，1991

4. 引流管理的基本要点

小林 隆

[公立昭和病院外科]

引言

在外科手术中，留置引流管是关键的操作，其放置方法和术后护理也是影响术后恢复过程的一个重要因素。肝切除术后的引流对象主要是离断面的出血、胆漏及渗液，特别是伴有肝硬化时，被术后多量的胸腹水所烦恼的情况并不少见。

[要点]引流管管理的最关键之处为：①良好的引流；②不引起逆行性感染，进行可靠的清洁操作。

1. 引流的种类

腹腔内引流使用 Phycon 管（**图 1**）（24 F，富士 Systems 公司）。这种 Phycon 管在头端有 3 个孔，并且硅胶材质的组织刺激性小，有适度的柔韧性，患者的痛苦小。另外，引流管自身是疏水性的，凝血块及纤维素不易附着。Dupre 引流管适宜留置 1～3 天，肝切除术后留置 1 周以上时，硅胶管内壁周围的多个细长凹槽容易为纤维素所闭塞，成为细菌繁殖的场所，因此在肝切除后不使用该引流管。

2. 引流管的管理

（1）胸腔引流管

在胸腔留置 16F 引流管，以 15cmH₂O 压力持续吸引。引流液若无异常，每日的引流量在 100ml 以下时可拔除（大概在第 2～3 天）。引流管拔出后，胸水潴留可引起发热，故需注意。经验表明即使胸部 X 线片没有发现胸水，超声

下胸水的表现常常可能很明显。在胸腔引流管拔出后的几天内用超声定期检查，有胸水潴留时，在超声引导下穿刺引流。

（2）肝离断面的引流（另外还有右膈下引流等）

在术后最应引起注意的是来自离断面的出血，返回监护室后要注意观察这一点。若出血达 100ml/h 以上，需再手术进行止血。

其次，为保持良好的引流，术后第 2～3 天按以下的操作除去纤维块、坏死组织以保持引流内腔通畅。具体地说，首先，用线固定的部位特别容易堵塞，更换敷料时要从该部位开始充分挤压引流管以避免堵塞（**图 1①**）。引流量减少时，松开输血管，将静脉切开用的导管深深插入 Phycon 管内，吸净纤维素块及坏死组织（**图 1②**）。注入含有 10ml 抗生素的生理盐水后，再次接上输血管，固定；用 27G 针头的注射器向管内注入含有抗生素的生理盐水进行水封处理（**图 1③**）。以上的操作通常在术后第 2～3 天施行，如果引流管内早期即因凝血块等堵塞导致引流不充分则不受此限。术后第 5 天后引流液较脏时，充分吸引脓液后，用含抗生素的生理盐水缓慢洗净引流管。

[要点]引流管被固定后，侧孔会被纤维素块、肉芽组织附着而闭塞，故换药时可旋转引流管并稍微向前后移动引流管。

[要点]为保证引流管通畅，通常要保持负压，在管内装满生理盐水，使没有空气残余（水封）。

若无感染征兆及胆漏，第 7 天开始，每天

◎清洁操作、防止引流管堵塞。
◎通过水封使闭锁式引流管的内腔保持负压。
◎当引流量急剧减少时，首先用超声观察腹腔。

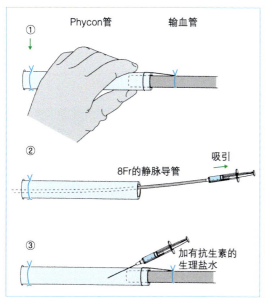

图1　换药时的引流管处理法
① 充分地挤压 Phycon 管和输血管的连接部及引流固定部（箭头）
② 将线剪断，分开 Phycon 管和输血管，用 8 Fr 静脉导管充分吸引引流管内腔
③ 消毒后再接上输血管，用线固定，用注射器向其中注满含抗生素的生理盐水，完成水封

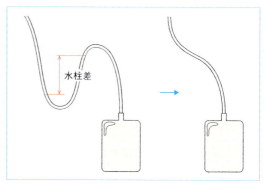

图2　引流诱导法
如果引流管松弛成"U"形，水柱压力差即可使引流管顶端变成正压。因此，避免引流管松弛以将引流液顺畅地引流出来很重要

将引流管拔出 2～3cm，在第 14 天便可以全部拔出。若引流液性状上没有问题，即使排液量多也不要犹豫，开始往外拔管。腹水流出量多时，引流管拔除 24 小时后缝合引流口。对引流部位的皮肤消毒要超过覆盖伤口、被流出腹水浸透的纱布的范围。

◆ 小结

尽管特意保持了引流管内腔的通畅，但如果引流管松弛后会形成"U"形，其产生的水柱压力差即可使引流管的顶端变成正压（**图2**）。因此，有必要时刻确认引流液是否能顺畅地引流出来。引流量急剧减少时，先用超声观察腹腔内是否存在引流不畅导致的液体潴留，该检查非常重要。

参考文献
1）小林　隆ほか：二期的膵管再建時のドレーン管理．
　外科 59：1202，1997

5. 标本整理和规约记载的方法

神谷顺一・二村雄次*

［愛知県厚生連加茂病院外科・*名古屋大学大学院医学研究科器官調節外科］

◆ 引言

标本整理的实质是保存用于疾病诊断的高质量的资料。标本整理的基本要求是实际操作的过程中不能有丢失和遗漏。与此同时，为使各病例的特征所见更加显著，也需要下一定的功夫，这一点也很重要。

◆ 1. 构思

标本整理的最大目的是在标本上判定预定的术式是否妥当、手术是否是按设想施行的，所以应该在把握术前诊断和理解术式后再进行标本整理。

适合肝切除术的疾病有多种，并且呈现出多种多样的病理状态。不仅有必要慎重的检查并记录预想的所见，对意想之外的发现也不要遗漏。

◆ 2. 切除后马上的工作

首先进行照相和素描。相关器材等请参考相关文献[1]。

作为拍摄的对象，肝脏相对消化管要暗一些，故必须要有足够的光照并适当地进行补光。根据构图的改变，将光源移动至最适当的位置，也可变换标本的方向对着光源照相。

照相从全体像开始，以肝表面和离断面为中心拍摄 2 个以上的面。病变露出肝表面时，可拍近距离像。肿瘤向表面膨出时，可从切线方向进行拍摄（**图 1，图 2**）。

素描可从 2 个方向进行。测量大小及重量，

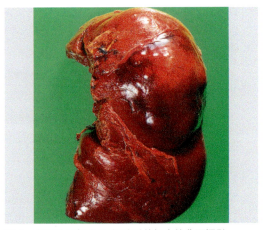

图 1　右后叶及部分 S₅ 切除后从标本的背面摄影
为突出膨出肝表面的 S₇ 的肿瘤，灯光应直接对着肿瘤

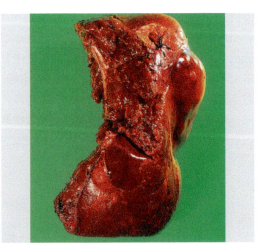

图 2　剪成小块的纱布折叠垫在标本下方使其立起，从切线方向拍摄膨出部分
注意不要露出纱布

区分并记录离断面的 Glisson、肝静脉，也不要忘记肝表面的镰状韧带、三角韧带、肝圆韧带等。

然后切割标本，切割方向依检查的目的来决定。肿瘤和离断面的距离成为问题时，在认为距离最短的平面进行切割。将检查所见立刻向术者汇报。发现预想之外的肝内转移、门静脉癌栓时也同样处理。在没有特别问题时，若在与 CT 扫描一致的画面进行切割，便容易把握肝区域与脉管的解剖关系。

最初的切割面应与肿瘤的中心稍微偏离一些。标本被固定后，切割面多少有些凹凸不平，为使表层像薄片样平坦，有必要进行"修正化妆"。要特别注意，不少肝细胞癌和小肿瘤在切割时会膨出（**图** 3）。

标本较大时，以 4cm 间隔切割，切割方向在素描时加以描述。

接着，对切割面进行素描和拍照。肿瘤的大小和形状按规约进行记载，进一步要记录 Glisson 系统脉管、肝静脉、离断面等。摄影时以肿瘤的最大切割面为中心，为容易理解其解剖关系，最好使标本的前后方向与照片上的水平/垂直方向一致。

上述操作结束之后，将标本放入甲醛（福尔马林）液槽内。可将其钉在板上，也可将其沉入槽中。使观察面在下面或在板侧，固定时变形较小，此时敷上纱布则固定较好。

3. 固定后的工作

充分水洗后，将线和钛夹去掉进行"修正化妆"（**图** 4，**图** 5）。接着，间隔 1cm 切成薄片（称为切片），同时，在全体像的素描图上标记切割线的位置。

将切片规则排列后进行复印，如有可能，最好彩色复印。因为要记录离断面、脉管、区域等，背景最好用白色。

规则性肝切除时，要区分脉管以正确判断肿瘤所在的部位。脉管的区分最好从肝静脉开始，肝静脉壁薄，无纤维性鞘，故易与 Glisson 鞘鉴别。肝静脉有时被压碎成线状，难以确认时，从断端用探针进行探查。门静脉也同样用探针

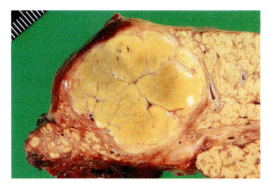

图 3　有被膜的肝细胞癌切开后肿瘤膨出
从中间稍偏一点切割，固定后"修正化妆"就能看到整齐的最大割面，图 4、图 5 是同一个的标本

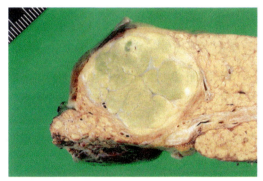

图 4　固定后的割面
表面凹凸不平，肿瘤呈现为"绿色肝癌"

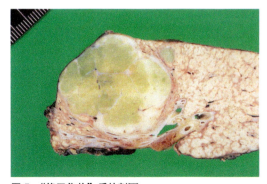

图 5　"修正化妆"后的割面
肿瘤旁有子结节，这个标本要做成显微镜下的切片，故必须进行复印和照相

探查。将找到的肝静脉和Glisson系脉管的所见结合起来，就能正确区分肝叶和肝段。

要按照规约完整记载肿瘤所见。有时血管内癌栓堵塞，难以与子结节鉴别，若探查到有脉管的连续性，便可以鉴别了。在血管内残留的血液变为褐色，看起来像癌栓，要注意区别。门静脉支栓塞术中使用的纤维蛋白糊有时乍一看也像癌栓。

照片不仅有代表性的切片，其周边的切片也要规则地排列后照相。代表性的切片要照全体像和局部像，必要时将脉管的名字写在卡片上一同拍照（**图6**，**图7**）。定位重要的病例，最好将切片组合起来照相。

最后，将代表性切片按照按病理切片大小进行分割后提交给病理部门。在拷贝上正确标明分割线（**图8**）。

❖ 4. 按规约记载的要点

行规则肝切除术的病例，记载规约的各项目之前，需区分离断面上的脉管。参考影像诊断、术中所见，区分离断面上的脉管，再按此探查各脉管的走行，就能够准确地判断各离断

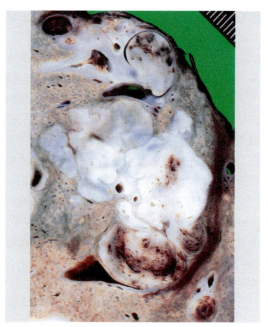

图7 同一个标本。没有脉管的名称则理解很困难

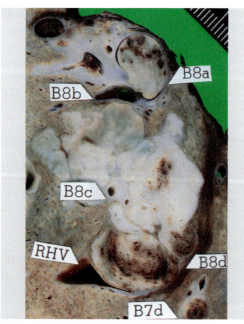

图6 伴有胆管内生长的肝细胞癌，固定后割面
右前上腹侧胆管支（B_{8a}）有癌栓

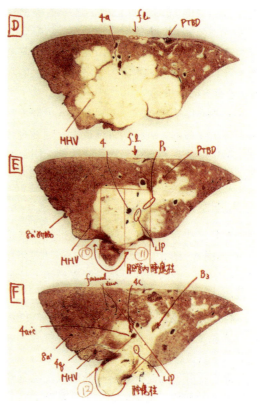

图8 扩大左半肝切除 + 尾状叶切除，伴有胆管内生长的肝细胞癌的固定后的割面，复印图上记载着脉管的区分结果
按CT画面做成割面，主肿瘤在S₄，癌栓累及至肝总管。10、11、12是局部切取制成病理切片的序号

面的脉管。

在大多数病例中，肿瘤的位置容易判断。但是，当肿瘤位于肝叶和肝段的交界处或位于其附近时便较难判断。肿瘤较大时，记录时包括邻近2个肝叶/肝段；肿瘤较小时，根据接近或进入肿瘤的门静脉支来判定肿瘤的位置。

要完整记录肉眼所见的生长方式、被膜形成、被膜浸润、分隔形成等。如上所述，诊断血管浸润时要注意与肝内转移、门静脉栓塞术中使用的材料相鉴别。

肝的离断面的癌浸润的分类规定是：从离断面开始10mm以内肉眼看不到癌的浸润为TW（−）。对TW短的标本，沿着包含最短距离

的平面切开，在这个剖面上测量TW。

 小结

应避免一个人制作标本，若一个人的话，不仅会有所遗漏，误判率也会很高。与消化管的切除标本相比，肝切除标本是立体的，脉管变异也很多，有时很难理解其解剖。两人以上一起讨论能集思广益，得到质量很高的资料。

参考文献

1）神谷顺一ほか：消化器切除標本の取扱い方，医学書院，東京，1993

6. 术后随访的要点

窪田敬一

[獨協医科大学第二外科]

引言

肝细胞癌术后的观察要注意以肝功能为中心的全身状态和肿瘤的复发，有必要努力早期发现肿瘤复发。

1. 全身状态的随访

根据血液生化检查评估肝功能，检查有无腹水及水肿并进行适当的治疗，维持良好的全身状态（**图1**）。

（1）肝功能的注意点

肝细胞癌多发生在有慢性肝炎、肝硬化等功能损害的肝脏，所以必须注意肝功能。特别是出院后 GOT 和 GPT 上升超过 100U/L 时，要嘱其休息，同时静脉给予美能®及口服熊去氧胆酸（UDCA；优思弗®）等，努力使酶的值在100U/L 以下。

（2）腹水及水肿

特别是伴有肝硬化的病例中，术后容易有腹水潴留。依据腹部表现及超声表现，有腹水潴留或增加时，有必要增加利尿剂的量。利尿剂以螺内酯为基本用药，适当加量。注意血清 K^+、Na^+等电解质的值，可并用速尿等。过量使用会产生低 Na^+ 血症、脱水等严重的副作用，故有必要注意。利尿剂的效果用超声来确认。除腹水以外，还会出现全身特别是下肢的水肿。血清总蛋白值、白蛋白值低时，输入新鲜冷冻血浆、白蛋白制剂来纠正，同时给予利尿剂减轻水肿。

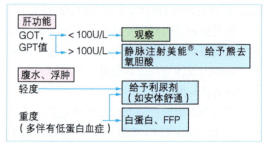

图1 全身状态的把握和治疗方针

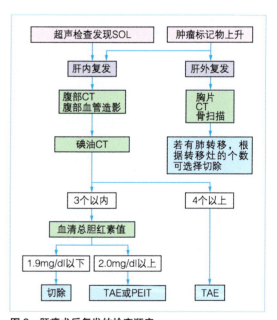

图2 肝癌术后复发的检查顺序
SOL：孤立性占位病变

2. 肝细胞癌的复发

肝细胞癌即使复发，若早期发现也可能进行再切除。不能切除时，可应用射频、注射无水乙醇、肝动脉栓塞术等治疗，使肿瘤得到一定程度的控制，重要的是不要错过治疗的时机（**图2**）。

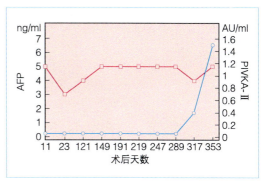

图3　肝癌术后复发时的 AFP 值、PIVKA-Ⅱ值的变化
尽管 AFP 值在正常值范围（□）内，PIVKA-Ⅱ值（○）已开始升高，使用超声检查确认肝癌复发

（1）肿瘤标记物

甲胎蛋白（α-fetoprotein，AFP）、维生素 K 缺乏或拮抗剂诱发的蛋白质（protein induced by vitamin K absence or antagonist-Ⅱ，PIVKA-Ⅱ）和癌胚抗原（carcinoembryonic antigen，CEA）（含有腺癌成分时）作为肝细胞癌的肿瘤标记物是很有用的。有报告称蛋白凝集素亲和电泳检测 AFP 的异质体对肝细胞癌诊断的敏感性约为 60%，且特异性非常高；直径在 2cm 以下的肝细胞癌的阳性率也有 38%[1]。另一方面，PIVKA-Ⅱ值与肿瘤的大小相关，对肝细胞癌有特异性。但是，PIVKA-Ⅱ值随着华法林等维生素 K 拮抗剂、低营养状态等增高，且要注意给予维生素 K 后该值会降低。AFP 和 PIVKA-Ⅱ不相关，但相辅相成，测定二者的值能早期发现肝癌的复发。标记物的值即使在正常值范围内，但在正常范围内的升高也与复发相关。另外，要注意肿瘤复发不一定有肿瘤标记物的升高。升高时集中进行后述的综合影像诊断，努力早期发现肿瘤（**图3，图4，图5**）。

（2）腹部超声检查

腹部超声检查是肝细胞癌术后随访中最重要的检查之一。作者对患者每 2 周随访 1 次，进行超声检查。同一医生负责检查可以发现微小的病变。术后因粘连等有观察不到的部位时，与 CT 结合观察全肝。特别要注意多发的和有门静脉癌栓的病例，术后复发的可能性很高。病灶较小时可呈低回声或高回声（**图4**）。与再生结节难以鉴别时[2]，进一步施行 CT 及腹部血管造影进行检查。

（3）CT

腹部超声有观察不到的部位或检不出的病灶，每 3~4 个月进行 1 次 CT 扫描。肝细胞癌平扫呈低密度，在增强 CT 的早期呈高密度，

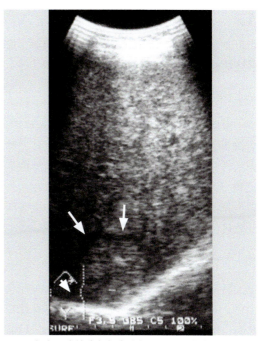

图4　复发肝癌的腹部超声（与图3同一个病例）
右后叶切除后，S_8 内可看到一直径 3cm 的肿瘤

晚期呈低密度（**图5**）[3]，但也不一定会有特征性表现。腹部血管造影时注入碘油，经过 2 周的时间如 CT 上肿瘤有碘油浓聚的表现，则肝细胞癌的确诊率很高。这样的 CT 检查能确认病变数量、部位，对决定治疗方针很重要。

（4）腹部血管造影

怀疑有肝细胞癌的复发时，用血管造影可

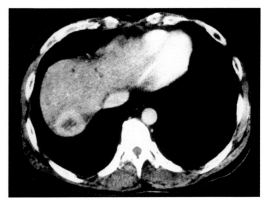

图 5　复发肝癌的 CT 像（与图 3 同一个病例）
肿瘤在增强早期即有明显强化

知道肿瘤有几个、浓染到什么程度，这对决定治疗方案很重要（**图 6**）。多个肿瘤不能手术时，行肝动脉栓塞术；若不能确定时注入碘油，像前述那样行碘油 CT 检查。

（5）胸部 X 线片

术后容易只注意肝脏本身而忽略肺转移灶，应该每 2 ~ 3 个月行胸部 X 线片，检查有无肺内的转移灶。特别是肝内没有复发，而肿瘤标记物升高时更要注意（**图 7**）。转移灶在 3 个以内则有可能切除。进一步行胸部 CT 检查病变数目，决定下一步治疗方案。

（6）骨扫描

肝细胞癌容易发生骨转移，骨转移时症状少见，有时以骨痛等为初发症状。怀疑有骨转移时，行骨扫描可明确转移部位（**图 8**）。目前没有有效的治疗方法，放疗可减轻骨痛，只要患者情况许可就不应放弃治疗。

◆ 3. 复发肝细胞癌的治疗

（1）再切除

肝细胞癌在肝内复发可有肝内转移及多中心性发生，术前鉴别二者较难。无论哪种情况，影像诊断发现的病变若在 3 个以内，血清胆红素值在 1.9mg/dl 以下时便可以切除（**图 2**）。切除术式依照肝功能（ICG-R_{15} 值）来决定。

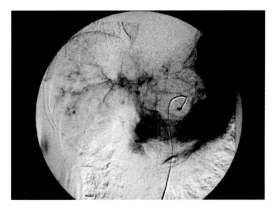

图 6　复发肝癌的腹部血管造影像
S_8 切除后，可发现两叶内多处复发的肝细胞癌。施行 TAE

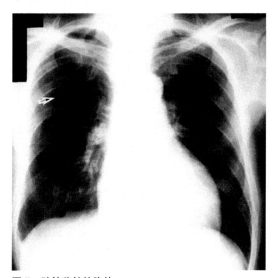

图 7　肺转移灶的胸片
右肺上叶可见转移灶（→），进行了切除

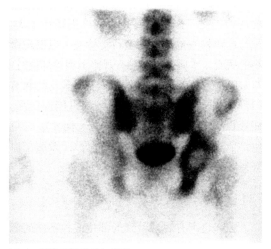

图 8　骨转移灶的骨扫描像
髂骨有显著的浓聚表现，提示骨转移

◎ AFP 值、PIVKA-Ⅱ值升高时予以注意，进行超声、CT 检查。

◎肿瘤标记物上升时，还要注意骨转移及肺转移。

◎发现复发灶后，可选择切除、TAE 和 PEIT。

有远隔转移时，肺内病灶在 3 个以内可以切除，依据胸腔的粘连程度可以选择胸腔镜下肺的部分切除或开胸切除。

肿瘤很少有向肾上腺的转移，应综合考虑肝内复发及其他部位的复发情况后再决定是否切除。

（2）TAE 及 PEIT

不能切除时，选择 TAE 和 PEIT（经皮无水酒精注射）（图 2）。复发病变数在 4 个以上，血清胆红素值在 3.0mg/dl 以下时，选择 TAE；病变数在 3 个以内，血清胆红素值在 3.0mg/dl 以下时，选择 PEIT。施行 TAE 时也要考虑肝功能，不要对全肝进行一次性栓塞。可依据情况，有必要注意错开时间，分别栓塞肝右动脉、肝左动脉。

◆ 小结

以上叙述了肝细胞癌术后随访中的注意点。若能早期发现肝癌复发，可选择适宜的方法如切除、肝动脉栓塞疗法、乙醇注入疗法等，至少可延长生命。肝细胞癌的治疗效果受医生随访方法的影响很大，故要求有慎重的态度。

参考文献
1）Taketa, K et al：A collaborative study for fhe evaluation of lectin-reactive α-fetoprotein in early detection of hepatocellular carcinoma. Cancer Res 53：5419-5423, 1993
2）北村　宏ほか：術中超音波の応用．BME 5：10-16, 1991
3）森山紀之：肝CT読影の実際，金原出版，東京，1986

7. 术后的临床路径

針原　康

[NTT 東日本関東病院外科]

引言

　　最初的时候临床路径（clinical path）以外科系统为中心引入日本，近年来得到急速的普及，已经成为日本医疗管理必不可少的工具。由于临床路径的引入，促进了医疗的标准化，提高了医疗质量；开展以患者为中心的医疗服务，提高了患者的满意度和患者自己管理的意识，充实了知情同意的内容。另外，其使得术前术后管理系统化、推动了团队医疗、提高了安全管理、缩短了在院时间等。而且，由于临床路径的应用，我们能够评价并重新认识自己的诊疗过程，这是很重要的。

　　当今社会正在追求一种以患者为中心，安全、质量高同时成本适当的医疗。从事医疗事业的人被要求满足这个社会要求。在具有特定功能的医院引入包括医疗制度的 DPC，说明现在正进入医疗实践必须有成本意识的时代。

　　本章中介绍了作者正在使用的肝切除临床路径的术后部分，同时也讨论了临床路径在制作上的几个问题。

1. 临床路径要有明确适应的基准，运用是很重要的

　　应用临床路径时，应明确适应证的标准，这对决定是否是适应证是很重要的。在本文说明的路径中，施行肝切除的适应证是肝功能良好的病例。关于详细的适应证，请参照术前的临床路径。肝切除临床路径的不适用于那些肝

功能不良或有严重并发症的病例，这对于工作人员有警示的效果。

2. 肝切除临床路径的术后部分

　　术后部分的临床路径分为术后急性期（step 2）：到术后第 2 天，恢复 I 期（step 3）：从术后第 3 天到术后第 6 天，恢复 II 期（step 4）：从术后第 7 天到第 13 天，准备出院期（step 5）：术后第 14 天，分别在**表 1**中表示。

3. 经鼻胃管拔除的时机是什么时候?

　　特别是如果引流量不多，原则是术后第 1 天拔除经鼻胃管。因为并未行消化管吻合，也没必要期待消化管减压效果，也没必要等待排气。由于原则上使用 H_2 阻断剂，一般情况下引流量不多，如果考虑肺部并发症等，最好早期拔除胃管。

4. 开始进食的时间和方法是怎样的?

　　如果有排气，就从那天开始饮水，从第 2 天开始逐日吃流食、3 分粥、5 分粥、全粥。通常术后第 3~4 天有排气并开始饮水的情况较多。肝功能损害严重的病例，在术后 1 周左右由于经口进食和输液会导致水分过多，有必要注意腹水的增加量。

5. 静脉输液到什么时候是必要的?

　　如果能够确认 5 分粥能吃一半以上，静脉输液就没必要了。为了评估水分摄取量，在术后 10 天内每天留尿测定尿量。

6. 在输液时注意钠及水的过量给予

输液量以 45ml/（kg·d）为标准。有必要注意钠的过量给予，以 5% 葡萄糖为主要成分，加入适当的钾和钠。对肝功能不良的病例，输液量应适当减少。术后使用 H_2 阻断剂。为了抑制发热引起的消耗，给予氢化可的松 100mg/d，使用 3 天。

7. 抗生素使用时限？

原则是从术前 30 分钟开始给予第 2 代头孢类抗生素到术后第 2 天为止。在肝断面露出胆管断端后，因为不是无菌手术，也有报告说使用 5 天的抗生素是理想的。但是，作者现在还是采用上述的时间标准。

8. 检查的频率？

常规的血液检查在手术结束后和术后第 1、3、7 天进行。胸腹部 X 线检查在手术结束后和术后第 1、3 天进行。如果频繁地进行检查，虽管床医生的安心感增加，但面临采血量和成本方面的问题。如果根据临床症状认为有必要时，当然可以随时增加检查。

9. 引流管拔除的标准是什么？

术后 1 周如果没有胆漏，则开始拔出引流管。疑为胆漏时测定引流液的胆红素的浓度，如果与血清同样水平，即使引流量多也可拔除。通常 4～5 天完成引流管的拔除。

10. 注意黄疸的迁延及 1 周左右腹水的增加

肝切除后特别担心的并发症是黄疸和腹水的增加。根据肝功能的不同，有从术后 1 周左右腹水量增加的情况。这种情况下，腹水漏出引起的低蛋白血症又导致腹水的增加，从而陷入危险的恶性循环。腹水增量时，有必要进行增加利尿剂、给予蛋白制剂、引流孔的缝合闭锁等处理。

11. 进行临床路径的修改，提高管理效率

适当地重新评价临床路径，结合临床实践进行修订，这是临床路径的本来目的。引入临床路径后，认为管理固定化、没有进步等是一种误解。汇集一定期间的数据，根据统计的结果，自己可以评价自己的管理方法。省去了浪费、尽可能地简单化是理想的术前、术中、术后管理。

小结

因为临床路径是以各个医院的体制和诊疗实绩为基础制作的，所以不能原封不动地引入其他单位的临床路径。如果本院的临床路径成为参考，则倍感荣幸。

表 1　肝切除临床路径

IDNO.		患者姓名　　年龄　　岁　　男/女　　主治医师　　主管护士		
step		术后急性期（step 2）		恢复 I 期（step 3）
事件		手术当天（ICU）	手术后第 1 天	手术后第 3 天
目标		控制疼痛，无严重并发症（出血）		为预防并发症可活动，控制切口疼痛等不适
到达目标（指标）		◇ X 线所见无异常（胸部 = 无肺不张，腹部 = 引流管位置） ◇生命体征无异常 ◇维持尿量　◇控制切口痛 ◇切口部位、引流液、胃肠减压无异常（出血）		◇无并发症（出血、黄疸、胆漏） ◇排气后，可以饮水 ◇控制切口痛
计划确认		医生签字	医生签字	医生签字
医生记录		模板名	模板名	模板名
日　期		月　　日	月　　日	月　　日
时　间				
观察	观察项目	□生命体征 □麻醉后清醒状态 □有无切口痛 □腹部症状 （嗳气、腹胀感） （有无排气、排便） □观察伤口部位 □观察引流液 （量、性状） □检查结果 （胸腹部 X 线） □水平衡 □胃管引流液的量、性状	□生命体征（随时·归室时·每 3 小时） □吸氧面罩　□ PCA 导管 □言语动作异常　□呼吸音 □呼吸音左右不同　□肺部杂音 □呼吸困难　□排痰　□脉搏强弱 □口渴　□末梢冰冷　□肠鸣音 □腹部膨隆　□腹部膨胀感 □排气　□嗳气　□呕吐 □留置胃管　□切口部位发红 □切口痛　□切口部位出血 □肝断面引流液量 □肝断面引流液性状 □皮肤黄染　□眼球黄染	□生命指征（以下：6、10、14、18、21 时） □ PCA 导管　□言语动作异常 □呼吸音　□呼吸音左右不同 □肺部杂音　□呼吸困难　□排痰 □脉搏强弱　□口渴　□末梢冰冷 □肠鸣音　□腹部膨隆　□腹部膨胀感 □排气　□嗳气　□呕吐 □切口部位发红　□切口痛 □切口部位出血 □肝离断面引流液量 □肝离断面引流液性状 □皮肤黄染　□眼球黄染
检查	检查	□胸腹部平片 □采血	□胸腹部平片 □采血	□胸部平片　□腹部平片 □血常规　□生化
治疗	处置	□换纱布　□给氧（ml/h） □尿常规	□换纱布　□拔除胃管 □尿常规　□深呼吸　□雾化器	□尿常规　□换纱布 □雾化器　□深呼吸
治疗	注射	□ DIV □抗生素（术后）	□ DIV □抗生素（早　晚）	□点滴 □抗生素　早　晚 （结束　继续　理由　　　　）
饮食	定餐	□禁食	□禁食	□排气后开始饮水
活动		□每 2 小时变换体位	□每 2 小时变换体位　□站立 □清洗身体	□自己步行　□清洗身体
护士指导 医生指导		□确认输液管道 □确认床栏 □确认护士按铃	□确认输液管道 □确认床栏 □确认护士按铃	防止危险　□确认护士按铃 □确认床栏 □设置便携式马桶
备注				
护士名	后夜			
护士名	白班			
护士名	前夜			

术后的临床路径

IDNO.		患者姓名　　年龄　岁　男/女　　主治医师　　　主管护士	
step		恢复Ⅱ期（step 4）	准备出院期（step 5）
事件		手术后第 7 天	手术后第 14 天（出院）
目标		无腹部症状和感染症状，能够逐渐拔除引流管，经口进食顺利	出院后的日常生活能够自理（或者家人帮忙）
到达目标（指标）		□拔除腹腔引流管 □无胆漏 □无腹水量的增加	□完成出院生活指导 □无腹部症状，经口进食顺利 □无感染症状（体温 37℃以下，切口干净）
计划确认		医生签字	医生签字
医生记录		模板名	模板名
日　期		月　　日	月　　日
时　间			
观察	观察项目	□生命指征　□肠鸣音 □腹部膨隆　□腹部膨胀感 □排气　□嗳气　□呕吐 □切口部位发红　□切口痛 □肝断面引流液量 □肝断面引流液性状	□生命指征（检查 1 次） □肠鸣音 □腹部膨隆　□腹部膨胀感 □排气　□嗳气　□呕吐 （次数：每班 1 次）
检查	放射线/血液	□血常规 □生化检查	
治疗	处置	□间断拆线 □换药 □尿常规	
	处方注射		
吃饭	吃饭顺序	□全粥	□全粥（可给普食）
	活动	□清洗身体	
	护士指导营养师		□生活指导
	备注		
护士名	后夜		
	白班		
	前夜		

8. 预防感染的基本方法

上寺祐之

[東京大学附属病院手術部，医療環境管理学]

引言

肝切除术是治疗肝癌及胆道恶性肿瘤的有效方法。术后感染是肝功不全诱因之一，其原因包括：术中从空气中落下的细菌等外源性感染因子、随着胆管及肠管等开放操作来的内源性感染因子和院内感染。

手术分为清洁手术、准污染手术、污染手术和感染手术，术后感染的发生率与术野的污染程度成正比。胆汁细菌阴性的肝切除术是准污染手术，胆汁细菌阳性的肝切除术是污染手术[1]（**图1**）。

为预防术后感染的发生，系统地进行围手术期管理是重要的（**表1**）。美国的 CDC 发布了有关术后感染症的分类和预防方法的指南。本章就以此指南为基础，介绍肝切除术后的感染和预防方法。

1. 术后感染的分类[2,3]

按 CDC 对院内感染的定义，术后感染可分为，与手术操作有很大关系的手术部位感染（surgical site infection）和手术部位以外的感染。

手术部位的感染分为皮肤、皮下组织的感染（切口表层的感染）、筋膜及肌肉层的感染（切口深层的感染）、脏器/体腔手术部位的感染。后者细分的话，包括肝切除术后腹腔内脓肿、胆囊炎、胆管炎、肝脓肿、术后肠炎等。同时有开胸操作、胸骨纵行切开时，腹腔内的炎症可能向胸腔、纵隔处进展。手术部位以外的感染包括肺炎、尿路感染、血管内导管

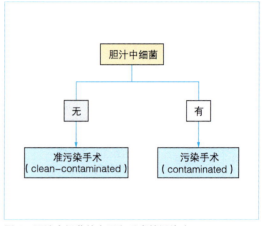

图1　胆汁中细菌的有无和手术的污染度
（1）术前有胆道支架时，手术前进行胆汁培养
（2）术中可获得胆汁的话，对胆汁进行培养
（3）用厌氧菌培养管培养厌氧菌

由来的感染等[2]。

2. 术后感染的预防方法[2,3]

（1）基本注意事项

高龄、易感染者和经历长时间手术的患者，容易发生感染。从入院到手术的时间越长，院内感染菌越会成为术后感染的原因。此外，糖尿病和营养状态的管理不到位时，容易发生术后感染，所以术前管理很重要。

一直应用的剃毛刀除毛可对皮肤造成微小损伤，成为切口感染的原因。最近提倡如术野有较多体毛，使用手术剪刀去除；如体毛不是很多，则不做特别处理。

手术中不注意无菌操作可直接导致手术部位的感染，故消毒操作、手术器械的灭菌、洗手、手术衣及手套的正确使用都很重要。在手术方法上，应注意爱护组织、除去异物及缺血组织、严格止血操作、不留死腔、吻合时避免张力过高及保持血运良好、关腹时按照解剖层次进行等。

（2）其他预防感染的方法

a.表层及深层手术部位的感染

用一般的预防方法。

b.脏器的手术部位感染和其他的感染

1）腹腔内脓肿

适当插入引流管，用密闭引流防止逆行性感染。保持离断面有良好血运，行胆汁渗漏的检查对防止胆漏非常重要。另外，因腹水潴留可导致感染可在腹腔内扩散，腹水的管理也很重要。

2）胆囊炎、胆管炎及肝脓肿

肝切除术中多施行胆囊摘除术；不摘除时，应注意有发生胆囊炎的可能。肝切除术后的胆管炎是严重的并发症。肝切除术追加胆道系统的手术时，必须考虑可发生胆源性肝脓肿。

Matthews等研究了胆道手术后发生肝脓肿的病例，结果发现肝动脉损伤、门静脉损伤、胆管空肠吻合口狭窄、肝内胆管狭窄、胆管支术中损伤及结扎、胆总管结石及肝内结石的残留、胆道支架、吻合部位丝线的使用、乳头旁憩室和胃切除术后的低胃酸状态等都是肝脓肿形成的原因[4]。

3）术后肠炎

MRSA肠炎等术后肠炎一旦发生便是严重的并发症，应有所注意。

4）肺炎

术前禁烟指导、呼吸功能训练、雾化吸入、术后的镇痛、用纤维支气管镜积极吸痰、术后

表1　与手术部位感染的发生有关的因子

患者的特性	
	糖尿病
	吸入尼古丁
	使用激素
	营养不良
	术前住院较长
	术前鼻腔内携带金黄色葡萄球菌
	围手术期输血等
手术本身的特性	
手术前的因素	手术前用消毒液沐浴
	手术前的剃毛
	在手术室的消毒（患者）
	手术前手和前臂的消毒（术者）
	有感染的或携带病原菌的手术室职员的管理
	预防用药
手术中的因素	手术室的环境
	换气
	环境的表面（手术室墙面、地面等）
	微生物的取样
	手术器械的灭菌（常规灭菌和临时灭菌）
	手术室的服装和包布
	手术衣（一次性）
	手术帽/脚套
	口罩
	无菌手套
	包布
	无菌操作和手术手技
	无菌操作
	手术手技
手术后的因素	切口管理
	出院的计划

穿刺引流胸水以促进肺的膨胀等，这些都是很重要的处理措施。

5）尿路感染

对膀胱内留置的导管进行无菌管理，同时帮助早期离床活动，促进自身排尿。

6）血管内导管感染

要求严格的无菌操作，怀疑有导管感染时，

应立刻拔除导管。

3. 围手术期抗生素的应用 [3]

根据日本国立大学医学部附属病院感染对策委员会的医院感染对策指南（第2版），预防使用的抗生素是为了防止术中污染部位发生感染。因此，若在手术开始前给予初次的抗生素，手术时组织内浓度较高。另外，术中可根据血药浓度的推移进行追加。

考虑到预防肺炎和尿路感染等非手术部位的感染，预防性给予抗生素有一定的时限：原则上清洁手术仅限手术当日，其他手术给3天左右，要避免术后长时间地给予抗生素。但是，污染手术和感染手术的治疗性用药不在此限。

此外，胆汁中有无细菌很重要。在乳头切开术后、胆管空肠吻合术后、胆道支架留置1周以上时、有乳头旁憩室及胆红素结石时、高龄患者等的胆汁中，多能检测出革兰阴性杆菌和厌氧菌[5]。

小结

为预防感染，在术前、术中、术后都要对患者进行细致的管理。

参考文献
1）Gamelli, RL et al： The epidemiology of surgical wound infection. Principles and management of surgical infections, The JB Lippincott, Philadelphia, 149-174, 1991
2）CDC 手術部位感染防止ガイドライン，1999
3）手術部位感染防止対策. 国立大学医学部付属病院感染対策協議会，病院感染対策ガイドライン，第2版，69-77，平成15年8月
4）Matthews, JB et al：Hepatic abscess after biliary tract procedures. Surg Gynecol Obstet 170：469-475, 1990
5）品川長夫：臟器別周術期感染対策 肝・膵・胆道系疾患. 周術期感染の対策，中山書店，東京，76-85，1993

预防感染的基本方法

IX　肝脏术后并发症处理的要点与盲点

1. 术后出血的体征和再开腹的判断

皆川正己

[東京大学医学部肝胆膵・移植外科]

引言

绿川等报告了作者所在科室肝切除术后出血的发生率, 277 例中有 3 例, 占 1.1%（**图 1**）[1]。术后出血尽管发生的几率小, 但一旦出现就有致命的可能, 故有必要进行适当的处理。术后出血不仅包括因术中止血不充分、术后引流管还继续出血的情况, 还包括尽管出血曾一度停止但又再次出血的情况。对于前者, 如在关腹时有充足时间止血则容易预防。以下将介绍出现后者时的处理方法。

1. 术后出血的表现

最早期表现是血压下降、频脉、尿量减少等反映血容量丢失的生命体征变化。有的患者原来稳定的血压有所下降, 尿量变少, 经过几小时后, 引流液呈血性。多数情况下生命体征没有变化, 但引流液变成血性。还有的不表现出贫血和血性渗出液, 而以发热、烦躁等为主要表现。

2. 时间和部位

肝切除术后出血基本是在术后 48 小时以内发生, 出血部位多在离断面或者膈肌。作者曾经经历过离断面的结扎线松脱导致的动脉性出血, 还有在膈下动静脉附近用电刀凝固止血后, 血管破裂再出血的情况。另外还有尽管很少, 但是也有在术后几天后由于引流管的头端压迫导致的术后出血, 故要特别注意引流管的插入部位及固定方法。另外, 由于胆漏等原因, 也

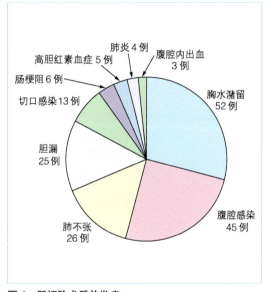

图 1　肝切除术后并发症
1994～1998 年东京大学肝胆胰外科进行了 277 例肝切除, 术后并发症的例数如图示

会出现腹腔内感染蔓延导致的出血。

3. 检查

怀疑有术后出血时, 有必要观察不同时间生命体征和血常规的变化。引流液的浓度用肉眼可以判断, 但测定红细胞比容（Hct）则较准确。另外引流即使十分通畅, 用超声观察腹腔内潴留液的量也很有必要。腹腔内出血表现为肝表面、脾脏周围或 Morison 窝的低回声液体, 其中也会有高回声的凝血块。膈肌附近有用超声观察不到的死角, 故有必要进行 CT

◎注意仔细观察生命体征。
◎出血部位几乎都在肝离断面和膈肌。
◎在低血压出现之前迅速地进行再开腹止血。

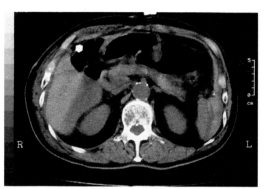

图 2　术后出血病例的平扫 CT

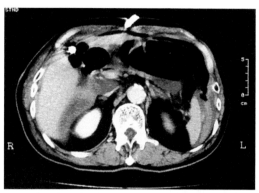

图 3　术后出血病例的增强 CT

检查。术后出血如需手术，术前如有时间则应进行 CT 检查。若施行平扫 CT 和增强 CT，实质脏器和其周围血液便很容易鉴别（**图 2，图 3**）。

4. 再开腹的判断

如上所述，判断有术后出血时，应多次测定生命体征、引流液量和引流液的红细胞比容。此外可用腹部超声观察，判断是否需要再开腹。即便此时也要避免输入浓缩红细胞，红细胞比容未低于 20% 前仅输入血浆。推断出血的程度不能一概而论，若 1 小时出血 100ml，持续 6 小时以上，就应该再开腹。另外，腹腔内多量的凝血块容易引起感染，有必要开腹去除。

小结

术后出血时，应在出现低血压之前进行处理。再开腹止血术多是简单的手术，短时间就可以完成，但若错过了时机，出现低血压，伴有功能损害的肝脏就会有很大可能出现不可逆的肝功能不全，甚至多脏器功能不全。但是，最重要的是为了避免术后出血，术中要进行可靠的结扎及关腹时应充分止血。

参考文献

1）Midorikawa, Y, Kubota, K, Takayama, T et al：A comparative study of postoperative complications after hepatectomy in patients with and without chronic liver disease. Surgery 126：484-491, 1999

2. 发热时的处理

绿川 泰

［東京大学医学部肝胆膵・移植外科］

引言

发热是术后有无并发症的重要指标，术后有发热时，要立即查明原因进行处理，使并发证的危害降低到最小程度。

1. 术后管理

作者所在科室为预防缺血再灌注损伤及术后发热引起的患者体力的消耗，按以下方法常规给予激素、解热剂及抗生素。临床实践中用这种方法后，患者发热一般不超过37.5℃，一般状态也比较好。给予的激素也很少引起患者糖耐量的降低。

手术当日：术中（阻断肝门前）及返回病房后给予氢化可的松100mg，iv。

至术后第3天：每天早晨给予1次氢化可的松100mg，iv。

第4天：氢化可的松50mg，iv。

第5天：早上给予吲哚美辛栓25～50mg，纳肛。

第1～4或5天：第1/2代头孢菌素1.0g，早晚2次。

2. 发热的原因

术后发热的三大原因是胸水、导管热和离断面的引流不全。因此，术后发热时要注意以上三点，检查发热原因。

（1）胸水

肝切除，特别是肝右叶的切除时，为获得

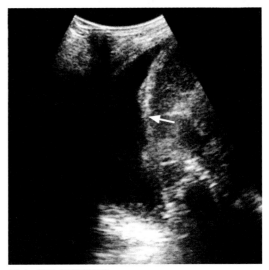

图1 胸水的超声图像

良好的视野而多在右侧开胸，原则上留置胸腔引流管，故右侧易有胸水潴留。胸水即使是无菌性的，也有可能会是发热的原因。术后发热时，先用超声确认有无胸水（图1）。作者所在科室从1994年10月至2002年5月施行了1 056例肝切除，在超声引导下穿刺引流胸水的有194例。胸水培养全都呈阴性，但其中有176例发热在37℃以上，平均达37.6℃。

（2）导管热

作者所在科室原则在术前1周施行深静脉营养，故术后有不明原因发热时拔除深静脉导管。

（3）离断面的引流不全

与胸水一样，术后出现发热时，用超声确

◎ 术后发热的三大原因是胸水、导管热和离断面的引流不全。

◎ 为防止手术后患者体力的消耗，使用激素控制发热。

◎ 术前能取到胆汁的病例应首先进行送培养行药敏试验。

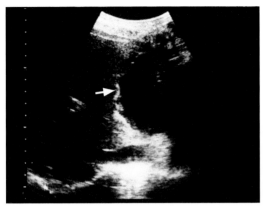

图2 肝离断面的腹水潴留超声图像（肝左外叶切除后）

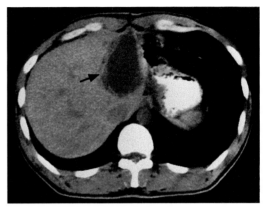

图3 肝离断面的腹水潴留CT图像（与图2同一病例）

认离断面有无腹水潴留（**图2**）。用超声不能确认且不明确是否有其他原因时，有必要进行腹部CT检查（**图3**）。原则上用利尿剂控制腹水，认为未引流的腹水潴留可能是发热的原因时，在超声引导下穿刺或开腹进行引流。在作者所在科室的1 056例肝切除中，超声引导下或开腹引流腹水的有45例。

（4）肺部并发症

肝切除中为取得良好的视野，切口经常比较大，术后患者多诉有疼痛、咳痰困难。手术当日与术后第1、3、7天照胸部X片，有肺炎时适当给予抗生素。出现肺不张时，用支气管镜吸痰。目前为止有肺炎病例10例，肺不张

42例，但都未成为致命的并发症。

（5）其他

通过多种标本的细菌培养寻找发热的原因，阳性病例给予敏感抗生素。特别是在梗阻性黄疸等术前可以采取胆汁的病例，必须在术前多次行胆汁培养和药敏试验。

参考文献

1）Makuuchi, M et al：Surgery for small liver cancers. Semin Surg Oncol 9：298-304, 1993

2）Imamura, H et al：One thousand fifty-six hepatectomies without mortality in 8 years. Arch Surg 138：1198-1206, 2003

3. 胆漏的处理

伊地知正賢

[社会保険中央総合病院外科]

◆ 引言

文献报告肝切除后胆漏的发生率为 4% ~ 17%[1,2]，但关于胆漏的定义，文献中的表述并不一致。一般认为，在肝离断面旁留置的引流管流出胆汁样液体且其中的总胆红素浓度与血清相比明显偏高（标准为 ≥ 5mg/dl）时，可以判断有胆漏（bile leakage）的发生。

◆ 1. 胆漏的原因和分类

胆漏的原因为：

（1）术中操作引起的胆管损伤；

（2）从离断面露出的末梢胆管的漏出；

（3）胆肠吻合口的缝合不全。

通常肝切除后胆漏的原因多为第 2 个。其预防方法为胆汁渗漏试验、离断面纤维蛋白糊的涂抹、经胆囊管胆道减压管（C- 管）的留置等，但其临床有效性尚未得到证实。

胆漏分为术后立即出现的早发型和术后 1 周左右出现的迟发型。后者与感染等因素有关，因肝断面组织的脱落所致。另外，根据与胆总管是否相通分为"交通型"和"非交通型"（图 1）。"交通型"的胆漏是所谓的 C-管预防有效的类型。即便术后早期有较多的胆汁漏出，随着乳头功能的恢复，多数可逐渐减少。另一方面，"非交通型"的胆漏多见于非解剖学切除的术式，因为是源自被切断的胆管支的胆漏，虽然量不多，但经常持续时间较长。

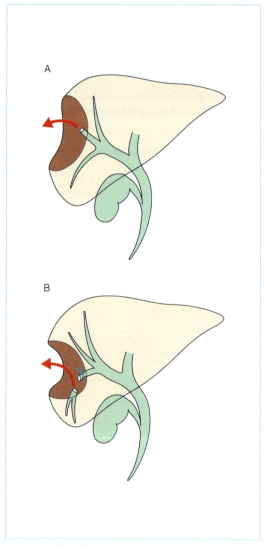

图 1　胆漏的分类

A. 和胆总管相通的"交通型"胆漏

B. 来自被切断胆管的"非交通型"胆漏

◎胆漏分为"交通型"和"非交通型"。
◎胆漏基本的处理是进行良好的引流。
◎尽可能采用创伤性小的技术进行处理。

2. 术后早期胆漏的处理

出现胆漏的时候，最关键的是腹腔内漏出的胆汁是否可以通过引流管充分引流至体外。腹腔内潴留的胆汁容易引起感染，形成腹腔脓肿引起败血症的并不少见。考虑到肝离断面周围引流不畅且确认有液体潴留时，不要犹豫立刻行超声引导下的穿刺或开腹进行引流（**图2**）。

引流良好时可以慢慢观察。如前所述，"交通型"的胆漏随着消化管运动功能恢复，引流量多会逐渐减少。另外，即使是"非交通型"，随着离断区域的萎缩，胆漏也可能会消失。若引流液正常或没有感染征兆，可按通常的引流管进行管理。

胆漏持续超过2周时，胆汁的漏出部和皮肤之间形成了窦道（胆瘘；biliary fistula）。作为感染的对策，定期的窦道清洗是有效的。根据窦道的容量，用 20～50ml 左右的生理盐水轻轻冲洗。即便是1个月以上的持续的胆汁漏出，若边反复进行窦道清洗边同时进行观察，多数也可以自然恢复。

3. 胆漏持续时（难治性胆瘘）

胆汁持续漏出变成难治性胆瘘时，根据其是"交通型"还是"非交通型"，处理的方法各不相同。要进行鉴别时，经过窦道的造影是有用的方法（**图3**）。

如为"交通型"，乳头功能异常或胆泥、胆石的存在可能是胆漏持续的原因。窦道造影中造影剂排空减慢时，通过经乳头的胆道减压可能对胆漏的改善有帮助。内镜下鼻胆管引流（endoscopic nasobiliary drainage，ENBD）和经乳头的支架留置也有一定的效果[2]。另外，有报告称在胆漏早期进行胆道减压能防止胆漏迁延。

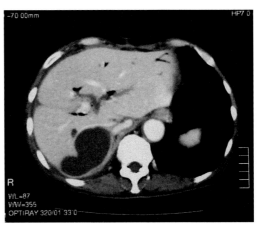

图2　扩大右半肝切除术后，在肝离断面周围潴留胆汁的病例
经皮穿刺引流后很快消失

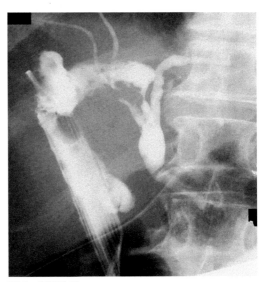

图3　窦道造影
经窦道造影时胆总管显影，为"交通型"胆漏

351

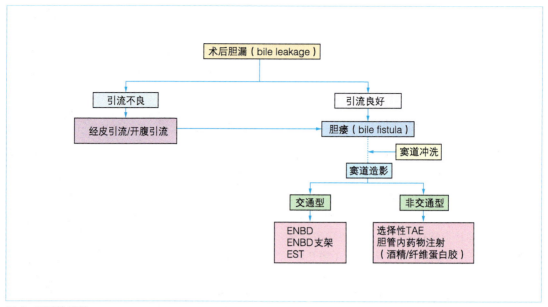

图 4　胆漏的处理

对于 "非交通型"，为废除相应肝区域的功能以期待胆瘘的闭锁，可进行选择性的肝动脉栓塞、门静脉支栓塞、向离断的胆管支内注入酒精和纤维蛋白糊等[3]。

因为有粘连和炎症性的变化，胆漏区域的切除和胆道重建并非易事，故首先应选择创伤小的方法（**图 4**）。

◆◆ 小结

胆漏有一定的发生率。其基本的处理是进行良好的引流。这样才有可能避免致死的并发症。

参考文献

1）Ijichi, M et al：Randomized trial of the usefulness of a bile leakage test during hepatic resection. Arch Surg 135：1395-1400, 2000

2）Bhattacharjya, S et al：Outcome of early endoscopic biliary drainage in the management of bile leaks after hepatic resection. Gastrointest Endosc 57：526-530, 2003

3）Matsumoto, T et al：Ethanol injection therapy of an isolated bile duct associated with a biliary-cutaneous fistula. J Gastroenterol Hepatol 17：807-810, 2002

4. 胸水、腹水的控制

松倉 聡

［おおたかの森病院院長］

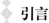 引言

肝切除时多施行开胸、开腹并在术中留置胸腔引流管。胸腔引流管的管理请参考相关章节，原则上引流量在 100ml/d 左右便可以拔除。没有胸腔引流管而发现胸水时，行超声引导下胸腔穿刺，根据其性状给予相应治疗。

1. 胸腔穿刺

患者取坐位，超声引导下在背侧插入胸腔穿刺针穿刺。这时，肋间动脉在背侧是沿着肋骨下缘走行，要充分触诊，在肋骨上缘穿刺。

尽可能一次穿刺抽尽胸水，若再增加可再次穿刺。但是，若一次除去大量胸水（1L 以上）时，会因肺的快速膨胀引起肺水肿，出现休克，故应注意。

还要输注与抽出胸水对应的新鲜冷冻血浆（以下称 FFP）（胸水的蛋白浓度为 2 ~ 4g/dl，最好给予胸水量 1/3 ~ 2/3 的 FFP）。

对穿刺液进行生化学检查、细菌培养和细胞学诊断，根据其结果进行治疗（**表 1**）。

2. 胸水的性状及治疗

胸水若是漏出性，要确认有无心功能不全、肾功能不全等循环衰竭的表现，并且积极治疗。

是渗出性时，提示可能有感染存在。感染部位多在膈下，可用超声进行检查。术后要对各引流管的引流液进行培养，给予敏感抗生素。

呈血性时，若有明确出血达 100ml/h 以上，

表 1 胸水的控制

临床表现（发热、呼吸困难等）
↓
超声检查、胸片
↓
胸腔穿刺（超声引导下）
↓
① 浆液性 ┌ 漏出性：心功能不全的治疗等
　　　　　└ 渗出性：感染的治疗等
←根据丢失的总蛋白按比例补充 FFP
② 血性：100ml/h 以上时开胸止血
③ 乳糜性：静脉高营养、低脂饮食、胸导管结扎
④ 脓性：引流、给予抗生素

要开胸止血。

有乳糜胸水时，原则上用保守治疗的方法。若经过 1 周引流量仍不减少，1 日引流量超过 1 500ml 时，要开胸结扎胸导管。保守治疗法有禁食、中心静脉营养、低脂饮食等。

出现脓胸时，要努力去除原因，行胸腔引流、胸腔内冲洗等。

3. 腹水的控制

肝切除后，特别是残余肝很小或有肝硬化时，控制腹水较难。要注意引流液的量、性状和患者的体重，并给予相应的处理。

特别是经口进食开始后，腹水容易增加，要有所注意。

具体处理如下记述，与胸水一样，依据腹

水的性状，治疗上也会不同（**表2**）。

[**注意**] 经口进食开始后，要注意食量、体重变化和引流量。

 4. 腹水的性状和治疗

（1）浆液性

没有胆漏和感染时，术后1周左右慢慢拔出引流管。拔除后若还有腹水漏出，则缝合闭锁引流孔。腹水量多时若不拔除引流管，因为蛋白丧失可产生低蛋白血症，进一步导致腹水的漏出，陷入恶性循环。

具体治疗如下：

1）给予FFP、白蛋白：保证血浆白蛋白在3.0g/dl以上。

2）安静状态可使肝、肾的血流增加。特别是进食后安静卧床。

3）给予利尿剂：利尿剂的用量参考有关章节。坎利酸钾（soldactone）的量以ICG-R$_{15}$值×10mg/d为标准，即ICG-R$_{15}$为20时，给予200mg坎利酸钾，以下类推。变为螺内酯时，100mg坎利酸钾相当于25mg螺内酯。若还是难以控制，可给予速尿。

4）纠正电解质：肝硬化肝切除后机体有水、钠潴留的倾向，腹水的控制以限制盐和限制水为基本方法，术后还必须测定尿电解质。腹水与细胞外液有相同浓度的Na$^+$，腹水形成导致血中丢失了大量的Na$^+$，肾对其重吸收不充分时，可一下子发展为低钠血症。术后若过度限水，可能因脱水而导致肝功能不全。

在肝切除的围手术期，要测定腹水、尿中的电解质的浓度，不仅要把握水、电解质的出入平衡，还要掌握血清电解质的动态变化并进行相应的管理。经口进食开始后，随腹水的增加，平衡可能被破坏，而且此时是医生最放松的时候，故应注意体重变化、进食量和引流量来决定输液方案。

[**要点**] 肝切除术后，把握电解质等的出入平衡后再进行输液管理。

5）循环衰竭的处理：心、肾功能低下的患

表2　腹水的控制

浆液性	感染（-）/胆漏（-）：拔去引流/控制水、盐/给予FFP/给予利尿剂/治疗心、肾功能不全
	感染（+）：抗生素静点/引流管洗净等
	胆漏（+）：放置引流/给予FFP等
脓性→抗生素静点/引流管洗净等
血性→100ml/hr以上时再开腹
乳糜性→中心静脉管理、低脂饮食等不能控制的话再开腹

者术前要严格评估，向专科医生咨询给予相应的治疗。

（2）胆漏、感染

对胆漏、感染的管理参照有关章节。从术后第2天开始定期测定引流出的腹水的胆红素值并进行细菌培养。

1）胆漏：腹水的胆红素值比血清胆红素值高时考虑有胆漏，不拔除引流管而等待引流量减少。丢失的蛋白、电解质可输注FFP等加以补充。

2）感染：根据培养出的细菌选择敏感的抗生素。

即使细菌培养呈阴性，若腹水的中性粒细胞增加（>500/mm^3）、乳酸值上升（>239/mm^3）、腹水pH降低（<7.31）等也认为有感染，静滴广谱抗生素。

（3）血性腹水

术后出血的详细处理参照其他章节。

术后出血多发生在返回病房后8小时以内，要特别注意这期间的引流液。

引流管的出血若1小时达100ml以上，有必要再开腹止血。若伴有胰漏或感染，术后几天后可能会有出血。因此，若引流液的性状呈血性，要注意不失时机予以处理。

（4）其他

使用上述方法，腹水大多可以控制。若不能控制，则要谨慎选择适应证进行腹水浓缩再

◎如果可能，尽可能穿刺吸净胸水。

◎在掌握水、电解质的出入平衡的基础上进行输液管理。

◎经口进食开始后注意腹水的增加。

静注、Denver 分流等方法，但在作者所在科室目前还没有使用这些方法的病例。

乳糜腹水作为少见的术后并发症，在欧美报告有 30 例左右，治疗如乳糜胸水一样，行禁食、中心静脉营养、低脂饮食等。不能控制时，需再次开腹闭锁漏出部位。

参考文献

1）高久史麿：肝硬変・肝癌，南江堂，89-95，1990

2）上田英雄ほか：内科学，第 5 版，朝倉書店，127-128，134-135，1991

3）丸茂文昭：Mebio 疾患からみた水・電解質異常，メジカルビュー社，29-33，1997

4）術前術後管理マニュアル，消化器外科 5，へるす出版，989-990，996，998，1019，1989

5. 糖尿病的控制

阿部秀樹・大須賀淳一*

[東京大学医学部肝胆膵・移植外科・*東京大学医学部糖尿病・代謝内科]

引言

据推测，现在在 40 岁以上人群中，每 10 人中超过 1 个人患有糖尿病。这其中大部分是以胰岛素抵抗为主要病因，表现为胰岛素功能相对不足的 2 型糖尿病。因此在肝切除手术时，不仅是对伴有肝脏损害的患者，对正常肝脏进行转移性肝肿瘤切除时，糖尿病控制的问题也经常会遇到。

1. 作为继发性糖尿病的肝性糖尿病

肝脏疾患导致的糖耐量异常的原因是肝脏的糖代谢异常和末梢组织的高胰岛素血症/胰岛素抵抗，两者间多大程度地相互依存目前尚不清楚[1]。而且，继发性（肝性）糖尿病和合并肝脏疾患的 2 型糖尿病的分类标准尚不明确。同时，对伴有肝脏疾患的患者而言，在肝性糖尿病/2 型糖尿病的控制中，肝脏对糖的摄取随着糖的给予方式的不同而有很大的不同。胰岛素制剂的靶器官最终是以肌肉和脂肪为首的末梢组织，其对于肝脏没有什么作用。空腹时的低胰岛素血症时可导致肝糖原的释放，从而有引起高血糖的可能。对末梢静脉输入的糖和经口摄取的糖要明确区别，对相应的胰岛素的给予方法和数量进行分别管理（图 1）。

2. 血糖控制的必要性

术后血糖控制不好而变成高血糖状态时，患者就有可能陷入危重状态。这种状态是指伴有高渗性利尿的脱水状态和血浆高渗透压导致

的昏睡状态（非酮症型高渗性昏迷）。前者是术后肝功能衰竭的诱因，后者有很高的并发脑血管损害的比率。另外，因为胰岛素分泌不足，引起作为能量来源的糖的利用障碍，有这种损害的患者容易出现手术局部感染和呼吸系统感染这样的急性并发症。而且糖的利用障碍会使蛋白质的分解代谢亢进，进而引起低蛋白血症，导致手术局部水肿、循环障碍和组织生长障碍。

作者所在的科室对伴有慢性肝损害的肝切除术后的患者，给予不含钠的（除了冰冻血浆以外不给钠）高能量葡萄糖液。笔者认为这种方法有效，因为高浓度葡萄糖和冰冻血浆能起到维持血浆高渗透压状态的作用，已有这样做可减少肺血管外的水分的报告[2]。再有，葡萄糖是残肝再生的重要能量来源，有报告称肝细胞摄取葡萄糖时胰岛素没有作用，血糖和肝细胞内的葡萄糖浓度几乎一致[3]。

为了解决血糖控制和使用葡萄糖进行高热量输液间的矛盾，作者所在科室在肝切除以后积极使用胰岛素制剂。即使对糖耐量损害患者原则上也不限制给予高热量，以把控制血糖在 200mg/dl 以下作为目标。

3. 术前管理

为了增加营养，术前 3 ~ 7 天插入中心静脉导管，每天给予 10% 的葡萄糖 500 ~ 1 000ml，在评价患者的糖耐量的同时进行高血糖适应治疗。在适应治疗期间，空腹时若血糖高，在 10% 的葡萄糖内加入胰岛素来进行控制。对入院前持续口服降糖药的患者，用皮下注射适量

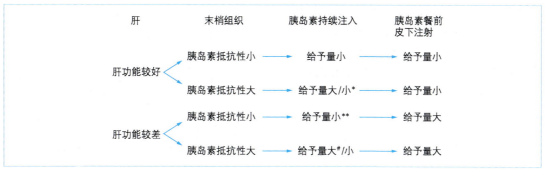

图 1　伴有肝脏疾患的糖尿病的亚型及胰岛素的给予量

* 若肝、末梢组织的胰岛素浓度低下持续，肝糖原分解和糖异生导致空腹时血糖上升
** 肝切除前利用中心静脉营养进行所谓高血糖适应治疗，推测对该亚型特别有效
\# 肝糖原量储量低下和糖异生低下容易导致空腹时的低血糖

的胰岛素代替口服。即使是对术前检查中才发现有糖耐量损害的患者，也应在观察每日血糖变化的同时，开始每餐前皮下注射速效胰岛素。因为速效胰岛素的作用时间是 6 小时，注射后 1～3 小时达到高峰，所以在初次使用或增加剂量时，必须监测 2 小时后血糖。胰岛素的使用剂量和血糖下降的程度是有个体差异的，术前应对患者这方面的情况充分了解，这对术后的管理是非常有利的。此外，叮嘱患者随身携带糖果，以便在出现出汗、心悸、手足震颤等低血糖症状时服用。餐前的血糖值因为 10% 的葡萄糖的输入而上升，不能据此决定每餐前 30 分钟给予速效胰岛素的量（不使用伸缩式胰岛素注射调节剂量法；sliding scale）。皮下注射的速效型胰岛素的作用高峰为 1～3 小时，其后的低血糖症状的观察是很重要的。

测定餐后两小时血糖值和 24 小时尿中的尿糖量，术前限制尿糖在每天 3～5g 以下。术前患者经常会因为要进行术前检查而禁食，必须要评价餐后的血糖和尿糖，并细化不同时间胰岛素的使用剂量（保留静脉混合注入的胰岛素，皮下注射减量或停止）。

◆ 4. 术后管理

（1）刚刚手术后和术后当天的管理

刚刚手术后，因为手术的打击，儿茶酚胺、皮质激素、胰高血糖素、生长激素等分泌亢进，血糖值上升。为了促进肝血流阻断后的肝细胞的功能恢复和防止术后发热、水肿，作者所在科室给予的氢化可的松（hydrocortisone）也是血糖升高的一个原因。术后不仅要对血糖进行严密监测，并且要在测血糖时用试纸测定尿糖。如此反复操作，以便能够通过患者任意一次尿中的尿糖值大体推算出这时的血糖值，这样就可以在术后第二天以后减轻患者频繁采血的痛苦。血糖值若超过 200mg/dl，就应开始皮下注射胰岛素（术前若已使用胰岛素，则开始使用静脉胰岛素）。

葡萄糖输入速度保持在 0.1g/（kg·h），不使用氨基酸。术后患者可能会处于酸中毒状态，但因冰冻血浆的作用，术后第 1 天后有可能会转变为碱中毒，所以原则上不予以纠正。

（2）体液隔离期（术后 3 天之内）的管理

葡萄糖开始以 0.1mg/（kg·h）的速度输入，然后按照每 6～12 小时增加 0.05g/（kg·h）的原则调节。在体液隔离期因为有必要进行"干燥（dry side）"输液，输注液体的糖浓度会超过 20%。但另一方面，尿中持续排出的葡萄糖会产生渗透性利尿，它导致的脱水是门静脉血流量低下和肝功能恶化的诱因。应注意 BUN、K^+、Hct、TP 等升高是脱水的标志。

术前已明确给予 10% 葡萄糖应加用胰岛素

的或者术后马上就需要反复皮下注射胰岛素时，术后应尽早改变胰岛素的输注方式，即把胰岛素混入输液瓶中输入或用输液泵持续泵入。24小时胰岛素给予量超过 24 单位时，使用输液泵，以 1U/ml 的速度输注速效胰岛素，这样可以精细地调节用量。

（3）恢复期（术后 4 天以后）的管理

此时，输注液体中葡萄糖的给予量已达到 0.15 ~ 0.2mg/（kg·h）。通过眼睑和手术切口水肿的改善、尿量的增加等可了解体液隔离期的结束。为了不妨碍第三间隙的水分回到血管中，应进一步限制输液量。之后的液体管理应严格把尿量作为给予输液量的标准。

只要有排气就可开始饮水，可以摄入 5 分粥时即要测定餐后 2 小时血糖，其可反映每餐前 30 分钟短效胰岛素的使用量（经静脉的糖分的给予和经门静脉的给予区别对待，加以控制）。根据患者的进食情况，减少输注液体中的热量。如果患者术后局部恢复良好但食欲缺乏、有腹水潴留，至术后第 3 ~ 4 周也可出现肝功能不全，故不急着拔除中心静脉导管。糖耐量异常时对血糖控制的目标参见**图 2**。

5. 关于伸缩式胰岛素注射调节剂量法（sliding scale insulin therapy）

没有明确地记载"sliding scale"什么时候、怎样进入临床的。先前是进行尿的定性试验，再据此给予适量的胰岛素；现在导入临床的是所谓"阶段给予量的决定"（同样是根据尿糖对血糖进行控制的方法），目前在美国已广泛普及。但是，这样使用没有明确的根据，使用时也没有明确的目的。多数欧洲的报告反对使用该方法。

否定的观点大致基于 3 类理由：①医学伦

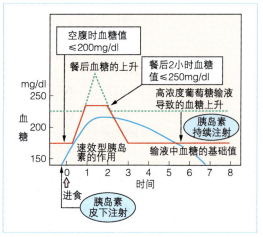

图 2　糖耐量异常时血糖控制的目标

理面的不合理；②因果关系的不合理；③对于血糖控制的效率和作用的不合理（**表 1**）。根据**表 1**中叙述的"sliding scale"，6 个小时测一次血糖，单独使用速效胰岛素进行皮下注射。

最近，超速效胰岛素进入临床，餐前或餐后使用马上就有效，如此一来食量不一的患者就有可能根据自己的食量来调整血糖。与餐前决定给予量的速效型不同，这是与餐后的食量相关的"sliding scale"（考虑作用时间，餐前给予较为理想；知道食量后餐后马上给予也可以）。如食量为零，相应的胰岛素量为零。但是，即便不进食，因为有类固醇激素的影响也可导致血糖上升，此时不仅要注射超短效胰岛素，还有必要使用其他方法补充胰岛素。

小结

在肝细胞肝癌的肝切除患者中，存在慢性肝病的同时合并糖耐量异常的情况很多。在肝切除之后优先给予高热量液体并积极使用胰岛素，以减轻术后并发症的发生率。

◎ 高血糖可引起脱水和昏睡。
◎ 肝切除术后，积极使用胰岛素制剂和高浓度的葡萄糖输液。

表 1　有关伸缩式胰岛素注射调节剂量法（sliding scale）的争论

（1）医学伦理层面的不合理
・医生将胰岛素的给予量委托给了护士。对于胰岛素使用的见解类似于菜谱，这是很危险的（Katz，1991）
・这一方案来自于想省事的想法，是方便主治医师的方法。因为若没有伸缩式胰岛素注射调节剂量法，主治医师就必须向患者解释血糖为什么会升高（Kletter，1998）
（2）因果关系的不合理
・它的前提是假定所有患者对于胰岛素制剂的敏感性都是一样的，但这一假定是错误的。它不是防止高血糖的发生，而是发生高血糖后进行对症处理的方法（Gill，1997）
・胰岛素的给予量不是以即将要发生的高血糖为基础，而是以已经发生的高血糖为基础，当然也就不能给予患者必要的胰岛素的量（Katz，1991）
（3）对于血糖控制的效率和作用的不合理
・假如不使用中效胰岛素，只使用速效胰岛素进行治疗，那么血糖超过 300mg/dl 的概率会增加。不应把用于伸缩式胰岛素注射调节剂量法的速效胰岛素当作惟一的治疗，而是将其置于辅助的位置，应另外加用之前计划应用的中心方法（中效胰岛素、口服药等）（Queale，1997）
・伸缩式胰岛素注射调节剂量法只给予速效胰岛素会使血糖发生很大的波动。例如，血糖值持续在 250～300mg/dl 时，如果使用该法，继续给予相同量（例如 16U）的速效胰岛素，血糖就不能得到很好的控制了。即使餐前血糖控制在了理想的范围内，为了很好地控制餐后血糖，也要测定餐前血糖以了解胰岛素制剂的给予量。如果餐前不给予胰岛素就进食，那么就会发生所谓的 "see-saw" 效应，即每餐前血糖的大波动。应根据不同的人各自的胰岛素用量，制定各自的伸缩式胰岛素注射调节剂量法的方案，或每天修改给予胰岛素的量（Katz，1991）

参考文献

1）阿部秀樹ほか：肝硬変とインスリン抵抗性. 臨床成人病 31：1088-1094, 2001
2）Sibbald, WJ et al：The short-term effects of increasing plasma colloid osmotic pressure in patients with non cardiac pulmonary edema.
Surgery 93：620-633, 1983
3）Hers, HG：Carbohydrate metabolism and regulation. Inherited Disorders of Carbohydrate Metabolism, Burman D et al eds, MTP, Lancaster, 3-18, 1980

X 活体肝移植的要点与盲点

1. 手术适应证和医疗保险适应证

菅原宁彦

[東京大学医学部肝胆膵・移植外科]

1989 年日本进行了第 1 例的活体肝移植手术，到 2004 年 6 月为止已超过了 2 800 例。活体肝移植术在 1998 年 4 月被纳入医疗保险[1]，在 2004 年 1 月取消了当初的病种和年龄的限制。

1. 适应证

原则上，肝移植的主要适应证是不可逆的肝功能不全（**表 1**）。以前以胆道闭锁症、原发性胆汁性肝硬化之类的胆汁淤积性疾病居多，近年来病毒性肝硬化和肝癌逐渐增加。肝癌等肝脏肿瘤只要不是进展期的就有望能长期生存。在日本，纳入医疗保险适应证的疾病如**表 1** 所示。

2. 原发性胆汁性肝硬化

内科治疗时要经常考虑到是否有肝移植的可能性，具体的移植手术时机以 Mayo 模型危险评分为基准[2, 3]（**表 2**）。一般来说，评分越高，预后就越不好，对于进行性黄疸的病例，一般要尽早做移植手术。

3. 病毒性肝硬化

对于乙型病毒性肝炎，往往要给予大量的抗病毒药物拉米夫定和乙型肝炎病毒抗体效价高的免疫球蛋白，这样术后抗体效价仍可维持在较高的水平，从而抑制再感染的发生，移植成绩也会随之上升。乙肝免疫球蛋白价格昂贵，目前正在开展乙肝疫苗诱导主动免疫的研究。

由于丙型肝炎病毒引起的肝硬化术前难

表 1 肝移植适应证

- 失代偿性肝硬化 *（乙型肝炎性肝硬化、丙型肝炎性肝硬化、酒精性肝硬化、自身免疫性肝硬化）
- 恶性肿瘤（肝癌 **、类上皮血管内皮细胞瘤，肝肉芽肿）
- 进行性胆汁淤积症 *（原发性胆汁性肝硬化、原发性硬化性胆管炎）
- 重症肝炎 *（包括病毒性、自身免疫性、药物性、特发性）
- 胆道闭锁症 *、Alagille 综合征 *
- 先天性代谢性肝疾病 *（Wilson 病、α₁- 抗胰蛋白酶缺乏症、血色素沉着症、草酸血症、鸟氨酸血症、反式脱羧酶缺乏症、糖原沉积病）
- 布 - 加综合征 *
- 其他（家族性淀粉样变性多发性神经症 *、多囊肝 *、Calori 病 *）

* 收载在日本诊疗报酬点数表内的医疗保险病名。
** 成为日本医疗保险适应证的病例要满足以下条件：没有远处转移和血管浸润；肿瘤位于肝内，5cm 以下 1 个或 3cm 以下最多 3 个。

表 2 根据 Mayo 模型和新 Mayo 模型所作的危险评分

Mayo 模型（传统的） R=0.871×log$_e$[胆红素值（mg/dl）] − 2.53×log$_e$[白蛋白（g/dl）] + 0.039[年龄（岁）] + 2.38×log$_e$[凝血酶原时间（秒）] + 0.859×（水肿[a]）
Mayo 模型（最新的） R=1.029×log$_e$[胆红素值（mg/dl）] − 3.034×log$_e$[白蛋白（g/dl）] + 0.051[年龄（岁）] + 2.754×log$_e$[凝血酶原时间（秒）] + 0.675×（水肿[a]）

[a] 根据程度不同作如下记分：1，对利尿剂无反应；0.5，利尿剂能控制；0，无水肿。

表 3　移植适应证指南

A. 与芝的移植标准[5]　1995 年
1. 从发生黄疸到出现肝性脑病 14 天以上者
2. 肝性脑病出现时血清总胆红素值大于 20mg/dl
3. 肝性脑病出现时 CT 示肝脏体积小于 600ml
4. 3 天的肝脏辅助治疗后肝性脑病无改善者
满足以上 3 项，即有移植适应证
B. 日本急性肝衰竭研究会[6]　1996 年
Ⅰ. 出现肝性脑病时，以下 5 项满足 2 项，可预测到死亡并进行肝移植登录
1. 年龄 45 岁以上
2. 从早期发病到出现肝性脑病 11 天以上
3. 凝血酶原时间不足正常的 10%
4. 血清总胆红素值大于 18mg/dl
5. 直接总胆红素值比 0.67 以下（D-Bil/T-Bil）
Ⅱ. 治疗开始后第 5 天重新预测
1. 肝性脑病有Ⅰ度以内或者嗜睡有Ⅱ度以上改善
2. 凝血酶原时间改善，达正常的 50%
3. 以上 1、2 都存在时取消登录
C. 千叶大学急救医学的标准[7]　1997 年
1. 从早期发病到出现肝性脑病在 11 天以上
2. 从早期发病到出现肝性脑病在 10 天以下，有肝萎缩
3. 从早期发病到出现肝性脑病在 10 天以下，没有肝萎缩，但满足日本急性肝衰竭研究会的标准
以上，满足任何一项，就有移植适应证

以清除病毒，术后容易再感染。可应用干扰素（interferon）或联合应用聚乙二醇化干扰素（pegylated interferon）和利巴韦林（ribavirin）抗病毒治疗，但副作用大又成为问题。免疫抑制治疗和联合治疗的开始时机尚待确定。

4. 原发性肝细胞癌

　　肿瘤个数和最大直径是影响预后的决定性因素，符合米兰标准[4]（单发最大直径 5cm；至多 3 个、最大直径 3cm）的无复发生存率较高。但是在此标准之外的病例也有的能长期生存。对于活体肝移植现在还没有明确的标准，是否肝移植就比内、外科治疗有效还需要对每个病例进行充分的讨论。

5. 重症肝炎

　　重症肝炎一般是内科难以治疗的死亡率较高的病例，在日本每年要发生大约 1 000 例。欧美国家从 1968 年以来应用肝移植治疗重症肝炎，现在仍然是肝移植率最高的疾病。与慢性肝功能衰竭相比，急性肝病的移植手术时机受到限制，且有的疾病可通过内科治疗完全治愈，因此要认真地判断是否有移植适应证。本文列出了目前在临床使用的重症肝炎移植适应证指南和日本在这方面所取得的成绩（**表 3**）。

6. 患者的住院负担

　　从患者的经济方面来考虑，儿童通常由"慢

性小儿特定疾病"来支付,患者负担会大大减轻。即使是成人,如果是原发性胆汁性肝硬化等的话,作为"特定疾病",费用的很大部分由公费医疗来承担,患者的负担仍然很轻。相对此来说,在成人非特定疾病的情况下(例如:自身免疫性肝炎等),负担就会很重。但是如果能利用"高额医疗制度",负担仍可减轻。对于非医疗保险适应证的病例(例如:不满足米兰标准的肝细胞癌等),对患者而言,是个很沉重的负担。

7.患者的门诊负担

日本的儿童和部分成人在门诊看病时负担很轻。小儿多由"慢性小儿特定疾病"支付。在日本,即使是成人,原发性胆汁性肝硬化和布-加综合征(Budd-Chiari syndrome)是国家"特定疾病",即便是出院以后,相当部分的金额是公费医疗来承担。但是,如果成人的疾病不是"特定疾病",门诊的费用仍然不少。例如对于成人来说,几乎无不例外地要服用免疫抑制剂。虽然免疫抑制剂因为药价改革有所下降,但比起一般的药物仍然很贵。

小结

以上是对活体肝移植的手术适应证和医疗保险适应证的概述。在日本,从 2004 年 1 月的医疗保险改革以来,患者的经济负担有很大减轻。但是对于移植患者来说,因为要终生服用免疫抑制剂,费用仍然很高,这除了依赖个人收入外,还寄希望于得到国家的补助。

参考文献
1) 菅原寧彦ほか:生体肝移植における経済的な諸問題. 消化器外科ナーシング 6:903-905, 2001
2) Dickson, ER et al:Prognosis in primary biliary cirrhosis:model for decision making. Hepatology 10:1-7, 1989
3) Murtaugh, PA et al:Primary biliary cirrhosis:prediction of short-term survival based on repeated patient visits. Hepatology 20:126-134, 1994
4) Mazzaferro, V et al:Prophylaxis against HCV recurrence after liver transplantation:effect of interferon and ribavirin combination. Transplantation Proc 29:519-521, 1997
5) 井上和明ほか:劇症肝炎診療の進步─治療. 劇症肝炎の内科治療. 肝胆 42:475-481, 2001
6) 北村伸哉ほか:劇症肝炎の予知法, 診断基準, 予後評価の再検討─劇症肝炎の予知法及び予後評価の検討. 肝臓 40:170-172, 1999
7) 杉原潤一ほか:劇症肝炎における肝移植適応のガイドライン(案). 肝臓 37:715-758, 1996

关于活体肝移植术的背景

北 嘉昭 [东京慈惠会医科大学外科]

■ 引言

随着免疫抑制剂的进步，20 世纪 80 年代后半期进行肝移植的病例数突飞猛进地增加；与此同时，供体不足的矛盾越加明显，在等待中死亡的病例在增加。特别是小儿供体不足的问题很突出，法国 Bismuth 等（1984）的减体积肝移植（reduced size graft）、澳大利亚 Strong 等（1988）的肝段移植（segmental graft）、德国 Pichlmayr 等的劈离式肝移植（split liver transplantation）等肝脏外科技术在移植上的应用成为活体肝移植的基础。

■ 活体肝移植的黎明期

巴西 Raia 等（1989）最早在世界上实施活体肝移植（2 例），但未能长期生存。Strong 等（1990）在日本人母子间实施第 3 例活体肝移植，并首次得以长期存活。在日本，Nagasue 等（1992）实施了首例（世界第 4 例）活体肝移植，但是术后第 285 天患者死亡。但是，在这死亡病例之前的 1990 年，京都大学小组和信州大学小组（幕内）已开始了活体肝移植项目，使以小儿为中心的活体肝移植术在日本普及开来。

■ 成人活体肝移植术的进展

在那以后，幕内等在 1992 年将活体肝移植的适应证扩大到急性肝功能衰竭，在 1994 年将其扩大到成人间。如今，成人活体肝移植术病例超过活体肝移植术总病例的一半以上。小儿活体肝移植时，可以移植左外叶或左半肝。但是在成人活体肝移植时，为能够满足受体的代谢需要（metabolic demand），需确保能提供足够大小的肝脏。因此，近年来供肝的选择已扩大到扩大左半肝、连带尾状叶扩大左半肝、右半肝、扩大右半肝和右后叶等。

■ 活体肝移植术及医疗制度

随着活体肝移植术的普及和手术适应证的扩大，1992 年 8 月，活体肝移植成为 "高度先进医疗" 的对象。从 1998 年 4 月起，活体肝移植已成为健康保险的适应证，但有疾病和年龄的限制。2004 年 1 月起，几乎去除了所有的年龄和疾病的限制，活体肝移植的健康保险适应证得以扩大。活体肝移植术被定为日常的医疗行为。根据 2003 年日本肝移植研究会的报告，到 2002 年末，日本已实施了 2 226 例活体肝移植术，分别在 49 家医疗机构进行[1]。

■ 活体供体的问题

比起小儿活体的供肝手术，成人活体供肝手术时（供体）残肝体积较小，供体的危险性稍有增加。最近欧美等国家散在报告一些活体肝供体的死亡病例。以 2003 年京都大学的活体肝供体的死亡为契机[2]，供体的并发症问题提上日程[3]，提出了供体门诊的必要性和提倡自愿捐献（donor advocate）的重要性。今后活体肝移植有必要向更加综合的医疗体系发展。

参考文献
1）日本肝移植研究会：肝移植症例登録報告．移植 38：401-408, 2003
2）日本肝移植研究会ドナー安全対策委員会：生体肝移植ドナーが肝不全に陥った事例の検証と再発予防への提言．移植 39：47-55, 2004
3）Umeshita, K et al：Operative morbidity of living liver donors in Japan. Lancet 362：687-690, 2003

2. 知情同意

菅原宁彦

[東京大学医学部肝胆膵・移植外科]

引言

为了向患者恰当地告知病情，医务人员必须要掌握一些客观的信息资料。现在都由特定的医疗机构以常规医疗活动的方式来收集信息资料，活体部分肝移植也不例外。以下是作者所在科室所用的知情同意书内容[1]。

1. 关于实施活体肝移植的必要条件的说明

首先，进行关于实施活体肝移植术的必要条件的说明。即要满足以下3个条件：

- 受体符合肝移植适应证的条件，没有移植的禁忌证；
- 有合适的供体；
- 能负担必要的费用。

受体条件、适应证、供体条件如**表1**、**表2**所示。满足手术条件后，要经移植医师确认，并通过移植委员会的书面审核。必要时要召开委员会会议，进一步讨论有无手术指征。

2. 供体和患者的关系

各单位的伦理委员会都有一定的规定。一般要求2~4代以内亲属或配偶，年龄多在20~65岁之间。根据2003年10月修订的日本移植学会伦理指南，供体仅限于亲属[2]。所谓亲属即6代以内的直系亲属或3代以内的婚姻亲属。不是亲属的情况下，作为个别病例要通过该医疗机构的伦理委员会的认可。这样就可能超出原来设定的范围。实际操作中根据的是各

单位伦理委员会自己制定的条件。

3. 供体手术及其并发症的说明

与患者不同，供体原先是完全健康的个体，是出于善意提供脏器。因此对于医生来说，更要强调术后的管理。如通常的肝切除一样，供体术后可并发出血、胆漏、腹腔内脓肿等。在作者所在科室尚未有重症并发症的发生。另外，

表1 活体肝移植时供体的条件

1. 自愿提供脏器
2. 三代以内的血缘亲属或配偶*
3. 20~60岁，但是有的在65岁以内，可根据全身状况酌情考虑*
4. 血型一致或适合**
5. 没有肝功能损害
6. 没有重症合并症或感染
7. 可提供受体所必须的供肝体积
8. 血管造影及其他检查时没有解剖上的问题

* 根据移植单位的伦理委员会制定的标准。

** 一般不进行血型不合的移植（特别是在成人病例）。

表2 活体肝移植时受体的条件

1. 原则上65岁以下
2. 本人可自理或有家人陪护
3. 患如下的疾病
a. 进行性肝病终末期，预后不良
b. 不存在肝衰竭，但是多次发生静脉曲张出血、肺内动静脉分流开放致动脉血氧分压下降、生活质量明显下降，估计通过肝移植可有所改善
c. 常规的肝功能检查是正常的，但是估计通过肝移植可使原来疾病有改善的代谢性疾病
4. 不合并肝外恶性肿瘤和没有重症感染
5. 不伴有其他脏器的重症疾病

为了防止输血引起的感染，通常采用自家输血，要向供体说明储存血液的必要性，在右半肝供肝时，还要交代有死亡的可能性。

最后，还要核实供体是否出于自身意愿而进行脏器捐献的，这需要精神科专业医生从精神层面考核，特别是在非亲子关系以外的肝移植手术时很有必要。在告知供体危险性的同时，还要说明受体手术的预计成功率。

4. 受体手术的并发症

并发症分为一般并发症和移植相关并发症。这时，仅从可以想到的并发症如排斥反应、感染、血栓症等来考虑还不充分。要结合本院所做的病例并参考文献报告的其他医院的成绩来加以分析，有必要说明一下每个并发症具体的发生率。还要提供具体的生存率和供肝存活率的数据。移植手术一般费用高昂，属于特殊疾病，某些疾病可大幅减免医疗费用，故对医疗制度的理解不能有欠缺。另外，也要向受体说明供体的危险性，并签署移植同意书。以上说明的要点如**表 3** 所示。

对于重症肝炎等意识丧失的患者，要征得代签者的同意。受者是未成年人时，要由其监护人来了解手术通知的内容。尽可能以未成年

表 3　活体肝移植行知情同意时说明的要点

1. 肝移植历史，欧美及日本所取得的成就
2. 适应证及禁忌证
3. 肝移植种类（脑死亡、活体、劈离式、部分）
4. 费用
5. 供体的手术、并发症
6. 受体的手术、术后经过、并发症

的受体本人也能听懂的方式来加以说明，最好本人能签署同意书。

小结

虽然移植医生已作说明，但仍需要与移植医疗无关的第三方确认当事者是否对手术相关内容已详加了解。通过设立知情同意委员会，对患者一方加以说明，需要再次明确知情同意是否具有客观性。进一步通过相互沟通，即便是向协调员、医师咨询时困难的问题，患者一方也可容易地得到相关信息。有必要降低患者-医生之间的门槛，以图创造良好的交流氛围。

参考文献

1）菅原寧彦ほか：生体部分肝移植とインフォームドコンセント. 外科治療 82：136-138, 2000
2）日本移植学会：日本移植学会倫理指針. http://www.bcasj.or.jp/jst/news/ethicalguide 02.htm

3. 供肝大小匹配的评估

菅原宁彦

[東京大学医学部肝胆膵・移植外科]

引言

对于成人的活体肝移植而言，相对于左半肝，右半肝供肝更加普遍。在日本大约一半的成人病例采取右半肝供肝移植（**图1**）[1]。在活体肝移植时，确保供体的安全性比什么都重要，右半肝切除对供体是个很大的负担，故应该慎重考虑手术适应证。

1. 供肝体积的计算

透过 CT 图像，将供肝各个部分描到普通纸上，在扫描仪上读取数据，并和计算供肝的体积，这是基本的方法。另外近年来开发了一种软件，它可计算肝静脉引流区域的体积（volume rendering）（**图2**）。

2. 成人病例的选择

供体的左半肝与右半肝的体积比是决定是否可进行右半肝供肝的重要根据。右半肝的比率超过 70% 和重度脂肪肝（可能会形成不可逆的高胆红素血症）没有移植适应证。在通常情况下，如果能确保供肝重量 / 受体标准肝体积的比例在 40% 以上较好。供体的体格比受体大的情况下，左半肝多能满足需求。不足 40% 的供肝即为"边缘供肝（marginal graft）"。**图3** 显示了 Queen Mary 医院（中国香港特别行政区）[2]和当时作者所在科室[3]的一些数据。供肝重量 / 受体标准肝体积的比例在 40% 以下进行移植时，患者预后明显不良。在儿童，从左外叶

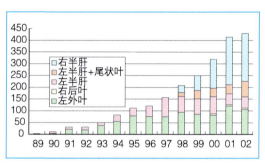

图1　活体肝移植时使用的供肝的种类（1989~2002 年）

即可获得足够的体积。但是当时如果是成人受体，不管病情如何，只能选择左半肝供肝。进行性肝功能不全的患者没有得到肝体积比在 40% 以上的供肝，其中一部分未能存活，其结果如**图3B** 所示。

必需的供肝体积的最小值主要取决于患者术前的全身状态。肝衰竭程度较轻时，可将标准下降至标准肝体积的 35%[4]。供体左半肝 + 尾状叶供肝不能确保足够的肝体积或供体右半肝超过全肝体积的 70% 时，通常不能作为供体。如右后叶的体积比左半肝 + 尾状叶大时，可考虑右后叶供肝[5]。**图4** 用流程图表示供肝种类的选择。

小结

2003 年 5 月，提供右半肝供肝的 40 多岁的女性因肝衰竭而死亡的报告至今仍记忆犹新，很显然供体的死亡会给社会以很大的打击。现在世界各国都在讨论供体的手术指南。

◎ 以供肝占患者标准肝体积 40% 以上为标准。

◎ 必需的供肝体积依据患者的疾病不同可有增减。

◎ 由于右半肝切除对供体来说负担较重，应对该术式加以限制。

图 2　A. 左半肝切除后，阻断肝右动脉，右前叶的淤血区域呈暗红色（虚线的左侧）；B. 淤血区域在术前预测为橙色区域

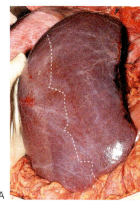
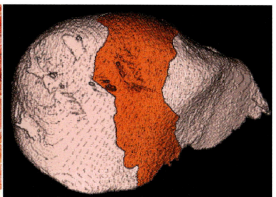

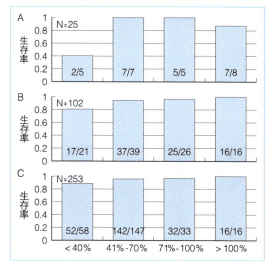

图 3　不同的供肝体积的生存率

A. 中国香港 Queen Mary 医院的数据；B、C. 作者所在科室的数据。B 是到 2000 年 9 月的数据；C 是到 2003 年 12 月的数据。直方图上的数字表示生存例数 / 总例数

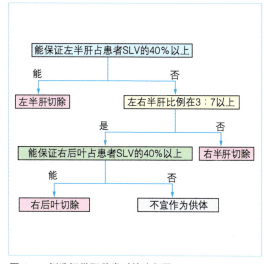

图 4　一例选择供肝种类时的流程图

参考文献

1）日本肝移植研究会：肝移植症例登録報告. 移植 38：401-408，2003

2）Lo, CM et al：Minimum graft size for successful living donor liver transplantation. Transplantation 68：1112-1116, 1999

3）菅原寧彦ほか：成人生体肝移植における適応拡大のための新しい手技. 肝胆膵 41：923-928，2000

4）Sugawara, Y et al：MELD score for selection of patients to receive a left liver graft. Transplantation 75：573-574, 2003

5）Sugawara, Y et al：Right lateral sector graft in adult living-related liver transplantation. Transplantation 73：111-114, 2002

4. 术前管理的要点

金子顺一

[東京大学医学部肝胆膵・移植外科]

引言

对于没有好转可能的肝衰竭主要采取对症治疗，但如果准备移植手术，则治疗措施就大不相同，早期请移植专科的会诊很重要。在术前，如何防止感染和进行性多脏器衰竭的发生至关重要。

1.肝功能不全、肝肾综合征、肝性脑病

有必要积极地使用新鲜冷冻血浆。肝性脑病要立即进行血浆置换，肝肾综合征要立即进行血液透析。

2.感染

准备进行肝移植的受体除多伴有肝炎病毒感染外，还因慢性迁延性肝功能不全而处于宿主免疫不全（immunocompromised host）的状态。应详细掌握各种感染的情况，这是术后针对性治疗的关键。

（1）细菌感染

胸水所致的肺不张是发热和肺炎的原因（**图1**）。胸水的持续引流和早期呼吸训练能有所作用。大量胸水时为避免复张性肺水肿的发生，要分数天引流。

（2）自发性细菌性腹膜炎（spontaneous bacterial peritonitis）、蜂窝织炎

伴有腹水（**图2**）的肝硬化患者约10%合并有自发性细菌性腹膜炎。腹水中中性粒细胞

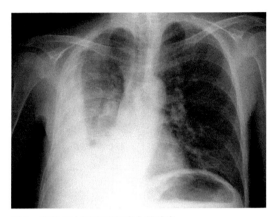

图1 胸片示右侧胸腔积液合并肺炎

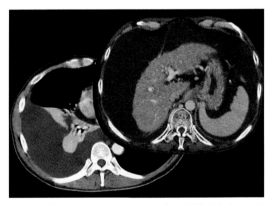

图2 因右胸水所致肺不张（左下）及大量腹水（右上）

达到250/mm^{3}以上时，要给予抗革兰阴性菌（肠内细菌）的抗生素。诊断时不用依赖细菌培养阳性的结果。有黄疸时，因有皮肤瘙痒感，全身可存在搔抓伤。当伴有细菌感染时可形成蜂窝织炎。因此要进行全身性的详细检查，并检

◎在等待肝移植期间，死亡的原因不是肝功能衰竭而是食管静脉曲张破裂或感染。

◎移植前要防止继发于肝功能不全的各脏器功能不全。

◎肝移植从本质上来说是急诊手术，不要错过移植的最佳时机。

查有无褥疮存在。

（3）引流管相关性血行感染

引流管相关性血行感染伴有肝功能不全可导致全身状态迅速恶化，因此要避免中心静脉及外周静脉内导管的长期放置。

（4）真菌及巨细胞病毒

如果术前大量使用类固醇激素，真菌及病毒的感染率会增高。移植后有时这些感染的临床症状可早期表现出来。曲霉菌抗原、隐球菌抗原、β-D 葡聚糖、CMV 抗体滴度等都是重要的检查，结果升高时要做进一步的细致检查和早期抗感染治疗。

（5）乙型肝炎病毒（HBV）

围手术期时进行乙型肝炎病毒的控制很重要，移植前给予拉米夫定使 HBV-DNA 值降至正常。拉米夫定耐药时，可合用阿德福韦（adefovir dipivoxil）[2]。

（6）丙型肝炎病毒（HCV），人类免疫缺陷病毒（HIV）

HCV 可导致供肝 100% 发生再感染，从而形成慢性肝炎。为了术后行干扰素治疗，测定 HCV 基因型和 RNA 量。合并有人类免疫缺陷病毒（HIV）感染时，移植后早期巨细胞病毒的感染难以治疗，要确保 CD4 阳性的淋巴细胞数在 200/mm³ 以上。

3. 食管静脉曲张（图3）

因为肝功能不全、全身状态恶化，食管静脉曲张多未治疗，但供肝较小（small-for-size graft）的肝移植及发生排斥反应时，可形成一过性的门静脉高压，食管静脉曲张有破裂危险。

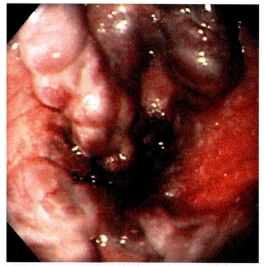
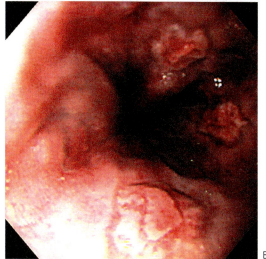

图3 肝移植 4 周前转入时内镜所见（A）及治疗后移植 2 周前的照片（B）

术前行上消化道内镜检查，如果红色征（+）时，行内镜下食管静脉曲张套扎术。

4. 肝细胞癌

肿瘤的大小和数量超过范围（单个肿瘤、最大直径不超过 5cm 或 3 个肿瘤、直径在 3cm

以内）、有门静脉内癌栓和肝外转移时不是医疗保险的适应证。对术前有射频消融术（RFA）历史的患者要注意腹腔内是否有肿瘤种植（**图4**）。

5. 肝肺综合征

肝硬化时可合并低氧血症和肺动脉高压。未给予吸氧治疗时，PaO_2 在 50mmHg 以下、或心脏超声检查时肺动脉收缩压在 50mmHg 以上以及 Swan-Ganz 导管检查时平均动脉压在 25mmHg 以上时预后较差，是否可施行肝移植要进行慎重考虑。

6. 中央性脑桥脱髓鞘（central pontine myelinolysis）

因术前应用利尿剂及钠摄取的限制，可造成严重的低钠血症和脱水，但在围手术期要避免快速纠正血钠值（<10mEq/d）[3]。

7. 嗜血综合征（hemophagocytic syndrome）

见于合并爆发性肝炎或重症感染时。当全血细胞减少、LDH 及铁蛋白急剧上升时要进行骨髓穿刺，诊断明确后再决定是否实行肝移植。

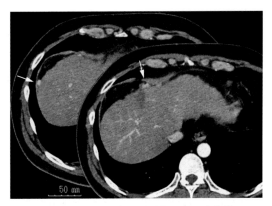

图4　有射频消融治疗史。无肝内再发，移植前 CT 示肝表面有小结节。腹腔镜探查见肝细胞癌腹膜种植，终止移植

参考文献

1）Sugawara, Y et al：Living-donor liver transplantation in adults：Tokyo University experience. J Hepatobiliary Pancreat Surg 10：1-4, 2003
2）Sugawara, Y et al：Living donor liver transplantation for hepatitis B cirrhosis. Liver Transpl 9：1181-1184, 2003
3）Noritomi, T et al：Central pontine myelinolysis after living donor liver transplantation. Hepatogastroenterology 51：247-248, 2004

肝移植手术的变迁

渡邊慶史・高山忠利 [日本大学医学部消化器外科]

■ 引言

随着活体肝移植的手术适应证扩大到成人，在保证供体安全的情况下，能够得到足够的供肝成为最大的研究课题。下面从供肝的切除方法、供肝的利用方法来介绍肝移植的变迁。

■ 活体肝部分移植术的成功

1989 年 7 月，Strong 等[1] 成功地实施了世界上第 1 例的活体肝移植，由母亲向 1 岁 5 个月的男孩供肝（左外叶）。最初因为活体肝移植只限于小儿，故多施行左外叶或左半肝移植术。

■ 成人间活体肝移植术

但是，1993 年 11 月幕内等[2] 应用左半肝作为供肝在世界上首次实施成人间活体肝移植，活体肝移植的手术适应证得以扩大。在确保供体安全性的前提下，采用各种术式以得到足够的供肝。

■ 右半肝供肝

1996 年 5 月 S.T. Fan 等[3] 成功实施了世界上第 1 例带肝中静脉的右半肝的活体肝移植，加速了成人患者的活体肝移植的进展。现在一般进行不包括肝中静脉主干的改良右半肝供肝（modified right liver graft），这时是否要重建供肝的残存肝中静脉的分支是问题所在。具体可参照相关章节。

■ 附加尾状叶的左半肝供肝

1998 年 Miyagawa 等报告了应用附加尾状叶的左半肝供肝进行活体肝移植，扩大了供体的适应范围。2000 年 Takayama 等[4] 确立了该术式，并明确了若连带尾状叶，供肝的重量可增加约 9%。

■ 右后叶供肝

2000 年 Sugawara 等[5] 利用右后叶供肝进行活体肝移植，扩大了"供体池（donor pool）"。

■ 辅助性部分原位移植术 (auxiliary partial orthotopic liver transplantation，APOLT)

1989 年，Gubernatis 等切除患者左外叶，并将脑死亡患者的左半肝移植到相应位置，将 APOLT 应用临床。另外，还有暂时行 APOLT、将来仅依靠自己肝脏来生存和在供肝过小时、在切除病肝之前行 APOLT 的临时性 APOLT 的报告。

■ 多米诺肝移植术

1995 年 Furtado 等对家族性淀粉性多发性神经病变的患者实行全肝移植术，将摘出的肝脏移植到别的患者身上。在日本曾有一次性切取活体供肝后行多米诺式劈离式肝移植的报告。

■ 双供肝

2000 年，Lee 等[6] 用两个活体提供的部分肝脏同时移植给一个体型很大的受体。

■ 小结

活体肝移植的移植方法的变迁史就是在保证供体安全性的前提下努力得到足够供肝的历史。

参考文献

1) Strong, RW et al：Successful liver transplantation from a living donor to her son. N Engl J Med 322：1505-1507, 1990
2) Hashikura, Y et al：Successful living-related partial liver transplantation to an adult patient. Lancet 343：1233-1234, 1994
3) Lo, CM et al：Extending the limit on the size of adult recipient in living donor liver transplantation using extended right lobe graft. Transplantation 63：1524-1528, 1997
4) Takayama, T et al：Living-related transplantation of left liver plus caudate lobe. J Am Coll Surg 190：635-638, 2000
5) Sugawara, Y er al：Right lateral sector graft in adult living-related liver transplantation. Transplantation 73：111-114, 2002
6) Lee, SG et al：Seventeen adult-to-adult living donor liver transplantation using dual grafts. Transplant Proc 33：3461-3463, 2001

5. 供体左半肝手术的要点

高山忠利・幕内雅敏*

[日本大学医学部消化器外科・*東京大学医学部肝胆膵・移植外科]

◆ 引言

在活体肝移植的供体手术中，必须同时确保供体的安全以及供肝的活性（viability）[1]。故在所有的情况下，手术操作必须慎重和准确。下面就左半肝切除加以阐述。

◆ 1. 条件

作为活体供体的必要条件有：①有自发的提供脏器的意愿；②没有肝功能障碍之类的情况；③能提供必要大小的供肝；④血型一致（或者适合）。并且希望最好是年龄在20~60岁之间的三代亲属（或是配偶）没有大的合并症以及解剖学上不恰当的问题。

◆ 2. 术式

从供体身上取出的供肝大小是根据受者的标准肝脏体积来决定的。标准肝脏体积（y，ml）与体表面积（x，m²）正相关，使用Urata方程式：

$$y=706.2x+2.4$$

就能计算出来。使用增强 CT 根据体积测量法计算出供体的全肝和作为供肝的左外叶或左半肝的体积[2]。从迄今为止的经验中，作者认为供肝大小的最低限度大约为受体标准肝体积的40%。

供体左侧肝切除的式式有左外叶切除、扩大左外叶切除、左半肝切除（包括肝中静脉）、左半肝＋尾状叶切除四种术式（**图 1**）[1, 3]。虽

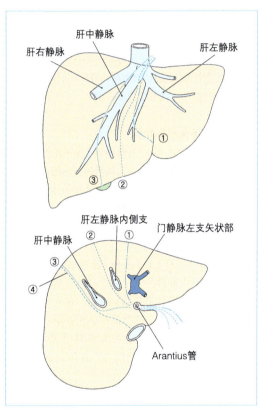

图 1　供体左半肝手术的肝脏离断线
①左外叶切除；②扩大左外叶切除；③左半肝切除；④左半肝＋尾状叶切除

说是根据受体的标准肝体积来选择术式，但也有很多情况是根据受体的体重来选择，一般对于体重在 15kg 以下的受体选择左外叶切除，对于 25kg 以下的受体选择扩大左外叶切除，对于 25kg 以上则多是选择左半肝切除。

3. 手术方法

(1) 脉管分离

摘除胆囊后，在三管汇合部的水平处游离牵起胆总管。首先显露出肝左动脉，向其足侧进行分离，当确认到了肝右动脉的分叉部时，向远端分离并将其牵起。接着剥离出肝中动脉并牵起。沿肝左动脉切开左侧的肝十二指肠韧带，露出门静脉的左侧壁。接着在肝动脉的背侧显露出门静脉主支，向其头侧继续剥离，将门静脉左支全周剥离出来并牵起。结扎、切断从左支横部分叉出来的全部尾状叶门静脉支，将门静脉左支充分游离（图2）。另外，在左半肝切除的时候，要将肝右动脉和门静脉右支分离到2级分叉处，游离、牵起右前叶支。

剥离镰状韧带的头侧端，充分显露出肝中、肝左静脉的汇合部。切离左冠状韧带和三角韧带，游离左叶，仔细分离肝左静脉的根部。在其背侧切断走行于尾状叶前面的 Arantius 管（在其汇入肝静脉的位置），这样就能将肝左静脉的根部显露得更长一些。另外，在切除左半肝的时候，剥离 Arantius 管断端处的间隙，显露下腔静脉的前面部分，将肝中、肝左静脉共干游离牵起（图3）。

[要点] 要求慎重地分离脉管。禁忌多余的分离操作及血管牵拉。

(2) 肝脏离断

肝脏离断是在选择性血流阻断的条件下进行的[1]。左外叶切除时，首先在门静脉左支矢状部的右侧结扎、切断汇入 S_4 的门静脉和肝动脉，沿 S_4 面上的缺血线开始离断肝脏。扩大左外叶切除时，阻断肝中动脉和门静脉左支的血流（保留供肝的动脉血流），在阻断 S_4 血流的状态下进行离断（阻断10分钟，开放5分钟，反复进行）（图4A）。左半肝切除时，阻断肝动脉/门静脉右前叶支的血流的状态下进行离断（阻断30分钟，开放5分钟，反复进行）（图4B）。但

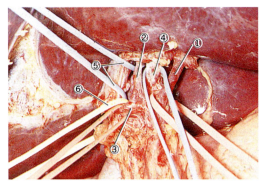

图2 肝门的处理
①肝左动脉；②肝中动脉；③肝右动脉；④门静脉左支；⑤门静脉右支；⑥胆总管

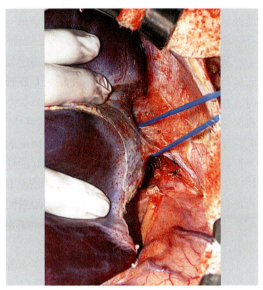

图3 游离、牵起肝中、肝左静脉的共干

是，最近的临床研究表明使用 Pringle 法也无损供肝的活力，因此多采用此血流阻断方法[4]。

肝脏离断使用钳夹法。在左外叶或扩大左外叶切除时，直线朝向 Arantius 管进行离断；在左半肝切除中，沿着 Rex-Cantlie 线切到肝中静脉水平，然后再朝向 Arantius 管；在左半肝＋尾状叶切除中，朝向下腔静脉中线位置[3]（图1）。在肝脏的脏面，朝向门静脉左支横部的方向将肝实质全部离断并显露出肝门板。切断 Arantius 管的门静脉附着部，接着再结扎、切

断存在于肝门板与 Spiegel 叶之间的数根 Glisson 支，这样供肝只靠左半肝的脉管和胆管连接在体内。在肝脏的头侧端，因为有比较粗的静脉支汇入肝中、肝左静脉汇合部附近，所以要小心谨慎地进行结扎、切断，将肝左静脉的主干露出 1cm 左右。左半肝切除时，在事先已悬吊了的肝中、肝左静脉共干的右侧壁小心地结扎、切断汇入的静脉支（**图 5**）。

[**要点**] 肝门板的尾状叶 Glisson 支和肝静脉根部的肝静脉支是处理的两大要点。

（3）摘出供肝

在摘出受体的全部肝脏的同时也摘出供肝。切断脉管的顺序为：胆管→门静脉→肝动脉→肝静脉。

从胆囊管断端插管进行胆道造影，决定切断胆管的部位（**图 6**）。当右后叶支汇入左肝管时，在汇入点的末梢处将其切断。在门静脉左右分叉部切断门静脉左支，于根部切断肝中、肝左动脉。用侧壁钳夹住肝中静脉根部附近的下腔静脉侧壁，切断肝左静脉。对于供肝的任何一个脉管，尽可能地在保证足够长度的情况下再进行切断，这是非常重要的。供体侧的脉管断端予以连续缝合或缝扎，牢固闭锁，但要小心不要引起狭窄（**图 7**）。

[**要点**] 供肝的脉管要尽可能留长，不要着急将其摘出！

（4）特殊病例

在东京大学完成的 101 例活体肝移植术中（1996~2000 年），有 24 例供肝有副肝左动脉。副肝左动脉在小网膜内平均有 4 支胃支，一边将其结扎、切断，一边向其中枢侧进行剥离直到胃左动脉的根部。为不损伤副肝左动脉的入肝处，尽量将 Arantius 管保留在供肝上，并朝向其背面进行肝脏离断[5]（**图 8**）。与一般的肝左动脉或肝中动脉相比，副肝左动脉要长些（45±8mm）、粗些（2.3±0.7mm），所以适合作为重建动脉，重建这样的 1 支动脉能确保供肝全部的动脉血流，术后恢复也比较好[6]。

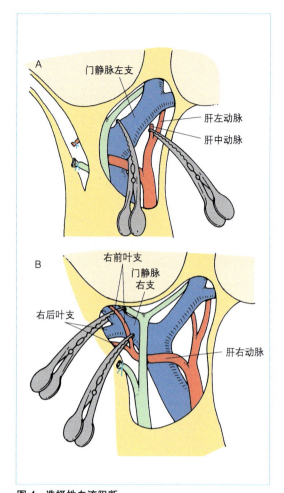

图 4　选择性血流阻断
A. 扩大左外叶切除时；B. 左半肝切除时

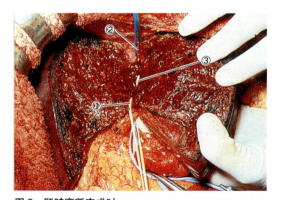

图 5　肝脏离断完成时
①肝门板；②肝中、肝左静脉共干；③插在尾状叶前面的术者的食指

◎最重要的是保证供体的安全性以及供肝的活性。

◎根据受体的标准肝脏体积决定供肝的大小。

◎脉管剥离要特别慎重！肝脏离断用 Pringle 法进行阻断。

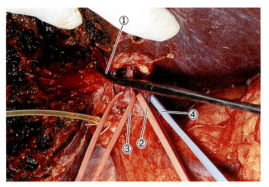

图6 切断胆管时

①用钳子夹在切断左肝管的部位；②肝左动脉；③肝中动脉；④门静脉左支

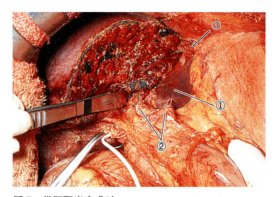

图7 供肝取出完成时

① Spiegel 叶；②门静脉、肝动脉断端；③肝静脉断端

小结

活体肝移植时，正确的医疗行为是首先确保供体手术的绝对安全。外科医生要安全可靠地取出供肝，为了这贵重的捐赠品而尽最大努力使手术成功。

参考文献

1）Makuuchi, M et al：Donor hepatectomy for living related partial liver transplantation. Surgery 113：395-402, 1993

2）Kawasaki, S et al：Preoperative measurement of segmental liver volume of donors for living related liver transplantation. Hepatology 18：1115-1120, 1993

3）Takayama, T et al：Living-related transplantation of left liver plus caudate lobe. J Am Coll Surg 190：635-638, 2000

4）Imamura, H et al：Pringle's manoeuvre in living donors. Lancet 360：2049-2050, 2002

5）Takayama, T et al：Hepatic transplantation using living donors with aberrant hepatic artery. J Am Coll Surg 184：525-528, 1997

6）Sakamato, Y et al：Advantage in using living donors with aberrant hepatic artery for partial liver graft arterialization. Transplantation 74：518-521, 2002

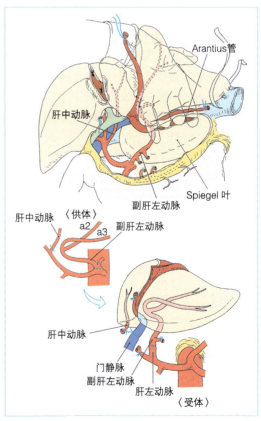

图8 供体有副肝左动脉时

6. 供体右半肝手术的要点

國土典宏・幕内雅敏

[東京大学医学部肝胆膵・移植外科]

引言

成人活体肝移植时，由于受体体格较大，故一般采取右半肝供肝。在右半肝供肝时，因残肝体积较小、供体的手术危险率高，故要用CT对肝体积进行测定来正确评估残肝体积。一般来说，肝切除率在70%以下被认为是安全的[1]，左半肝相对较小、切除率在70%以上时，不使用此术式。

右半肝供肝分为通常的不带肝中静脉的右半肝供肝和带肝中静脉的扩大右半肝供肝两种。不带肝中静脉的右半肝供肝中，肝中静脉灌流区域可淤血，不能充分发挥生理功能，必要时可进行静脉重建术[2]。另一方面，扩大右半肝供肝时，供体残肝（S_4）可发生淤血，肝脏实质切除率会进一步增大。因此，扩大右半肝供肝时，切除率要在65%以下，即在左半肝相对较大的供体中慎重地进行选择。

1. 手术过程

（1）开腹和术中超声检查

右半肝供肝时，通常选择在第9肋间"J"字形开胸、开腹。这种切口可保证右半肝有良好的视野，并使其在术中所受压迫最小。另外，在供体手术时必须要进行肝静脉根部的操作，这种切口对保证供体的安全也很重要。

术中用超声对肝静脉的分叉形态进行详细观察，特别是要明确注入肝中静脉的S_5和S_8段

的静脉支（即V_5和V_8）的血管粗细、根数和分叉形态。V_5有时会延至S_6，支配部分的S_6，故要对V_5的末端进行详细观察。切取不带肝中静脉的右半肝时，V_5、V_8被切断（**图1A**）。扩大切取右半肝时，S_4的引流静脉V_4被切断（**图1B**）。还要确认是否存在肝右中静脉（MRHV）、肝右下静脉（IRHV）等较粗的肝短静脉，这些静脉分别引流S_7和S_6并直接注入下腔静脉。

（2）肝门的分离（图2，图3）

首先，为防止肝动脉痉挛，在肝十二指肠韧带的浆膜下注入2%的利多卡因2~3ml。接着进行胆囊摘除，从胆囊管插入胆道造影管。游离胆总管右后方，显露出肝右动脉、门静脉主干及右支。为防止内膜损伤和血管痉挛，要小心进行肝右动脉的游离操作。不能直接用钳子钳夹动脉壁。向中枢侧的剥离进行至胆总管左缘附近，向肝侧的剥离进行到右后支和右前支的分叉附近，将肝右动脉从门静脉右支和胆管（连同周围的结缔组织）中完全分离开来。结扎、切断在进行门静脉分离时看到的尾状叶支。这时要注意，如果门静脉侧的结扎点太接近门静脉壁，可造成门静脉狭窄。切取右半肝时，肝十二指肠韧带左侧完全不用分离。

（3）肝静脉根部的游离和悬吊法

向头侧切开肝镰状韧带，分离显露出肝静脉根部。因为供肝侧要带有较长一段肝右静脉，

根部的充分剥离就相当重要。在下腔静脉和膈肌之间进行分离，结扎、切断 2~3 支从右侧汇入的膈下静脉。

在供体手术时，切断切除侧的流入和流出血管前先要离断肝实质。肝实质离断的终末阶段是尾状叶的离断，操作术野较深，很难控制出血。这时可应用 Belghiti 等[3] 报告的悬吊法（liver hanging maneuver）将肝实质上提，可方便控制术中出血[4, 5]。

若要施行悬吊法，要对肝背侧和下腔静脉之间进行分离，上下贯通后用吊带牵起。在肝中静脉和肝右静脉之间，从头侧开始用特大号的弯头的 Kelly 钳向足侧充分分离下腔静脉。然后，在肝下缘的尾状突附近和下腔静脉前面之间进行分离。如看到肝短静脉，将其结扎、切断。用特大号的弯头 Kelly 钳从足侧向头侧对下腔静脉前进行慎重剥离。根据 Belghiti 等[3] 的报告，在下腔静脉前壁的中间存在大约 1cm 宽的无肝短静脉支配的带状领域，Kelly 钳进入时要特别小心。其要点是将 Kelly 钳的尖端左右小幅度地摆动，寻找无阻抗的地方向头侧慢慢前进。通常术中超声检查时可发现 1~2 支引流尾状叶的较粗的肝短静脉，钳子穿过时注意不要损伤。术者将左手食指插入从头侧分离出的肝中静脉和肝右静脉之间，感知一下从下面插入的 Kelly 钳的尖端位置，并引导血管钳朝向手指上更进一步插入。尖端向头侧贯通后夹住白色吊带从足侧抽出[7]。通过这个操作，可将肝脏整体从下腔静脉前面向腹侧牵起（**图 4**）。

（4）右半肝的游离

肝背侧的操作完成后，对右半肝进行游离。剥离右肾上腺，结扎、切断细的全部肝短静脉。如果看到肝右中静脉（MRHV），肝右下静脉（IRHV），原则上要进行重建。此时只将其游离牵起，在供肝摘出前再将其切断（**图 5**）。存在肝右浅静脉时，同样予以保留并进行重建。从右侧分离下腔静脉的前壁至先前放置的白色吊

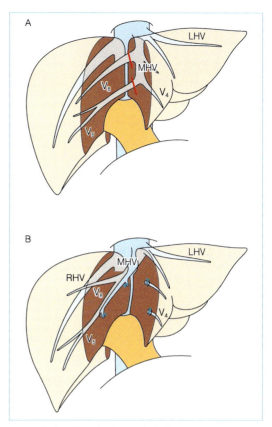

图 1　右半肝供肝（A）和扩大右半肝供肝（B）时肝中静脉的处理

如图显示 V_4、V_5、V_8 的切断部位（RHV: 肝右静脉；MHV: 肝中静脉；LHV: 肝左静脉；V_4，V_5，V_8: 引流 $S_{4, 5, 8}$ 的 MHV 分支）

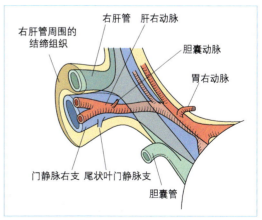

图 2　肝门的构造

切取右半肝时，显示切断水平的各脉管和血管周围结缔组织（perivascular connective tissue）的相互关系

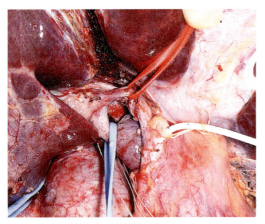

图3 右半肝供肝时，肝门剥离结束图
门静脉右支（蓝色血管带）、肝右动脉（红色血管带）、胆囊管内插入白色的造影用气囊导管。图左下为肝右下静脉（IRHV）（蓝色血管带）

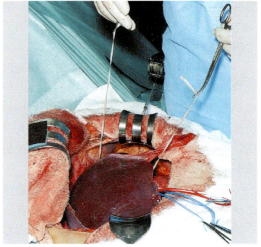

图4 行悬吊法（liver hanging maneuver）时，将 Shirodkar 吊带从肝脏背侧穿过，将肝脏向腹侧上提

带的位置。肝背侧的悬吊如果困难的话，也可先进行游离，但如想同时保留 MRHV、IRHV 并完全剥离下腔静脉前面，操作起来困难较大。

（5）肝实质离断

用哈巴狗钳阻断肝右动脉和门静脉右支，确认左右半肝分界线，并用电刀做标记。沿着这一标记在 Rex-Cantlie 线（主门静脉裂）上离断。切肝时需要阻断肝脏血流，但又恐供肝发生热缺血，最初尝试了多种选择性的肝阻血法。但是，最近作者研究得出的一个很明确的结论是，用 Pringle 法在全肝血流阻断下对供体进行肝离断，对供肝的活力（viability）没有任何不良影响[6]。预处理（preconditioning：肝门阻断 10 分钟，开放 5 分钟）后，阻断 15 分钟，开放 5 分钟，如此反复进行。在 Pringle 法下进行离断时，术野出血明显减少。

在肝实质离断时，用带电刀的超声吸引装置便于进行保留肝静脉的离断操作。在肝离断面如果有肝中静脉的粗大分支时，可用超声吸引装置沿静脉走行方向进行来回吸引，注意不要损伤静脉壁。保留 V_5 和 V_8 的同时进行肝离

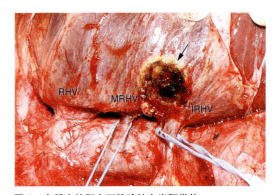

图5 有粗大的肝右下静脉的右半肝供体
右半肝游离完成。游离肝右静脉（RHV），肝右中静脉（MRHV）及肝右下静脉（IRHV）至能悬吊。结扎、切断下腔静脉右侧的所有肝短静脉。箭头所指为右肾上腺粘连处

断，将血管带的一端穿过这些静脉支的背侧，牵引上提尾状叶的肝实质部分以控制出血。这种操作被称为吊带移位技术（tape repositioning technique/tape switching technique）[4]（**图6**）。保留 V_5 和 V_8 肝实质离断完成时的照片如**图7**所示。剥离 V_5、V_8 时如果出血，就不要拘泥于这种方法，可将 V_5、V_8 分别切断，再继续进行肝

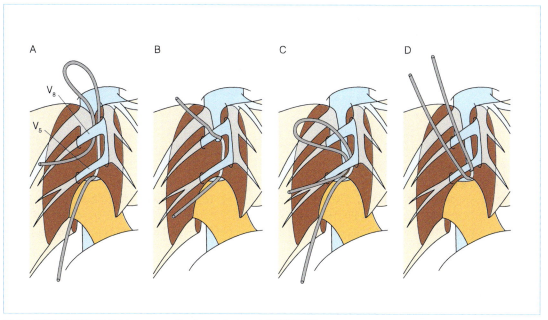

图6　采用吊带移位技术（tape repositioning technique）离断肝实质

保留 V_8 和 V_5，在这之间上提吊带，切断深部的尾状叶实质部分。血管带的上端和下端分别从 V_8 和 V_5 的背侧穿过。可以从和图相反的方向抽出吊带（从足侧至头侧）

脏离断的操作会容易些。但是，阻断 V_5、V_8 后至供肝摘除要有一段时间，这段时间可发生静脉血栓，要加以注意。

扩大右半肝切取时，在肝中静脉的左侧进行肝实质离断。因为汇入肝中静脉的 V_4 要全部结扎、切断，S_4 尾侧 1/3 至 1/2 成为供体侧的淤血区域。在肝中静脉表面保留少量的肝实质，继续离断至和肝左静脉的分叉处。

（6）切断胆管

如果胆管清晰可辨，胆管的切断也可在肝实质离断前进行。肝实质离断后，胆管周围几乎全都显露，可获得良好视野。通过对胆管的试验性阻断，也较容易确定切断部位。在门静脉右支、肝右动脉、包围胆管的周围血管结缔组织之间进行充分剥离是正确、安全切断胆管的要点所在。应用"C"臂机在 X 线透视下，从胆囊管插入的造影管进行造影（**图8A**），胆

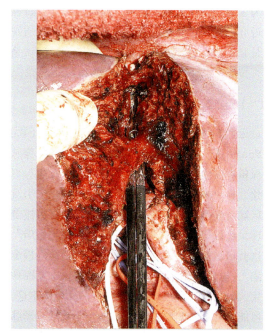

图7　肝实质离断结束（保留 V_5 和 V_8）。用 Metzenbaum 剪刀置于 V_5、V_8 的背侧和下腔静脉前壁之间

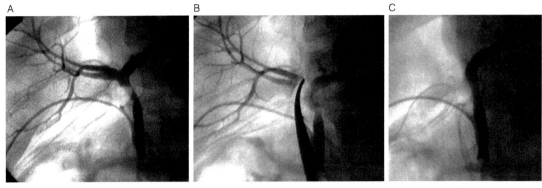

图 8 术中胆道造影

将造影剂注入从胆囊管插入的球囊导管,明确胆管的分叉形态后(A),试验性地钳夹胆管预定切断部位(B)。在这个病例中右肝管迅速分为 2 支,为了在供肝侧得到一个开口的胆管断端,贴近左右肝管汇合处切断。在这样的病例中,为避免造成供体侧胆管的狭窄,操作时要加以小心,有必要用 4-0 的薇乔线将胆管连续缝合闭锁。完成后用胆道造影来明确是否存在胆管的狭窄(C)

管走行变异很大,要进行很好的辨认后再决定切断部位。将 X 线管球旋转成斜位有利于观察。在胆管预定切断线用钳子试验阻断(**图 8B**),再次透视确认后切断胆管。供体侧断端用 4-0 的薇乔(Vicryl)线连续缝合。根据胆管的分叉形态,如有足够长度可先行胆管结扎再切断。为了防止供体的胆管狭窄,同时尽可能获得靠近肝门的、重建胆管数较少的供肝,X 线透视是必需的。胆管离断后要再一次造影,确认是否按照预定部位进行了切断(**图 8C**)。

(7)判定淤血区域

右半肝主要通过肝右静脉和肝中静脉(V_5、V_8)引流。在通常的右半肝供肝时,肝中静脉保留在供体侧,移植后如果不对 V_5、V_8 进行再建,在 80% 的病例中,这些静脉支的血流引流区域可发生淤血。淤血区域的门静脉支血流倒转,将取代肝静脉,作为引流血管来起作用[2]。这些区域得不到门静脉血的灌流,就会慢慢萎缩[8],至少移植后在受体中不能充分地发挥作用。淤血区域较大的话,实际供肝的体积将不足,可能会给受体带来严重的并发症[2]。和缺少动脉血的缺血区域不同,淤血区域通常不易看到肝表面颜色的变化。定量地正确评价淤血区域较困难。佐野[2]等人将支配淤血区域的惟一入肝血管的肝动脉进行阻断后,淤血区域被"阻血"

后颜色改变,在术中得以分辨(**图 9**),肝静脉重建的标准得以明确。

应用这一原理,在供体手术时,将 V_5、V_8 进行试验阻断,评估预定作为供肝的右半肝的淤血区域,并判定是否需要进行受体侧 V_5、V_8 的重建。除去淤血区域的右半肝体积如果达不到"受体标准肝体积的 40% 以上"这一标准,则要进行 V_5、V_8 的再建[9]。

(8)供肝的摘出

与受体手术同步把供肝摘出。首先将 V_5、V_8 切断。供体侧用 2-0 丝线结扎,供肝侧用哈巴狗钳阻断。扩大右半肝切取时,在 V_8 汇入的中枢侧切断肝中静脉。因为肝中静脉的断端较粗,用 6-0 的普理灵(Prolene)线缝合相对安全,肝左静脉也不容易狭窄。接着切断肝中下静脉和肝右下静脉(MRHV、IRHV)。连同部分下腔静脉壁切断,保留尽量长的 MRHV 和 IRHV。然后切断门静脉右支。要尽量保证门静脉左支不会狭窄,充分确认后在分叉部附近用血管钳钳夹。供体侧用 6-0 的普理灵(Prolene)线缝合闭锁。双重结扎肝右动脉后切断。最后切断肝右静脉摘出供肝,同样连同部分下腔静脉壁切断,以保证肝右静脉留有足够的长度。特别要注意,夹在供体下腔静脉上的血管钳不能滑脱[10]。

◎肝实质切除率在 70% 以下是右半肝供肝的安全范围。

◎为防止对供肝的压迫和保证安全操作，要进行右侧开胸开腹来扩大术野。

◎在进行深部肝实质离断时，悬吊法（liver hanging maneuver）很有用。

参考文献

1 ）日本肝移植ドナー安全対策委員会：生体肝移植ド
ナーが肝不全に陥った事例の検証と再発予防への提
言．移植 39：47-55，2004

2 ）Sano, K et al：Evaluation of hepatic venous
congestion：proposed indication criteria for he-
patic vein reconstruction. Ann Surg 236：241-
247, 2002

3 ）Belghiti, J et al：Liver hanging maneuver：a
safe approach to right hepatectomy without liver
mobilization. J Am Coll Surg 193：109, 2001

4 ）Kokudo, N et al：Sling suspension of the liver in
donor operation—a gradual tape repositioning
technique. Transplantation 76(5)：803-807, 2003

5 ）國土典宏ほか：右肝グラフト—technical pitfall—．
今日の移植 16(5)：459-465，2003

6 ）Imamura, H et al：Pringle's maneuver in living
donors. Lancet 360：2049-2050, 2002

7 ）Ishiko, T et al：Duct-to-duct biliary reconstruc-
tion in living donor liver transplantation utiliz-
ing right lobe graft. Ann Surg 236：235-240, 2002

8 ）Maema, A et al：Impaired volume regeneration
of split livers with partial venous disruption：a
latent problem in partial liver transplantation.
Transplantation 73：765-769, 2002

9 ）Sugawara, Y et al：Living-donor liver transplan-
tation in adults：Tokyo University experience. J
Hepatobiliary Pancreat Surg 10：1-4, 2003

10）國土典宏ほか：右肝切除術．手術 58：1609-1614，
2004

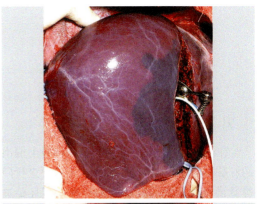

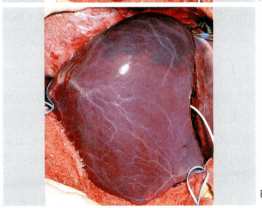

图9　右半肝淤血区域的判定

肝实质离断完成后，阻断 V_8 和 V_5，然后再阻断肝右动脉。A 是阻断 V_5 后的淤血区域，B 是阻断 V_8 后的淤血区域（均变为暗红色）。去除淤血区域后得到的供肝体积如果不能满足要求，则需行 V_5、V_8 的重建

7. 处理供肝的方法

橋倉泰彦

[信州大学医学部外科]

引言

在活体肝部分移植术中，从供体身上摘出的肝脏不能直接作为供肝使用。不仅要进行门静脉灌流及胆管、肝动脉的冲洗，而且要进行血管成形。这些被称做"后台"手术（back table procedure；bench preparation）。

1. 后台手术的准备

供体手术室内配置了一约 50cm × 100cm 的手术台和椅子。它们的旁边还有放置灌流液的输液架。无影灯要小一点的较好。手术台上备有内有乳酸林格液冰屑的小盆和手术器械。周围有装冰的冰袋，并备有 4℃的乳酸林格液 1L（每 1L 加有 2000 单位的肝素）及 4℃的 UW 液（University of Wisconsin solution）2L。

2. 供肝摘出及灌洗

将另一内有乳酸林格液冰屑的小盆放在供体手术台上，把摘出的供肝放入盆中，并移到"后台"上。迅速向门静脉内插入硅胶管，固定，用预先备好的 4℃的乳酸林格液在 1m 水柱压下灌流。当肝静脉排出的液体几乎透明时，换用 UW 液灌洗。盆也要换新的。一边灌洗一边向胆管及动脉内分别注入 40ml UW 液进行冲洗，注意不要使管腔内残留胆汁或血液。

[要点] 要保证灌洗液顺利往下流，如果门静脉有扭曲就不能顺利灌洗。

[要点] 在进行血管腔冲洗时，注意不要损伤血管内膜。

3. 确认肝内胆管支

从肝管断端插入探针，明确供肝各区域的胆管支。必要时可在超声引导下用探针探查[1]。

[要点] 确认可有多种解剖学变异的肝内胆管支是"后台"手术的重要工作之一。

4. 门静脉成形术

由于受体门静脉阻塞等原因而造成门静脉再建困难的病例中，可用供体身上摘取的大隐静脉或卵巢静脉以 6-0 血管缝合线来和供肝的门静脉支进行吻合。

5. 肝静脉成形术

左半肝作为供肝时，要分别切断肝中和肝左静脉。肝静脉有多个开口，必须成形为一个开口进行吻合（图1）。

另一方面，目前在成人活体肝移植时多采用右半肝供肝，早期的病例中有发生肝静脉的流出道梗阻（outflow block）的报告，其原因是供肝的再生增大对肝静脉吻合部及下腔静脉产生了压迫。为了避免发生这种情况，要确保静脉的吻合口径足够大[2]（图2，图3）。另外，应用冷冻保存的下腔静脉同种血管也可获得良好的效果[3]（图4）。

◎要保证门静脉顺畅灌流。

◎为防止形成肝动脉血栓，注意不要损伤血管内膜。

◎明确胆管开口是后台手术的重要工作之一。

◎在右半肝供肝时，在后台进行肝静脉成形非常重要。

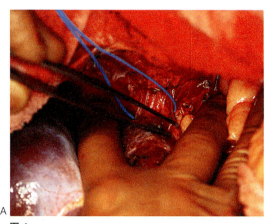
A

图 1

A. 供体手术中的肝静脉。肝左及肝中静脉已用血管带悬吊。镊子所指的是肝左静脉浅支，其单独汇入下腔静脉

B. 已摘出的左半肝上的肝静脉支（Ⓐ: 肝中静脉；Ⓑ: 肝左静脉；Ⓒ: 肝左静脉浅支）

C. 肝中静脉、肝左静脉及肝左静脉浅支成形为一个开口（Ⓐ: 肝中静脉；Ⓑ: 肝左静脉；Ⓒ: 肝左静脉浅支）

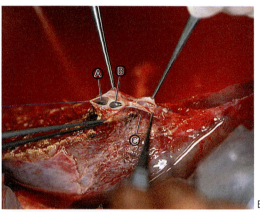
B

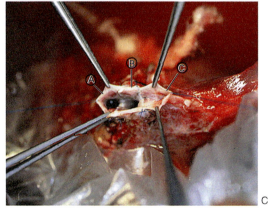
C

[要点] 在后台手术中，为防止复温后损伤（rewarming injury）的发生，在血管成形时也要努力将供肝浸入冷保存液中。

6. 肝断面的渗漏试验

进行肝断面的血管及胆管的渗漏试验。用血管钳阻断肝静脉（主干）后，向门静脉及肝动脉断端注入 UW 液，接着向胆管断端注入 UW 液。如果肝断面有渗漏，可用 6-0 以下的较细的血管缝合线进行缝合闭锁，注意不要造成主要脉管的狭窄。也可通过向肝静脉引流管内注入 UW 液来判断肝断面是否有静脉渗漏。成形后的肝静脉共干的附近常是漏血的部位，供肝植入后，该部位的漏血很难修复。

7. 冷保存

测量完供肝重量及其肝静脉的直径后，将供肝浸入 UW 液中，用双层塑料袋包扎装进冰盒中。如需要使用供肝时，可就这样放入盆中运到受体手术室中。

小结

迅速而准确的"后台"手术对于确保以

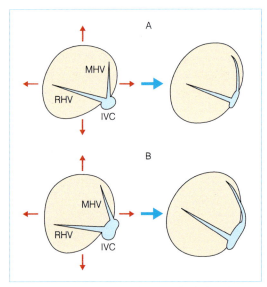

图2 右半肝供肝的再生造成对下腔静脉的压迫（A），为此将静脉移植血管做成补片，确保供肝的静脉吻合口径足够大（B）

后的移植手术和供肝的活力的恢复功能相当重要。

参考文献

1) Harihara, Y et al : A simple method to confirm patency of the graft bile duct during living-related partial liver transplantation. Transplantation 64 : 535-537, 1997
2) Sugawara, Y et al : Outflow reconstruction in extended right liver grafts from living donors. Liver Transpl 9 : 306-309, 2003
3) Sugawara, Y et al : Refinement of venous reconstruction using cryopreserved vein in right liver grafts. Liver Transpl 10 : 541-547, 2004

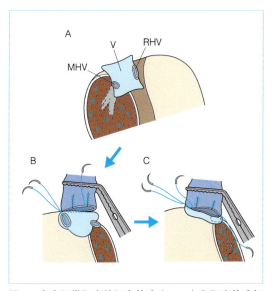

图3 右半肝供肝中的肝右静脉（RHV）和肝中静脉相距较远时，A. 两者之间可间置静脉移植血管（V），使它们成为一个开口。B、C. 同时修剪受体的肝右静脉、肝中静脉及肝左静脉，成形为一个开口和供肝静脉进行端端吻合。用这种方法可得到直径较大的吻合口

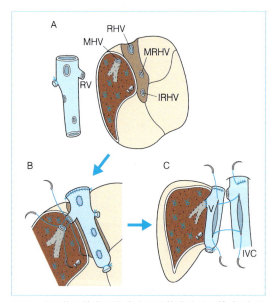

图4 应用从尸体来源的冷冻下腔静脉移植血管（V）进行静脉再建

A. 在"后台"手术中，下腔静脉移植血管和肝右静脉（RHV）、肝右下静脉（IRHV）、肝右中静脉（MRHV）进行吻合前，要先在相应位置开孔

B. 下腔静脉移植血管的肾静脉（RV）和供肝的肝中静脉（MHV）进行吻合。下腔静脉移植血管的上、下端要分别闭锁

C. 下腔静脉移植血管和受体下腔静脉进行侧侧吻合

冷冻静脉的保存

松井郁一 ［東京大学医学部肝胆膵・移植外科］

■ 定义

所谓冷冻静脉是将死后 12 小时内摘出的静脉冷冻处理后保存在液氮中。同种血管移植物也叫同种血管。

■ 用途

在行活体肝移植中进行门静脉间置和肝静脉吻合成形时，如自体静脉不足，可使用冷冻静脉片作为替代。关于具体的操作方法可参照相关章节。

也用于肝癌下腔静脉浸润、胰腺癌门静脉浸润等病例中。

到 2005 年 1 月为止，东京大学移植外科所实施的 277 例成人活体肝部分移植术的病例中，有157 例使用了由东京大学组织库提供的冷冻静脉。其中 19 例用作门静脉间置，138 例用于肝静脉吻合时的成形术。

■ 使用上的限制 - 应用指南等

《关于脏器移植的法律》（1997 年 10 月，日本）第 11 条：在进行组织移植时，关于血管等的组织移植……（中略），要得到本人或其亲属的同意，同时也要得到相关医疗机构及社会部门的许可。满足该法律条文后，就可以遵照日本组织移植学会规定的应用指南，在得到患者或其亲属同意后，进行组织摘除。一方面，冷冻静脉片在现阶段还未作为医用材料被日本厚生劳动省所认可。因此，要进行组织摘除及使用时，必须得到各伦理委员会的承认。而且，组织库并不负责同种血管的配给，只是作为组织移植医疗系统的普及者来进行活动。接受提供的机构以后也要在组织提供、供体的获取等各方面给予具体的支持。

■ 摘出顺序

下面针对股静脉、下腔静脉、门静脉进行叙述。主要使用的器械有尖刀、剪刀、镊子、拉钩。和通常外科手术中的游离不同，因亲属在外面等待，时间紧迫，没有必要进行止血。

1. 股静脉

在股管正上方切开，直至股动脉前面。明确内侧的股静脉后，用拉钩牵开，展开合适的术野，并显露至膝上。因中枢侧和髂外静脉相连，切断腹股沟韧带、尽可能分至中枢侧，结扎细小分支。

2. 下腔静脉、髂静脉

在左右髂静脉分叉部开始游离，首先从下方的髂外静脉和股静脉连接处剥离，接着继续向头侧游离。当时间较紧时，放弃摘除肝后下腔静脉而转向门静脉的操作。游离肝后下腔静脉时贴着肝脏切断肝短静脉。在肝静脉流入部位，小心地从胸部下腔静脉向血管内插入手指以避免损伤。

3. 门静脉

注意不要损伤胆管。切开小网膜，用左手将肝十二指肠韧带向背侧牵拉。在胃十二指肠动脉分叉处切断肝固有动脉。以 Calot 三角为标记，寻找胆总管，并游离背侧至门静脉前面。在门静脉左缘正上方切断胰体部，并继续游离至肠系膜上静脉处。切断胰体部时，注意不要切到胰内胆管。切断脾静脉。肝侧的左支分离到门静脉矢状部 P_2 分叉处，右支分离到右后叶支及右前叶支的分叉处。从主干向背侧分叉的尾状叶支要尽量留得长一些。

■ 保存顺序

按以上顺序摘出的组织一部分用于细菌培养和病理，剩下的移入内有抗生素的介质中，4℃浸泡 24 小时。再移入含有冷冻保护剂的介质中，用能耐受液氮的特殊包装袋二重包扎。在能进行阶段冷却的程控降温冰箱（program freezer）进行冻结。在液氮的气体相（大约 –180℃）中保存。从包装袋的安全性方面考虑，组织保存期限为 5 年。

东京大学组织库主页

http://uttb.umin.ac.jp/

日本组织移植学会主页

http://www.jstt.org/

冷冻静脉的解冻

赤松延久 [東京大学医学部肝胆膵·移植外科]

■ 同种血管的选择

通过术前影像所见，在几乎所有的病例都可以预测同种血管使用的必要性和使用方法，因此在一定程度上术前即可决定使用什么样的同种血管。组织库中有所有同种血管的草图和照片，可先预览列表。最终由术中所见和同种血管的自身情况来决定使用相应的血管。血型相符的同种血管是理想选择，在没有合适的时候，可使用血型不符的血管。

■ 从组织库向手术室内转运

决定使用何种同种血管后，将其装在专门的容器（**图 1A**）中，从组织库转运到手术室。

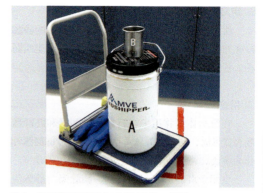

图 1 专用的转运容器（A）和 Alloflow（B）

■ 在手术室的解冻顺序

1. 负责解冻者先洗手，穿手术衣。
2. 室温 7 分钟 巡回人员将装在外袋中的同种血管从容器中取出，在室温下放置 7 分钟，然后将外袋剪开，负责解冻者用镊子将装有同种血管的内袋取出。
3. 温生理盐水 10 分钟 负责解冻者将同种血管取出后，立即浸泡入内有 38~42℃的温生理盐水 2 000ml 的盆中（**图 2A**）。在温生理盐水中浸泡时，为防止损坏同种血管，动作要尽量轻柔，将内袋完全浸在盐水中。浸泡时间依据同种血管的大小及冷冻保存液量而定，一般在 10~15 分钟左右。当冷冻保存液完全溶解后，触摸内袋下面已经不凉时，可进行下一步操作。

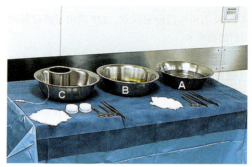

图 2 同种血管解冻的后台
   A. 内有 2 000ml 温生理盐水的盆；
   B. 内有 500ml 温聚维酮碘的盆；
   C. Alloflow

4. 温聚维酮碘（碘伏）液 5 分钟 将内袋和同种血管一起移入内有 500ml 温聚维酮碘原液的另一个盆中，浸泡 5 分钟（**图 2B**）。
5. 用镊子将内袋取出，擦去聚维酮碘，用剪刀将内袋剪开，将同种血管和冷冻保存液一并移入 Alloflow（译者注：一种用于持续灌洗的杯子）中（**图 1B**，**图 2C**）。

（这时负责解冻者要换一副新的手套，以前用过的剪刀、镊子都不能二次使用，要准备新的一套。）

6. 灌洗 将同种血管放入 Alloflow 中，用 1 000ml 的葡萄糖乳酸林格液）中灌洗（**图 2C**）。以上解冻结束。
7. 迅速将同种血管移入盛满肝素生理盐水的玻璃皿中，取一部分同种血管用来做病理及培养。

（同种血管多有细小分支及摘出时多易损伤，实际应用之前要充分解冻，在"后台"将小分支和损伤处理好）。

受体的术中管理

折井 亮 [東京大学医学部附属病院麻酔科痛みセンター]

■ 从血清乳酸值变化来评价供肝功能

在对肝移植手术进行麻醉时，评价供肝的肝功能状态至关重要。

若评价麻醉中的肝功能，通过无肝前期、无肝期、再灌注后的血清乳酸值的变化来反映植入肝脏的肝功能状态（**图1**）[3]。

血清乳酸值是血气分析时的代谢值之一，从而可很容易进行评价。特别是再灌注后血清乳酸值的变化，对评价供肝的肝功能状态很有用（**图2**）。如果没有改善，可能有血栓形成，要迅速进行多普勒超声检查来评价肝血流状态。

■ 再灌注后综合征

供肝再灌注时，对心血管系统会产生急剧的影响（**图3**），如低血压、心动过缓、心律不齐、心电图异常等，同时伴有心输出量下降及肺动脉压和中心静脉压的升高。

在进行再灌注时，必须纠正电解质酸碱平衡失调，改善循环血流量，并做血气分析。用麻黄碱或去氧肾上腺素（新福林）等仍不能改善低血压时，要进行快速补液，同时监测循环变化，增加多巴胺等儿茶酚胺类升压药的剂量。

再灌注后仍存在循环抑制和肺动脉高压时，要积极给予多巴酚丁胺和氨力农。

参考文献

1）折井 亮：肝移植の麻酔—生体部分肝移植. In：花岡一雄，臨床麻酔学全書 下巻. 東京：真興交易医書出版部，389-400，2002

2）折井 亮：生体肝移植の麻酔管理の基礎知識. 外科 65：825-831，2003

3）Orii, R et al：Peri-operative blood lactate levels in recipients of living-related liver transplantation. Transplantation 69：2124-2127，2000

4）折井 亮：生体肝移植再び. LISA 11(5)：519-521，2004

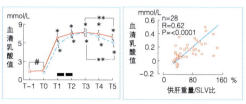

图1 左：活体肝移植术中的血清乳酸值的变化
麻醉开始时（T0），无肝前期（T1），再灌注时（T2），再灌注30分钟后（T3），60分钟后（T4），120分钟后（T5）。以上各时间段血清乳酸值的变化如图所示（*，$p<0.0033$ vs T0；**，$p<0.0001$ vs T3；#，$p<0.05$ vs T-1）

□ 小儿病例，□ 成人病例
在所有的病例中，从无肝期至再灌注时上升的血清乳酸值在再灌注后都明显降低

图2 右：再灌注后的血清乳酸消失率和供肝相对大小的关系
供肝相对于受体的大小，即根据摘取的供肝的肝实质重量和由标准体表面积（BSA）所求得的标准肝体积（standard liver volume，SLV*）之比（供肝重量/SLV），和各病例再灌注30分钟后（T3）、60分钟后（T4）、120分钟后（T5）3点所形成的回归直线的斜率（X-1）的相关性如图所示
供肝相对越大时，血清乳酸值消失越快
$$*SLV = 706.2 \times BSA\ (m^2) + 2.4$$

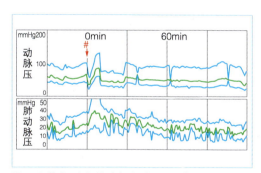

图3 门静脉阻断解除后（#），由于升压药可引起一过性体循环血压上升，同时肺动脉压也上升，这是再灌注损伤引起的心脏抑制（绿线代表平均压）。相对于体循环血压的变化，肺动脉压可出现50%以上的升高。除了用多巴胺，可加用多巴酚丁胺和氨力农来改善心脏抑制状态。大约60分钟后可基本恢复到正常循环状态

8. 受体手术的方法（左肝侧）

青木 琢·幕内雅敏

[東京大学医学部肝胆膵·移植外科]

1. 左侧供肝的种类及其适应证

利用左半肝或其一部分的供肝包括左外叶（S_2+S_3）、扩大左外叶（左外叶及由裂静脉（fissural vein）引流的 S_4 部分）、左半肝（包括肝中静脉）、左尾状叶 + 左半肝[1]。在儿童的活体肝移植手术中，一般选择左外叶或扩大左外叶供肝，在供肝的大小、受体的代谢需求及供体的危险性等诸方面，都可以得到良好的结果。另一方面，在成人的肝移植手术中，应用左肝侧作为供肝时，既要使供体的危险性降到最低，又要使受体得到最小限度的供肝体积。现在右半肝供肝已经比较安全，左肝侧的供肝的使用被限定在一定范围内。现在采用左尾状叶 + 左半肝供肝时，要从受体术前的全身状态及术前 CT 显示的供肝大小两个方面来进行评估，决定有无适应证。

1）受体的术前全身状态大体分为低危组（good-risk）和高危组（poor-risk）。Mayo 危险评分（Mayo risk score）10 分以下或 MELD 评分 15 分以下的原发性胆汁性肝硬化（primary biliary cirrhosis，PBC）、不伴黄疸的代谢性疾病、急性肝衰竭等属低危组，其他的则属高危组。低危组为左尾状叶 + 左半肝供肝的主要适应证。在高危组，至少要满足供肝的体积占受体标准肝体积（SLV）的 40% 以上这一基本条件，从右半肝、右后叶、左尾状叶 + 左半肝中选择最佳方案。

2）根据增强 CT 计算供体各区域的体积及与全肝体积的比例、与受体标准肝体积（SLV）的比例。在不伴黄疸、肝功能基本正常的代谢性疾病中，供肝要占受体 SLV 的 30% 以上；有肝功能损害时，供肝要占受体 SLV 的 35% 以上。供体右半肝占全肝体积 70% 以上时，切取右半肝危险性很高，这种情况下，从左尾状叶 + 左半肝和右后叶中选择体积较大者作为供肝。

2. 开腹、分粘连

倒 "T" 字形开腹，如果是成人，则多沿右侧皮缘向上开胸直至第 9 肋间。因胆道闭锁症的病例多有数次开腹史，首先要慎重地剥离腹壁和肝脏、消化管的瘢痕粘连。对有肝细胞癌治疗史的病例，一方面要解除肝周围的粘连，还要检查一下有无肝外病变，判断是否有肝移植的适应证。如果肝脏和消化管有高度粘连，将肝被膜留在消化管侧进行剥离。如有肝实质出血，则用氩气刀进行止血。如预定行脾切除，则开腹后马上就在胰上缘寻找脾动脉，进行单纯结扎。为了防止脾静脉血栓对供肝造成栓塞，脾脏摘除术要在供肝手术结束时才进行。

3. 肝门部处理

在葛西手术（kasai operation）后的病例，首先要寻找上提的空肠袢。通常肝门部会高度粘连，朝向肝门部将上提的空肠袢一点一点从肝下缘和肝十二指肠韧带处剥离。剥离时肝门空肠吻合口前壁常会自然裂开，有肠内容物漏出，取完培养的标本后要充分进行止血。肠腔消毒后，剥离吻合口的后壁，将吻合口完全切除并缝合闭锁。不进入肠道内腔就可以剥离时，用直线缝切器将吻合口切离。

没有肝门部操作的历史时，首先要进行胆囊摘除。将胆囊管作较长剥离后切断。将带有气囊的胆道造影管从胆囊管处插入胆总管，胆总管、肝总管、肝内胆管显影后，观察其中有无胆管病变及肝内胆管的分叉情况。如果有胆管的病变且肿瘤靠近肝门时，通过胆管 - 胆管吻合进行胆道的重建已不可能，在胰腺上缘水平将胆总管切断。

接下来，可在超声的帮助下对肝动脉、门静脉进行剥离。在韧带的左缘剥离肝左动脉及肝固有动脉的前壁并将两者显露出来，周围淋巴结予以切除，充分游离后用血管带牵起肝固有动脉。分辨出肝左、肝右动脉的分叉部，在分叉处将它们分别用血管带牵起，尽可能剥离到左、中、右半肝动脉至入肝处。通常可剥离到肝左动脉的 A_2、A_3 支和肝右动脉的右前叶支、右后叶支。肝动脉剥离时，为预防血栓形成，必须要轻柔操作。肝中动脉及肝左动脉的分支影响门静脉左支的分离时，也可先进行切断。这时肝脏侧进行结扎，中枢侧用塑料夹子夹住后切断。短暂松开中枢侧的夹子，血液喷出后注入肝素盐水，然后再阻断。有时会遇到肝动脉的变异，肝右动脉可从肠系膜上动脉发出，有时副肝左动脉也可从胃左动脉发出。前者在肝十二指肠韧带的右侧、门静脉的背侧可触及搏动，游离牵起后追踪到末梢；后者在小网膜内可触及搏动，将其显露出后游离牵起，中枢侧游离到腹腔干处，肝侧游离到入肝处。

肝动脉剥离后，门静脉主干的前壁便显露出来。继续剥离门静脉和肝总管之间的部

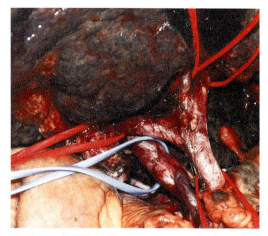

图 1　肝门部的剥离
肝固有动脉和左、中、右肝动脉分别用红色的血管带牵引。门静脉主干用蓝色血管带牵引

分。在门静脉右侧结扎、切断肝固有动脉和门静脉之间的结缔组织，保护好门静脉主干并用血管带牵起（**图 1**）。在胆总管切断的病例中，将断端向腹侧牵拉则便于操作。沿门静脉主干继续向左支剥离，将门静脉左支的根部游离牵起。左肝侧供肝时，要用门静脉左支进行吻合，这时要将其从横部剥离至矢状部，切断后的矢状部以后可用作补片移植。矢状部有很多细小分支，要保持一定的距离进行结扎、切断，以避免内腔狭窄。为了防止门静脉吻合口的扭转，可在左支的前壁正中用 6-0 的普理灵（Prolene）线标记。门静脉右支也要游离到右前叶支和右后叶支，并分别切断。术前没有门静脉高压症的病例（如急性肝衰竭、代谢性疾病），侧支循环尚未建立，阻断门静脉血流时可造成肠淤血。这种情况下可将门静脉右支或右后叶支和下腔静脉的侧壁进行端侧吻合，制造暂时性的门腔分流（portal-caval shunt）（**图 2**）[2]。在肝脏完全游离、肝短静脉全部结扎处理和肝右静脉游离牵起后，用侧壁钳夹注下腔静脉开始分流的操作。在进行分流操作的病例，为缩短无肝期，肝右动脉的切断在最后进行。

4. 肝脏的游离、从下腔静脉开始的分离

处理完肝门部后进行肝脏的游离。切开镰状韧带，在头侧显露肝中、肝左静脉的汇合处及肝右静脉前面，切开左冠状韧带、左三角韧带，将左半肝翻转。为预防出血，在切断三角韧带后必须认真结扎、切断。如存在前述的变异型（aberrant type）肝左动脉时，游离后予以保留。在肝下缘切开小网膜。右侧要切开肝肾韧带、右冠状韧带、三角韧带，剥离裸区（bare area），显露肝后下腔静脉的右壁及肝下下腔静脉的前壁。肝下面和肾上腺粘连严重时，在粘连处的左侧、下腔静脉前面从足侧向头侧用 Kelly 钳穿过后留置一根粗线备用。一旦游离肾上腺时一旦突然出血，用其结扎肾上腺以控制出血。在处理肝短静脉、下腔静脉韧带时，必须小心地反复进行结扎、切断，否则便会有意外出血。粗大的肝右下静脉、肝中下静脉的断端必须用血管钳夹住进行连续缝合闭锁，这样比较安全。游离至肝右静脉根部时，先用血管带牵起，切开一部分肝实质，尽可能分离较长的肝右静脉。肝右静脉的根部也可作为移植血管来使用。继续分离至下腔静脉左缘，尽量分离出尾状叶，肝中、肝左静脉的共干也用血管带牵起。此时可进行前述的门腔分流。

5. 肝全摘、肝静脉和门静脉成形（受体）

依次切断肝动脉、门静脉、肝门板，进入无肝期。没有分流时，最后切断门静脉右支；有分流时，最后切断肝右动脉。尽可能靠末端切断肝右静脉，游离下腔静脉的剩余部分和尾状叶。充分游离肝中、肝左静脉周围组织，切断 Arantius 管，最后尽量靠近末端切断肝中、肝左静脉，摘除全肝。另外肝全摘后，要游离肝上下腔静脉和膈肌之间以分离出膈下静脉后结扎、切断，这也是一个重要的步骤。通过这一操作，当需要完全阻断下腔静脉血流时，操

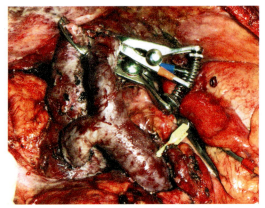

图 2　门静脉右支 - 下腔静脉端侧吻合，建立分流

作就变得相对容易些，肝静脉吻合时也会较顺利。

肝全摘后，在原位（in situ）进行受体肝静脉的重建。吻合静脉时，应用补片不仅可形成较宽的吻合口，汇入下腔静脉的部分也能扩大。而且通过在受体侧及供体侧切取较长的肝静脉，再灌注后可形成"贮水池（reservoir）"型膨胀性的吻合口，可防止术后的流出道梗阻（outflow block）。参照供肝成形后的肝静脉口径，将受体侧的肝中、肝左静脉成形为 1 个开口[3]（图 3A），这时也可加上肝右静脉一并成形[4,5]（图 3B）。肝中、肝左静脉成形为 1 个开口后，剪开成形后的静脉前壁、后壁或右壁与下腔静脉壁的一部分。在此处缝上由门静脉矢状部等取材制成的矩形补片，将静脉起始部加宽。在成形时，通常只要钳夹静脉根部或下腔静脉的侧壁就可以了，没有必要完全阻断下腔静脉血流。当需要切开下腔静脉壁时，即使钳夹肝上下腔静脉，多数情况下对生命体征也没有大的影响。切开要成形的静脉间血管壁，用 6-0 的普理灵（Prolene）线密缝，将内膜靠拢对齐。成形后改为阻断末梢侧，检查是否有血液渗漏。

高度肝硬化时，门静脉可因血栓形成变狭窄或被闭塞。在这些病例中，肝全摘除后要进

行血栓内膜摘除术。在直视下或超声引导下明确血栓位置后摘除。用超薄 Metzenbaum 剪刀将血栓从左右门静脉分叉处的内膜上剥离下来，然后从门静脉主干至肠系膜上静脉处小心地进行全周性地剥离，这是一个有效的方法。这一过程也可外翻门静脉壁。在摘除时可开放门静脉断端，血流喷出除去血栓，这时需和麻醉科协力合作以防止血压急剧下降。非常罕见的是机化的血栓难以摘除，这时门静脉已断流，可考虑应用移植静脉行跳跃式移植（jumping graft）。

在儿童肝移植时，相对于供肝门静脉口径，受体的门静脉径细得多，因此也需要行门静脉成形术。通常需应用门静脉支补片法（branch patch）法。切开左右门静脉的头侧，在后壁之间及前壁之间进行缝合，这样能扩大口径和增加长度。当与供肝门静脉口径及长度相当时就可以吻合了[6]（**图4**）。在成形操作中，用 6-0 的普理灵（Prolene）线密缝并检查是否有血液渗漏。

6. 后台的供肝肝静脉成形术

在切断肝左静脉或肝中、肝左静脉的共干时，可不需特别的肝静脉成形术。但是如果切取肝静脉断端有几个开口时，所有的断端就必须进行成形：即在左外叶供肝中的肝左静脉及其浅支，扩大左外叶供肝术中的上述 2 支另加裂静脉，左尾状叶 + 左半肝供肝中的肝左静脉和浅支。成形时可单纯地在相应管壁之间进行缝合，也可吸除静脉间的实质部分，在垂直方向上将管壁切开加宽后缝合（pantaloon technique）[7]（**图5**）。成人肝移植时，左半肝供肝的血管口径要扩大 3~4 倍，这时在肝中静脉及其浅支的长轴上切开，安上补片，可得到直径 4~5cm 的吻合口。应用从尸肝供体身上得到的冷冻保存同种血管时，成形的操作就容易多了（**图6**）。

"后台"操作时，在门静脉处插入细的导管，首先注入混有肝素的林格液冲洗血液，动脉和胆管也同样可插入 24G 套管针的外套管进行冲洗，然后再灌流 UW 液行冷保存。注意门静脉

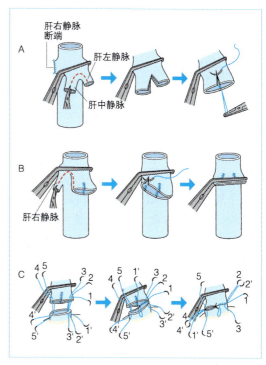

图3 受体肝静脉成形术（A，B）及肝静脉重建术（C）
A. 对肝中、肝左静脉进行肝静脉成形；
B. 对肝右、肝中、肝左静脉进行肝静脉成形；
C. 肝静脉后壁用腔内缝合法，前壁进行采用连续缝合

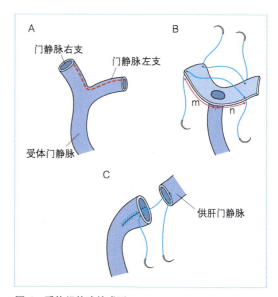

图4 受体门静脉的成形
门静脉成形时，门静脉右支（m）要比左支（n）长些（译者注：这样成形后，受体门静脉的开口偏向左侧，便于和供肝门静脉的吻合）

插管不能过深，否则尾状叶门静脉就不能得到充分灌洗。

7. 肝静脉吻合

在左尾状叶 + 左半肝供肝中，要重建成形后的两支静脉［肝中、肝左静脉和左尾状叶静脉（最粗的肝短静脉）］。肝中、肝左静脉和成形后的受体肝静脉行端端吻合，尾状叶静脉和下腔静脉行端侧吻合（图7）。在后台预先测量两个肝静脉开口间的距离后，决定与下腔静脉的吻合位置。吻合从尾状叶静脉 - 下腔静脉吻合的右壁开始，其次是左壁，然后是肝静脉端端吻合的后壁、前壁，依这样的顺序用 6-0 的普理灵（Prolene）线连续缝合。尾状叶静脉吻合时，将下腔静脉壁的一部分钳夹成袖口状，保证吻合时有充足的长度（图8）。缝合肝中、肝左静脉的后壁时，原则上采取连续外翻缝合法（continous，everted mattress）（腔内缝合），不要使血管壁突入至吻合内腔，以防止血栓形成（图3C，图9）。后壁吻合完成时，用与供肝相同重量的冷林格液灌流门静脉，除去 UW 液和吻合口的气泡。吻合完成时，将受体肝静脉和下腔静脉的阻断钳移至供肝侧，逆转血流，来明确吻合口是否有血流渗漏（图10）。

8. 门静脉吻合

通常将受体和供肝的门静脉左支之间进行端端吻合（图11）。后壁正中挂2针，前壁正中挂1针牵引线，以供肝门静脉前壁正中的 6-0 的普理灵（Prolene）线为目标从右侧壁（后壁）开始吻合，超过前壁牵引线2针处停止，将门静脉背侧牵引线改向左侧牵拉。后壁吻合时没有用到的牵引线结扎后用来缝合左壁。缝剩下的几针时，经静脉给予甲强龙（预防缺血再灌注损伤的发生），解除肝静脉、供肝侧门静脉的阻断钳，使吻合处膨胀并排除气泡，快速缝完最后几针。放松缝合线，用

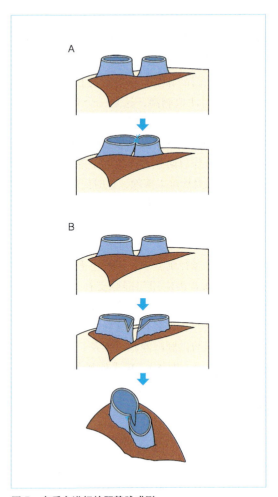

图5　在后台进行的肝静脉成形
A. 直接吻合法；B. pantaloon 技术

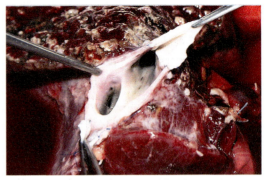

图6　后台手术时，用冷冻保存的同种血管对供肝的肝中静脉及浅支进行补片成形，扩大供肝静脉的开口

哈巴狗钳夹住供肝侧门静脉，松开受体侧的阻断钳，使吻合口膨起后，保留与门静脉外周大致相同长度的生长因子后结扎。如果有门体分流，则在松开受体侧门静脉的阻断钳之前加以阻断。

9.肝动脉吻合术

通常在显微镜下利用显微外科技术对肝动脉进行吻合。当供体的肝右动脉是从肠系膜上动脉发出时，若要切取左半肝，可在肝总动脉和胃十二指肠动脉的水平切断供肝动脉，这时用分支成形法（branch patch）形成宽口径的动脉，肉眼即可吻合。

有多支动脉存在时，选择双方口径最大及大小匹配的动脉进行吻合。有粗的异常肝左动脉存在时，将其与受体动脉进行吻合，可获得充分的血供。最初的吻合完成后，解除阻断，供肝没有吻合的其他分支断端有逆行血流、多普勒超声检查供肝内所有区域显示有良好的动脉波形时，只吻合1支就可以了。如有见不到逆行血流、存在不显示波形的区域，需再行第2支吻合。在"后台"中也可通过向肝动脉内灌注林格液来观察是否有血液逆流进行判断。动脉吻合完成后，要用多普勒超声测定肝静脉、门静脉、肝动脉的流速和波形。

10.胆道重建

血管重建结束后，首先要用温生理盐水对腹腔进行冲洗，让体温升至37℃，接下来对供肝的离断面、各血管吻合处的出血进行止血，然后进行胆管重建。重建有胆管空肠吻合术和胆管胆管吻合术两种术式，这里仅介绍胆管空肠吻合术。

胆道闭锁症术后上提空肠袢已经作成时，可以直接利用。闭锁前次的吻合口，改用其他部位。多数的情况下，因为粘连导致肠管运动能力减弱，要穿过结肠系膜充分剥离直至空肠空肠吻合的部位。在其他的病例

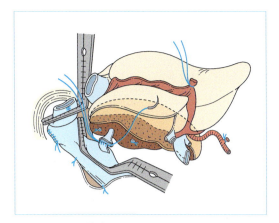

图7　尾状叶肝静脉重建的示意图

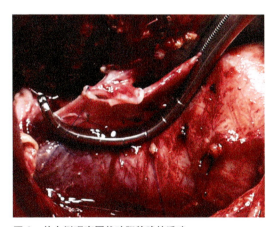

图8　从右侧观察尾状叶肝静脉的重建

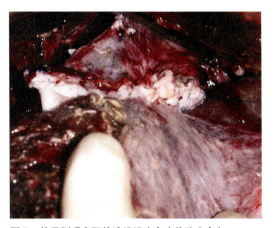

图9　从足侧观察肝静脉端端吻合（前壁吻合）

中，要制作 Roux-Y 式的空肠袢，并从结肠后上提。

供肝有多个胆管开口时，相邻的胆管可以缝合成形，距离远的要分别和空肠进行吻合。在空肠上作一个和胆管径同样大小的开口，用4-0 的薇乔(Vicryl)线左右两端各缝两针牵引线。首先要在胆管后壁（足侧）作细密的间断缝合。胆管内插有数个侧孔的引流管（2~3cm 长的RTBD 管或胰管），用后壁正中的线固定。接着缝合前壁（头侧）。前壁的胆管容易撕裂，因此结扎的动作要熟练。

为使尾状叶发挥正常的功能，其胆管也要进行重建。如果尾状叶胆管是另外的开口，和其他的胆管距离也很远、孔径又极小的情况下，粘膜之间的吻合很困难，需要在胆管口内插入1mm 直径的长支架管，胆管口、空肠口周围分别作荷包缝合（purse-string suture）固定。然后，进行胆管周围的结缔组织和空肠的浆肌层吻合[8]（图 12）。将支架管从上提空肠的盲端引出至腹腔外，然后进行空肠空肠吻合。如果利用先前的上提空肠袢则就不需要减压管，若是新作的上提空肠，需要插入减压用的空肠造瘘管，从盲端行 Witzel 式包埋后引出。另外，经上提的空肠袢插入空肠营养管（通常用 8F 导管），其前端越过空肠空肠吻合口。

◆◆ 11. 关腹

从右胸腔、右膈下、供肝断面、Douglas 窝置入引流管。如果进行脾脏摘除，在左膈下、胰上缘进行追加引流。

牵着供肝的肝圆韧带，选择血流特别是肝静脉波形很好的位置将其固定于腹壁。

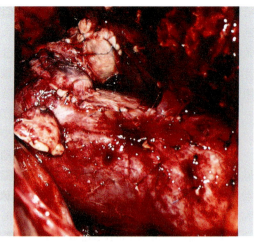

图 10　从右侧观察肝静脉吻合结束时的状态
利用补片扩大肝静脉开口而后行端端吻合，尾状叶静脉和下腔静脉行端侧吻合

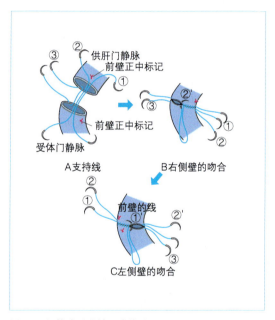

图 11　门静脉重建的手术方法

◎进行细致的止血操作，分离肝周围组织并将入肝／出肝脉管用血管带牵起。

◎利用补片对数支肝静脉进行成形，做出足够大的肝静脉吻合口。

◎尾状叶胆管和静脉的重建必需且重要。

参考文献

1) Takayama, T et al : Living-related transplantation of left liver plus caudate lobe. J Am Coll Surg 190 : 635-638, 2000

2) Kawasaki, S et al : Temporary shunt between right portal vein and vena cava in living related liver transplantation. J Am Coll Surg 183 : 74-76, 1996

3) Takayama, T et al : Outflow Y-reconstruction for living related partial hepatic transplantation. J Am Coll Surg 179 : 226-229, 1994

4) Matsunami, H et al : Venous reconstruction using three recipient hepatic veins in living related liver transplantation. Transplantation 59 : 917-919, 1995

5) Makuuchi, M et al : Living-donor liver transplantation using the left liver, with special reference to vein reconstruction. Transplantation 75 : S 23-S 24, 2003

6) Harihara, Y et al : Portal venoplasty for recipients in living-related liver transplantation. Transplantation 68 : 1199-1200, 1999

7) Kubota, K et al : Successful hepatic vein reconstruction in 42 consecutive living related liver transplantations. Surgery 128 : 48-53, 2000

8) Kubota, K et al : Small bile duct reconstruction of the caudate lobe in living-related liver transplantation. Ann Surg 235 : 174-177, 2002

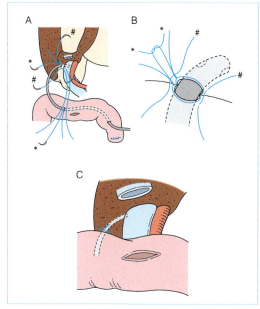

图 12　尾状叶胆管重建的方法

A. 在尾状叶胆管内插入长支架管，胆管口、空肠开口周围进行荷包缝合（＊）固定；

B. 将胆管和空肠靠拢后将两侧的荷包线打结，然后缝合胆管周围的结缔组织和空肠的浆肌层（＃）；

C. 吻合完成

9. 受体手术的方法（右肝侧）

長谷川 潔・幕内雅敏

[東京大学医学部肝胆膵・移植外科]

引言

活体肝移植开始时被认为是脑死亡肝移植的替代治疗手段，当时是对小儿进行左肝侧移植（左外叶 $=S_2+S_3$、左半肝 $=S_2+S_3+S_4$、带有肝中静脉的左半肝、尾状叶 + 左半肝等）。但是成人间活体肝移植导入后，手术适应证扩大到病毒性肝炎所致的肝硬化、肝细胞癌等恶性疾病。若仅采用左肝侧供肝，不能填补受体和供体的体格差所产生的必需肝体积和供肝体积之间的差距，且这样的病例在增加。因此，20 世纪 90 年代后半期右肝侧供肝（右半肝、肝中静脉 + 右半肝 = 扩大右半肝、右后叶 $=S_6+S_7$）被逐渐使用[1]。从供体的安全性考虑，它的适应证应该更加慎重，但是目前日本的脑死亡肝移植迟迟不能普及，采用右肝侧供肝的活体肝移植术还是今后的重要术式。

1. 开腹、肝门部处理

"J" 字形开腹，并将切口延伸至右侧第 9 肋间进行开胸，如需要摘除脾脏，进行倒 "T" 字形开腹，同样要加右侧开胸术。然后在胰上缘探查脾动脉，仅仅结扎以阻断入脾的主要血流。在供肝的吻合全部结束后进行脾脏摘除。如果以前没有手术史（胆肠吻合等），先进行胆囊摘除，从胆囊管置入球囊造影导管，为以后的胆管胆管吻合及胆道造影作准备。

仔细触诊肝十二指肠韧带，确认肝动脉的走行。多省略术前血管造影，但通过增强 CT 进行三维成像显示主要动脉、门静脉的走行是非常重要的。首先游离肝十二指肠韧带的左缘，向上、下两个方向尽可能长地显露肝左动脉至肝固有动脉的前面，切除其左外侧残留组织（包括第 12a 组淋巴结）。然后，沿着右缘剥离肝动脉全周并牵起。确认肝右动脉的分叉部，游离周围后将其牵起。为减少肝动脉吻合口的张力，游离至各分支的入肝处，以保证有足够的长度供吻合。当肝左动脉从胃左动脉分叉时（aberrant type），在小网膜内行该操作，一直分离到腹腔干根部。在分离这些动脉时，不要用血管带过度牵拉动脉及用镊子来钳夹动脉。如果损伤了动脉内膜，术后肝动脉血栓形成的发生率增高。为防止血管痉挛，可在动脉上喷洒 2% 利多卡因。而且为减少术后腹水渗漏，尽可能先结扎淋巴管再切断。

肝右动脉通常在胆总管和门静脉主干之间走行。在向肝脏侧探查肝右动脉时，门静脉主干的前壁便显露出来。沿着门静脉壁慎重地游离，将门静脉主干牵起。通常在门静脉主干处没有粗的分支。接下来，将胆总管尽可能连着周围组织一并游离牵起。肠系膜上动脉来的替代型（replaced type）肝右动脉通过门静脉的背侧后，从胆总管右侧出来上行至肝脏。此时首先在肝十二指肠韧带的右侧找到肝右动脉，游离、牵起后，在胆总管和门静脉前壁之间进行游离操作，将主要脉管游离牵起后，尽可能分别分离至入肝处，以便以后的吻合操作易于进行。游离操作困难时，可将肝左、肝中动脉和左肝管在左侧的适当位置切断。原发性硬化性胆管炎可并发胆管癌，应将胆总管分离到胰腺的上缘后切断。肝动脉仅结扎肝脏侧，中枢侧用夹子夹住。松开夹子，确认有血液喷出，注入肝素盐水后重新阻断。

门静脉吻合时用右侧门静脉，但是肝静脉重建时多需要自家血管。作者通常从门静脉矢状部向门静脉左支横部进行游离，保证门静脉左支有足够的长度。从矢状部左侧开始注意处理门静脉分支，结扎时注意不要太靠近门静脉壁（否则会形成狭窄）。最终切断左右肝管、肝左/肝中肝动脉，将门静脉左支、肝右动脉和门静脉右支分离至各自的2级分支，仅此与肝脏相连（**图1**）。门静脉右支的前壁正中用6-0的普理灵（Prolene）线作标记。

对重型肝炎和部分代谢性肝疾病（高瓜氨酸血症、家族性淀粉样变性神经症等）的患者而言，或是未合并门静脉高压症，或是发生时间尚短、侧支循环多未充分建立。一旦阻断门静脉血流可致肠道淤血。为防止其发生，可进行暂时性的门腔分流。将门静脉左支断端和下腔静脉左侧壁进行端侧吻合。门静脉右支用来进行门静脉重建。重建结束后，将分流结扎、切断。也可使用肝素化导管，在上肢静脉和肠系膜上静脉之间设置分流。

◆◆ 2. 肝脏的游离及从下腔静脉的剥离

肝门处理完成后开始肝脏的游离。切断肝镰状韧带，分离出肝上下腔静脉前壁后进一步显露各肝静脉根部。将左肝向右翻转，在肝下部附着处切断小网膜。左手插入左冠状韧带的背部，以此为目标切断左冠状韧带。左三角韧带必须在结扎以后再切断（预防胆漏的形成）。

然后向右切开右冠状韧带，进入裸区，游离肝和膈肌之间组织。切开附着在肝脏的浆

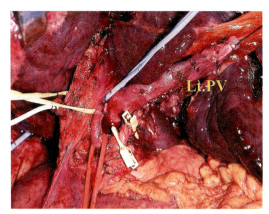

图1 肝门处理基本上结束时的状态（切断肝中、肝左动脉，夹上黄色夹子）

各脉管用血管带牵引。红色：肝右动脉；中间的蓝色：门静脉右支（图左侧的蓝色为肝右静脉）；黄色：胆总管；Lt. PV：为肝静脉重建而游离的左门静脉～门静脉矢状部

膜后切断右三角韧带，显露出肝下部的下腔静脉。处理肝短静脉，从下方将下腔静脉前壁和右侧壁显露出来。肝脏后面多与右肾上腺粘连，操作不能过于勉强。助手将肝脏翻起，从肝的右上方进行游离。左手食指从右肾上腺和下腔静脉之间插入，以指尖为目标，轻轻从尾侧插入大Kelly钳。通过后，放置1号线之类的粗线。像这样分离好内侧后，用电刀从前面对粘连的右肾上腺和肝脏之间的组织进行切离。右肾上腺静脉如果出血，不要慌张，用预先放置的粗线将肾上腺侧结扎，切断右肾上腺和肝之间的组织。如果肝脏侧有出血，则缝扎止血。

接下来继续处理肝短静脉，从下腔静脉右壁开始直至前壁。如果存在粗的肝右下静脉，在肝全摘之前可予保留。肝全摘时进行切断，并缝合闭锁。分数次结扎、切断下腔静脉韧带后，分离肝右静脉的周围组织并将其牵起。继续向左侧游离下腔静脉，使Spiegel叶完全从下腔静脉上游离出来。

处理完数根汇入肝上下腔静脉的膈下静脉后，分离膈肌和肝静脉根部之间的间隙，如此

操作后，肝静脉重建时下腔静脉的游离比较容易。游离牵起肝中、肝左静脉，以备随时进行肝全摘术。

3. 受体侧的肝静脉成形术

肝静脉重建时最重要的是要保证吻合口通畅，避免产生流出道梗阻（outflow block）[2]。血流再通后，供肝体积膨胀变大，以后肝脏还会缓慢再生，这个过程中吻合口容易扭转而造成狭窄。再者，如何处理肝离断面的肝中静脉支需要认真分析。在一部分病例中，肝中静脉和肝右静脉、肝右下静脉形成丰富的交通支，对其结扎后也不会有什么问题，但在多数情况下，阻断肝中静脉支后，相应引流区域会出现淤血。

在这些淤血区域，门静脉是主要的流出径路，当用多普勒超声检查时，可发现相应支配区域的门静脉支存在离肝性血流，此时入肝血流只有肝动脉，如果将肝动脉暂时性阻断后，肝表面可出现明显的分界线。用这种方法可简单地评价术中淤血面积的大小（详见相关章节）[3]。淤血区域的肝功能低下或萎缩[4]，供肝没有充足的体积时应尽可能进行肝静脉重建术。

作者在右半肝（或扩大右半肝）供肝时，多积极采用冷冻保存的同种血管移植物（以下统称为同种血管）进行重建。需要重建肝短静脉支时，采用双 IVC 法（double IVC 法）[5]（图2），不需要时可采取直角补片法（rectangular shaped patch 法）[5]（图3）。同种血管切取困难时可利用受体的肝静脉，也可采用供体或受体的髂外静脉、大隐静脉、肠系膜下静脉、卵巢静脉、精巢静脉等自家静脉。

根据上述重建方法的不同，受体侧的肝静脉成形方法也会有所改变。在用矩形补片法时，受体侧肝静脉要尽可能留长，并在肝内尽可能深的位置上切断（存在肝细胞癌等恶性肿瘤时，要考虑和肿瘤的位置关系，不要

过于勉强）。与供肝肝静脉的口径相适应，切开右/中肝静脉或中/左肝静脉之间的相邻血管壁，成形为大的开口后用 6-0 的普理灵（Prolene）线缝合（图3）。有时要切开 3 支肝静脉。用双 IVC 法时，没有必要分离那么深，只要留足能缝合闭锁的边距就可以，所有的断端都用 6-0 的普理灵（Prolene）线连续缝合闭锁（图2）。不管哪种式样，为使下腔静脉能完全阻断，都要充分游离下腔静脉。可预先试验性地阻断下腔静脉，观察循环状态的变化。

4. 供肝侧的肝静脉成形术（后台手术）

首先在后台将同种血管缝到供肝上。行双 IVC 法时，①首先用细的同种血管和供肝断面的肝中静脉分支断端行端端吻合（存在数个要重建静脉断端时，其余的行端侧吻合）；②肝右静脉、肝右下静脉等肝短静脉与 IVC 同种血管行端侧吻合；③将①中的同种血管的另一端和 IVC 同种血管行端侧吻合（图2）。扩大右半肝供肝时，肝中静脉断端距离肝右静脉断端 1~2cm，省略上述的①，肝中静脉断端和 IVC 同种血管的侧壁行端侧吻合。但是如果肝中静脉断端很短，就需要另外的移植血管作为间置血管来连接肝中静脉断端和 IVC 同种血管。

矩形补片法时：①和双 IVC 法相同，首先用细的同种血管与肝离断面的肝中静脉分支的断端行端端吻合；②在肝右静脉断端和①的同种血管断端之间（后壁）缝以片状的移植血管（图3）。扩大右半肝供肝时省略①，在②中将片状的移植血管缝在肝右静脉断端和肝中静脉断端之间（只是后壁）。

这些操作均用 6-0 的普理灵（Prolene）线 2 点支持法进行连续缝合。为不使吻合口狭窄，不能把线系得过紧。握持线的助手应垂直牵引缝线，如果往身体跟前牵拉线，线会被勒得过紧。要注意保持适当的紧张度。

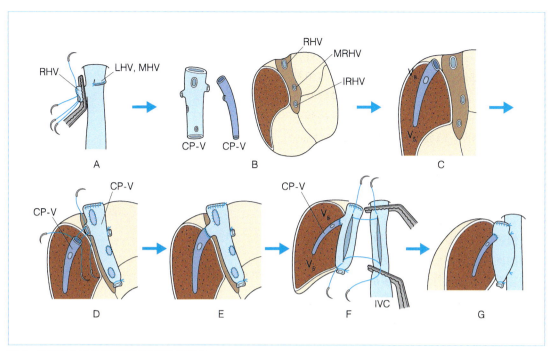

图2 依据双 IVC 法进行肝静脉重建的顺序

RHV：肝右静脉；LHV：肝左静脉；MHV：肝中静脉；IVC：下腔静脉；CP-V：冷冻保存的同种血管

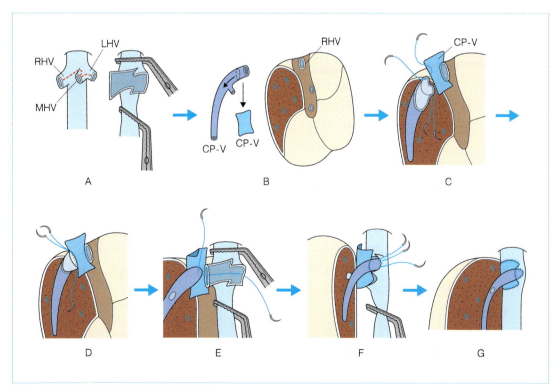

图3 依据矩形补片法进行肝静脉重建的顺序

5. 肝静脉吻合术

经以上准备后，原位（in situ）吻合术就比较容易了。热缺血时间也可以缩短。行直角补片法时，在肝静脉成形部的上下对下腔静脉进行完全阻断。行双重 IVC 法时，使用大的侧壁钳进行部分阻断。缝数根 6-0 的普理灵（Prolene）线作为支持线，中间部分进行连续缝合。行双 IVC 法时，纵行切开供肝的 IVC 同种血管和受体的下腔静脉，侧侧吻合。后壁原则上用腔内法（intraluminal），注意不要让血管壁向内腔卷入（预防血栓形成）。行矩形补片法时，将供肝上细的同种血管的前壁缝至受体成形后的肝静脉的左壁上，血管补片上下多出来的部分和受体下腔静脉开口的上壁或下壁分别缝合。结束时，在受体下腔静脉上像放置一个大的"贮水池"（图 4，图 5）。

6. 门静脉吻合

用 6-0 的普理灵（Prolene）线以 2 点支持法连续缝合供体 - 受体的门静脉右支。将受体的右后叶支和右前叶支的相邻血管壁切开，将吻合口扩大，必要时可予以修剪。前壁正中挂两根线作标记，后壁正中挂一根线。首先在缝合困难的地方（头侧或足侧）缝合，缝至超过后壁正中牵引线 2 针处。在此处和牵拉线一起穿过门静脉背侧，到达对侧后翻转过来缝剩下的部分。为避免形成狭窄，术者要密缝，助手不能把线牵拉得过紧。为防止缺血再灌注损伤的发生，可给予类固醇激素。首先开放肝静脉和供肝侧门静脉，逆转血流，除去供肝内的空气，这时多少有点出血。在吻合口膨胀后缝完剩下的几针。然后阻断供肝侧的门静脉，开放受体侧的门静脉，等吻合口充分膨胀后再开放供肝侧。保留门静脉外周长度的生长因子（growth factor）后结扎。

当门静脉内有血栓形成时，从门静脉断端开始进行血栓内膜摘除术[6]。以前的做法是：

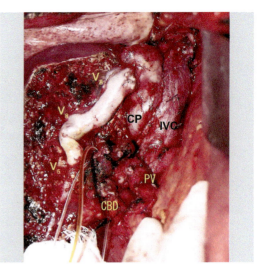

图 4　依据双 IVC 法肝静脉重建后的状态（右半肝供肝）

门静脉、肝动脉、胆管重建结束后的状态。V_8：引流 S_8 的肝中静脉分支（图中有 2 支血管）；V_5：引流 S_5 的肝中静脉分支；PV：门静脉；CBD：胆总管；CP：冷冻保存的静脉（IVC 同种移植血管）；IVC：受体的下腔静脉

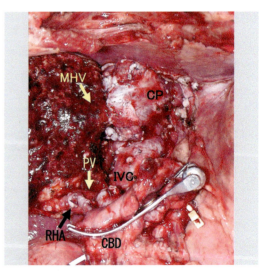

图 5　依据矩形补片法肝静脉重建后的状态（扩大右半肝供肝）

门静脉、肝动脉重建结束后的状态。MHV：肝中静脉的断端；PV：门静脉；CBD：胆总管；RHV：肝右静脉；CP：冷冻保存静脉（间置缝合的同种血管）；IVC：受体的下腔静脉

从胰腺下缘的肠系膜上静脉进行的跳跃式移植（jumping graft），或在脾静脉 - 肠系膜上静脉汇合处附近间置移植静脉等。现在这些操作限于在血栓内膜摘除术后门静脉血流仍未通畅时使用。

7. 肝动脉吻合

显微镜下应用显微外科（microsurgery）技术进行吻合。多采用肝右动脉之间或供肝的肝右动脉和受体的右前支或右后支动脉进行吻合（详见相关章节）。吻合时，没有用到的肝动脉予以结扎。

8. 胆道重建

胆道重建采用胆管胆管吻合[7]（**图6**）。它比起胆管空肠吻合有如下优点：①胆汁的流向符合生理；②发生逆行性胆管炎的几率较小；③手术需要时间较短（不需要进行空肠袢的准备及空肠空肠吻合）；④术后可通过胆管进行内镜检查。但是，吻合口狭窄及肝内结石的发生率等长期评价仍是今后的研究课题。除了移植前进行胆管空肠吻合术的病例（胆道闭锁症等）及原发性硬化性胆管炎（合并胆管癌几率较大）外，都可以进行胆管胆管吻合。

首先，从预先放置的球囊导管中注入生理盐水，明确受体侧胆管断端，结扎吻合以外的胆管支。从左肝管断端插入和再建胆管口径相当的 RTBD 引流管，头端从右肝管或其分支引出。供肝存在多个胆管口时，如果位置较近，用 4-0 的薇乔 TF 针在断端内侧壁缝数针，使其相互挨近。有一定距离时可不必处理。受体侧的胆管可和供肝侧断端直接吻合，也可将右前、右后支的相邻胆管壁切开，形成一个大的吻合口。吻合时用 4-0 的薇乔 TF 针，用蚊式钳钳夹缝线后顺序穿在肠钳上。胆管空肠吻合时，后壁通常是内外 - 外内进针，但在本法中尽可能外内 - 内外进针，线结不要留在胆管腔内。将刚才的 RTBD 管插入供肝内，然后靠近受体侧胆管打结。不要向操作者身体侧过度牵拉，否

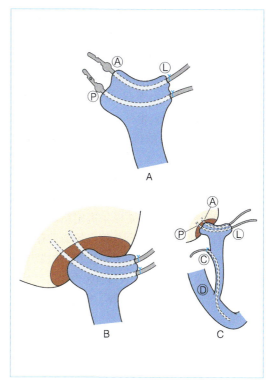

图6　胆管胆管吻合的顺序
Ⓐ：右前叶胆管支；Ⓟ：右后叶胆管支；Ⓛ：左肝；Ⓒ：胆囊管；Ⓓ：十二指肠

则胆管壁较易被撕裂。引流管不是经吻合口而是在经左肝管引出。在引出腹腔的位置上用 3-0 的薇乔线固定。

9. 右后叶供肝

肝脏的左右体积比各种各样，大体上分布在（3:7）~（4:6）之间。如果供体左半肝较小，左半肝供肝不能满足受体的必须肝体积；若取右半肝供肝，供体的残肝体积就会过小。供体右半肝比例超过全肝体积 70% 时（预定保留的左半肝在 30% 以下），在右半肝摘除后，供体可能会出现肝功能衰竭，因此排除在移植适应证之外。在这种情况下，要认真讨论右后叶供肝的可能[8]。

供体手术相对较困难，门静脉、动脉的断

端较短、发生胆漏几率较高，这些问题必须要考虑到。特别是术前、术中要充分讨论肝动脉及胆管的分支形态。肝动脉的 A_6 和 A_7 可能分别分支，两支可能都必须重建。右后叶胆管通常汇入右肝管，沿着右前叶的动脉/门静脉支的头侧转向背侧。相对于右半肝供肝，断端较短，吻合起来也较困难（图7）。这时要分辨出右前叶门静脉支，切断将其左右的血管周围结缔组织（perivascular connective tissue），将右后叶胆管支的断端伸展开作为1支胆管来处理。最后通过术中胆道造影来决定切断点。但是如果右后叶胆管汇入肝总管，断端只有一个且较长，重建时就较容易了（图7）。如果供肝侧门静脉的断端较短、吻合口有张力时，可间置同种血管（也可以是自家血管）来延长门静脉干（图8）。

在作者所在的科室用右后叶供肝时，33%的病例合并胆漏，但是所有的患者术后恢复良好。虽然右后叶供肝存在很多问题，但从扩大活体肝移植的适应证上来考虑还是有意义的。

◆ 10. 脾脏摘除

最后摘除脾脏，要防止脾摘后形成的脾静脉血栓脱落到手术操作的其他部位。而且如预先结扎脾动脉，脾的张力将下降，脾脏摘除相对就较容易。但是静脉压仍然较高，如损伤了脾脏，可造成大出血。因此，手术操作要慎重进行。

◆ 11. 插入引流管和关腹

可将引流管放置在右膈下、Winslow孔、肝断面（从正中切口插入）、Douglas窝及右胸腔。进行脾脏摘除时，还可在左膈下、胰腺上缘放置引流管。由于引流管和引流袋相连形成闭式引流，管内充满水后将引流袋下垂在床下时，可由水柱形成负压，要注意加以维护。手术第2天要开始肠内营养，用4F的细营养管从胆囊管断端插入十二指肠水平部。胆管吻合口

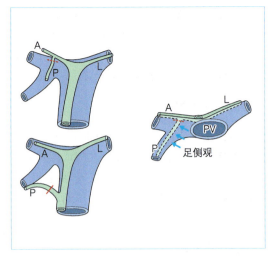

图7　右后叶供肝时胆管的切断部位
实线表示右后叶胆管汇入肝总管时的切断点，虚线表示右后叶胆管汇入右肝管时的切断点
A：右前叶胆管；P：右后叶胆管；L：左肝管；PV：门静脉

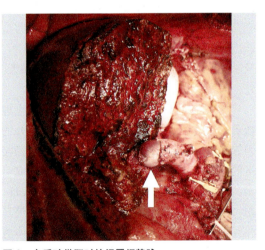

图8　右后叶供肝时的间置门静脉
白色箭头指向间置的同种血管

及十二指肠内的引流管大约3个月后可拔除。

关腹时要防止压迫门静脉、扭曲肝动脉及扭转肝静脉，进行多普勒超声检查，确认肝动脉、门静脉、肝静脉是否存在血流问题。

◎肝全摘除时，要尽可能游离出长的脉管（肝动脉、门静脉、肝静脉、胆管）并予以保留。

◎术前充分讨论是否需要和怎样重建肝中静脉分支。

◎吻合门静脉、肝静脉时，助手牵线不要过紧，避免引起吻合口狭窄。

◎反复用多普勒超声检查明确肝动脉、门静脉、肝静脉的血流后关腹。

参考文献

1) Lo, CM et al : Adult-to-adult living donor liver transplantation using extended right lobe graft. Ann Surg 226 : 261-270, 1997

2) Takayama, T et al : Outflow Y-reconstruction for living-related partial liver transplantation. J Am Coll Surg 179 : 226-229, 1994

3) Sano, K et al : Evaluation of hepatic venous congestion : proposed indication criteria for hepatic vein reconstruction. Ann Surg 236 : 241-247, 2002

4) Maema, A et al : Impaired volume regeneration of split livers with partial venous disruption ; a latent problem in partial liver transplantation. Transplantation 73 : 765-769, 2002

5) Sugawara, Y et al : Refinement of venous reconstruction using cryopreserved veins in right liver grafts. Liver Transpl 10 : 541-547, 2004

6) Molmenti, EP et al : Thrombendvenedectomy for organized portal vein thrombosis at the time of liver transplantation. Ann Surg 235 : 292-296, 2002

7) Sugawara, Y et al : Duct-to-duct biliary reconstruction in living-related liver transplantation. Transplantation 73 : 1348-1350, 2002

8) Sugawara, Y et al : Right lateral sector graft in adult living-related liver transplantation. Transplantation 73 : 111-114, 2002

10. 显微镜下的肝动脉重建

中塚貴志

［埼玉医科大学形成外科］

1. 肝动脉重建的特殊性

显微镜下的血管吻合手术至今为止已被应用于整形外科、骨外科、脑外科、耳鼻喉科、血管外科等多个学科。对象范围包括肿瘤切除后的重建、断指再植术、四肢的血运重建、大脑中动脉的重建等多个领域。但是，肝移植所应用的肝动脉的吻合术能决定供肝的成活和患者的生死，因此非常重要。特别是现在日本进行的是活体肝移植，与在国外进行的尸体肝移植不同，不容易得到第 2 或第 3 个供肝，所以进行正确和谨慎的吻合是非常重要的。

2. 肝动脉重建中吻合的难度

血管吻合技术本身与普通的血管吻合没有任何不同。吻合所用的器械也是一般使用的器械，手术线用 9-0 的单丝缝线（S&T10V43等）。但是对于肝移植来说，供肝及受体的动脉长度不一定足够吻合，此外头侧有供肝、下方有鼓起的肠管，所以用来吻合的空间非常有限。特别是对于成人，因为腹腔大，吻合口会位于非常深的位置，吻合时手的活动度会非常有限。

3. 助手的重要性

对于游离组织移植后所进行的血管吻合等操作，通常术者一人即可以进行。但基于前

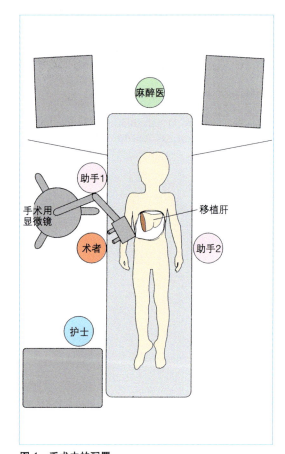

图 1　手术中的配置
助手 2 人负责牵开肝脏和肠管，保持吻合时需要的合适位置

述的理由，肝移植时由助手牵引周围的组织以维持手术的术野是非常重要的。作者一般设置 2 名助手，一人站在患者的右头侧，另一

人站在术者的左侧（**图1**）。前者握住肝圆韧带将供肝向上方牵引，显露肝门部前面；后者站在稍靠后的位置将肠管压向足侧以保证术野。

4. 一个助手应该为显微外科医生

对于显微镜下的血管吻合术，能否正确地确认血管内腔进行缝合是成败的关键。一般如果两个血管断端位于同一水平且没有张力时，最容易进行吻合。但是肝动脉重建时，受体的动脉在下方突向上方，而供肝的动脉在稍上方多呈下垂状。这样吻合时必须压低右手，是较困难的姿势。这时助手需要一边看显微镜一边轻推肝门，尽量使吻合口呈水平状态。同时调整周围组织的位置，这样会对手术有非常大的帮助。这个助手需要对显微镜下的血管吻合术非常有经验，而且在必要时能够用微镊子夹住血管断端帮助操作。因此，2个助手中的1个最好是熟悉血管吻合术的显微外科医生。而另外一人当然需要是移植外科医生，有必要密切注意吻合过程中的组织牵拉是否造成了肝脏的淤血等。

5. 吻合血管的选择

受体通常选择左右肝动脉或者肝中动脉，供肝选择肝左或是肝中动脉。原则上要尽量选择变性小的、管径粗的、在受体侧搏动良好的动脉。考虑到吻合的难易度、确切度以及预防血栓形成等，应尽可能选择口径一致的两支动脉。此外，关腹时还要掌握肝脏及肠管的状态，确定其不会对吻合口造成过度的压迫和形成扭转。

6. 麻醉科的帮助非常有用

胸廓的呼吸性变动会通过膈肌传导到供肝，吻合口在显微镜下会有大幅度的上下移动。因此，在针通过血管内腔等时候，应请麻醉科医生使人工呼吸停止数秒。如果配合熟练，可不

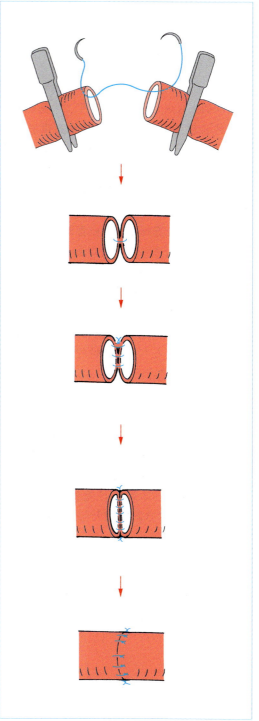

图2　血管吻合的实际操作
在不能翻转吻合血管时，由最深处的后壁中点开始顺次进行缝合。线用 9-0 的单丝缝合线

麻烦麻醉师，仅通过观察监护仪上的变化就可掌握宝贵的几秒钟。

7. 笔者的吻合法

如上所述，两个血管断端通过助手的帮助能够不那么有张力而且接近水平，但是对血管断端的长度就无能为力了。特别是供肝的动脉多数非常短，此外有时受体肝脏动脉因为多次手术而有严重的血管周围纤维化。因此，一般要将两根吻合血管旋转180度是非常困难的。

因此，作者选择不翻转血管而从血管后壁最深处开始进行顺序缝合的方法。这种方法因为在以前的书中很少有记载，因此作者用**图2**表示。此外，最近在后壁吻合中经常用到双头针的9-0单股缝线[1]。理由是用双头针则右手的操作较容易进行。此外，用双头针由于是从内腔向外壁出针，在有内膜变性的情况下可防止吻合操作时的内膜剥脱。

吻合平均所需要的时间是20~30分钟。此外，由于翻转血管比较困难，在松开血管钳后，后壁有动脉性漏出时，修补会比较困难，因此要在后壁进行稍密集的缝合。此外，通常供肝动脉和受体肝动脉之间不会有太大的口径差异，但如果口径差接近2倍，可以采取将较细动脉斜向切开等操作扩大开口（**图3**）。

此外，通常的血管吻合时都要切除外膜周围的瘢痕组织，但在肝移植时吻合口多少有些张力、血管壁可发生变性使血管变脆。这种情况下过度切除外膜周围组织会导致吻合时血管壁的破裂，带着少许外膜组织进行吻合则问题不大。

8. 吻合口局部应用的药物

先前洗净血管内腔时就使用肝素盐水（生理盐水50ml中加入2ml肝素）。此外，为了防止动脉的挛缩，局部喷洒10%的利多卡因或罂

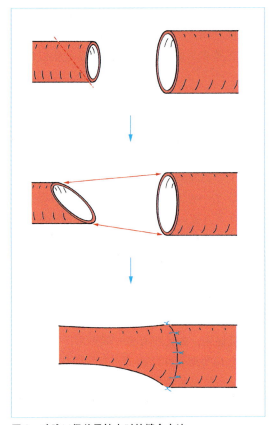

图3 动脉口径差异较大时的缝合方法
将较细的动脉斜向切开来调整口径的差异

粟碱。在缝合最后一针之前，可将这些药物注入血管内腔。

9. 吻合完成后的检查

吻合完成后，确认吻合口没有血液漏出，如果有明显的血液喷出，要追加缝合。如果是慢慢的渗血，通常采用压迫数分钟的方式就可以解决（**图4，图5**）。如果供肝有多支入肝动脉，将未吻合的动脉的血管钳松开，通过观察有无良好的回流，一定程度上能够判断动脉血流的通畅程度。然后，由移植外科小组采用超声多普勒来对肝血流（门静脉、肝动静脉）进行确认。

◎牵引肝脏或肠管，使吻合变得比较容易。

◎要注意关腹时不要造成血管的扭转及对血管的压迫。

◎如果吻合口有张力，要注意不要过度切除外膜周围组织。

如果确认肝血运良好，就可以决定供肝的最终位置，应该使吻合血管不会有扭转和不必要的压迫。此外，在供肝比较大的时候，关闭腹腔时也可产生压迫，因此在手术完成时要经腹壁用超声多普勒来检查血流。

10. 注意术后的动脉闭塞

重建肝动脉因血栓形成等原因造成血流中断是术后致死性的并发症，从现有的报告来看，这种情况也绝非少见。在笔者所经历的手术中也见过2例在术后第7天发生了闭塞[2]。这些病例中血栓形成并不是闭塞的直接原因，与通常游离组织移植所造成的吻合血管的闭塞的机制、表现都有所不同。在所有文献中，2岁以下或是体重在10kg以下的幼儿形成血栓的频率较高。因此，术后有必要长期地观察术后的血流动态。

参考文献

1）堂後京子ほか：新しい両端針付きマイクロ縫合糸の開発と肝動脈再建. 日本マイクロ会誌 14：238-243, 2001

2）中塚貴志ほか：生体肝移植における肝動脈再建の経験—肝動脈閉塞症例の検討. 外科 60：1088-1092, 1998

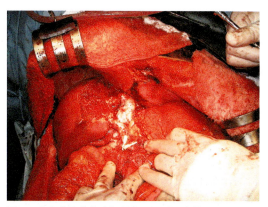

图4　吻合前的状态（肝硬化＋丙型肝炎的病例）

移植的是右半肝，在门静脉上方可见到长度为1~2cm的肝右动脉

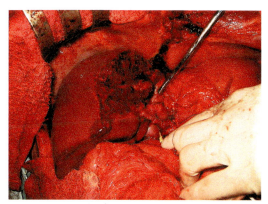

图5　吻合完成时的状态

供肝的肝右动脉和受体的肝左动脉进行吻合

11. 变异肝动脉重建的标准

阪本良弘・菅原宁彦*

［国立がんセンター中央病院肝胆膵外科・*東京大学医学部肝胆膵・移植外科］

引言

活体肝移植的供体有变异肝动脉时，对供肝的什么样的肝动脉进行重建是个重要的问题。基于血管造影所见，如果想移植后获得充分的肝动脉血供，那么有变异肝动脉的供肝是有利的。

1. 变异肝动脉的解剖和出现频率

变异肝动脉（aberrant hepatic artery）分为替代肝动脉（replaced）和副肝动脉（accessory），替代肝动脉指的是把原来的肝右或肝左动脉完全替换的情况，部分替换的情况就叫做副肝动脉。副肝左动脉可与胃左动脉形成共干，在小网膜内走行，分布于左肝。相对应的副肝右动脉可从肠系膜上动脉或者腹腔干根部发出，经过胰头和门静脉的背侧分布于右肝。副肝左动脉或者副肝右动脉出现的几率大约为12%~14%，大约4例中就有1例。

2. 存在变异肝动脉的左半肝和左外叶的供肝

东京大学移植外科于1996~2000年间的101例左半肝和左外叶供肝的动脉分支形态如**图1**所示[1, 2]。存在副肝左动脉的是Ⅱ型，存在副肝右动脉的是Ⅲ型，利用副肝左动脉和肝总动脉重建可以得到粗长的动脉支，与通常利用的肝左动脉相比，血栓发生的几率较小（**表1**）。术前血管造影时，预想供肝支配动脉有2支以上的有37例（36%），实际上有必要重建2支的仅有3例（8.1%）。

表1　吻合动脉支和血栓形成

	肝左或肝中动脉（n=70）	副左肝动脉或肝总动脉（n=31）	P值
吻合口直径（mm）	2.0±0.8	2.5±0.7	0.03
长度（mm）	9.0±7.3	42.0±14.7	<0.0001
血栓几率（%）	8（11.4%）	1（3.2%）	0.15

3. 存在副肝右动脉的右半肝供肝[3]

右半肝供肝时，是肝右动脉还是副肝右动脉在重建时没有大的差别，同时重建也比肝左动脉容易。从东京大学移植外科的血管造影结果上可以看出，从肠系膜上动脉发出副肝右动脉的有17例（7.6%）。根据血管造影考虑要进行多支肝右动脉重建的有13例（6%），实际上所有病例都无需重建（0%），术后也没有发生血栓的病例（0%）。只有A_6来源于副肝动脉时，重建原来的肝右动脉后，由于供肝的A_6存在逆流的现象，所以将其结扎。

4. 一支重建还是两支重建

一支重建还是两支重建的判断与判定肝内动脉吻合支的有无差不多是相同的：①肝切除后，将生理盐水注入动脉内检查有无交通支；②重建1支动脉后，通过超声多普勒确认肝内动脉波形；③明确非重建动脉支有无逆流，因此可以判断出是否有必要重建多支动脉。

◎从血管造影判断有无变异肝动脉。
◎左半肝供肝时重建副肝左动脉和肝总动脉。
◎右半肝供肝时重建肝右动脉或副肝右动脉。

图1
Ⅰ型：通常的分叉形态
Ⅱ型：存在副肝左动脉
Ⅲ型：存在副肝右动脉
AcLHA：副肝左动脉；ReLHA：替代肝左
动脉；ReRHA：替代肝右动脉

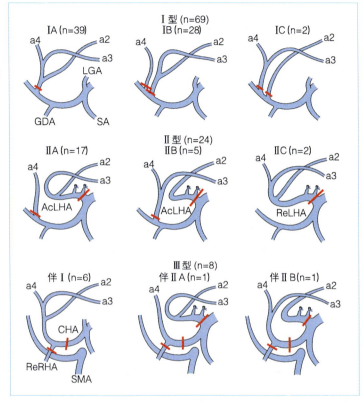

小结

活体肝移植时的肝动脉重建要参考术前的血管造影。左半肝供肝有变异肝动脉时，利用副肝左动脉和肝总动脉重建可以得到粗长的动脉支，发生血栓的几率也小。右半肝供肝时，副肝右动脉的重建也可以得到很好的效果。总之，从有变异肝动脉的供体切取的供肝是有用的。

参考文献
1）Takayama, T et al：Hepatic transplantation using living donors with aberrant hepatic artery. J Am Coll Surg 184：525-528, 1997
2）Sakamoto, Y et al：Advantage in using living donors with aberrant hepatic artery for partial liver graft arterialization. Transplantation 74：518-521, 2002
3）Kishi, Y et al：Hepatic arterial anatomy for right liver procurement from living donors. Liver Transplant 10：129-133, 2004

12. 副肝静脉重建的标准

佐野圭二・幕内雅敏

［東京大学医学部肝胆膵・移植外科］

◆ 引言

对成人活体肝移植而言，怎样取得大的供肝（graft）和怎样给供体保留足够的残肝一直是很矛盾的。为了解决这个问题，尽可能地利用有限的肝组织是非常有必要的。也就是说，必须保持供体残肝和供肝双方的良好的血流。而且不仅仅是肝动脉和门静脉，静脉回流的通畅也是很重要的。

◆ 1. 肝静脉淤血区域的门静脉逆流

即使切断肝静脉，肝表面的颜色几乎没有变化（图1A），看起来好像没有必要重建。但是术中用超声多普勒观察肝静脉淤血区域的血流情况，可以看到本来灌注这个区域的门静脉支却呈现搏动性的逆流（图2）。也就是说在这个区域，低压的门静脉血流无法灌注，仅有高压的动脉血灌注，门静脉支作为已闭塞的肝静脉的替代，承担了血液回流的任务。动脉血的灌注维持了氧饱和度，肝脏的颜色没有发生变化；但是由于缺乏门静脉血的灌注，这个区域的肝脏功能下降、肝脏再生受到影响。肝静脉间很少有交通支（图3），且在切断后数天之内很少形成侧支循环，因此还是不能期待这个区域在围手术期恢复功能[1]。

◆ 2. 肝静脉淤血区域的确定方法

那么怎样才能确定出肝静脉淤血的区域呢？因为几乎没有肝脏颜色的变化，所以从外观不能判断。即使是术中的超声多普勒，在很

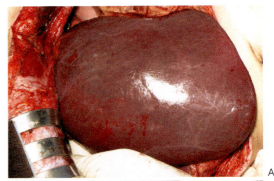
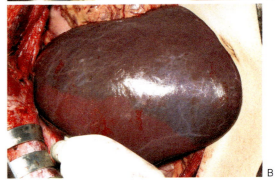

图1
A. 扩大左半肝切除术后剩余的右半肝
肝中静脉的引流区域没有明显变色
B. 暂时阻断肝右动脉
肝中静脉的引流区域明显变色

多情况下也很难判断出细小的门静脉支的回流。

肝静脉淤血区域仅有动脉的灌流，因此如果暂时把动脉阻断，这个区域就会显示出缺血，2~3分钟之后淤血区域就会变成暗红色。应用这个方法就能既简便、又正确地分辨出肝静脉淤血区域（图1B）。而且，因为不变色则就意味着不存在肝静脉的淤血，所以即使不用术中

超声多普勒检查也能判断出肝静脉之间是否存在交通支[1]。

3. 切断的肝静脉的引流区域的评估

为了在术前诊断某支肝静脉的引流区域，尽量在CT上确定其和邻近静脉支的末梢，标记回流区域的边界，然后根据容量分析法可以算出回流区域的体积。近期开发出的在CT图像上精确显示回流区域的软件，原理与此相同。这个方法的缺点是肝静脉之间存在交通支时就不能使用了。

在术中利用暂时阻断肝动脉来分辨静脉淤血区域时，把变色区域在CT上标记出来后进行体积计算[1]。

4. 根据肝中静脉的引流区域选择供肝的切除术式

由于重建的肝静脉有闭塞的可能，严禁重建供体侧肝静脉。以此为前提，按照实际肝静脉的引流区域在术前变换供肝切取的术式时，其基础是肝中静脉引流区域的判断。

例如一个准备行扩大左半肝切除的供体，肝中静脉几乎全部引流右半肝时，肝中静脉置于供肝一侧很危险。这种情况下，应将肝中静脉保留在供体侧而重建供肝的肝中静脉支[2]。另外准备行扩大右半肝切除时，S_4区域的引流支全部汇入肝中静脉时，如果不能保证残肝（S_2+S_3）的体积，就不应该将肝中静脉置于供肝侧。

5. 副肝静脉重建的标准

如果将主要肝静脉（左半肝供肝时的肝左静脉，扩大左半肝供肝时的肝左、肝中静脉，右半肝供肝时的肝右静脉，扩大右半肝移植时肝右、肝中静脉）以外的肝静脉定义为副肝静脉的话，副肝静脉重建的标准有以下几条[1]：

1）用超声多普勒测定切断的副肝静脉的血流，直到末梢都没有血流时。

2）用超声多普勒观察副肝静脉所在引流区域的门静脉支的血流，观察到有血流逆行时。

3）将暂时阻断肝动脉后表现出的变色区域

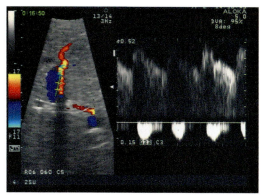

图2 术中多普勒超声检查扩大左半肝切除术后的S_8的门静脉血流

门静脉内可见与动脉同步的血搏动一致的逆流

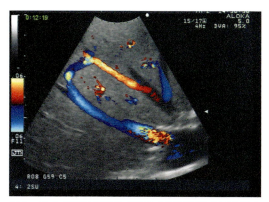

图3 术中多普勒超声检查扩大左半肝切除术后的肝中静脉支的血流（肝中静脉支已被切断）

通过肝内交通支汇入肝右静脉

（副肝静脉的引流区域）从供肝的体积中减去，如果此时供肝体积（要求是受体标准肝体积的40%以上）不够时。

以上述的标准为基础，具体阐述各种供肝中副肝静脉重建的有关问题。

6. 左半肝供肝时肝中静脉的S_4区域引流支

肝中静脉保留在供体残肝侧、左半肝作为供肝时，暂时阻断肝左动脉，观察肝静脉S_4引流支的变色情况。变色时应用容量分析法评估这一区域的肝体积，体积不够时则重建S_4的引流支（图4）[3]。

413

7. 尾状叶 + 扩大左半肝供肝时肝短静脉的 S_1 引流支

扩大左半肝供肝时都是依靠主肝静脉引流。如果附加了尾状叶的话，其引流的静脉支是肝短静脉。由于尾状叶为单独的分叶，它的静脉与主肝静脉没有肝内交通支，因此要进行肝短静脉的重建（图5）[4]。

8. 右半肝供肝时的肝中静脉支

右半肝供肝时，肝中静脉支的引流区域从相当小到占右半肝一半以上，大小不一。因此，要利用暂时阻断肝动脉的方法来正确划分这个区域，利用容量分析法计算供肝的体积（除去肝静脉淤血区域）。不到受体标准肝体积的40%时应进行重建。这个时候，如果可以分别划分各静脉支的引流区域，也可以只重建满足必要肝体积的静脉支（图6）。

9. 扩大右半肝供肝时的肝右下静脉

（扩大）右半肝供肝时肝右下静脉的引流区域的大小不一。也可以利用术中阻断肝动脉的方法区分引流区域。但是因为变色区域主要在脏面，所以很难在CT上将其标记出来（图7）。另外，由于肝右下静脉与受体的下腔静脉直接吻合很容易，目前5mm以上的肝右下静脉全部重建。当然，如果与其他主要的肝静脉存在肝内交通支时，则不需要重建。

10. 扩大右半肝供肝时的肝中静脉

扩大右半肝供肝时，由于肝中静脉也是主肝静脉的一支，当然应该重建。利用超声多普勒明确在肝内与肝右静脉存在交通支，加之在术中暂时阻断肝动脉时肝中静脉的引流区域完全没有变色，也有仅重建肝右静脉的病例[5]。

小结

肝静脉闭塞的血流改变一直是难以明确的

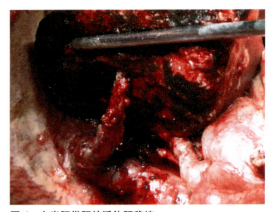

图4　左半肝供肝的活体肝移植
肝中静脉的一支引流较大范围的 S_{4a}，除去这个区域则供肝体积只占受体 SLV 的 32%，因此利用从受体摘出的肝静脉进行了重建

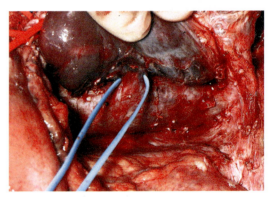

图5　引流尾状叶的肝短静脉
尾状叶 + 扩大左半肝供肝，重建主肝静脉和肝短静脉

问题。从外科的观点来看，虽然肝静脉闭塞，但是肝表面的颜色没有发生变化，似乎没有必要重建。但是通过超声多普勒的观察，可以判断出这个区域没有门静脉血流的灌注。进一步利用暂时阻断肝动脉的方法可以分辨出这个区域。因此，要针对每一个病例进行分析，评估去除肝静脉淤血区域后的正常肝脏的体积（包括残肝和供肝），按照重建的标准决定是否需要重建。

◎肝静脉淤血时几乎没有颜色的变化，术中也很难注意到。
◎在肝静脉淤血的区域会出现门静脉血液的逆流。
◎评估供肝的有效肝体积时要去除肝静脉淤血区域的体积

参考文献

1) Sano, K et al：Evaluation of hepatic venous congestion：proposed indication criteria for hepatic vein reconstruction. Ann Surg 236：241-247, 2002
2) Hui, AM et al：Left hemihepatectomy in living donors with a thick middle hepatic vein draining the caudal half of the right liver. Transplantation 69：1499-1530, 2000
3) Sano, K et al：Technical dilemma in living donor or split-liver transplant. Hepatogastroenterol 47：1208-1209, 2000
4) Takayama, T et al：Living-related transplantation of left liver plus caudate lobe. J Am Coll Surg 190：635-638, 2000
5) Cescon, M et al：Right liver graft without middle hepatic vein reconstruction from a living donor. Transplantation 73：1164-1166, 2002

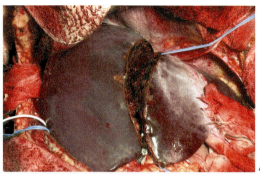
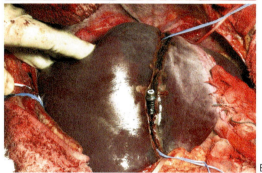

图6　右半肝供肝切取前暂时阻断肝动脉
A. 利用哈巴狗钳钳夹肝中静脉的 S₅ 引流支
B. 利用哈巴狗钳钳夹肝中静脉的 S₈ 引流支
各自的引流区域因为变色而能够分辨

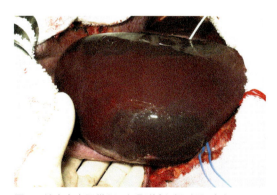

图7　扩大右半肝供肝，切取前暂时阻断肝动脉
利用哈巴狗钳阻断肝中静脉和肝右下静脉，相应的引流区域因为明显变色而可以分辨出来

13. 肝静脉重建的要点

菅原宁彦

［東京大学医学部肝胆膵·移植外科］

◆ 引言

　　肝静脉重建是肝移植的重要技术之一。吻合口狭窄会引起流出道梗阻，导致术后出现严重的并发症[1]。本章主要介绍活体肝移植时肝静脉重建的方法。

◆ 1. 左半肝供肝的肝静脉重建

　　将下腔静脉切开与供肝静脉吻合时，有可能出现流出道梗阻，故原则上采取肝静脉-肝静脉的吻合。受体侧的肝静脉尽量留长，且要尽量确保形成较大的吻合口。基本的方法是：成人活体肝移植时，受体侧行肝左静脉和肝中静脉成形（图1）；儿童活体移植时，受体侧行左、中、右肝静脉成形[2]（图2）。成形时只需对拢血管内膜，从后壁开始细密缝合。成形完成后，血管钳改夹至末梢处，确认缝合的部分是否有渗漏。

　　缝合时，首先在左侧（3针）、右侧（2针）各缝支持线（图3），以此向左右牵引。首先在腔外结扎左侧后壁的支持线（线1），然后以一端针穿入腔内，开始后壁的缝合（外翻连续缝合）。从左向右，缝至超过线4一针时穿出腔外，线4在腔外打结，再和线1结扎。后壁一旦漏血就很难止血，因此细密的缝合很重要。后壁缝合结束时，用冷林格氏液灌流供肝。

　　让助手把线2结扎后，术者把线3结扎，转至前壁用线3连续进行缝合。将线5结扎后，把线3和线5结扎到一起，缝合结束。全过程使用的都是6-0的普理灵（Prolene）线。

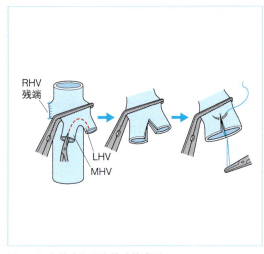

图1　肝左静脉和肝中静脉的成形
RHV：肝右静脉；MHV：肝中静脉；LHV：肝左静脉

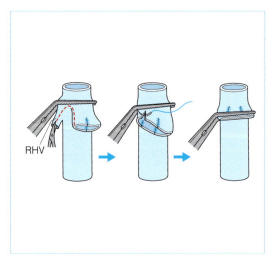

图2　3支肝静脉的成形
RHV：肝右静脉

2. 左半肝 + 尾状叶供肝时的肝短静脉重建

连带尾状叶的时候，可增大的供肝的体积相当于受体标准肝体积的 8%~10%[3]。即使这一部分的尾状叶留在供体一侧，也会坏死而失去功能。因此，在确保供体的安全性的前提下，连同尾状叶一并移植是活体肝移植时可采用的有效方法。

供体肝切除时，要保留一支主要的肝短静脉。根据肝短静脉和肝静脉的距离，切开受体下腔静脉后进行吻合。当肝短静脉和肝静脉距离较近时，也可进行血管成形，将两者变成一个开口后进行吻合（**图4**）。

3. 右半肝供肝时肝中静脉的重建

与 S.T. Fan[4] 所提倡的扩大右半肝供肝不同，作者一般采用的右半肝供肝不包括肝中静脉主干[5]。这个时候，依据标准考虑是否进行供肝的肝中静脉的分支的重建。重建时使用大隐静脉或尸体的同种血管（**图5**，**图6**）。

扩大右半肝供肝时，在肝中静脉和肝右静脉断端之间间置同种血管后与受体的下腔静脉吻合（**图7**）。此时有必要把受体侧的肝静脉留得长一些。肝中静脉和肝右静脉断端的距离较近时，也可以考虑进行成形成为一个开口。

4. 右半肝供肝时肝右下静脉的处理

右半肝供肝时，若有肝右下静脉等较粗的肝短静脉则有必要重建。准备有下腔静脉等的粗大的同种血管时，可以考虑双下腔静脉法（double IVC）（**图8**）。在冷缺血状态下进行冷冻同种血管和肝短静脉的吻合，这样可以缩短热缺血时间。

5. 肝静脉狭窄的处理

肝静脉狭窄在部分肝移植时发生的几率为 2%~13%，是严重的并发症[1]。如术后马上发生则是吻合的技术问题，之后的狭窄考虑是由于

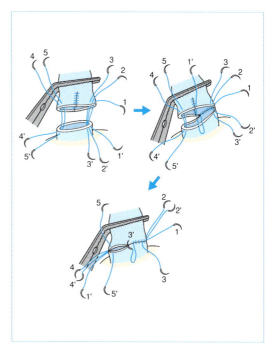

图3　静脉吻合的实际操作
数字表示缝线的序号

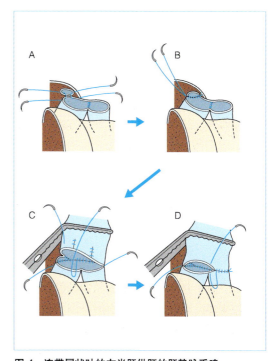

图4　连带尾状叶的左半肝供肝的肝静脉重建
肝短静脉和肝左静脉的距离很近时，成形为一个开口后进行吻合

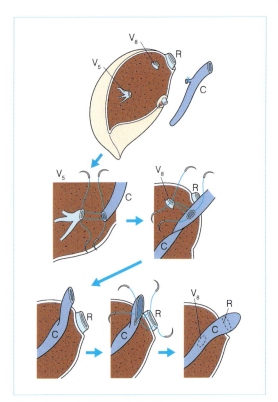

图5　改良右半肝供肝的实际操作

V_5，V_8：肝中静脉分支断端；R：肝右静脉；C：用于重建的同种血管

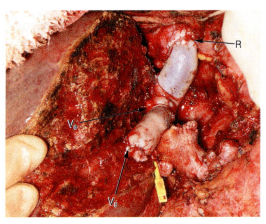

图6　使用同种血管重建改良右半肝供肝时的肝中静脉分支

V_5，V_8：肝中静脉分支；R：成形后的肝左、肝中静脉（受体侧）

胆漏在局部产生炎症或者由于伴有供肝的增生肥大，吻合口和下腔静脉被压迫所致。如果出现大量腹水、超声见单相静脉波形等就为可疑狭窄，导管检查有 5mmHg 以上的压差就可以确诊。

治疗上可应用球囊扩张，但是仅凭此治愈的很少，大多有必要进行支架和再手术治疗（**图9**）。

◆ **小结**

以上简要介绍了活体肝移植的肝静脉重建的实际操作。流出道的梗阻有时是因为供肝在腹腔内的移位所致。由于手术早期发生的血管并发症会导致严重的后果，因此关腹后进入 ICU 前，在手术室中最好利用体外超声明确血流的状态。

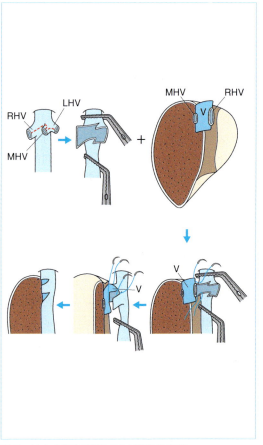

图7　扩大右半肝供肝时肝中静脉的处理

RHV：肝右静脉；MHV：肝中静脉；LHV：肝左静脉；V：同种血管

◎受体侧的肝静脉根部尽可能地留长，成形时尽可能地将开口做大。

◎连带尾状叶的左半肝供肝时，要重建肝短静脉。

◎右半肝供肝时要重建肝中静脉的分支时，利用冷冻保存的同种血管比较方便。

参考文献

1) Akamatsu, N et al : Surgical repair for late-onset hepatic venous outflow block after living-donor liver transplantation. Transplantation 77 : 1768-1770, 2004

2) Matsunami, H et al : Venous reconstruction using three recipient hepatic veins in living related liver transplantation. Transplantation 59 : 917-919, 1995

3) Takayama, T et al : Living-related transplantation of left liver plus caudate lobe. J Am Coll Surg 190 : 635-638, 2000

4) Lo, CM et al : Adult-to-adult living donor liver transplantation using extended right lobe grafts. Ann Surg 226 : 261-269, 1997

5) Wachs, ME et al : Adult living donor liver transplantation using a right hepatic lobe. Transplantation 66 : 1313-1316, 1998

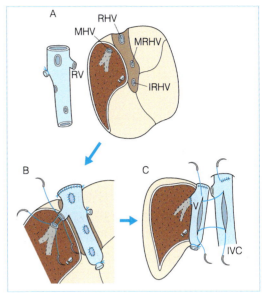

图 8　右半肝供肝时的双下腔静脉法（double IVC）

RHV：肝右静脉；MHV：肝中静脉；MRHV：肝右中静脉；IRHV：肝右下静脉；IVC：下腔静脉；V：用于重建的移植血管（下腔静脉）

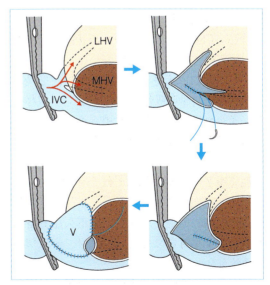

图 9　针对左半肝供肝移植后肝静脉狭窄的静脉重建

IVC：下腔静脉；MHV：肝中静脉；LHV：肝左静脉；V：用于重建的同种血管

14. 供肝血流的评估

菅原宁彦

[東京大学医学部肝胆膵·移植外科]

引言

肝移植后的肝动脉、门静脉血栓是与肝坏死、肝脓肿、移植后肝功不全等相关联的严重并发症，有必要进行早期诊断和早期治疗。术中及术后的彩色多普勒是早期诊断血管并发症的最有效的方法[1]。下面介绍作者进行彩色多普勒检查的实际操作（以术中检查为中心）。

1. 方法

装置采用的是阿洛卡的 prosound SSD 4000。术中用 7.5MHz 的探头，术后用 3.5MHz 的探头。

2. 术中血流评估的实际操作

肝动脉吻合后，首先从肝脏表面开始检查肝静脉、门静脉、肝动脉的血流状况。当供肝的血流良好时，观察所见如下。

肝静脉的血流呈蓝色，多普勒的波形受右心房的影响，呈呼吸性双相波（**图1**）。门静脉是呈黄色到橘红色，吸气时稍有增加，但呈几乎恒定的多普勒波形（**图2**）。肝动脉血流同门静脉一样，呈黄色~橘红色，多普勒波形呈搏动性（**图3**）。肝动脉细的时候，有时候定位会很困难，但在左外侧上、下支发出的附近容易捕捉到血流。另外，动脉吻合后不久血流量会变少，但1小时左右再进行检查时，多数情况下血流量会明显增加。

特别要注意的是，儿童腹腔容积小、下腔静脉细，由于移植肝自身重量的压迫或关腹时压迫到移植肝时，门静脉或肝静脉易发生扭转。

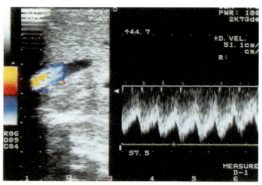

图1 肝静脉（肝左静脉主干）的彩色多普勒像

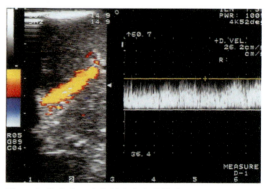

图2 门静脉（S₃支）的彩色多普勒像

因此在从肝动脉吻合术后直到关腹为止，随时要确认移植肝是否处在最佳位置。关腹后，再次用 3.5MHz 型的探头进行彩色多普勒检查，确认供肝的位置是否合适。

3. 术后血流评估的实际操作

术后的彩色多普勒检查应至少在术后 14 天

要点与盲点

◎肝动脉吻合后和关腹后，用超声检查供肝的血流情况。

◎术后每天进行彩色多普勒检查。

◎早期诊断、治疗动脉和门静脉血栓形成能提高供肝的存活率。

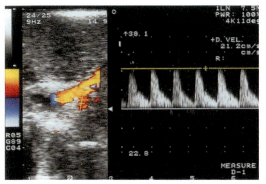

图3 肝动脉（肝左动脉主干）的彩色多普勒像

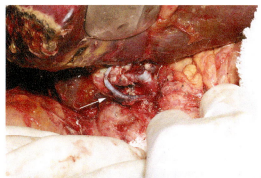

A

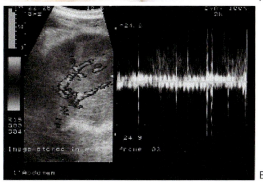

B

图5 门静脉血栓形成（A），为保证门静脉血流而进行抗凝治疗，血栓缩小（B），最终完全消失[2]

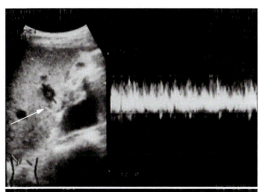

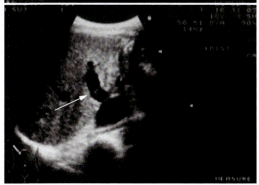

图4 肝动脉血栓形成及超声多普勒像

能存活。

◆ 小结

为在操作时实时确认吻合的情况，用彩色多普勒法观察供肝的血流是不可或缺的。

内每天进行2~3次以除外动脉血栓形成、门静脉血栓形成和肝动脉狭窄（**图4，图5**）。血栓形成若不能进行早期诊断、早期治疗，供肝便不可

参考文献

1）Kasai, S et al：Intraoperative color Doppler ultrasonography for partial liver transplantation from the living related donor in pediatric patients. Transplantation 54：173-175, 1992

2）Kaneko, J et al：Successful conservative therapy for portal vein thrombosis after living donor liver transplantation. Abdom Imaging 28：58-59, 2003

15. 成人间移植的手术操作要点

川崎誠治

[順天堂大学医学部肝胆膵外科]

引言

　　成人间的活体肝移植所采用的供肝的体积多接近所必需的最小体积[1]，因此术中、术后任何导致肝功能损害的操作都可能引起患者致命性的并发症。

1. 终末期肝硬化病例的成人间活体肝移植

　　由于严重的门静脉高压症和侧支循环，摘出肝脏时易引起出血。通常在用电刀切开镰状韧带、冠状韧带、肝静脉周围和右肾上腺周围时，要小心细致地结扎、切断，必要时反复多次操作以确保手术安全。多处小的出血若长时间不处理则也会积累成大出血。多数病例可见发达的淋巴管，同侧支循环一样，尽可能将其结扎。麻醉医师对出血量、体液平衡的正确计算也是很重要的。大多数肝硬化患者的下腔静脉韧带及其周围组织多有纤维性硬化，有时左右两侧的下腔静脉韧带部分通过增厚的肝实质相连，为了不损伤下腔静脉或者汇入的短肝静脉，要小心地进行分离和切断。

　　肝门部肝动脉周围有小静脉走行，千万不要将其损伤，因此进行分离操作时一定要注意。门静脉多因内膜肥厚而发生硬化，所以在分离门静脉左右支、结扎离断尾状叶支时注意不要用力牵拉门静脉。

　　通常在脑死亡肝移植时，为保持无肝期血流动力学的稳定、防止门静脉淤血及供肝的再灌注损伤，多使用生物泵（biopump）进行静脉-

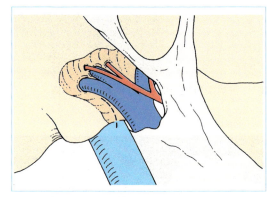

图1 将门静脉右支分离至右前叶和右后叶支的分叉处。在分流作成前，沿虚线所示方向切断尾状突

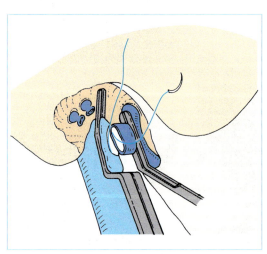

图2 门静脉右支与下腔静脉的端侧吻合。吻合时保留了门静脉左支的血流

静脉转流[2]。在活体肝移植中，因为保留了下腔静脉，同时受体已进入终末期肝硬化状态、门

◎终末期肝硬化病例在肝移植时要注意止血。
◎非肝硬化病例在肝移植时要防止门静脉淤血和再灌注损伤。
◎临时性门静脉右支-下腔静脉的分流可有效防止门静脉系统的淤血。

静脉 - 体循环的侧支循环较广泛，很少需要采用静脉 - 静脉转流。

2. 非肝硬化病例的成人间活体肝移植

在家族性淀粉样变性、瓜氨酸血症等肝代谢性疾病中，肝的肉眼所见正常，门静脉血流动力学也多无异常。

对于这样的门静脉 - 体循环的侧支尚未广泛开放的非肝硬化病例，防止无肝期的门静脉淤血及供肝的再灌注损伤就显得十分重要了。此时，可采用生物泵进行静脉 - 静脉转流。笔者认为也可采用临时性门静脉 - 下腔静脉分流[3]。

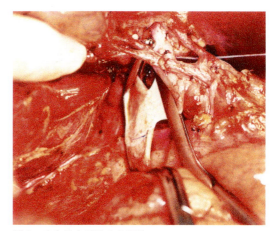

图3　吻合结束时的术中照片

3. 门静脉右支 - 下腔静脉分流的手术方法

向肝侧分离门静脉右支，分别剥离门静脉右前、右后支，使其可以游离牵起。分离显露门静脉左支横部全长，进一步分离至 P_2 的分叉部。结扎、切断汇入门静脉主干及左右支的尾状叶支。接着依次向左右翻转肝脏，结扎、切断肝短静脉。肝脏只通过肝静脉与下腔静脉相连。这时准备进行门静脉右支与下腔静脉的端侧吻合，如尾状突影响操作，可将其纵向离断（图1）。然后切断门静脉右支，如果是分别切断右前、后叶支，在两个断端之间切开成形为一个吻合口。按吻合口大小切开下腔静脉前壁，按左壁、右壁的顺序用5-0的普理灵（Prolene）线连续缝合（图2）。吻合结束后将其开放（图3，图4）。之后，切断左右肝动脉、门静脉左支和肝右静脉并缝合关闭其断端。再切断肝左、肝中静脉共干后，取出肝脏。紧接着进行受体肝静脉成形，并转向供肝的操作。行肝静脉 - 肝静脉端端吻合，而后行门静脉左支 - 供肝门静脉端端吻合（图5）。以上操作完成后，开始供

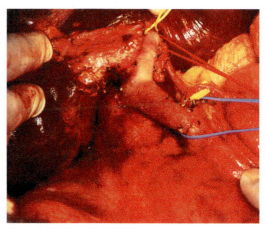

图4　分流开放时的术中照片
其后取出肝脏

肝的再灌注。在切断门静脉左支后的操作过程中，门静脉血通过先前建立的分流流入下腔静脉，避免了肠道的淤血。再灌注开始后，马上将分流阻断后切断，缝合闭锁门静脉和下腔静脉侧的断端（图6）。在采用了门静脉右支 - 下腔静脉分流的活体肝移植的病例，全过程无需阻断门静脉系统，使得门静脉阻断时间为零成为可能。

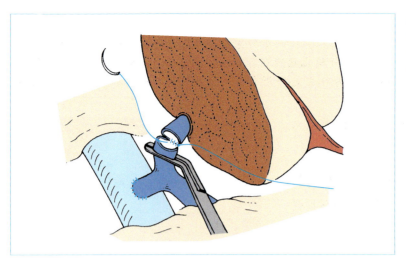

图5　受体门静脉左支与供肝
门静脉左支吻合
因为有分流的存在，不会引起
门静脉系统的淤血

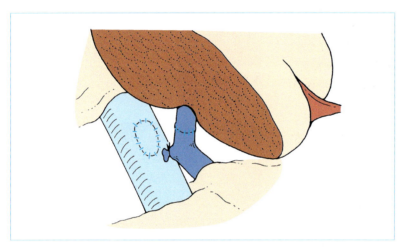

图6　供肝再灌注后，将分流
阻断后切断

参考文献

1）Kawasaki, S et al：Living related liver transplantation in adults. Ann Surg 227：269, 1998

2）Shaw, BW et al：Venous bypass in clinical liver transplantation. Ann Surg 200：524, 1984

3）Kawasaki, S et al：Temporary shunt between right portal vein and vena cava in living related liver transplantation J Am Coll Surg 183：74, 1996

成人间移植的手术操作要点

16. 肝移植术后管理的要点

金子順一
[東京大学医学部肝胆膵・移植外科]

1. 基本的术后管理

(1) 术中出血量和呼吸的监测

肝移植的会伴随大量失血，每千克体重失血 200ml 以上时，一半的患者会出现肺水肿、肺出血等并发症。术后必须在 ICU 进行管理（**图 1**）。考虑到术后必然要发生的谵妄会妨碍早期的呼吸训练等术后康复治疗，充分的夜间镇静是非常必要的。

图 1　手术结束回 ICU 后

(2) 出入的平衡

手术创伤、免疫抑制剂的使用、肝肾综合征等大多引起长时间的少尿，容易产生入量过多导致肺水肿。另一方面，术后每天从引流管引流出超过 10L 的腹水时，过度脱水就会影响到肝脏的血流量。体重 60kg 的成年人，以每日出入量的平衡和 2 000ml 以下的腹水量为目标，围手术期体重增加量控制在术前的 10% 以下。控制不了时可以考虑积极的人工透析。用 Excel 表格统计各种输液量、引流量和电解质以便于管理（**图 2**）。血清白蛋白以 3.0mg/dl 为目标进行补充。

Intake	Vol.	Na	K	Cl	Pro	KCal	Output	Vol.	Na	K	Cl	Pro			
Aqua	1236						右胸水	150	21	0	15	6	Ccr	76.0	ml/min
5%Glu	527					105	右横隔膜下	36	5	0	4	0	インシュリン	0.0	g/U
10%Glu	0					0	肝離断面	29	4	0	3	1	Glu	0.20	g/kg/hr
50%Glu	232					464	ウインスロー	135	19	0	14	0	食事	0	Kcal
KCl	30		30	30			ダグラス	49	7	0	5	1	点滴	804	Kcal
モリアミンS	0	0		0			左横隔膜下	0	0	0	0	0	経管	0	Kcal
10% NaCl	0	0		0			膵上縁	0	0	0	0	0	Total Kcal	804	Kcal
生食	0	0		0			左胸水	0	0	0	0	0	滲出	399	ml
マルトース10	80	0	0	0		32	膵傍	0	0	0	0	0		27	ml/hr
ファイブレン	0	0	0	0		0	滲出	0	0	0	0	0	胃液	19	ml
							胃液	19	0	0	0			1	ml/hr
25%Alb	0	0		0	0		胆汁	0	0	0	0		尿	3850	ml
SolitaT4	0	0	0	0		0	尿	3850	243	123	162			257	ml/hr
SolitaT1	1950	176		137		203	便	0	0	0	0			3.8	ml/kg/hr
VeenF	0	0	0	0											
FFP	600	95	2	47	36										
濃厚血小板	0	0	0	0	0										
全血	0	0	0	0	0										
経口	40	0	0	0		0									
	Vol.	Na	K	Cl				Vol.	Na	K	Cl				
In-total	4695	271	32	214			Out-total	4268	299	125	202				
292pt								Vol.	Na	K	Cl				
2004/7/23	0 -	24					Balance	427	-28	-93	12				

图 2　利用 Excel 进行出入平衡的计算

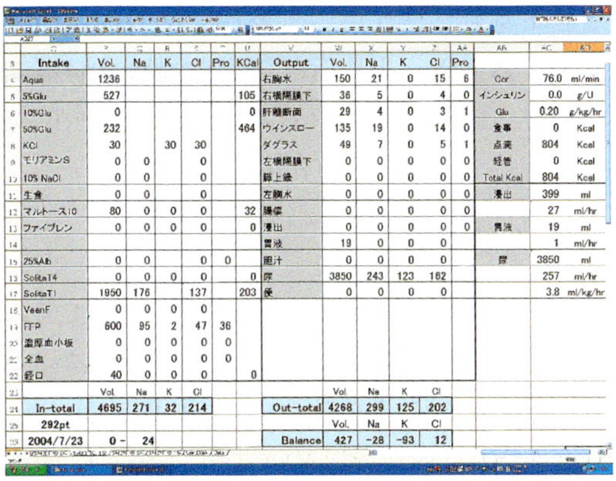

(3) 免疫抑制剂的使用（图 3）

免疫抑制剂基本上使用 FK506 和皮质激素这两类。FK506 依靠肝脏代谢，因为存在最佳用量的个体差异及药物间的相互作用，故应反复测定血药浓度来调整药物的用量。柚子汁、抗真菌药（氟康唑、咪康唑）、HIV 蛋白酶拮抗剂等可以升高血药浓度。相反，苯妥英钠、抗结核药（利福平）等可以使血药浓度下降。另一方面，血浆置换、人工透析对血药浓度没有影响。

(4) 床边技术

凝血酶原活动度不到 60%、血小板在

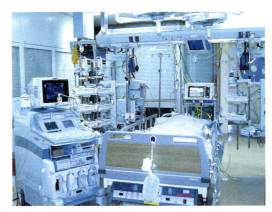

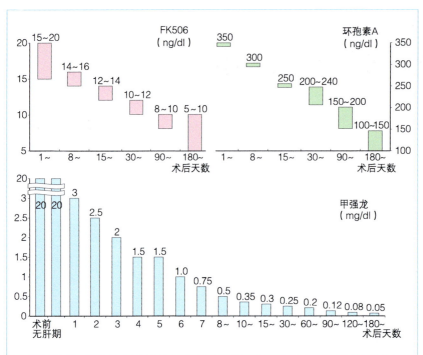

图3 FK506、环孢素A的目标谷值水平和甲强龙的预定量

50 000/mm³ 以下时一般不进行血管内置管、胸水穿刺抽吸和肝活检等操作。出血的几率约为数个百分点。必须进行操作时，一定要在超声引导下穿刺，操作后一定要注意患者的生命体征和不适主诉。出血后的休克会导致多脏器功能不全。用中心静脉营养的导管进行胸水的持续引流是一个风险小的有用的方法。

2. 血管并发症

术后抗凝治疗的方案见表1[1]。术后2周内比较容易发生血栓栓塞，用腹部多普勒超声检查来判断血流情况。肝动脉血栓形成如能早期诊断，应立即行肝动脉取栓以挽救供肝[2]（图4）。超声发现门静脉血流的中断即可诊断门静脉血栓血栓形成，立即行血栓取出术。有时也可显示门静脉内的血栓（图5右），若血栓末梢侧还有血流，可以考虑溶栓疗法。另外，急性排斥反应或者有动静脉分流时还可以看到门静脉的逆流。肝动脉和门静脉同时形成血栓时，必须再次进行肝移植。肝静脉的吻合口有时会出现狭窄，多普勒检查表现为三相波变成单向波，同时可伴有大量的腹

表1 东京大学移植外科的肝移植术后的抗凝方案

1. 前列腺素 E₁ 0.01 μg/（kg·min）术后2日
2. 加贝酯 1mg/（kg·h）术后3日
3. 抗凝血酶Ⅲ 1 500U 术后3日
4. 低分子肝素 25IU/（kg·d）术后第2~3日
5. 肝素 术后第3~14日
激活凝血时间（ACT）在 130~160 秒

水[3]。通过肝静脉造影可以明确诊断。

3. 排斥反应

发生率约30%，多出现于术后大约5~60天内。血液检查如果看到肝功能恶化，就施行肝活检，利用 Banff 分类法诊断。排斥反应指数（rejection activity index）达到3点以上时就应该开始治疗。首选是肾上腺皮质激素冲击疗法以及周期疗法。对于肾上腺皮质激素有抵抗者，可合用霉酚酸酯（MMF）、OKT3 和多克隆抗体 ALG 等。

4. 感染

术后由于免疫抑制剂的应用和肝功能不全，

会发生各种感染。感染有时间特异性（**图6**）。

（1）细菌感染症

若发生腹腔内脓肿，应积极采用外科的方法进行处置。定期进行各种引流液、痰液的细菌培养可以确定病原菌。术后恢复时间长的病人容易发生耐药铜绿假单胞菌和耐甲氧西林金黄色葡萄球菌（MRSA）的感染。避免滥用3/4代头孢类抗生素和帕尼培南等。出现腹泻时，要怀疑是否有MRSA肠炎或伪膜性肠炎。

（2）单纯疱疹病毒（HSV）和巨细胞病毒（CMV）

HSV口腔内膜炎在术后1个月内发生，以口腔内疼痛为主诉。体检可发现颊粘膜上有半透明的膜。唾液中的HSV-PCR检查对诊断有帮助。治疗使用阿昔洛韦。CMV感染大多发生在移植后3个月前后，主要症状是肠炎引起的腹泻。如果出现便血就很难治疗了。CMV抗体的定期检查有价值，升高时即使没有症状也要开始使用更昔洛韦，如果用药之后还升高，可能是耐更昔洛韦的CMV感染，应换用膦甲酸钠。

（3）真菌感染症

一般发生在移植后3个月到半年之间，一旦发病，死亡率很高，因此要定期检查β-D葡聚糖和隐球菌抗原。卡氏肺囊虫肺炎时有持续性干咳，紧接着出现呼吸困难，以出现与胸片表现不相符的低氧血症为特征。β-D葡聚糖首先升高。痰液、支气管镜灌洗液的卡氏肺囊虫PCR检查对诊断有所帮助。静脉注射ST合剂虽然有显著的疗效，但用药后可出现重度高钾血症、低钠血症、呼吸窘迫综合征等，有必要注意呼吸器官的护理。侵袭性曲霉病（**图7左**）可使用伏立康唑（voriconazole）或micafungin，隐球菌肺炎可使用两性霉素B。由于两性霉素B有剂量依赖性的肾脏损害，因此总的应用量应限制在1.5g左右。同时，静滴大量生理盐水可以保护肾脏。吞咽疼痛时应考

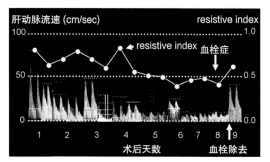

图4 肝动脉形成血栓前后的腹部超声检查所见
折线图表示抵抗指数（resistive index）

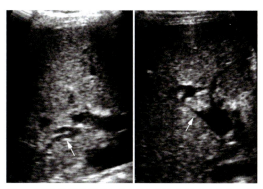

图5 胆道扩张及双管征（左）和肝内门静脉血栓（右）

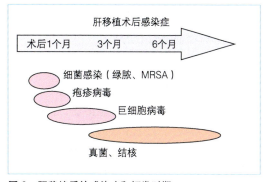

图6 肝移植后的感染症和好发时期

虑念珠菌性口腔炎、食管炎（**图7右上**）。口服抗真菌的凝胶制剂有效。

（4）结核

一般出现在手术半年以后。痰结核杆菌PCR检查有助于诊断。开始时表现为不明原因

的发热，也可以出现胸腔内或者腹腔内的结核性淋巴结炎。胸部增强 CT 检查有特征性的改变（图 7 右下）。考虑进行抗结核治疗和外科手术治疗。

 5. 免疫抑制剂及其副作用

（1）肾上腺皮质激素的副作用

大量使用时注意消化道溃疡及精神症状（兴奋、失眠、躁狂）。长期使用不可忽视骨质疏松症、白内障、股骨头坏死等副作用。

（2）脑白质症

FK506、环孢素在术后早期可导致意识障碍、痉挛。头颅 CT 上可见枕叶及额叶的低密度区（图 8 左）。MRI 上可见 T2 像高信号区（图 8 右）。治疗的方法是改变所应用的免疫抑制剂的种类。此病预后较好。

（3）高血压和糖尿病

FK506、环孢素和肾上腺皮质激素易合并高血压和继发性糖尿病。高血压可用钙离子拮抗剂控制，高血糖可用短效胰岛素控制，减少免疫抑制剂的用量也有效果。

（4）血栓性微血管病（TMA）

血栓性微血管病（thrombotic microangiopathy，TMA）包括溶血性尿毒症、血栓性血小板减少性紫癜等微血管病。由于发生溶血，可引发进行性贫血，且伴胆红素和乳酸脱氢酶的升高。目测法血小板数下降时要怀疑此病（自动测血仪把破碎的红细胞碎片作为血小板计算，得出的值正常或高于正常）。治疗可选择定期的血浆置换。

（5）中性粒细胞减少症

使用霉酚酸酯或更昔洛韦时可以引起重度的中性粒细胞减少症。考虑早期应用粒细胞刺激因子（G-CSF）。

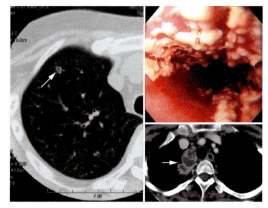

图 7　侵袭性曲霉病（左）的 CT
箭头所指为怀疑曲霉病的小结节
念珠菌性食管炎的内镜照片（右上），纵隔内结核性淋巴结炎（右下）。箭头所指为肿大的淋巴结

（6）免疫抑制剂的长期应用

慢性排斥的原因可能是对免疫抑制剂有抵抗性。要注意自身免疫性肝炎、原发性胆汁性肝硬化、原发性硬化性胆管炎的复发，此时免疫抑制剂应稍稍加量。成人移植后淋巴增生性疾病（post-transplant lymphoproliferative disorders，PTLD）虽少见，但长期大量使用免疫抑制剂时还是要引起注意。

 6. 胆道并发症

约 30% 的重建后的胆道吻合口会出现狭窄，利用超声检查出胆管扩张（图 5 左）时，可以考虑内镜治疗（图 9 右）或是胆管再吻合术。通过胆道造影 CT 的三维成像（图 9 左）可以较容易地掌握病变的全貌。

7. 肝炎病毒

（1）乙肝病毒感染（HBV）

HBV-DNA 阳性时，会产生纤维性胆汁淤积性肝炎，预后较差，因此有必要长期将其控制在可检出的程度以下。可给予抗乙肝人免疫球蛋白或拉米夫定。对拉米夫定产生耐药时，可加用阿地福韦（adefovir）。

（2）丙肝病毒感染（HCV）

对丙肝患者，在术后早期开始使用干扰素和利巴韦林开始治疗，其中不到 40% 的病人可取得显著的持续性病毒应答（sustained viral response）。但是，10% 的患者治疗无效，术后发生胆汁淤积性肝炎，数月至数年内迅速出现肝功能不全，这也是今后需进一步研究的课题。

参考文献

1) Kaneko, J et al : Coagulation and fibrinolytic profiles and appropriate use of heparin after living-donor liver transplantation. Clin Transplant 19 : 804-809, 2005

2) Kaneko, J et al : Prediction of hepatic artery thrombosis by protocol Doppler ultrasonography in pediatric living donor liver transplantation. Abdom Imaging 29 : 603-605, 2004

3) Akamatsu, N et al : Surgical repair for late-onset hepatic venous outflow block after living-donor liver transplantation. Transplantation 77 : 1768-1770, 2004

4) Kaneko, J et al : Aspergillus osteomyelitis after liver transplantation. Liver Transpl 8 : 1073-1075, 2002

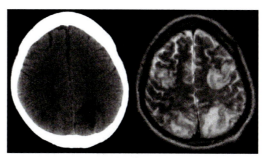

图 8 因有痉挛而查出的脑白质症

平扫 CT（左）和同一断层的 MRI 的 T2 像（右）

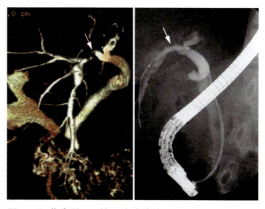

图 9 胆道造影 CT 的三维成像（左）和内镜下的胆道扩张术（右）

箭头所指为狭窄部位

17. 免疫抑制剂的现状

河原﨑秀雄

［自治医科大学移植外科］

 引言

现在，许多好的免疫抑制剂被相继开发出来，为移植疗效的提高做了很大贡献。但是，免疫抑制剂在血中以微量的血药浓度（ng/ml）来抑制移植脏器的排斥反应的同时，也会引起各种不同的副作用，进一步有引起细菌、真菌等感染的危险，因此免疫抑制剂是所谓的"双刃剑"。为了使移植手术的效果更好，需要正确地理解免疫抑制剂的作用机制、使用方法和副作用，以便恰当地进行免疫抑制疗法。

1. 免疫抑制剂的作用机制

现在作为免疫抑制剂使用的药物主要有甲强龙、神经钙抑制剂（FK506、环孢素 A）、代谢抑制类的药物［硫唑嘌呤、霉酚酸酯（MMF）］、CD3 的单克隆抗体 OKT3、CD25 的单克隆抗体巴利昔单抗（basiliximab）等。FK506 和环孢素 A 都能阻断淋巴细胞神经钙蛋白的磷酸酯酶，抑制 IL-2 产生和释放，最终阻断 T 淋巴细胞的活化[1]。另一方面，甲强龙通过抑制巨噬细胞释放 IL-1，减少嗜酸性粒细胞，发挥多重抗炎作用。代谢抑制类药通过阻断淋巴细胞 DNA 的合成来抑制淋巴细胞的增殖。OKT3 针对的是 T 淋巴细胞上的 CD3 的抗体，抑制 T 淋巴细胞的活性甚至将其破坏。巴利昔单抗以仅存在于活化 T 细胞上的 CD25 为目标，通过阻断 IL-2 受体，与神经钙蛋白抑制剂共同发挥作用（图 1）[2]。

表 1 肝移植术后应用的免疫抑制剂

1) 代谢抑制类的药物 通过阻断淋巴细胞的 DNA 的合成，抑制淋巴细胞的增殖（硫唑嘌呤、MMF 等）
2) 神经钙蛋白抑制剂 抑制淋巴细胞间重要的信息传递因子 IL-2 的产生，阻断 T 淋巴细胞的活化（FK506、环孢素 A 等）
3) 皮质激素 抑制巨噬细胞释放 IL-1，还可以减少淋巴细胞的数量，发挥多种抗炎作用（甲强龙等）
4) 抗 CD3 单克隆抗体 作为 T 淋巴细胞中存在的 CD3 的抗体，使 T 淋巴细胞失活甚至破坏

2. 选择哪种免疫抑制剂（表 1）

现在肝移植术后的免疫抑制法有 FK506/环孢素 A+ 甲强龙的二联疗法、环孢素 A+ 甲强龙 + 硫唑嘌呤 /MMF 三联疗法。在日本，以京都大学、东京大学、信洲大学为首大多数用的是 FK506+ 甲强龙的二联疗法。在日本以外，多进行环孢素 A+ 甲强龙 + 硫唑嘌呤 /MMF 三联疗法和 FK506+ 甲强龙的二联疗法，其结果在统计学上没有明显差别。作为免疫抑制剂，FK506 与环孢素 A 相比作用更强，相应的副作用也多。当使用 FK506 产生副作用后，可以换用环孢素 A；当使用环孢素 A 无法抑制排斥反应时，也可以换用 FK506[3]。即使是现在，在肝移植术后也没有固定的免疫抑制疗法，今后应该开发出新的免疫抑制剂以替代现有用药。

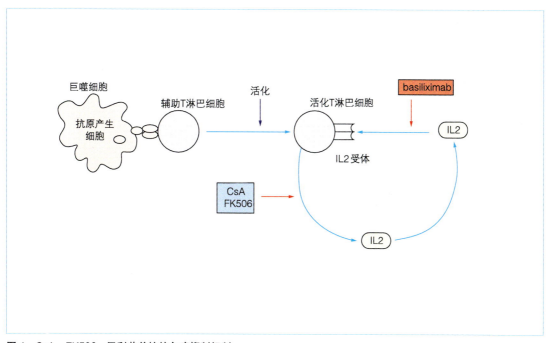

图1 CsA、FK506、巴利昔单抗的免疫抑制机制

3. 免疫抑制剂应用的情况

实际应用免疫抑制剂时，各个医院的情况稍有不同。自治医科大学在术后12小时开始使用免疫抑制剂，经静脉持续滴注FK506，开始时0.02~0.03mg/（kg·d），术后1周之内血药浓度维持在15~20ng/ml，到2周时维持在15ng/ml，到1个月时维持在10~15ng/ml，到3个月时维持在10ng/ml，3个月以后维持在5~10ng/ml。从可以喝水时开始，从静脉用药改成口服药，口服药的剂量为0.1mg/（kg·d）（**图2**）[4]，环孢素A的静脉用量从1mg/（kg·d）开始，血药浓度术后至1周时维持在250~300ng/mg，到第1个月时维持在200~250ng/ml，到半年时维持在100~150ng/ml，半年之后维持在100ng/ml。从可以喝水时开始，从静脉用药改为口服药，口服药的剂量为4~6mg/（kg·d）。甲强龙的用法见**图3**。

表2　与免疫抑制药相互作用的药物

FK506 的相互作用
血中浓度上升：钙拮抗剂、抗真菌药、大环内酯类抗生素
红霉素、交沙霉素、氟康唑、克霉唑、咪康唑、环孢素A、达那唑、溴隐亭
血中浓度下降：抗惊厥药、利福平类
苯巴比妥、卡马西平、利福平
肾毒性增加：氨基糖甙类抗生素、非甾体类消炎药
庆大霉素、阿米卡星、两性霉素B、布洛芬、环孢素A、磺胺甲二唑、ST合剂等
环孢素 A 的相互作用
血中浓度上升：大环内酯类、某些抗真菌药、喹诺酮类、速尿、甲强龙、FK506、ST合剂、奥复星、氨苄西林、米康唑、氟康唑、奥美拉唑等
血中浓度下降：抗凝药、抗惊厥药、利福平类、抗结核药、抗真菌药等
肝素、华法林、利福平、泼尼松、苯巴比妥
肾毒性增加：同FK506

431

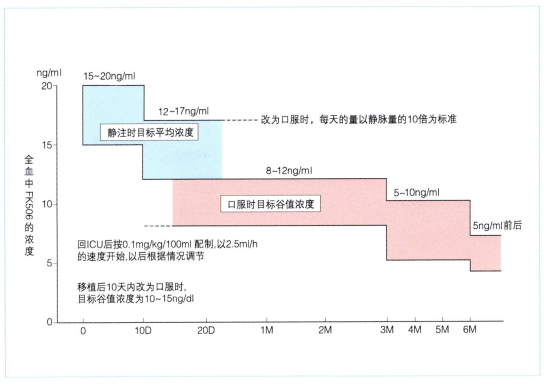

图2 FK506目标谷值浓度

图内标注：
- ng/ml（纵轴）
- 全血中FK506的浓度（纵轴标题）
- 15~20ng/ml
- 12~17ng/ml
- 改为口服时，每天的量以静脉量的10倍为标准
- 静注时目标平均浓度
- 8~12ng/ml
- 口服时目标谷值浓度
- 5~10ng/ml
- 5ng/ml前后
- 回ICU后按0.1mg/kg/100ml配制，以2.5ml/h的速度开始，以后根据情况调节
- 移植后10天内改为口服时，目标谷值浓度为10~15ng/dl
- 横轴：0 10D 20D 1M 2M 3M 4M 5M 6M

◆ 4. 与免疫抑制剂相互作用的药物（表2）

已经知道免疫抑制剂受各种药物的影响，血药浓度因此而变化。使免疫抑制剂血药浓度上升的药物有大环内酯类抗生素红霉素、交沙霉素等，抗真菌药氟康唑、咪康唑、克霉唑，钙离子拮抗剂等。相反，使血药浓度下降的药物有抗痉挛药（镇静安眠药）、抗结核药（卡马西平、利福平）等。上述这些药物最好不使用，但是不得不用时，应该反复测定免疫抑制剂的血药浓度，仔细调节使用量。

◆ 5. 免疫抑制剂的各种不良反应

如前所述，FK506和环孢素A的作用机制类似，副作用也相似。FK506主要的副作用是心肌损害、心功能不全、心包积液、胸痛、全血细胞减少、全身痉挛、意识障碍、淋巴结肿大等，其他的副作用还包括肾功能损害（BUN升高、肌酐升高）、高血糖、高钾血症、高尿酸血症、血压上升、手指震颤、头疼、恶心、呕吐、

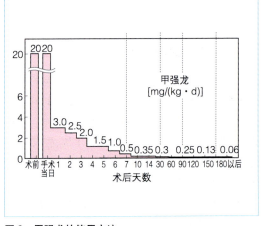

图3 甲强龙的使用方法

图内标注：
- 甲强龙 [mg/(kg·d)]
- 20 20 3.0 2.5 2.0 1.5 1.0 0.5 0.35 0.3 0.25 0.13 0.06
- 术前 手术当日 1 2 3 4 5 6 7 10 14 30 60 90 120 150 180 以后
- 术后天数

腹泻、肝功能损害、毛发脱落等广泛的不良反应。使用环孢素A时，同样会有上述不良反应。在使用FK506过程中一旦确定发生了严重的不良反应，应立刻停药，同时换用环孢素A。硫唑嘌呤、MMF能够抑制骨髓造血，使血细胞减少，特别是粒细胞的减少。甲强龙有骨质疏松、满月脸、影响生长（儿童）等各种各样的副作用。

免疫抑制剂的现状

◎免疫抑制剂可以是 FK506+ 甲强龙的二联疗法，或是环孢素 A+MMF+ 激素三联疗法。
◎急性排斥反应时，甲强龙 20mg/（kg·d）的冲击疗法治疗有效。

6. 激素冲击疗法对急性排斥反应有效

急性排斥反应时甲强龙以 20mg/（kg·d）连续使用 3 天，之后从 10mg/（kg·d）（1 天）到 5mg/（kg·d）（1 天）再到 2.5mg/（kg·d）（1 天），逐渐减量。根据激素冲击疗法的效果选择不同的使用方法。使用激素冲击疗法效果不佳的时候用 OKT3，但是由于应用 OKT3 时合并 CMV、EBV 感染的可能性增高，因此很有必要预防性使用更昔洛韦或阿昔洛韦（aciclovir）。

7. 停止使用免疫抑制剂

移植术后能停止使用免疫抑制剂、供肝的功能恢复正常是移植治疗的梦想。自治医科大学的活体肝移植术后 140 例儿童病例中，有 4 例移植后因 EB 病毒感染不得不终止免疫抑制药的使用，但肝脏仍然有活性；有计划性地减少免疫抑制剂，在 2 年内停药的有 5 例，合计 9 例停用免疫抑制剂，平均随访 2 年以上。另有 29 例正按计划减量。目前，在移植之前就知道哪个病例能停止使用免疫抑制药的方法还没找到。

参考文献

1）Undre, N et al：Pharmacokinetic interpretation of FK 506 levels in blood and in plasma during a European randomised study in primary liver transplant patients. Transpl Int 7：15-21, 1994
2）Haba, T et al：Pharmacokinetics and Pharmacodynamics of a chimeric interleukin-2 receptor monoclonal antibody, basiliximab, in renal transplantation. A comparison between Japanese and non-Japanese patients. Transplant Proc 33：3174-3175, 2001
3）上本伸二：肝移植におけるタクロリムス. 移植 38：375-378, 2003
4）水田耕一：生体肝移植の周術期管理——小児例で注意すべき点. 移植 39：229-232, 2004

18. 排斥反应的诊断与治疗

窪田敬一

［獨協医科大学第二外科］

 引言

　　活体肝移植后的急性排斥反应若诊断、治疗不及时，会导致供肝的功能丧失，因此需谨慎对待。急性排斥反应通常在移植后1周至1个月的时间内发生，术后应仔细、动态观察血液化验结果，努力在早期诊断急性排斥反应。

1. 诊断

（1）临床症状

　　急性排斥反应无特征性的临床症状。可有发热、供肝部位压痛，也可有胆汁颜色变浅、胆汁量减少等[1,2]。

（2）血液检查所见

　　多数的急性排斥反应的血液生化学检查会有异常，如 γ-GTP、ALP 的升高。同时，也可见 GOT、GPT 的升高。多数患者总胆红素升高。单纯 GOT 和 GPT 的升高可能是药物等引起的肝功能损害，不是特异性表现。白细胞和 CRP 升高具有辅助诊断意义。密切关注以上数值，进行综合分析判断。

（3）组织学诊断

　　急性排斥反应特征性的组织学所见有：①多核细胞、淋巴细胞、单核细胞、嗜酸性粒细胞、巨噬细胞等多种细胞浸润，特别是单

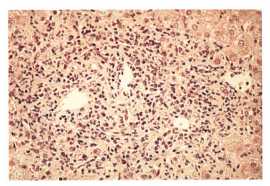

图 1　急性排斥反应时肝组织学所见 1
Glisson 鞘内细胞浸润很明显

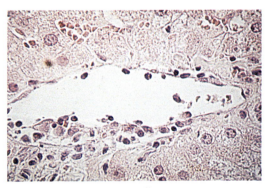

图 2　急性排斥反应时肝组织学所见 2
中心静脉内膜有细胞浸润

核细胞的浸润很明显（**图 1**）；②胆管壁有细胞浸润，结构被破坏；③门静脉、肝静脉的细胞浸润所引起的血管内膜炎及动脉壁的细胞浸润（**图 2**）。诊断时，以上 3 点至少要有 2 点符合。此外，尚有肝细胞间的细胞浸

◎急性排斥反应通常在移植后1周至1个月的时间内发生。
◎要仔细、动态观察术后化验结果。
◎由血液生化学检查、肝组织活检评定治疗效果，并制定以后的治疗方案。

润、Glisson鞘周围及肝静脉周围肝细胞的坏死脱落。综合以上所见可进行急性排斥反应分级（**表1**）。

（4）其他

a. 穿刺细胞学诊断

用细针（23G）穿刺抽吸肝细胞，Glisson鞘有细胞浸润时可诊断为急性排斥反应[3]。计算组织中细胞的组成并与周围血细胞的组成相比较，可知肝脏内浸润细胞的组成。

b. 胆汁细胞学诊断

急性排斥反应时，由于胆管壁发生细胞浸润，因此，胆汁中的脱落细胞可反映Glisson鞘的细胞浸润[4]。急性排斥反应时，可观察到免疫活性高的幼稚淋巴细胞、巨噬细胞等（**图3**）。此检查无创伤，可每日检查并动态监测。

2. 急性排斥反应的治疗

急性排斥反应的基本治疗是固醇类激素冲击疗法。甲强龙用量为20mg/(kg·d)，连用3天，根据反应调整用量。固醇类激素无效时，使用10~14天的OKT3（体重30kg以上，5mg/d；体重30kg以下，2.5mg/d）。另外，作者所在科室的基本免疫抑制剂为FK506+类固醇激素，FK506的血药浓度过低时，调整给药量以升高血药浓度。为了预防感染，要同时使用抗生素。治疗后血液检查结果好转即可；未见改善者，施行肝活检以评价治疗效果。

小结

注意本文所述要点，尽可能做到对肝移植后的急性排斥反应进行早期诊断和早期治疗。这对供肝的长期生存是十分重要的。

表1 急性排斥反应的分级

中间状态
未达到诊断急性排斥反应标准的汇管区的细胞浸润
轻度
部分汇管区可见急性排斥反应，程度轻
中度
几乎所有的汇管区都可见急性排斥反应
重度
几乎所有的汇管区都可见急性排斥反应，并有肝实质内细胞浸润及肝细胞坏死

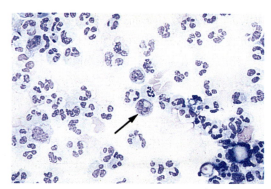

图3 急性排斥反应胆汁细胞学所见
胆汁中多核白细胞增加，同时可见到幼稚淋巴细胞（→）

参考文献

1）International Working Party : Terminology for hepatic allograft rejection. Hepatology 22 : 648-654, 1995

2）Demetris, AJ et al : Banff schema for grading liver allograft rejection : An international consensus document. Hepatology 25 : 658-663, 1997

3）Kubota, K et al : Comparison of the findings in fine-needle aspiration biopsy and histology in human liver transplants. Transplantation 51 : 1010-1013, 1991

4）Kubota, K et al : Bile cytology in orthotopic liver transplantation. Transplantation 48 : 998-1003, 1989

19. 供体的全日本统计

梅下浩司・門田守人

［大阪大学大学院医学系研究科外科学講座消化器外科学］

引言

虽然日本肝移植研究会（门田守人会长）从 1992 年就开始登记肝移植的病例，但内容是以受体和术式相关的信息为中心，供体相关的信息很有限。2002 年，Surman 在《*New England Journal of Medicine*》杂志上发表了一篇研究报告，报告显示：在美国活体肝供体中有 7 人死亡[1]，2 人因术后肝功能衰竭而不得不接受肝移植（但是，后来经核实死亡人数为 3 人）[2]。日本肝移植学会以此为契机，对日本活体肝供体的术后并发症进行了紧急调查。紧接着，2003 年对活体肝供体进行了登记，并对他们进行终生随访。本文就是日本肝移植研究会对活体肝供体进行全日本统计的一个概述。

1. 供体术后并发症的全日本统计

首先，介绍一下日本肝移植研究会在 2002 年对活体肝供体实施的术后并发症紧急调查的汇总结果[3]。调查的对象为同年 4 月在研究会数据库中所登记的 1 852 例活体肝移植，共 1 853 位供体（其中有 1 例是两个供体的部分肝脏移植给一个受体，又称"dual graft"）。把供体的年龄、性别、与受体的亲属关系、同种输血的有无、移植术后住院天数、术后并发症的有无、再次手术的有无以及预后这八个项目编成调查问卷，把这些问卷邮寄到施行移植手术的 46 个医院，请求答复。回复率达到 100%。除去作为多米诺移植的 2 次供肝的 12 人，有效分析人数为 1 841 人。

表 1　活体肝供体的术后并发症

［228 人 /1 841 人（12.4%）］

腹部	200	
肝胆系统	91	胆漏 73
消化道	69	胃内容物潴留 36，肠梗阻 17
与切口有关的	29	
其他	11	
呼吸循环系统	22	肺栓塞 5
其他	22	脱发 8，上肢神经损伤 5，抑郁状态 3，恶性高热，HCV 感染等

表 2　供肝的种类和术后并发症

	左外叶 (n=753)	左半肝 (n=484)	左半肝 + 尾状叶 (n=140)	右半肝 (n=443)
平均年龄(岁)	33.0	40.1	37.5	40.9
并发症（%）	8.2	12.0	15.7	19.0
胆漏（%）	1.9	1.9	3.6	10.2
胃十二指肠并发症（%）	2.7	4.1	2.9	1.1
平均术后住院天数	14.2	14.0	16.3	19.7

与活体供肝手术相关的死亡的至今尚未见到。但是有一位供体术后大约 10 年以后死亡，死因与肝的提供没有直接的关系。228 人（12.4%）的供体共计出现 244 例并发症（**表 1**），多数是腹部并发症，但呼吸系统并发症中有 5 例是肺栓塞（国外供体有因为此症死亡的报告），另外一例感染了丙型肝炎，但是这位供体在围手术期并未接受同种输血。

◎在日本，供体的术后并发症发生率为 12.4%。

◎不同种类供肝的并发症的发生频率：右半肝供肝 > 左半肝 + 尾状叶供肝 ≈ 左半肝供肝 > 左外叶供肝。

◎在右肝系的供肝中胆漏发生频率高，左半肝系的供肝中胃十二指肠并发症的发生率高。

根据供肝种类的不同，对例数多的主要的 4 种供肝进行研究（**表 2**）。左外叶供肝的供体的年龄与其他供肝的供体相比较为年轻。在并发症的发生率中右半肝供肝最高，左外叶供肝最低，左半肝和左半肝 + 尾状叶的供肝处于两者之间。在发生率很高的并发症中，胆漏（定义为术后住院天数在 30 天以上或者需要某种介入治疗）在右半肝供肝中多见；与之相反，以胃潴留（肝断面与胃粘连）为主的胃十二指肠并发症在左肝侧的供肝（左半肝供肝、左半肝 + 尾状叶供肝、左外叶供肝）中多见。从术后住院天数来看，右半肝供肝最长，其后是左半肝 + 尾状叶供肝，而左半肝和左外叶供肝的住院天数短。另外，整个 1 841 例的供体的平均住院天数为 15.6 天，中位数为 14 天。

行二次手术的有 23 人次（1.2%）。其中最常见的原因是胆漏（10 例）。当然，尽量保守治疗还是积极地早期的二次手术是由各医院自己决定的。

2. 有关活体肝移植供体的其他的全日本汇总

（1）活体肝移植供体的登记及长期随访

从上述的紧急调查结果来看，对于活体肝移植供体需要更详细、更长期的数据汇总。正因为如此，日本肝移植研究会于 2003 年开始了对活体肝移植捐献者的登记，并对其生存状况进行了跟踪随访。调查的内容如**表 3** 所示，包括活体肝供体的"术前"、"术中到术后"、"现状"的一系列具体的数据，并且对于"现状"的生存状态每年都进行随访。至今为止登记在案的已逾 2 400 例，遗憾的是由于项目的遗漏和记录的错误较多，要想汇总和分析还为时尚早。

表 3　活体肝供体的登记及随访

1. 术前
   姓名首字母、年龄、性别、身高、体重、BMI、既往史、合并症（高血压、糖尿病、高脂血症）、是否有脂肪肝、是否存在伦理问题
2. 术中～术后
   供肝的种类、出血量、手术时间、残肝率、供肝的重量、是否采用过移植血管、血清总胆红素最高值、血清 ALT 最高值、PT 最低值、血氨最高值、输血的有无和种类、术后住院天数、术后并发症、二次手术
3. 现状
   健在、患病、死亡
   活动情况（术前为 100%，用百分之几来表示）等如果死亡的话记录死亡的日期和死因

预计能在 2006 年分析完毕并公布。

（2）对活体肝移植供体本人的问卷调查

以上所述的是通过移植单位、从医学的角度对活体肝供体进行的全日本汇总。与此同时，日本肝移植研究会还以供体本人为对象就术后并发症、QOL（quality of life）等相关问题进行了问卷调查。供体调查委员会负责这类调查，委员会由 8 名移植医生委员和 2 名专门从事社会调查的委员构成。数据的汇总和分析也专门由后者负责完成。并且，本调查还得到了厚生劳动科学研究费的资助。

以 2003 年 12 月末为止的供体为对象，2004 年 6 月通过移植医院将调查问卷邮寄出去，并请求答复。问卷的内容包括术后的恢复状况、健康管理状况、生活状况，其中还包括知情同意和捐献的决定、与家庭成员的关系等问题。

除去姓名、地址标注不清被退回的，2 411 份问卷中有 1 480 份被回收，回收率达到了 61.4%。关于供体的当前的身心状况，"完全

恢复"的占 52.2%，"大致恢复"的占 44.8%，两者共占 97%。"完全恢复"者中，恢复的持续时间的中位数为 4 个月。接着，向供体询问有无预先拟定的 20 个症状。人均出现症状数：在术后 3 个月为止是 2.9 个，从术后 4 个月到术后 1 年为 1.8 个，目前为 1.2 个，逐渐减少（**表 4**）。供体对提供活体肝的总的评价，"非常好"的占 65.5%，"比较好"的占 22.8%，"两个都说不上"的占 9.2%。总的评价当然与捐献者自身的身心恢复程度相关，耐人寻味的是，它也与受体的治疗状况强相关。再者，本研究的成果在 2005 年 3 月以小册子的形式发表，同时也在研究会的主页上公布（http://jlts.umin.ac.jp/donor_survey_full.pdf）[4]。

◆ 3. 日本肝移植研究会对于活体肝供体的其他汇编

（1）活体肝移植的手术指南

2003 年 1 月完成，正在研究会的主页上公开发布（http://jlts.umin.ac.jp/ donor.html）。

（2）供体安全对策委员会

是对活体供体发生的严重并发症进行专门研讨的委员会。这个委员会于 2002 年 7 月成立，曾经对 1 例活体供体因术后肝功能不全而行肝移植（后来死亡）的病例进行了鉴定，结果已在杂志上公开发表[5]。

（3）供体门诊

各医院自行设立了专门针对活体肝移植供体的门诊。设置的医院正在研究会的主页中公布（http://jlts.umin.ac.jp/donor（outpatient）.htm）

表 4 从术后随访的不同时期来看术后有症状的供体的比例

	至术后 3 个月	术后 4 个 月到 1 年	现在
切口的牵拉感或麻痹感	50.1%	36.1%	18.2%
易疲劳	35.1%	27.6%	15.7%
腹胀或腹部不适感	29.1%	17.6%	10.6%
切口的瘢痕	26.7%	23.9%	17.0%
食欲不振	18.9%	5.0%	1.3%
胃肠疼痛	16.4%	10.9%	5.6%
腹泻或者便秘	15.7%	10.5%	9.1%
不安或情绪低落	12.5%	9.6%	5.6%
不易入睡或睡眠浅	11.1%	7.0%	4.9%
不能忍受的疼痛	11.0%	1.6%	0.3%
切口化脓	10.8%	0.5%	0.0%
脱发	8.4%	1.4%	0.7%
恶心或呕吐	8.2%	2.2%	1.3%
肝功能异常	7.4%	4.0%	1.9%
胆漏	6.8%	0.9%	0.0%
生理功能紊乱	5.9%	2.7%	1.2%
贫血	5.6%	3.8%	2.3%
胸水、腹水	4.0%	0.3%	0.0%
全身水肿	2.9%	1.5%	1.3%
性生活障碍	2.5%	1.8%	0.5%
人均症状个数	2.9	1.8	1.2

注：关于"现在的症状"一栏，由于部分供体随访未超过 1 年，因此除外 2003 年接受手术的 268 例。

参考文献

1）Surman, OS：The ethics of partial-liver donation. N Engl J Med 346：1038, 2002
2）Surman, OS：Transplantation of the right hepatic lobe. N Engl J Med 347：618, 2002
3）Umeshita, K et al, for the Japanese Liver Transplantation Society：Operative morbidity of living liver donors in Japan. Lancet 362：687-690, 2003
4）日本肝移植研究会ドナー調査委員会：生体肝移植ドナーに関する調査報告書, 2005
5）日本肝移植研究会ドナー安全対策委員会：生体肝移植ドナーが肝不全に陥った事例の検証と再発予防への提言, 移植 39：47-55, 2004

肝癌的肝移植适应证是什么

藤堂 省 [北海道大学大学院医学研究科 消化器外科·一般外科学] ·古川博之 [北海道大学大学院医学研究科 置换外科·再生医学講座]

■ 移植后肝癌复发

虽然肝移植是治疗肝癌的最佳方法，但是尽管肝癌的进展程度不同，但移植后都有可能会复发。复发的危险因素如肝外病灶（包括淋巴结）、血管浸润、肿物直径的大小、个数、分化程度等。复发几乎全部发生在3年之内，部位分别为移植肝（50%）、肺（30%）、骨/肾上腺/脑等（20%）。

■ 脑死亡肝移植的米兰标准（Milan criteria）是金标准吗

脑死亡肝移植的米兰标准是金标准。所谓的米兰标准就是指：无肝外病变或肉眼血管浸润；单发的肿瘤直径在5cm以下；多发的在3个以下且最大径在3cm以内。有报告称，符合标准的病例的4年生存率在75%，无复发的生存率达83%。

根据术前的影像学判断是否符合米兰标准时，20%～30%的患者是过小诊断，因此UCSF组、Barcelona组等试图将适应证扩大。UCSF的适应证为：单发的肿瘤直径在6.5cm以下；多发的3个以下、最大直径4.5cm以下及总直径在8cm以内的病例。据报道，5年生存率为79%，无复发生存率为70%。

■ 活体肝移植是最终的选择

与脑死亡后肝移植的有限的可供器官相比，随着活体肝移植手技的提高，近年来活体肝移植使更多的肝移植成为可能。但是，考虑到活体肝移植供体的死亡、术后10%～20%并发症及10%～15%的受体早期死亡率等，应慎重进行活体肝移植。

■ 活体肝移植的适应证

到2003年为止，在日本施行3316例肝癌患者的活体肝移植。其结果如下：3年生存率为69%，无复发生存率为64.7%。符合米兰标准的患者组（n=138）的相应数值分别占78.7%、79.1%；不相符的患者组（n=171）分别为60.4%，52.6%（图1）。3年累计复发率，相符组为2.5%，而不相符组占36.3%。患者死亡的危险因子是MELD评分（>20）、术前AFP（>1 000ng/ml）和复发。复发的危险因子

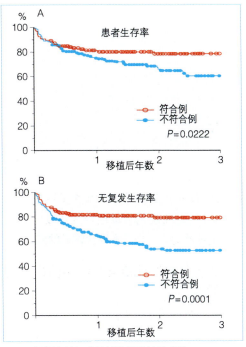

图1 根据米兰标准的活体肝移植的成绩

有AFP增高、肿瘤直径（>2cm）、门静脉浸润（>Vp1）和两叶都有肿瘤，这些因素的相对风险都在2倍以上。另外，232例（73%）进行过各种各样的术前治疗，其对预后并不产生影响。因此，对于活体肝移植的适应证，应从肝功能不全的程度和以往治疗方法的效果来判断。MELD评分15～20（Child C或恶化中的Child A 及 Child B）和那些以往治疗很难继续的病例适合移植。除外有肿瘤方面的危险因素（肝外病灶及肉眼可见血管浸润）的病例，即使不符合米兰标准的病例也有将近半数生存期达3年以上，因此，对每个病例的适应证必须作慎重考虑。通过对病例数的进一步积累及其生存状态的观察，有望确立日本自身的移植适应证。

参考文献

1）Toda, S et al：Living donor liver transplantation for adult patients with hepatocellular carcinoma. Experience in Japan. Ann Surg 240：451-461, 2004

20. 受体的全日本统计

梅下浩司・門田守人

[大阪大学大学院医学系研究科外科学講座消化器外科学]

引言

日本肝移植会（门田守人会长），从 1992 年开始对肝移植病例进行登记，并逐年将汇总的结果在杂志上发表[1-6]。本章就是以其中最新的 2005 年发表的论文的内容为主要根据[6]，对日本活体肝受体的全日本统计结果的概述。

1. 关于日本肝移植会对肝移植病例的登记

自从 1992 年开始登记以来的登记项目如**表 1** 所示。当初为了记录这些项目，将调查问卷通过移植医院每年邮寄一次，并对所答复的内容进行汇总。此后于 2000 年对制度进行了改革。首先将只有 9 个项目（**表 1** 中用下划线标注的）组成的简便的一次性登记表，在手术的当天或第 2 天以 FAX 的方式进行登记。接着，每年 1 次将预后及其他项目构成的调查表由事务局向移植医院邮寄，也就是所谓的二次登记。这样做的目的是为了实时把握病例数及最低限的必要项目，并能将其随时公开。但是由于手术当天或第 2 天的一次登记覆盖面不全，出现了初期目标难以达成的局面。因此，急切盼望移植医院及各位移植医生的通力协助。

再者，受体的包括术前肝功能化验值在内的术前状态、术后免疫抑制疗法等的详细资料仍在分析研讨中。另外，如前所述（供体的全日本统计），活体肝移植供体的各项详细登记也在 2003 年开始实施。

表 1 肝移植病例的登记项目

1. 与移植相关的信息
   移植的日期、移植医院名称、<u>尸体还是活体</u>、<u>移植的次数</u>、原位还是异位移植
2. 与受体有关的信息
   <u>姓名的首字母</u>、<u>出生年月</u>、年龄、<u>性别</u>、身高、体重、ABO 血型、Rh 血型、<u>原发病</u>
3. 与供体相关的信息
   年龄、性别、身高、体重、ABO 血型、Rh 血型、死因（脑死亡移植）、亲属关系（活体移植）
4. 与供肝相关的信息
   全肝还是部分肝、供肝是否减体积 / 劈离式（脑死亡移植）、<u>供肝的肝段</u>
5. 与预后有关的信息
   受体的生死，最终确认日期、活体供体的并发症，生死，最终确认日期

表 2 日本的肝移植实施医院（截至 2004 年 12 月）

北海道（1）：北海道大学

東北（3）：東北大学，弘前大学，福島県立医科大学

関東甲信越（20）：神奈川県立こども医療センター，北里大学，群馬大学，慶應義塾大学，相模原協同病院，自治医科大学，順天堂大学，昭和大学，信州大学，千葉大学，筑波大学，東京医科歯科大学，東京医科大学，東京女子医科大学，東京大学，獨協医科大学，新潟大学，日本医科大学，日本大学，横浜市立大学

東海北陸（8）：金沢医科大学，金沢大学，富山医科薬科大学，名古屋市立大学，名古屋大学，藤田保健衛生大学，松波総合病院，三重大学

近畿（9）：大阪医科大学，大阪市立大学，大阪大学，関西医科大学，京都大学，京都府立医科大学，神戸大学，奈良県立医科大学，兵庫医科大学

中国四国（7）：愛媛大学，岡山大学，国立病院岡山医療センター，島根医科大学，徳島大学，広島大学，山口大学

九州沖縄（4）：鹿児島大学，九州大学，熊本大学，長崎大学

◎ 活体肝移植逐年增加，至 2004 年末累计达 3 218 例。
◎ 成人的移植渐渐增加，至 2004 年已达到小儿的 3 倍以上。
◎ 近年来对于肝细胞性疾病和肝细胞癌的移植数也显著增加。

2. 肝移植受体的全日本统计

到 2004 年 12 月为止，日本进行肝移植的医院如**表 2** 所示有 52 家（有一家医院是 2004 年开始的）。按到 2004 年末为止所施行的移植数进行分类，1 000 例以上 1 家，100~999 例有 4 家，10~99 例有 30 家，1~9 例有 17 家。

日本的肝移植例数的逐年变化见**表 3**。

活体肝移植数从 1989 年开始每年持续增加。2001~2003 年可以说是达到了平台期，但是 2004 年又有了大幅度的增加。究其原因是因为从 2004 年 1 月开始 16 岁以上的肝硬化（包括合并肝细胞肝癌的）、重症肝炎等的患者施行活体肝移植已被纳入了保险范围。

不同年龄段受体的活体肝移植数的逐年变化如**图 1** 所示。起初，小儿（未满 18 岁）占了绝大部分。然而，渐渐地成人（18 岁以上）的移植数不断增加，1999 年已超过小儿的移植数，2002 年已超过小儿的 2 倍，2004 年已超过小儿的 3 倍。另外，受体的最高年龄达到了 70 岁。

表 4 将受体的原发病（活体并且只是初次移植）按照年龄段分别进行了统计。胆汁淤积性疾病为 1 560 例，为最多。其中，未满 18 岁的多为胆道闭锁症，18 岁以上的原发性胆汁性肝硬化占多数。肿瘤仅次于胆汁淤积性疾病，占 520 例，其中的大多数为肝细胞癌。接下来就是肝细胞性疾病，占了 420 例，其中 HCV 和 HBV 占了多数。急性肝功能衰竭占了 361 例，其中将近 2/3 病因不明，在病因明确者中 HBV 引起的最多。

关于日本的肝移植术后的生存率，脑死亡移植 1 年为 85%，3 年为 80%，5 年为 80%；活体移植 1 年为 82%，3 年为 78%，5 年为 76%，10 年为 72%，15 年为 72%，两者之间没

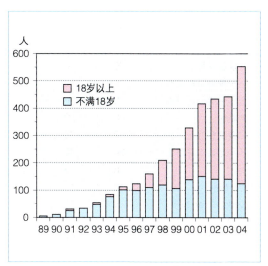

图 1　按受体年龄统计的肝移植例数[6]

表 3　日本的脑死亡肝移植、活体肝移植数的逐年变化[6]

年	89	90	91	92	93	94	95	96	97	98	99	00	01	02	03	04	合计
活体	1		30		51		111		157		250		417		440		3 218
		10		31		82		120		208		327		432		551	
脑死亡											2	6	6	7	2	3	26

有显著的差异（**图 2**）。关于脑死亡后肝移植记录的病例数较少，观察的时间较短，因此以下只对活体肝移植进行分析。

小儿和成人相比，后者的预后明显要比前者差（**图 3**）。究其原因，①成人移植开展的时间比较短；②供肝与身体的比例较小（GV/SLV，或 GW/BW 的比值较小）；③成人的原发病中有很多预后不良的因素等等。

肝移植后如果出现了不可逆性的肝功能衰竭，可行二次移植，但其预后明显不佳（**图 4**）。最近第三次移植的也有，但为数不多。

按原发病分类的话，与国外相同，胆汁淤积性疾病和代谢性疾病的预后良好（**图 5**）。急性肝功能衰竭和肝细胞性疾病其次，肿瘤性疾病预后最差。

从供体和受体的 ABO 血型相容程度来

表 4　活体肝移植受体的原发病（初次移植）

	不满 18 岁	18 岁以上	合计
胆汁淤积性疾病	1 080	480	1 560
胆道闭锁	999	75	1 074
原发性胆汁性肝硬化	0	303	303
原发性硬化性胆管炎	8	77	85
Alagille 综合征	41	0	41
Byler 病	24	1	25
其他	8	24	32
肝细胞性疾病	36	384	420
丙型病毒性肝炎性	1	166	167
乙型病毒性肝炎性	0	116	116
酒精性	0	29	29
自身免疫性	3	25	28
不明原因的肝硬化	24	45	69
其他	8	3	11
血管性疾病	12	11	23
Budd-Chiari 综合征	4	10	14
其他	8	1	9
肿瘤性疾病	26	494	520
肝细胞癌	4	475	479
肝肉芽肿	18	0	18
转移性肝癌	0	10	10
血管瘤	3	4	7
其他	1	5	6
急性肝功能衰竭	116	245	361
乙型病毒性肝炎性	6	74	80
药物性	1	17	18
其他的病毒性	6	9	15
自身免疫性	2	13	15
原因不明	100	131	231
其他	1	1	2
代谢性疾病	104	118	222
Wilson 病	46	30	76
家族性淀粉样多发神经症	0	47	47
高脂血症	3	29	32
OTC 缺损病	16	1	17
糖尿病	6	5	11
半胱氨酸血症	11	0	11
原发性高酸尿症	6	3	9
其他	16	3	19
其他	5	18	23
总计	1 379	1 750	3 129

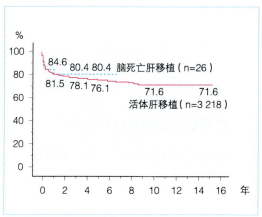

图 2　日本的肝移植术后生存率——脑死 v.s. 活体[6]

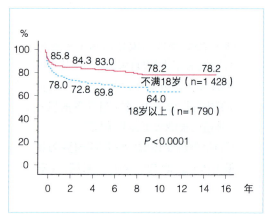

图 3　日本的肝移植术后生存率——小儿 v.s. 成人[6]

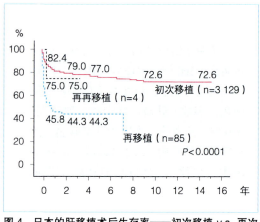

图 4　日本的肝移植术后生存率——初次移植 v.s. 再次移植[6]

◎活体移植1年的生存率为82%，3年为78%，5年为76%，10年为72%，15年为72%。
◎预后以胆汁淤积性疾病和代谢性疾病的最好，肿瘤性疾病预后最差。
◎从 ABO 血型的相容性来判断预后，血型一致和相容基本相同，不相容预后较差。

看，血型一致的（1年生存率为83.0%，5年77.5%，10年72.6%）和适合的（1年81.1%，5年76.4%，10年73.0%）预后大致一致。与此相比，血型不相符的（1年69.1%，5年64.1%，10年59.9%）预后明显较差（**图6**）。对于免疫系统还未成熟的婴幼儿而言，即便 ABO 血型不相符，预后也不差；另一方面，对于18岁以上的 ABO 血型不相符的成年人，移植术后存活率1年为57.6%，5年为48.3%，预后特别差。但是，最近正在采取有效的对策以应对 ABO 血型不相符的肝移植，期待着将来能改善预后。

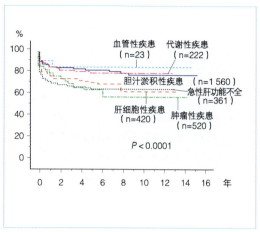

图5 日本的肝移植术后生存率——按原发病的分类[6]

◆ **小结**

所幸的是，在日本施行的肝移植中100%的病例都可以在全日本汇总中公布。对能从百忙中抽出时间，对日本肝移植研究会的病例登记予以通力协助的各位移植医生们表示衷心的感谢。

参考文献
1）肝移植研究会：肝移植症例登録報告．肝臓 39：5-12，1998
2）日本肝移植研究会：肝移植症例登録報告．移植 35：133-144，2000
3）日本肝移植研究会：肝移植症例登録報告．移植 37：245-251，2002
4）日本肝移植研究会：肝移植症例登録報告．移植 38：401-408，2003
5）日本肝移植研究会：肝移植症例登録報告．移植 39：634-642，2004
6）日本肝移植研究会：肝移植症例登録報告．移植 40：518-526，2005

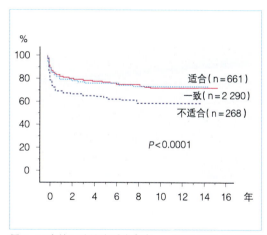

图6 日本的肝移植术后生存率——根据 ABO 血型相符程度分类[6]

活体肝移植的成绩和将来

河原﨑秀雄 [自治医科大学移植外科]

■ 日本的活体肝移植的现状

日本的活体肝移植自 1989 年岛根的永末等报道以来[1]，到 2003 年 12 月在日本的 51 个医院开展了 2 666 例（**表 1**）。受体的生存率为 80%，与欧美各国的肝移植成绩相似[2]。1997 年胆道闭锁、Alagille 综合征、肝内胆汁淤积、代谢性疾病（包括家族性淀粉样多发神经症）、Budd-Chiari 综合征等小儿疾病大都纳入了保险的范围。尽管如此，从 1998 年以后，每年小儿的肝移植例数从 120 到 140 例，并未见明显增加。与此同时，成人的活体肝移植自开展以来例数逐年增加。特别在供体的右半肝被用做供肝后，受体的存活率不断上升，成人移植例数也不断增加，至 1999 年成人的例数已超过了小儿的例数。自 2004 年 1 月开始，包括肝炎后肝硬化在内的成人的活体肝移植也纳入了医疗保险的范围。以此为开端，成人的活体肝移植会更加蓬勃发展。

■ 供体的并发症

原则上活体肝移植的供体是健康的无需手术的，因此要尽量避免供体的手术并发症。1994 年汉堡的小组报告了 1 名供体因肝移植后并发肺栓塞而死亡的病例，此后有报道称在欧美国家的供体中有 1% 的死亡率。汉堡报告的那名供体是一位 26 岁的母亲，身高 161cm，体重 84kg，比较胖，考虑供体的适应证有问题。在日本，2003 年京都大学报告了供体死亡的病例，引起了全日本对供体风险的重视[3]。日本肝移植研究会对于供体的术后并发症以问卷调查的方式进行了调查，17% 的供体被确认出现了胆漏、切口感染、术后出血、食物通过障碍、肺栓塞等术后并发症，故原以为安全的供肝的肝切除术也应引起足够的重视[4]。在自治医科大学最近也出现了肺栓塞的病例，幸好得到了及时

的治疗而未酿成严重后果。以此为鉴，不管供体的体格如何，对全部的病例，从术中开始到术后可以下地行走为止，下肢必须安上驱血带，进行被动式的按摩并使用肝素以预防血栓形成[4]。

■ 早期发现受体的并发症并作出及时处置是非常关键的

移植术后的最初 6 个月，吻合血管（肝静脉、肝动脉、门静脉）的血栓和狭窄、肝断面胆汁的漏出、腹水及胸水的潴留、消化道的穿孔、免疫排斥反应、病毒感染等常见的并发症需引起足够的重视。特别是对于吻合血管的血栓及时作出处置是非常重要的。肝动脉血栓要是不及时作出处置很容易并发胆管狭窄。移植后的最初 2 周内 1 天至少 2 次对肝动脉、门静脉及肝静脉的血流状态用彩色多普勒超声进行检查。即使经血生化检查肝功能正常，经超声检查如果发现吻合血管的血流流速比正常明显减慢或波形异常时，就需要行多次超声检查来确诊。不能确诊的情况下，可通过血管造影和使用球囊导管进行包括血管成形（angioplasty）在内的介入治疗（radiological intervention）。无效的时候，立即行二次手术将血栓取出，重新吻合。

■ 当前活体肝移植存在的问题及将来的课题

在活体肝移植中，家庭成员中的一员不得不从肝功能正常的另一方得到一部分肝脏。

从开始进行活体肝移植的初期至 1990 年的上半年，各医院分别设定了供体的范围，如"三代以内的血亲或夫妇"等，并遵照执行。随着活体肝移植的成功率的上升，活体肝移植的施行例数也逐年增加。2002 年全日本达到了 450 例，特别是成人的例数显著增加。在这种情况下，由于血缘关系中找不到血型相符的捐献者等原因而寻求扩大供体的

表 1　在日本脑死亡后肝移植，活体肝移植的例数（1989~2003 年 12 月）

年份	89	90	91	92	93	94	95	96	97	98	99	00	01	02	03	总计
活体	1	10	30	31	51	82	111	120	157	208	250	327	417	432	439	2 666
脑死亡											2	6	6	7	2	23

范围。2004 年日本移植研究会将供体的选择范围界定为"六代以内有血缘关系的，三代以内的血亲以及夫妇之间"。最近，对于无血缘关系者之间的活体肝移植的申请，日本移植学会伦理委员会提出了"没有金钱关系"、"确定是自愿成为供体"、"只捐献给这个特定患者"等一系列的条件。

据京都大学的报道，如果血型不适合，受体的年龄如果未满 2 岁，其存活率不比血型一致或适合的差；如果年龄在 2 岁以上，其存活率比同年龄组的下降 20~40%。成人如果血型不相符，术前必须进行血浆置换，将供体的血型抗体稀释至原先的 1/8 以下，术后再从门静脉（庆应大学）或肝动脉（京都大学）注入 PGE_1，据称这种方法能取得良好的效果。在自治医科大学所施行的 81 次（76 例）的小儿肝移植手术中，有 12 例是血型配型不相符的。全部的病例在术前都进行了血浆置换，将供体的血型抗体稀释至原先的 1/8 以下。有 3 例进行了脾切除以及从门静脉注入了 PGE_1（庆应大学的方法）。3 例出现了急性排斥反应，其余的 9 例未出现。由此认为，这种方法对成人血型不相符的活体肝移植可能有效。

对乙型肝炎后肝硬化行肝移植手术的患者，术后给予拉米夫定和抗乙型肝炎病毒免疫球蛋白（HBIG）有可能抑制乙型肝炎的复发。但对于丙型肝炎后肝硬化行肝移植手术时，即使使用干扰素或利巴韦林，肝炎的复发率仍然很高，至今仍无预防肝炎复发的有效方法。

脑死亡肝移植的每年例数都不见增加，脑死后捐献的器官数也未增加。再者，15 岁以下的脑死亡后供肝在 2005 年 12 月前这个阶段是不可能的。今后，成人的活体肝移植例数会不断增加，即便是考虑二次移植的可能性，寻求脑死亡供肝数目的增加也是当务之急。

参考文献
1) 永末直文：生体肝部分移植の経験."肝移植の進歩 VII" 42-53，メディカルレビュー社，1991
2) 日本肝移植研究会事務局報告　2004 年
3) 日本肝移植研究会ドナー安全対策委員会：生体肝移植ドナーが肝不全に陥った事例の検証と再発予防への提言．日本移植学会誌 39：47-55，2004
4) Umeshita et al：Operative morbidity of living liver donors in Japan. Lancet 362：674-675, 2003

感染的对策

水田耕一[自治医科大学移植外科]

■ 与感染的战斗从移植前就开始了

对占小儿肝移植 75% 的胆道闭锁的患者而言，葛西手术后反复发生难治性胆道感染的几率很大。致病菌的确定很难，耐药菌潜在的几率又很高。移植术前的胆管炎如果不切除病肝很难根治。因此，38℃以下的发热不作为降温的对象，也不应以 CRP 降到正常值为目标而长期使用抗生素。有时即使合并呼吸道感染，在使用抗生素的基础上也应把物理治疗放在重要的地位。另外，以利胆为目的而使用激素治疗的应尽快停止使用。

■ 全力改善患者的营养状态

胆道闭锁并发胆管炎的患者处于禁食状态，而感染又是高消耗的疾病，因此很容易引起患者营养不良。由此引起的免疫功能的低下又使胆管炎进一步恶化，这样形成了恶性循环。另外，低蛋白血症引起的腹水增长不但使进食受限，而且由于膈肌的上抬，成为呼吸道并发症和肺不张恶化的重要因素。因此，即使患胆管炎也不禁食，这样由于营养状态的改善可以阻断这些恶性循环，这是至关重要的。为了改善营养状态，使用经肠营养剂很有用处。如果由于腹水、肝肿大使得单纯经口进食也无济于事时，可以使用利尿剂或 FFP 来控制腹水，有时还可以通过插入胃管来给予充足的热量［婴儿需 120~140cal/（kg·d）］。

■ 及时进行预防接种

在术前接种疫苗对于预防肝移植术后出现的病毒感染和结核具有重要的意义。但是对于有肝移植适应证的小儿，由于时间的因素术前往往不能按计划完成接种。因此，作者在术前的 2~3 个月，将多种疫苗进行多重同时注射，这些疫苗包括麻疹、风疹、天花、BCG、白百破三联、乙型肝炎、肺炎球菌疫苗。对于要实施肝移植术的患者，术前将多种疫苗进行同时注射能保证安全，抗体转阳率也高。另外，对于术前未能接种疫苗的或者术后抗体仍为阴性的，可以在术后应用免疫抑制剂的同时上追加疫苗接种。

■ 移植术后要用怀疑的眼光及时发现患者的感染症

就肝移植术后的感染症而言，细菌和真菌感染一般发生在术后 1 个月内，病毒感染好发于术后 1 个月以后。对于所有的感染，预防发生并进行早期诊断和早期治疗是至关重要的。作者对于感染性并发症的预防对策如表 1 所示。对在移植术中取到的气管内的痰液、腹水、胆汁、肠液进行培养，可作为判断术后感染的致病菌及应用抗生素的参考。术后对各种引流液进行细菌培养，对感染进行监测。移植术后要特别注意有无 CMV、EBV、真菌、卡氏肺囊虫肺炎等机会感染。在这些机会感染的好发时段，对真菌、病毒感染的早期标志物 β-D 葡聚糖（真菌、卡氏肺囊虫肺炎）、CMV 抗原检查（CMV）、实时 EBV-PCR（EBV）进行定期的监测（表 1）。不管是什么感染，它的临床表现并不一定典型。由于为了抑制排斥反应而应用了大量的免疫抑制剂，使得患者术后的特别容易引起感染。要是没有得到及时的诊断和治疗，可能会对患者造成致命性的打击。因此在移植术后要用怀疑的眼光去审视患者有无并发感染，这是至关重要的。

表 1 对于活体肝移植术后并发感染的对策

项目	剂量	频次	途径	疗程
1. 抗生素				
CTX	100mg/kg	3×	d.i.v	5d
GM	4mg/kg	1×	d.i.v	3d（对于腹腔内污染的病例）
2. γ-球蛋白	250mg/（kg·7d）		d.i.v	30~60d（住院期间）
3. 抗真菌药				
两性霉素 B	1V	4×	吸入	14d
ST 合剂	0.05g（kg·d）	2×	p.o	120d（免疫抑制强化的病例）
4. 移植后每周对 β-D 葡聚糖、每三周对 CMV C7-HRP、每四周应用实时 PCR 对 EBV-DNA 进行定期的定量监测				

索　引

聚乙醇酸 164